YIXUE SHIYAN DONGWUXUE
SHIYONG JIAOCHENG

医学实验动物学实用教程

主编　周正宇

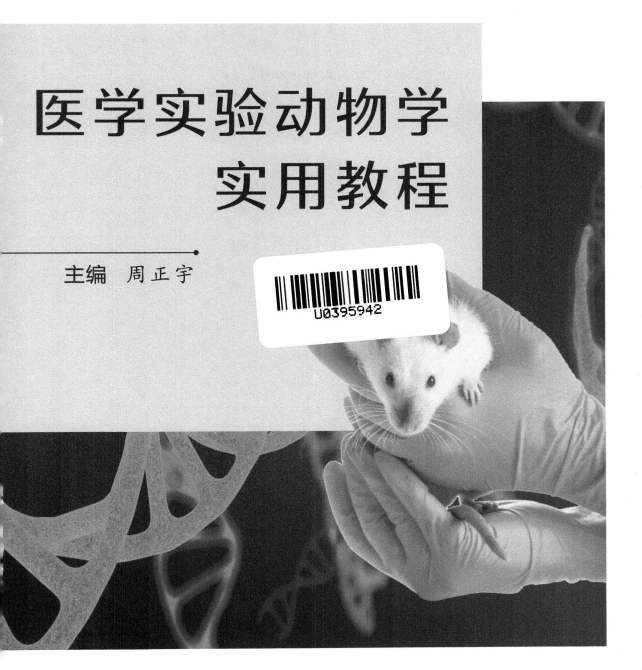

苏州大学出版社
Soochow University Press

图书在版编目(CIP)数据

医学实验动物学实用教程 / 周正宇主编. -- 苏州：
苏州大学出版社,2022.12
  ISBN 978-7-5672-4244-9

  Ⅰ.①医… Ⅱ.①周… Ⅲ.①医学 － 实验动物学 － 教
材 Ⅳ.①R-332

  中国国家版本馆 CIP 数据核字(2023)第 001699 号

书　　名：医学实验动物学实用教程
主　　编：周正宇
责任编辑：赵晓嬿
装帧设计：吴　钰
出版发行：苏州大学出版社(Soochow University Press)
社　　址：苏州市十梓街 1 号　邮编:215006
印　　刷：广东虎彩云印刷有限公司印装
邮购热线：0512-67480030
销售热线：0512-67481020
开　　本：787 mm×1 092 mm　1/16　印张:27.5　字数:653 千
版　　次：2022 年 12 月第 1 版
印　　次：2022 年 12 月第 1 次印刷
书　　号：ISBN 978-7-5672-4244-9
定　　价：72.00 元

若有印装错误,本社负责调换
苏州大学出版社营销部　电话:0512-67481020
苏州大学出版社网址　http://www.sudapress.com
苏州大学出版社邮箱　sdcbs@ suda.edu.cn

本书编写组

主　编　周正宇

副主编　宗卫峰　郑　慧　胡安康　何远清
　　　　单　斌

编　者（按姓氏笔画排序）

王　艳　王　婧　王生存　王贵平

王晓斌　卞　勇　朱顺星　任　倩

刘　春　刘志玮　孙瑞芹　李　垚

杨　丽　肖春兰　何远清　沈艳华

陈枉枉　周　飞　周正宇　郑　慧

单　斌　宗卫峰　赵丽娟　胡安康

郭晓红　盛雅洁　章　敏　琚存祥

前　言

实验动物科学是一门新兴的交叉学科，也是现代科学技术的重要组成部分，经过数十年的发展，实验动物科学已成为医学、生命科学的前沿学科与重要支撑。作为"活"的试剂，实验动物在生物医学等领域的应用越来越广，尤其是近年来，随着基因编辑、干细胞、精准医疗、肠道菌群等科学技术的快速发展，实验动物更广泛地受到关注，甚至成为"战略性资源"而受到世界各国的普遍重视。

实验动物科学的快速发展也推动了医学、生命科学、药学等领域研究与应用的进步。遗传修饰模型、人源化模型、免疫缺陷模型、无菌动物等已广泛应用于医学基础研究与临床。基于这样的认识，本书在实验动物科学传统知识内容的基础上突出了各种新模型的应用，同时考虑到遗传修饰模型应用的普遍性，在介绍基因编辑技术原理的基础上，增加了遗传修饰动物的繁育管理的内容，以方便医学生在科研工作中更好地掌握和应用它们。2021年，《中华人民共和国生物安全法》正式实施，本书将实验动物与生物安全相关内容独立成章专门做了介绍。2022年3月，中共中央办公厅、国务院办公厅发布了《关于加强科技伦理治理的意见》，本书在第一、六章相关内容中都突出了伦理审查的相关要求。在本书出版之际，一些新的国家标准也予以发布并实施，本书也根据这一变化对相关内容做了调整。

本书在编写过程中得到了江苏省食品药品监督检验研究院、上海交通大学、东南大学、湖北中医药大学、中国医学科学院苏州系统医学研究院、徐州医科大学、南通大学、南京中医药大学等诸多兄弟高校院所以及江苏集萃药康生物科技股份有限公司同行专家的大力支持，在此一并表示衷心的感谢！同时要感谢苏州大学出版社对本书出版的鼓励与支持！

实验动物科学发展日新月异，各项新技术的应用层出不穷。由于编者水平与时间有限，疏漏或错误之处难免，恳请同行和读者批评指正。

编者
2022 年 12 月

目 录

第一章 绪 论

第一节 实验动物的概念

一、实验动物的定义

实验动物是指由人工饲养，遗传背景清晰或来源明确，体内外微生物得到有效控制，用于教学、科研、检定等科学用途的动物。

实验动物来源于野生动物、经济动物（如家畜、家禽等）或观赏动物（包括宠物）等，但又有别于这些动物。实验动物一般具有以下三大特征。

1. 遗传学要求

实验动物必须是人工培育，通过培育驯化，获得背景清晰、遗传稳定且纯合性好的动物。

2. 微生物和寄生虫控制要求

通过对实验动物自身及其环境条件的控制，限定其携带的微生物和寄生虫，这不仅可以保证实验相关人员和实验动物的健康，还排除了病原体对实验结果的干扰，有效保障了动物实验结果的准确性、可靠性和可重复性。

3. 应用范围

实验动物主要用于科学研究、评价测试等方面，除此之外，目前实验动物已被广泛地应用于医学、制药、航天、军工、交通、环保及进出口商品检验检疫等多个领域，在生物制品、农药、食品添加剂、化工产品、化妆品生产中具有一定的应用价值。

实验动物由于遗传学、微生物和寄生虫控制及应用范围的要求，区别于野生动物、经济动物及观赏动物。

二、实验动物的分类

1. 品种和品系

（1）品种（stock）：根据人为选择产生的实验动物分类单位，通常指具有某些易于识别的外形及生物学特性，通过人工选种、改良和培育形成的具有稳定遗传特征的动物群体。例如，常见的实验兔品种有日本大耳白兔、新西兰白兔、青紫兰兔、中国白兔等。

（2）品系（strain）：亦称为"株"，是根据不同实验目的，采用一定交配繁育方法获得的基因高度纯合且有共同遗传来源的动物群体，是实验动物分类的专用名词和重要基本单位。

同一品系的动物必须具备以下条件：

① 相似的外貌特征。例如，常见的 ICR 品系和 BALB/c 品系小鼠的毛色是白色，

C57BL/6 品系小鼠的毛色是黑色，而 DBA/2 品系小鼠则是灰褐色毛。外貌相似是实验动物品系的基本条件之一。

② 独特的生物学特征。根据科学研究的需要，经过长期的人工定向选择，实验动物不同于其他动物的生物学特性被保留下来，从而产生了现今的众多品系，因此独特的生物学特征是实验动物品系的重要条件之一。例如，ICR 小鼠繁殖能力强、体格健壮，C57BL/6 小鼠补体活性高易诱导肥胖，BALB/c 小鼠免疫缺陷对致癌物极其敏感，等等。

③ 稳定的遗传特性和相同的遗传结构。一个品系必须可以将其外貌特征和独特的生物学特征稳定地传给后代，且具备独特的遗传结构。

2. 按照遗传基因的控制程度分类

按照遗传基因的控制程度，实验动物可分为相同基因型和不同基因型。其中，常见实验动物类群中封闭群（closed colony）为不同基因型动物，近交系（inbred strains）则是最主要、最典型的相同基因型动物，此外还有杂交群（hybrids colony）和突变系（mutants strains）动物。

（1）封闭群动物：以非近亲交配方式进行繁殖的一个种群，不从外部引入新的血缘条件，连续繁殖 4 代以上，称为封闭群。封闭群动物是指一个动物种群，5 年以上未从外部引进其他任何新血缘品系，而是由同一血缘品系进行随意交配，并在固定场所进行繁殖的动物。封闭群动物在遗传组成上具有很高的杂合性，且具有较强的繁殖力，对疾病抵抗力强，寿命长，同时具有与人类相似的遗传异质性的遗传组成，因此在人类遗传研究、药物筛选、毒性试验和安全性评价等方面起着不可替代的作用。

（2）近交系动物：又叫纯系动物，是采用同胞兄妹或亲子交配，连续繁殖 20 代以上所培育出来的遗传上达到高度一致的动物群。近交系动物在遗传上具有高度的稳定性，同一品系内所有动物个体在遗传上都是同源的，个体的表型如毛色、组织型、生化同工酶及形态学特征等也是相同的，对实验的反应具有一致性，因此是科学研究中应用最广泛的动物。

（3）杂交群动物：又称子一代（F_1），是两个近交品系动物之间进行有计划交配所获得的第一代动物。杂交群动物与近交系动物一样，具有遗传均一性，虽然它们的基因不是纯合子，但是遗传性稳定，表型也一致。与近交系动物相比，杂交群动物的生存能力、对疾病的抵抗力及对慢性实验的耐受性都更好，对环境变异的适应能力也更强。其通过显性有利基因的作用掩盖隐性有害基因的作用，而呈现杂种优势，因此具有许多优点，在某些方面比近交系更适合于科学研究。

（4）突变系动物：是指因正常染色体基因发生突变而具有特殊突变基因，变异的基因位点又可遗传下去，或者即使没有明确的突变基因位点，经淘汰和选育后，仍能维持其稳定的遗传性状，且造成各种病理缺陷的动物。基因突变的动物如果能留种定向培育成突变品系供某项特殊研究使用，就可成为有价值的"模型动物"，在肿瘤学和免疫学等研究领域应用广泛。例如，无胸腺裸鼠，无 K 细胞、无 B 细胞、无巨噬细胞裸鼠，SCID 小鼠及 NOD/SCID 小鼠等免疫缺陷动物；用于人类肥胖症研究的 ob/ob 小鼠、Zueker 大鼠等；用于人类高血压病研究的 SHR 大鼠；用于人类糖尿病研究的 NOD 小鼠、db 小鼠、GK 大鼠等。

3. 按照微生物和寄生虫学质量控制的级别分类

按照微生物和寄生虫学质量控制的级别，实验动物可分为普通（conventional，CV）动物、无特定病原体（specific pathogen-free，SPF）动物和无菌（germ-free，GF）动物。

（1）普通动物：是指不携带规定的人畜共患病病原体和动物烈性传染病病原体，以及人畜共患病寄生虫的实验动物，多用于探索性实验。由于使用普通动物存在一定的风险，所以使用者必须有充分的认识和防护措施。在我国关于实验动物的标准中，大鼠、小鼠已取消普通级，即凡使用大鼠、小鼠开展实验，必须使用无特定病原体级以上的动物。

（2）无特定病原体动物：是指除普通动物应排除的病原体外，不携带特定（主要指潜在感染或条件性致病）的病原体和寄生虫的实验动物。因此，无特定病原体动物的种群必须源于无菌剖宫产动物，并在屏障环境或隔离环境内饲养和使用，操作严格执行标准操作规程。目前，无特定病原体动物是国际公认适用于科学研究的、标准级别的实验动物。各种疫苗等生物制品生产所采用的动物也应为无特定病原体动物。

（3）无菌动物：是指无可检出一切生命体的实验动物。无菌动物来源于剖宫产或无菌卵的孵化，饲育于隔离环境。此外，悉生动物（gnotobiotic animals，GN）来源于无菌动物，是指在无菌动物体内植入已知微生物的动物，也必须饲养于隔离环境。由于悉生动物肠道内存在能合成某种维生素和氨基酸的微生物，抵抗力明显增强，易于饲养管理，在有些实验中可作为无菌动物的代用动物。

第二节　实验动物科学的概念

一、实验动物科学的定义

实验动物科学（laboratory animal science）是研究实验动物和动物实验的一门新兴学科。前者以实验动物本身为对象，专门研究其育种、繁殖生产、饲养管理、质量监测、疾病诊治和预防及支撑条件的建立等，即如何培育出标准化的实验动物。后者以实验动物为材料，采用各种手段和方法在其身上进行实验，研究实验过程中实验动物的反应、表现及其发生机制和发展规律，以确保动物实验的可靠性、准确性和可重复性，即如何使动物实验合理化、规范化。因此，随着科学技术的进步和实验动物科学的发展，现代实验动物科学被定义为关于实验动物标准化和动物实验规范化的科学。

在生命科学研究领域内，实验动物科学的中心对象就是实验动物，其目标就是保证现代医学的实验研究可以获得质好、量足、经济、安全、方便，符合各种实验要求的实验动物，并从实验动物一环出发，探讨各种动物实验得以成功地设计、进行并完成的技术和条件，同时也探索与上述目标相关的法治建设、组织管理及人员培训等问题。

二、实验动物科学研究的内容

实验动物科学自 20 世纪 50 年代诞生以来，至今已成为一门具有自己理论体系的独立性学科。其主要内容包括：实验动物饲养学、实验动物医学、比较医学、动物实验技术。

1. 实验动物饲养学

实验动物饲养学（laboratory animal feeding and breeding）主要研究实验动物的生物学特性与解剖生理特点、饲养与管理、育种与繁殖、生长与发育、饲料与营养、环境与设施、生态与行为等内容及实验动物标准化的各种技术、手段和措施。

2. 实验动物医学

实验动物医学（laboratory animal medicine）主要研究实验动物的各种疾病，包括传染性疾病、营养代谢性疾病、遗传性疾病，以及劣质环境所致的疾病的病因、症状、病理特征、发生和发展规律及诊断与防治措施等；研究实验动物微生物质量的等级标准、检测方法、控制措施及微生物对动物实验的干扰；研究人畜共患病的预防、控制与治疗措施。

3. 比较医学

比较医学（comparative medicine）是对动物与人类的健康和疾病状态进行类比研究的科学。比较医学根据实验动物和人类之间生命现象或疾病的异同，建立各种人类疾病动物模型，用以研究人类相关疾病，了解人类疾病的发生机制及发展规律，以期找到治疗人类疾病的有效药物和预防控制及治疗措施。它是西医、中医、兽医和实验动物学聚焦的科学。随着临床医学、实验医学和实验动物学的形成和发展，比较医学研究变得更为广泛，常被称为"广义医学"。比较医学又可分成比较解剖学、比较生理学、比较病理学、比较外科学和比较基因组学等。

4. 动物实验技术

动物实验技术（animal experiment technique）是进行动物实验时的各种实验手段、技术、方法和标准化操作程序，即在实验室内人为地改变环境条件后，观察并记录动物的反应与变化，以探讨生命科学中的疑难问题，获得新的认识，探索新的规律，同时也探讨实验动物科学中的减少、替代、优化等问题。

三、实验动物科学是现代科学技术的重要组成部分

实验动物科学是现代科学技术的重要组成部分，是生命科学的基础和条件，也是衡量一个国家、一个地区或一个科研单位科学研究水平的重要标志。这是因为一方面，它作为科学研究的重要手段，直接影响着许多领域的课题确立和成果水平的高低；另一方面，作为一门科学，它的提高和发展又会把许多领域课题的研究引入新的境地。

作为特殊实验"材料"的实验动物本身，以及利用实验动物去设计、开展各项动物实验手段和方法的建立，则作为实验动物科学的核心内容而受到相关研究领域科学家的普遍关注。因此，实验动物科学被赋予了全新的概念，它的存在和发展已经与人们的日常生活、国民经济建设、国际交流和合作密不可分，息息相关。实验动物科学已成为现代科学技术的组成部分。

四、新的科学技术革命更需要实验动物科学

进入 21 世纪，生物技术已成为现代科学技术的最重要的组成部分之一，分子生物学成为生命科学的带头学科。干细胞的定向诱导和分化、基因药物的研制、生物反应器

的利用、生物芯片技术的发展，无不预示着生命科学研究的诱人前景。人类基因组研究前期工程的完成，意味着后期工程——功能基因组学研究的启动。具有自主知识产权的高技术产品的研制，太空条件下失重、辐射和宇宙环境因素对机体生理状态和功能的影响，如何防范新的传染病对人类造成的威胁，这一切都需要实验动物科学参与并发挥重要作用。

随着人类社会的不断进步，人民生活水平的逐步提高，人们对生活质量的要求越来越高。这就要求经济发展，科教进步，社会和谐，环境优美，医疗卫生水平全面提高，以使人类能够更加健康长寿。因此，实验动物科学必将得到重视和发展。尽管当今细胞、分子水平的研究突飞猛进，新材料、新技术不断涌现，信息技术更是日新月异，各方面都取得了大量的研究成果，令人惊叹，但是人不是一个组织、一个细胞、一个分子，也不是组织、细胞或分子的简单叠加，人是经过长期进化形成的纷繁复杂、高度精密、协调统一的有机整体。而且，人具有社会性，有思想、语言、感情，受社会责任、伦理道德的约束，有无限的思维创造能力。因此，无论什么水平的研究，都不可能用人做实验；无论什么研究结果要应用于人，都必须进行风险评估，必须遵循分子水平—细胞水平—整体水平—群体水平的逐步验证，即在利用实验动物进行整体水平的反复研究之后，确认对人有益无害，没有任何风险，才能供人类使用。这也正是各国政府制定严格的新药审批程序、食品药品监督管理规范、进出口商品检验检疫制度及人民生活用品质量检验监督制度的理由所在。

实验动物已成为各个相关学科交叉、渗透、综合的最好工具。实验动物科学既可在各个学科内加以应用，又可作为众多学科互相整合的技术平台，今后将发挥更加积极的作用。从辩证法的观点看，它能较好地处理自然科学研究中局部与整体、简单与复杂、分析与综合、线性与非线性的关系，从而也必将更有利于现代科技创新。

五、实验动物科学发展概况

（一）我国实验动物科学的起始

随着对外改革开放步伐的加快，以及我国经济建设的蓬勃发展，发展实验动物科学的迫切性逐渐显露出来，加之专家学者的呼吁，引起了政府部门的高度重视，使得我国的实验动物科学技术有了日新月异的大发展。

1980 年，我国农业部邀请了美国马里兰州立大学比较医学系主任徐兆光教授回国讲学，他在北京举办了第一个全国高级实验动物人才培训班，启动了我国实验动物科学现代化进程。

1982 年，国家科学技术委员会（以下简称国家科委）在云南西双版纳主持召开第一届全国实验动物工作会议，开创了我国实验动物工作的新纪元。

1984 年，国务院批准建立了中国实验动物科学技术开发中心。

1985 年，国家科委在北京召开第二届全国实验动物工作会议，会议制定了发展规划和实验动物法规。这大大地加快了我国实验动物科学现代化的步伐。

（二）我国实验动物法规的发展

1988 年 10 月 31 日，国务院批准并由国家科学技术委员会（现科技部）以 2 号令颁布了我国第一部由国家立法管理实验动物的法规——《实验动物管理条例》，并于2013年7月和2017年3月对其进行了两次修订。该条例的制定是为了进一步加强实验动物的管理工作，保证实验动物质量，适应科学研究、经济建设和社会发展的需要。

1994年，国家技术监督局颁布了7类47项实验动物国家标准，并于2001年对其进行了全面修订及重新颁布，于2002年5月1日起施行。2010、2011和2022年，相关部门分别对实验动物环境及设施、遗传质量控制、微生物寄生虫等级与监测以及实验动物饲料营养等标准进行了修订，目前《实验动物 遗传质量控制》（GB 14923—2022）、《实验动物 微生物、寄生虫学等级及监测》（GB 14922—2022）已开始实施。近十年，实验动物国家标准不断增加，已超过60项。其中，2014年相关部门颁布了GB/T 27416—2014《实验动物机构 质量和能力的通用要求》；2017年又颁布了GB/T 34791—2017《实验动物 质量控制要求》，进一步强调对实验动物质量的要求；2018年颁布GB/T 35823—2018《实验动物 动物实验通用要求》和GB/T 35892—2018《实验动物 福利伦理审查指南》；2020年和2021年又陆续颁布了GB/T 39646—2020《实验动物 健康监测总则》、GB/T 39647—2020《实验动物 生殖和发育健康质量控制》、GB/T 39759—2021《实验动物 术语》和GB/T 39760—2021《实验动物 安乐死指南》。这些文件反映出我国实验动物和动物实验的管理正向着人性化和高水平方向发展。

1995年后，我国实验动物科学的法规建设进入了一个快速发展的时期。科技部先后制定和发布了一系列法规，如《关于"九五"期间实验动物发展的若干意见》（1997年9月）、《实验动物质量管理办法》（1997年12月）、《国家实验动物种子中心管理办法》（1998年5月）、《国家啮齿类实验动物种子中心引种、供种实施细则》（1998年10月）、《省级实验动物质量检测机构技术审查准则》和《省级实验动物质量检测机构技术审查细则》（1998年11月）、《关于当前许可证发放过程中有关实验动物种子问题的处理意见》（1999年11月）、《实验动物许可证管理办法（试行）》（2001年12月）。2006年9月，科技部制定和发布了《关于善待实验动物的指导性意见》，这是一个适应我国日益发展的实验动物事业，符合国际惯例并向国际规范靠拢的重要指导性文件，对提高我国实验动物管理工作质量和水平起到重要的指导和引领作用。2022年3月，中共中央办公厅、国务院办公厅印发了《关于加强科技伦理治理的意见》，以进一步完善科技伦理体系，提升科技伦理治理能力，有效防控科技伦理风险，适应科技创新发展的现实需要。

1996年，北京市十届人大常委会三十一次会议通过了我国第一部实验动物地方法规——《北京市实验动物管理条例》。此后，许多省市也都相继制定和颁布了实验动物管理办法，这些法规的制定和发布使实验动物管理初步步入法治化、规范化轨道，对实验动物发展起到了极大的推动作用。

（三）中国实验动物学会

中国实验动物学会是我国广大实验动物科技工作者的学术组织，经民政部批准于1987年成立。中国实验动物学会是由中国实验动物科学技术工作者自愿组成的学术性、全国性、非营利性的社会组织，是党和政府联系实验动物科技工作者的桥梁和纽带，是发展我国实验动物科学事业的重要社会力量，是中国科学技术协会的团体会员。

目前，中国实验动物学会下设 17 个工作委员会和 19 个专业委员会，秘书处为学会办事机构，学会挂靠在中国医学科学院、北京协和医学院医学实验动物研究所。

（四）信息资源共享

随着实验动物研究基础设施和条件、实验动物质量的全面改善和提高，以及品种品系的丰富，实验动物已经被越来越多地应用到科技创新研发和其他众多行业中，实验动物信息交流和共享的需求愈发迫切。

1998 年，广东省率先建成了国内第一个区域型实验动物信息网站——广东省实验动物信息网；1999 年，北京市科学技术委员会开发了北京科研条件信息网——实验动物子系统，信息化建设的有益尝试也为实验动物信息共享奠定了重要的工作基础。从 1998 年建立广东省实验动物信息网至今的 20 多年时间，实验动物信息共享也从简单的信息、数据浏览，发展到信息综合服务、大数据分析利用。这为实验动物行业的发展创造了机遇和动力，也极大地促进了以实验动物为支撑的科技创新及相关产业的快速发展。

1. 中国实验动物信息网

中国实验动物信息网（https://www.lascn.net）是国家级的实验动物专业门户网站平台，提供实验动物相关的管理、生产、使用等信息和数据资源的查询检索和共享服务，由科技部委托广东省实验动物监测所主办，2002 年底正式开通。目前，中国实验动物信息网已经成为行业用户广泛关注的综合性信息资源共享平台，承担国家级及省级科研项目，已逐步建成国家实验动物资源库、实验动物图像数据库、实验动物监测数据共享平台、实验动物疾病模型数据库、实验动物从业人员网络培训考试系统、实验动物专家咨询平台、实验动物一站式采购平台等一系列的行业信息及应用服务平台，为实验动物及其相关行业的发展做出了应有的贡献。

2. 国家实验动物资源库

国家实验动物资源库（https://www.lasdr.cn）主要保存国家实验动物种子中心、特色实验动物资源保存单位、实验动物生产使用单位等的实验动物资源的生物学特性数据和图像数据，提供全社会无偿共享，实现生物学特性数据和图像数据的有效利用，以数据资源共享带动实物资源共享，还能获取资源建设的最新资讯、种子中心动态、相关规范标准等。主要栏目有：政策法规、标准规范、动物资源、共性描述数据、生物学特性数据、图像数据、资源比对、种子中心等。

3. 国家遗传工程小鼠资源库

国家遗传工程小鼠资源库（http://www.nrcmm.cn）是在国家"十五"科技攻关重点项目的支持下启动建设的，通过资源库的建设，南京大学模式动物研究所相应成立。国家遗传工程小鼠资源库是集遗传工程小鼠的资源保存与供应、疾病模型创制与开发和实验动物人才培训为一体的国家级科技基础条件服务平台。其核心任务是针对国家生物医药创新和发展的需求，为科研机构及医药产业提供完整的人类重大疾病模型保种、生产、供应、信息咨询和人才培训等服务。

（五）我国实验动物工作的管理体制

1. 科技部主管全国实验动物工作

国务院授权科技部主管全国实验动物工作，科技部条件财务司为职能司，负责具体工作，各省（市）科技厅（委）负责本省（市）的实验动物工作。

2. 各部委主管行业实验动物工作

国务院各有关部门负责本部门的实验动物管理工作。

3. 科技部认定若干个单位为国家实验动物种子中心和国家实验动物质量检测中心

两中心负责全国实验动物标准化、质量检测、引种、保种、供种工作。国家实验动物种子中心、国家实验动物质量检测中心（微生物、遗传）挂靠在中国药品生物制品检定所，国家实验动物种子分中心挂靠在中国科学院上海实验动物中心，国家实验动物质量检测中心（环境、病理）挂靠在中国医学科学院实验动物研究所，国家实验动物质量检测中心（营养）挂靠在上海生物制品研究所，国家实验动物质量检测中心（寄生虫）挂靠在中国农业科学院上海寄生虫研究所。

4. 我国医学实验动物的管理

1998 年，卫生部颁布了第 55 号部长令——《医学实验动物管理实施细则》，适用于从事医学实验动物生产和动物实验的单位和个人。细则规定卫生部实行医学实验动物合格证认可制度；凡从事医学实验动物饲育和动物实验工作的技术人员实行岗位资格认可制度；从事和参与医学实验动物工作的人员，必须掌握医学实验动物的基础知识、有关法律法规及各种规章制度，并取得医学实验动物技术人员岗位资格认可证书。除此之外，实验动物管理相关合格证还包括医学实验动物合格证、医学实验动物环境设施合格证。

科研课题立项，科研成果鉴定，发表学术论文，研制新药、生物制品、保健食品、化妆品测试等，应当严格按照本细则规定执行。医学实验动物饲育、生产供应单位必须建立严格的管理制度、操作规程，并有相应的监督保证措施。应用不合格实验动物或在不合格的医学实验环境设施内进行的科学实验、鉴定或安全评价的结果无效。其研究成果不得上报，科研课题不可申请，论文不予发表，生产的产品不得使用。

5. 国家实行实验动物许可证和质量合格证制度

2001 年 12 月，科技部等 7 个部门颁布《实验动物许可证管理办法（试行）》，取代了上述《医学实验动物管理实施细则》。办法规定涉及实验动物生产、使用的单位和个人都必须首先取得实验动物生产、使用许可证。

实验动物生产许可证适用于从事实验动物及相关产品保种、繁育、生产、供应、运输及有关商业性经营的组织和个人。实验动物使用许可证适用于使用实验动物及相关产品进行科学研究和实验的组织和个人。许可证由各省、自治区、直辖市科技厅印制、发放和管理。有条件的省、自治区、直辖市应建立省级实验动物质量检测机构，负责检测实验动物生产和使用单位的实验动物质量及相关条件，为许可证的管理提供技术保证。

此外，实验动物质量合格证是对符合合格证检定标准的实验动物、动物饲养（动物实验）设施和实验动物用具、用料等方面的有效证明，是课题投标、成果鉴定、检定结果和药品生物制品生产中所用实验动物及相关条件符合标准的证件。不持有相应合格证的单位或个人使用实验动物后，所申报的科研课题不予立项，所取得的研究结果、检定结果不予承认。凡申报省级、国家级科技项目中使用的实验动物，须具有实验动物质量合格证。

六、国际实验动物发展概况

1. 国际实验动物发展的重点事件

早在公元前 300 年就有文字记载人类开始尝试进行动物实验。但由于宗教的限制，到了 16 世纪初，科学家们才对各种动物进行了解剖和生理功能的探索。19 世纪，实验医学之父法国生理学家贝尔纳（Claude Bernard）率先倡导以活体动物为主要实验材料探究各种人类疾病，并发明了很多动物研究的复杂方法。

从 1891 年开始，俄国生理学家巴甫洛夫以犬为实验对象研究消化生理，创造了一系列研究消化生理的慢性实验方法，揭示了消化系统的一些基本活动规律。为此，他于 1904 年获得诺贝尔生理学或医学奖。他指出，只有通过实验，医学才能获得最后的胜利。

1902 年，哺乳动物遗传学之父——美国哈佛大学教授威廉·欧内斯特·卡斯特（William Ernest Castle），购买宠物鼠用于孟德尔遗传定律研究。1909 年，卡斯特的学生、近交系小鼠培育的先驱之一——克拉伦斯·利特尔（Clarence Cook Little），培育了第一个近交系小鼠，并将其命名为 DBA 近交系小鼠，其分支一直沿用至今。

1929 年，杰克逊实验室（Jackson Laboratory）建立，开始进行大规模的近交系小鼠的育种、繁育工作，并以此对肿瘤遗传学和辐射生物学等领域进行研究。1941 年，杰克逊实验室出版了第一部小鼠专著《实验小鼠生物学》。成立 90 多年来，该实验室逐渐发展壮大，培育出上千种近交系小鼠，成为世界上最大的实验动物供应商之一。

1962 年，苏格兰医生伊萨克森（Issacson）首次报道无毛小鼠。1966 年，弗拉纳根（Flanagan）证实了这种无毛小鼠是由小鼠第 11 号染色体上基因突变引起的，并将其命名为裸（nude）小鼠。该类小鼠是免疫缺陷动物。免疫缺陷动物的发现、培育和在生物医学研究中的应用，成为实验动物科学发展新的里程碑。

1976 年，美国科学家杰尼希（Jaenisch）利用反转录病毒与小鼠卵裂球共培养，把莫氏白血病病毒基因插入小鼠基因组，建立了世界上第一个转基因小鼠系。此后，转基因动物技术不断成熟和发展，使得实验动物科学对生命科学研究的基础支撑作用更加凸显，对医学、药学的贡献更加突出。

进入 21 世纪后，分子生物学、人类基因组学、干细胞工程学、再生医学、生物净化等新技术不断完善，推动实验动物科学的进一步发展。实验动物科学已经迈入现代科学技术的前沿。

2. 国际实验动物科学协会

（1）国际实验动物科学协会（International Council on Laboratory Animal Science，ICLAS）的建立。

20 世纪 40 年代后，美国、日本、法国、荷兰、联邦德国、英国、加拿大等国先后成立了实验动物学会或类似组织。1956 年，联合国教科文组织（UNESCO）、国际医学组织联合会（CIOMS）、国际生物学协会（IUBS）共同发起成立了实验动物国际委员会（ICLA）。这是一个以促进实验动物质量、健康和应用达到高标准为目标的非官方组织。1961 年，ICLA 开始与世界卫生组织（WHO）合作，并于 1979 年改名为国际实验动物科学协会（ICLAS）（https：//iclas.org）。

（2）ICLAS的主要目标。

促进并协调全世界特别是发展中国家的实验动物科学发展；

促进全球范围内实验动物科学知识与资源的合作共享；

促进实验动物质量界定和监控；

收集和传播实验动物科学相关信息；

促进全球范围内实验动物饲养和使用的和谐与协调；

促使人们在科学研究实验中本着科学的态度，遵循伦理原则，合理使用动物；

宣传和提倡"3R"① 原则。

（3）ICLAS的组织管理。

ICLAS的决议由常务理事会和管理委员会做出。常务理事会每4年一届，候选人从国家会员、团体会员和科学家会员中产生。管理委员会由常务理事会从国家会员、团体会员和科学家会员中选出，每年至少举行一次会议。管理委员会包括主席、副主席、秘书长、财务员及其他成员。

（4）ICLAS的检测机构。

2006年，ICLAS构建了实验动物质量检测网络，主要从事实验动物质量检测和遗传质量监测。其主要目标是改进和维护科研中的动物质量，提高科学界高质量实验动物重要性的认识。

加入网络的检测中心的主要职能是：进行世界范围内的人才培训，组织学术研讨，开展检测技术、方法的研究；承担各种形式的遗传、微生物检测任务，以及向其他实验室提供检测试剂；对实验动物质量检测结果进行分析和评估。

七、实验动物科学发展趋势

1. 实验动物资源多样化和标准化

现代科学的发展要求应用更多种类、品系、高质量的实验动物及各种疾病动物模型，作为应用学科的实验动物科学必然以科学的需求作为自身的发展方向。野生动物的实验动物化研究一直与实验动物学科同步发展，加强对实验动物科学技术的研究，还可为野生动物资源开辟新的利用途径。

通过应用前沿生物技术和动物培育技术，开展资源动物实验动物化、遗传育种、资源保存和标准化等关键技术研究，研发一批具有知识产权和我国优势动物资源的实验动物新品种（品系）。例如，野生动物（如裸鼹鼠、树鼩、高原鼠兔、布氏田鼠、大仓鼠、灰仓鼠、东方田鼠等）驯化、繁育和种群的标准化，疾病研究、生物技术药物生产和质量检验中应用动物（如长爪沙鼠、鸭、猫、鸽、雪貂等）的标准化，各种模式生物（如家蚕、果蝇、鱼、线虫等）的标准化，家畜（如马、牛、羊等）的实验动物化及标准化，基因修饰动物模型的创建与评价的标准化，复杂性状遗传工程小鼠的研发与标准化，水生动物（如剑尾鱼、斑马鱼、红鲫等）的实验动物化研究，等等。这些实

---

① 减少（reduction）、替代（replacement）和优化（refinement）简称"3R"。

验动物的研究必将极大地促进实验动物科学的快速发展，并推进生命科学研究的快速发展。因此，实验动物资源多样化、标准化是必然趋势，也是我国实验动物科学发展的潜力和优势所在。

2. 实验动物福利伦理要求规范化

遵循实验动物福利与科学技术发展双赢原则，将受到社会、科学界和各国政府的高度关注，并成为实验动物科学的新常态。这就要求实验动物科学工作者从实验动物饲养管理和动物实验操作等关键环节入手，建立和完善实验动物福利科学监管体系；开展实验动物福利技术的研究，以及实验动物福利伦理审查技术规范、评价程序和技术操作规范研究，全面推进实验动物福利伦理审查制度；开展实验动物福利相关产品和相关技术的系统研究；推动"3R"研究不断深化和发展。最终使实验动物的使用量逐步减少，质量要求愈来愈高，动物实验结果的准确性、可靠性也不断提高。实验动物福利伦理的研究反映了实验动物科学由技术上的严格要求转向人道主义的管理，以及提倡实验动物福利与动物保护的国际总趋势。

3. 动物实验规范化与标准化

要保证动物实验取得准确、可靠、可信、可重复的结果，必须规范动物实验，只有规范的动物实验才有可比性。要规范动物实验，就必须实施优良实验室操作规范（good laboratory practice，GLP）。各国的 GLP 基本原则一致，内容也基本相同。因此，经 GLP 认证的实验室，能够得到国际承认。一个与国际接轨的动物实验室，同样应通过 GLP 认证。概括起来，GLP 主要包括实验室人员的组成和职责，设施、设备运行维护和环境控制，动物品系、级别和质量控制标准，质量保证部门，标准操作规程（SOP），受试品和对照品的接受与管理，非临床实验室研究的实验方案，实验记录和总结报告等。对于 GLP 实验室的正常运行，人员素质是关键，实验设施是基础，SOP 是手段，质量监督是保证；硬件是外壳，软件是核心。只有推进 GLP，才能做到动物实验的规范化，在规范化的基础上进而迈向标准化。

4. 实验动物生产与动物实验的专业化与产业化

实验动物生产条件、实验动物质量、动物实验条件的标准化，以及动物实验操作的规范化是国际上实验动物科学发展的潮流，势在必行。同时，实验动物生产由于投资大、维持费用高、管理要求严，必须走专业化、规模化、集约化发展的道路。

实验动物和动物实验相关管理单位应根据人口健康及生物医药和生物技术产业发展的需要，统筹规划，合理布局，建立符合食品、药品、医疗器械、化学品（包括化妆品）、兽药、人口健康及环境安全等不同领域相关产品质量检验与评价的动物实验综合服务体系。已经建立的专门化的实验动物生产供应基地和专业化的动物实验技术服务平台或基地，利用已有实验动物资源和设施，通过政策引导、资金扶持、重点建设、开放使用，即能达到专建共用、资源共享、经济节约、促进发展的目的；同时，也有利于实验动物饲养及动物实验的产业化进程和专业化建设，引导实验动物使用向规范化和基地化方向发展，避免重复建设，并减少企业和规模较小的研究检测机构所承担的风险。

产业化供应的产品不再仅仅是作为原材料的实验动物，而是经过加工的、有知识产权或自身特色的人类疾病的动物模型；所进行的动物实验也不再是小作坊式的零打碎敲，而是专业化、特色化的动物实验服务，从而逐步改变各研究单位小而全、封闭式的单打独斗模式，代之以专业化、产业化、开放式的运作。实验动物的生产、供应将进入商品化的新时代，动物实验将形成区域性、开放性的服务网络。

5. 实验动物数据信息全球化

随着大数据时代的开启，高效利用和挖掘动物实验数据成为实验动物科学发展的前沿，实验动物数据信息集成与共享将成为新的特色和研究热点。开展实验动物和动物实验原始数据收集、整理、分析和研发，有效重组和深层次挖掘技术的研究与应用，必将推进大数据在实验动物科学中的开发利用。具体内容包括：通过提炼和优化关键字，确定数据库模型结构，利用数据库高级检索 XML 技术进行数据描述和传输，最终实现数据的云服务；开发统一标准的数据接口，保证实验动物数据的质量和安全；建立实验动物信息网站移动终端应用平台，为用户提供便捷的信息交流与可共享的移动访问终端；建立实验动物产品电子商务平台，有助于企业和用户通过平台发布和获取信息；实验动物大数据和"互联网+"的有机结合，必将促进全球实验动物信息资源的有效整合和合理利用。

第三节　实验动物福利与伦理

生命科学的发展进步离不开动物实验，而动物实验更离不开实验动物。同时，人与动物和谐相处，尊重动物、尊重生命，不但体现感激之情、同情之心，也是人类发展的必然趋势。在当今实验动物福利与伦理日益深入人心的年代，摆在科学研究工作者面前的问题是如何在动物实验中处理好人与动物的关系，如何科学合理地使用实验动物，如何依据社会的道德标准规范我们的行为。在尊重生命、善待实验动物的同时，以动物实验的伦理原则来指导和规范科学研究工作，才能在动物实验中更好地体现实验动物的福利与伦理原则。

一、实验动物福利与伦理的概念

（一）实验动物福利的定义和内涵

实验动物福利（welfare of laboratory animal）是指满足实验动物基本的自然需求，包括健康、感觉舒适、营养充足、安全，能够自由表达天性并且不受痛苦、恐惧和压力威胁。实验动物福利的实施需要贯彻于实验动物的生存条件、饲养管理和人道处置的各个方面。这是一个人性化的理念，体现了人们提倡善待动物的一种观念。

实验动物福利的内涵包括以下内容。

（1）满足动物需求的五项标准：① 享有不受饥渴的自由，即保证充足清洁的饮用水和食物；② 享有生活舒适的自由，即提供适当的生活栖息场所；③ 享有不受痛苦伤害的自由，即保证动物不受额外的痛苦，并得到充分适当的医疗待遇；④ 享有生活无恐惧和悲伤感的自由，即避免各种使动物遭受精神创伤的状况；⑤ 享有表达天性的自由，即提供适当的条件，使动物天性不因外来条件的影响而受压制。

（2）人必须善待动物，必须尊重和珍惜生命，避免给动物带来伤害和痛苦，因此需要在一切可能的条件下为实验动物提供更多的福利。这些源于动物福利基本的理念。

（3）实验动物福利是建立和谐社会的需要，是人类文明的标志。和谐社会不仅包括人与人之间的和谐，也包括人与自然、人与环境、人与动物之间的和谐。和谐是建立在公平、公正的基础之上的，没有这个基础，和谐就是一句空话。善待动物也是社会文明建设的需要。只有重视人与所有生命的关系，人类社会才会变得文明起来。一个国家的国民对待动物的态度，是衡量一个社会文明程度的重要标志。

（4）实验动物福利与"动物权利""动物解放"有本质区别。一些动物保护组织和个人在动物保护问题上提出一种苛刻的观点——他们强烈反对进行动物实验，认为动物实验是非人道的做法，主张取消动物实验，认为只有这样才能达到保护动物的目的。

提倡实验动物福利不是片面的、极端的动物保护主义，不意味着不能做任何动物实验，而是在使用实验动物的同时，兼顾实验动物的福利状况。实验动物福利和实验动物的使用是对立统一的两个方面，重要的是应该怎样合理、人道地利用动物。要尽量保证那些为人类做出贡献和牺牲的实验动物享有最基本的权利，避免对其造成不必要的伤害。

（二）实验动物的伦理原则

实验动物伦理的总原则是"尊重生命，科学、合理、人道地使用动物"。在具体工作中，则应遵循"3R"原则。

1. 何为"3R"？

英国动物学家拉塞尔（W. M. Russell）和微生物学家博奇（R. L. Burch）第一次全面系统地提出了包括动物实验和实验动物的减少（reduction）、替代（replacement）与优化（refinement）（简称"3R"）的动物实验替代方法。

（1）减少：是指在科学研究中，使用较少量的动物获取同样多的实验数据或使用一定数量的动物获得更多实验数据的科学方法。

（2）替代：是指使用其他方法而不用动物所进行的试验或其他研究课题，以达到某一试验目的，或者是使用没有知觉的实验材料代替以往使用的神志清楚的活的脊椎动物进行试验的一种科学方法。

（3）优化：是指在符合科学原则的基础上，通过改进条件、善待动物、提高动物福利或完善实验程序和改进实验技术，避免或减轻给动物造成的与实验目的无关的疼痛和紧张不安的科学方法。

2. 实验动物伦理原则的内涵

动物和人类一样有感情，动物也应当拥有生存、健康、活动、饮食等基本的权利。哲学家康德（Immanuel Kant）曾经有过很精辟的论述："动物亦有与人性类似的某种本性，我们对动物遵行某种与对人相似的义务，实则是遵行对人的义务，并以此激发对人的义务。"伦理思想家史怀泽认为，所有的生物都拥有"生存意志"，人们应当像敬畏自己的生命那样敬畏所有拥有生存意志的生命。人类在生命共同体中所享有的举足轻重的特殊地位所赋予的，不是剥削的权利，而是保护的责任。

因此，人类在保证动物实验结果科学可靠的前提下，应尽量地研究动物实验中人与实验动物的关系，以及人类应如何尊重动物的价值和权利，这是实验动物福利与伦理学亟待解决的首要问题。实验动物伦理所关注的是动物实验中人与实验动物的关系及人对实验动物的道德责任，是人类从伦理方面应该如何科学地认识实验动物，如何人道地对待实验动物，如何合理地保护和使用实验动物，使动物在康乐的状态下生存，享有不受饥渴的自由、生活舒适的自由、不受痛苦伤害的自由、生活无恐惧感和悲伤感的自由及表达天性的自由。实验动物伦理是实验动物科学与伦理学相结合的产物，是应用伦理学在实验动物科学这一特殊领域中的具体体现。

3. "3R" 原则的发展

"3R" 原则历经 50 多年的发展，国外 "3R" 研究在相关法律法规、机构建设、经费投入、教育培训和学术交流等方面逐步形成了一个比较完整的体系，大大推动了 "3R" 研究的发展与成果应用。

（1）相关国际组织的发展。

1981 年，美国成立了动物实验替代方法研究中心（CAAT）。

1986 年，欧洲议会通过了《保护在实验中或为达到其他科学目的使用脊椎动物的欧共体条例》（86/609/EEC）。

1987 年，荷兰举办了动物实验替代方法论坛。

1994 年，荷兰成立了动物应用替代方法研究中心（NCA）。

1993 年，意大利成立了欧洲替代方法验证中心（ECVAM）。

2005 年，欧盟成立了欧洲动物实验替代方法合作联盟（EPAA）。

此外，欧洲、亚洲等地区其他一些国家也成立了较多机构，都在动物实验替代方法的研究与验证方面做了大量的工作。

（2）相关的教育和培训。

1983 年，荷兰乌特勒支大学成立了实验动物科学系，制订了包括 "3R" 内容的研究和教育计划，并为科学家定期举办实验动物科学课程。为了对使用哺乳动物开展研究工作的科学家进行培训，使其了解善待动物和保证研究质量的基本原理，该系每年举办多期为期 2 周的培训班，各国的科学家都可申请参加，培训内容由欧洲实验动物协会联合会（FELASA）负责推荐。

（3）相关学术刊物。

国际上有影响的 "3R" 学术期刊有：《实验动物替代物》（英国）、《医学实验中动物替代方法基金会（FRAME）通讯》（英国）、《欧洲替代方法验证中心（ECVAM）专题报告》（意大利）、《澳大利亚和新西兰研究和教育用动物管理委员会（ANZCCART）通讯》（澳大利亚）、《美国霍普金斯动物实验替代方法研究中心（CAAT）通讯》（美国）、《荷兰动物应用替代方法研究中心（NCA）通讯》（荷兰）、《动物检验和动物实验替代方法杂志》（日本）、《动物福利杂志》（英国）等。这些刊物主要介绍有关动物实验和动物检验替代方法的新发展，以及这些替代方法的验证和应用。宗旨是保证动物实验质量，支持开展 "3R" 研究，推动实验动物替代方法在生物学研究中的应用。

二、实验动物福利与伦理的意义

1. 人类的科学发展离不开实验动物所做的贡献

生命科学能发展到今天，我们要十分真诚地感谢那些为生命科学研究献身的实验动物。正是它们的付出，才使得科学进步，并减少人类的疾病痛苦。历史上记载着无数次实验动物为生命科学做出的巨大贡献。例如，17 世纪初，实验动物生理学创始人哈维等科学家利用青蛙、蛇等动物进行血液循环的研究，首次证明血液循环是一个全封闭的循环系统；德国科学家罗伯特·科赫（Robert Koch）用牛羊进行动物实验，发现了结核分枝杆菌，从而敲开了治疗人类结核病之门；英国科学家乔治斯·科勒（Georges Kohler）等利用纯系小鼠 BALB/c 发明了单克隆抗体，从而为单克隆抗体直接用于免疫诊断和治疗开辟了新的途径。由此可见，如果没有实验动物，人类可能还要受到许多疾病的困扰，可以说实验动物牺牲了它们的生命，换来了人类的健康和社会的稳定。

全世界的实验动物使用量与日俱增。据不完全统计，仅 2015 年一年，全球用于科学研究的实验动物数量就高达 1.921 亿只。2000—2015 年，美国实验动物的使用量增加了 73%，且其中超过 3/4 为小鼠。最近 10 年，诺贝尔生理学或医学奖获得者也大多以实验动物作为研究对象。而据智研咨询产业研究报告显示，2021 年我国仅实验大小鼠需求量已达 4 982.34 只，我国已经成为全球第二大实验动物生产和使用国。随着生命科学的飞速发展，实验动物应用的数量在不断增加，领域也在不断扩大。实验动物作为人类的替身和朋友，越来越受到人们的关注。当然，在关注质量的同时，更要关注它们应该得到的福利待遇，希望人类给予实验动物更多的伦理上的考虑，使善待实验动物成为我们人类的责任和义务。

2. 实验动物福利与伦理也是动物实验结果科学性和准确性的重要保证

生命科学各个领域发展水平的提高，让我们对动物行为、生活习性、遗传背景也有了更深刻的了解。我们发现，许多实验动物的遗传基因和人类的有相似之处，许多实验动物的发病机制可供借鉴。实验动物也有着与人类相类似的本性，它们也可以感受到生活的快乐、死亡的恐惧，只是无法用人类语言来表达。例如，犬经过驯养之后可服从命令、善解人意、忠诚可靠，虽然它们不会说话，但是可以用肢体表达喜、怒、哀、乐；并且当犬作为实验动物用于科学研究时，如果它们处在恐怖或痛苦的状况下，体内会分泌大量的肾上腺素，其分解后形成的毒素会损害实验动物的健康，也会影响实验结果的准确性。

因此，实验动物福利与伦理是影响动物实验结果科学性和准确性的重要因素。动物实验是为了科学研究，而在符合一定要求的环境条件下饲养的动物，其整个生命过程完全受到人为的控制，并在人为控制的条件下经受实验处理。因此，保证实验动物福利与伦理，不仅是实验动物自身的需要，也是保证动物实验结果科学、可靠的基本要求。

实验结果受到动物的饲养、运输、抓取、保定及实验操作过程中各种福利与伦理的实施情况的影响。实验动物的生理因素，包括微生物控制程度、动物的营养状况、动物的生长发育情况及实验动物的生理特征，如血压、心率、呼吸频率等是否正常，这些都可能对科学研究的结果产生重要影响。除生理因素外，实验动物的精神心理因素也同样重要。应激反应（alarm reaction）是动物的保护性反应。环境、噪声、追赶、抓取、戏弄、挑逗、刺激等都能引起动物的应激反应。动物从出生到死亡，会不可避免地多次受到来自各方面的刺激，因而会产生频繁的应激反应。但只有过度的和持久的应激反应会影响内脏功能，使之失调，从而导致多种病变。例如，心理失衡、情绪变化导致神经衰弱；自主神经功能紊乱、内脏血管过度紧张收缩导致多种内脏病变及内分泌失调等，严重的可使内在功能下降。在这种情况下进行动物实验，其结果的准确性可想而知。

动物在面对高温、严寒等极端环境，以及高分贝的噪声、野蛮抓取和保定，甚至虐待时，会表现出愤怒或惊恐，精神处于高度紧张状态，其行为表现为或挣扎反抗，或隐藏躲避，这是应激反应的外在表现。应激反应的内在表现是交感神经兴奋，垂体和肾上腺皮质激素分泌增多，以及血糖升高、血压上升、心率加快、呼吸加速等。这就要求在实验动物饲养、运输、抓取和保定的过程中，特别是在实验实施之前和实施过程中，一定要善待动物，尽量减少动物应激反应，以保证动物实验的真实性和准确性。实验实施之前，如果对动物进行一定的训练适应和温柔抚慰，动物会显得比较平和、温顺，有的甚至能够配合操作者进行实验；反之，如果操作者态度恶劣、动作野蛮粗暴，动物也会产生一种反抗的情绪，实验很难继续进行。即使勉强进行，也得不到真实、准确的实验结果。

三、实验动物福利与伦理的实践

1. 减少不必要的实验动物使用数量

减少实验动物使用数量的科学方法有很多，如充分查阅、参考相关的实验动物和动物实验的研究资料和背景，对前人的工作及相关方法进行充分了解，充分应用预实验，科学合理地计算所需实验动物的数量等。

减少原则尤其体现在实验开始前的设计阶段：

① 充分阐明实验的必要性，并证明没有任何体外方法可以取代动物实验。

② 充分阐明实验的合理性，即所用的实验动物种类、品系、数量、性别、日龄等都是科学合理的。能用 10 只动物完成实验就不用 11 只动物，并避免不必要的重复实验。

2. 动物实验的替代方法

动物实验替代方法研究在国外已有几十年的发展历史，作为实验科学研究领域中一个备受关注的热点，其已成为生命科学研究的一个重要组成部分。例如，德国科学家研发了一种利用小鼠干细胞替代动物实验的方法，在人类未出生胎儿毒性的研究中，利用小鼠干细胞实验所获得的结果，不仅与用小鼠、兔、大鼠及豚鼠实体做实验获得的信息一样多，而且成本会低很多。目前常用的替代方法介绍如下。

（1）低等动物替代技术。

"3R"原则之一是替代（replacement），如用鱼替代哺乳动物。用低等动物替代高等动物做实验，既符合动物福利要求，又可降低实验和饲养成本。

在实验中使用低等生命形式，如细菌、真菌、昆虫或软体动物，可以减少脊椎动物的使用量。近年来，用鱼这种低等的脊椎动物代替哺乳动物，在毒理学、肿瘤学和基因突变筛选、血液疾病等方面的研究取得了很大的进展。例如，将斑马鱼近交品系大量用于基因突变筛选和发育缺陷的研究，减少了高等脊椎动物在这些领域的使用量。我国第一个自主培育成功的水生实验动物是剑尾鱼，其在监测海洋污染、药物检测和制作某些人类肿瘤模型方面的应用，展示了实验动物替代方法应用的广阔天地。

2008 年 7 月，两种针对眼部危害的替代试验方法得到了美国食品药品管理局（FDA）、美国环境保护署（EPA）及美国消费品安全委员会（CPSC）的批准。获批准的两种方法分别是化学物对角膜混浊性与渗透力的影响试验（BCOP）及离体鸡眼测试（ICE），这两种方法可以在很大程度上减少眼部产品动物测试的需要，尤其针对那些可能会带来很大伤害的产品。

日本应用转基因技术成功地研发出携带有人小儿麻痹症（polio）病毒受体基因的转基因小鼠（TgPVR21），该小鼠可以替代灵长类动物用于 polio 口服减毒活疫苗的神经毒性检验。另外，通过该技术研究建立的 rasH2 小鼠，通过了权威机构的验证，已经被采纳作为一种新的替代方法替代动物进行致癌试验。

（2）家畜、家禽替代非人灵长类动物和比格犬。

实验用小型猪如巴马猪、五指山猪和西藏小型猪等的许多解剖及生理学特点与人类很相似，在某些研究中不仅可以代替非人灵长类动物（如大猩猩和猴子）和比格犬，而且还具有独特的优势，如实验用小型猪的心血管系统、肾脏结构、皮肤组织及新陈代谢特点与人特别相似，故其是制作这些系统疾病模型的首选动物。此外，也可用鸭制作肝炎动物模型。

（3）细胞组织培养技术。

体外实验方法包括对细胞器、细胞和组织的研究，可利用含有营养物质的培养基为体外细胞或组织创造一个类似于正常体内生理条件的环境。利用这种相似性进行的一些实验，其结果与在动物体内进行的实验基本相同。

（4）数学和计算机模拟技术。

利用基于数学模型的计算机技术可以模拟有机体内许多生理、生化、病理和毒理过程。例如，以生理学为基础的药物动力学模型能在有机体生理学参数、药物的物理化学特性、药物代谢途径等方面预测药物的吸收、分布、代谢和排泄，该方法也可预测药物作用在体内组织中的药效和毒性。利用计算机模拟技术还能够进行药物分子筛选和辅助设计，大大地减少了实验动物的使用量。

（5）虚拟人（动物）技术。

虚拟人是通过数字技术模拟真实人体器官而合成的三维模型。这种模型不仅具有人体外形及肝脏、心脏、肾脏等各个器官的结构，而且具备各器官的新陈代谢机能，能较为真实地显示出人体的正常生理状态和出现的各种变化，为医学或其他学科的研究提供更为精致的演示条件。2003 年，我国首例女性虚拟人在原第一军医大学（现南方医科大学）构建成功，这标志着继美国、韩国后，中国成为世界上第三个拥有本国虚拟人数据库的国家。受此启发，人们正在研究开发虚拟实验动物，以减少生物医学研究中实验动物的使用量。

（6）免疫学技术。

免疫学技术是许多体外方法的基础，如酶联免疫吸附试验、血细胞凝集试验和放射免疫试验等，在体外诊断试验、疫苗质量控制和基础免疫学研究方面的作用尤其突出。免疫学技术的使用，为减少实验动物的使用量开辟了新途径。

（7）化学物理技术。

用化学物理技术替代生物医学研究可使替代法研究更加完整，这些方法一般用来解析一个复杂的多成分混合物的组成，例如，高效液相色谱技术可以代替动物实验进行一些激素制剂的效价测定。

（8）遥测技术。

遥测技术可以从自由运动的动物身上连续测到几个参数，如体温、血压、心率、心电图等。遥测技术可以在不干扰和不人为引起动物紧张的情况下对动物进行长时间的连续测定，从而减少动物的痛苦。

（9）人组织器官模型应用技术。

越来越多的人类材料被用于生物医学试验。例如，体外培养的人类皮肤器官模型，由人类的皮肤组织构建并用于测试和基础研究；人类肝脏模型用于药品测试和开发；人类血液可以用来筛选热原。这些模型得到的数据不仅更具有说服力，而且可以一定程度替代动物实验。

（10）数据资料共享。

以往的和他人的研究结果对新的动物实验往往有指导和参考作用，数据资料共享可以避免数据的重复采集，因而可以减少重复的动物实验。数字化信息技术的发展为数据资料的传播、交流和共享提供了便利条件。

（11）教学中动物实验的替代和减少。

教学中的动物实验是一个学习知识、发展技能的过程，其实际上是重复以前做过的内容，而不是进行医学研究，所以很多替代方法在教学中是可行的，如可以通过光盘等反复播放实验内容，也可以通过计算机网络远距离传输实现实时共享。这样既可以完成教学，又可以降低动物使用数量。

3. 如何善待实验动物

尽管人类已经在使用替代方法，减少实验动物的使用量，但目前在生物医学研究中仍需要大量的，甚至越来越多的实验动物。一个科学化、规范化、标准化的实验动物使用过程包括实验设计、饲养环境及设施（含动物的饲养管理）、动物运输、实验实施等方面。而在上述的所有环节中都应该严格遵守善待实验动物的准则。

（1）实验设计。

使用实验动物进行研究的科研项目时，应制订科学、合理、可行的实施方案。该方案经实验动物管理委员会或伦理审查委员会进行伦理审查并得到批准后方可组织实施。主要内容除减少原则相关的条款外，还必须包括如下内容：明确实验过程可能给动物造成的疼痛、痛苦有多大（有些国家制定了疼痛等级的评分标准）；如果是用非人灵长类动物做实验，对实验完成后退役的动物必须有妥善安置计划、场地和措施等。

（2）饲养环境和设施。

实验动物生产及使用单位应设立实验动物管理委员会或实验动物伦理委员会，其主要任务是保证本单位实验动物设施、环境符合善待实验动物的要求。实验动物从业人员须进行必要的培训和学习，切实理解并认同善待动物的要求，熟练掌握动物实验的技术手法。实验动物生产及使用单位的规章制度要齐全并能有效实施，协调本单位实验动物的使用者尽可能合理地使用动物，以减少实验动物的使用数量。

饲养管理过程中善待实验动物的主要内容必须包括：

① 实验动物生产、经营单位应为实验动物提供清洁、舒适、安全的生活环境。饲养室内的环境指标不得低于国家标准。

② 实验动物笼具、垫料质量应符合国家标准。笼具应定期清洗、消毒；垫料应灭菌、除尘，定期更换，保持清洁、干爽。

③ 各类动物所占笼具最小面积应符合国家标准，保证笼具内每只动物都能实现自然行为，包括转身、站立、伸腿、躺卧、舔梳等。笼具内应放置供实验动物活动和嬉戏的物品。孕、产期实验动物所占用笼具面积应达到该种动物所占笼具最小面积的110%以上。

④ 对于非人灵长类实验动物及犬、猪等天性喜爱运动的实验动物，应设有运动场地并定时溜放，运动场地内应放置适于该种动物玩耍的物品。

⑤ 饲养人员不得戏弄或虐待实验动物。在抓取动物时，应方法得当，动作轻柔，态度温和，避免引起动物的不安、惊恐、疼痛和损伤。在日常管理中，应定期对动物进行观察，若发现动物行为异常，应及时查找原因，采取有针对性的必要措施予以改善。

⑥ 饲养人员应根据动物食性和营养需要，给予动物足够的饲料和清洁的饮水。其营养成分、微生物控制等指标必须符合国家标准。应充分满足实验动物妊娠期、哺乳期、术后恢复期对营养的需要。对实验动物饮食、饮水进行控制时，必须有充分的实验和工作理由，并报实验动物管理委员会（或实验动物伦理委员会）批准。

⑦ 实验犬、猪分娩时，应有兽医或经过培训的饲养人员进行监护，以防止发生意外。对出生后不能自理的幼仔，应采取人工喂乳、护理等必要的措施。

（3）动物运输。

实验动物的运输应遵循国家有关活体动物运输的有关规定。运输过程中善待实验动物的要求必须包括：

① 使用最直接的途径进行运输，并把动物放在合适的笼具里，遵守安全、舒适、卫生的原则，并尽快完成运输。

② 运输过程中，能保证动物自由呼吸，必要时应提供通风设备。运输时间较长的，途中应为实验动物提供必要的饮食和饮用水，避免实验动物过度饥渴。

③ 实验动物不应与感染性微生物、害虫及可能伤害动物的物品混装在一起运输。

④ 患有伤病或临产的怀孕动物不宜长途运输，必须运输的应有监护和照料。

⑤ 在装卸过程中，实验动物应最后装上运输工具；到达目的后，应最先离开运输工具。地面或水陆运送实验动物时，应有人负责照料；空运实验动物时，发运方应将飞机航班号、到港时间等相关信息及时通知接收方，接收方接收到实验动物后应尽快将

其运送到最终目的地。

⑥ 在高温、雨雪和寒冷等恶劣天气运输实验动物时，应对实验动物采取有效的防护措施。

⑦ 地面运送实验动物应使用专用运输工具，专用运输车应配置维持实验动物正常呼吸和生活的装置及防震设备。

（4）实验实施。

实验实施过程中善待实验动物的要求必须包括：

① 在实验动物应用过程中，应将动物的惊恐和疼痛减少到最低限度。实验现场避免无关人员进入。在符合科学原则的条件下，应积极开展实验动物替代方法的研究与应用。

② 在对实验动物进行手术、解剖或器官移植时，必须进行有效麻醉。术后恢复期应根据实际情况，进行镇痛和有针对性的护理及饮食调理。

③ 保定实验动物时，应遵循"温和保定，善良抚慰，减少痛苦和应激反应"的原则。保定器具应结构合理、规格适宜、坚固耐用、环保卫生、便于操作。在不影响实验的前提下，对动物身体的强制性限制宜降低到最低限度。

④ 处死实验动物时，须按照人道主义原则实施安乐死。处死现场，不宜有其他动物在场。确认动物死亡后，方可妥善处置尸体。

⑤ 在不影响实验动物判定的情况下，应选择"仁慈终点"，避免延长动物承受痛苦的时间。

⑥ 灵长类实验动物的使用仅限于非用灵长类动物不可的实验。除非因伤病不能治愈而备受煎熬者，否则，灵长类动物原则上不予处死，实验结束后单独饲养，直到自然死亡。

（5）善待实验动物的其他相关措施。

① 使用实验动物进行动物实验应有益于科学技术的创新与发展，有益于教学及人才培养，有益于保护或改善人类及动物的健康及福利或有其他科学价值。

② 各级实验动物管理部门应根据实际情况制订实验动物从业人员培训计划并组织实施，保证相关人员了解善待实验动物的知识和要求，并正确掌握相关技术。

③ 对于虐待实验动物的人员，轻者由所在单位进行批评教育，限期改正；重者或屡教不改者，应离开实验动物相关工作岗位；因管理不善而屡次发生虐待实验动物事件的单位，将被吊销实验动物生产许可证或实验动物使用许可证。

四、我国实验动物福利与伦理现状

2006 年，我国科技部发布了《关于善待实验动物的指导性意见》，并将"违反实验动物保护规范"列为不端行为，纳入《国家科技计划实施中科研不端行为处理办法》。但是，北京奥森大鼠事件、西安医学院虐犬事件等违反实验动物福利事件仍有发生。2011 年，《自然》杂志发表的文章也因小鼠肿瘤体积超标，违反动物福利而被撤稿。不遵守实验动物福利可导致严重后果，一方面，违反实验动物福利事件会引起巨大社会反响，引发社会对科研界开展动物实验的强烈反对；另一方面，不按照实验动物福利与伦理的原则开展实验也可能导致实验数据的不准确，从而影响研究结果的可信性。因此，在开展动物实验前，进行实验动物福利与伦理审查，并在实验开展过程中进行全程监督是十分必要且非常重要的。实验动物福利与伦理审查的意义是维护实验动物福利和规范伦理行为，以确保科学研究中的科学性、真实性、准确性及可信性。

近年来，我国实验动物相关机构和单位陆续成立实验动物伦理与使用委员会（Institutional Animal Care and Use Committee，IACUC），建立实验动物福利与伦理审查制度，并申请国际实验动物管理评估与认证协会（Association for Assessment and Accreditation of Laboratory Animal Care，AAALAC）认证。IACUC 是 AAALAC 认可中的四大模块之一。2006 年，中国第一家机构获得 AAALAC 认证，截至 2020 年 1 月，中国已经有 100 家机构获得了该项认证（数据来源于 AAALAC 官网 https://www.aaalac.org/）。这些机构都参照相关指南建立和完善了 IACUC，并建立了实验动物福利与伦理审查制度，基本保障了我国动物实验的规范和合理使用。

2018 年，国家自然科学基金委员会发布《关于进一步加强依托单位科学基金管理工作的若干意见》，意见中要求建立完善科研伦理和科技安全审查机制，防范伦理和安全风险。2019 年，科技部和财政部发布《关于进一步优化国家重点研发计划项目和资金管理的通知》，其中第十条"加强科学伦理审查和检查"也要求有关单位及科研工作者遵守伦理准则，规范伦理行为，申报的科研项目都需要提供本单位伦理审查通过的批件或者报告，并加强对科研活动的伦理监管力度。由此可见，实验动物福利与伦理审查批件或报告不仅仅是 AAALAC 认证的要求，也是项目申报、许可证申请等工作所需的重要文件。

2021 年 3 月，中共中央办公厅、国务院办公厅印发了《关于加强科技伦理治理的意见》，旨在进一步完善科技伦理体系，提升科技伦理治理能力，有效防控科技伦理风险，以适应科技创新发展的现实需要。

第四节　实验动物在各领域里的应用

一、实验动物在医学中的应用

1. 医学研究的人类替代者——实验动物

医学科学的使命是消除人类的一切疾病，保持健康，达到长寿。而它所面临的生命现象是自然界各种现象中最复杂的一种。生命经过了漫长的进化，呈现出难以设想的精微、细密、巧妙与和谐，面对生命这样复杂的现象，这样精巧、微妙的物质运动形态，要研究其中无限纷繁、盘根错节的因果联系，以进一步掌握其本质和规律，实非易事。对人体本身的观察分析和认识，是有限制的，不方便的。以人为对象进行研究非常困难，不少观测和研究根本不可能进行：在方法上，常为事后回顾，不便预先设计；在条件上，复杂多变，不易控制，难以比较；在处置上，只能保护、挽救，不能产生伤害，更不用说危及生命的试验了；在结论上，常常止于推测，不能确证，发现相互关联，却不一定是因果，也很难去验证。如此多的困难，势必造成医学发展迟缓，不利于防治人类的疾病和维护人体的健康。因此，离开动物实验，很难有医学的进步。

研究者们成功地找到了"替代者"——实验动物，用实验动物进行研究，可不再受方法、手段、条件、时间上的限制，基于伦理道德考虑的限制因素也相对减少了，可以进行前瞻性研究（即预先设计），可以进行验证，可以反复地进行试验，可以随时获取各种活体标本。巴甫洛夫曾指出，没有对活的动物进行的实验和观察，人们就无法认识有机界的各种规律，这是无可争辩的。

据有关资料统计，生物学和医学实验中60%的课题要用到实验动物。我国原卫生部所管的基础医学研究所91%的科研课题及首都各大医院78%的科研课题要利用实验动物来完成。

2. 实验动物科技进步促进医学发展

医学研究领域内每一个新的发现，每一个重大进展，无一不是通过动物实验来发现、验证并实现的。医学的许多重大技术的创新和发展也与动物实验紧密相连。新的手术方法、麻醉方法的确立，体外循环、心脏外科、断肢再植、器官或组织移植、肿瘤的切除与治疗等各项工作的开展，也无一不是在动物实验的基础上发展起来的。离开了实验动物科学，医学的进步与发展只能是一句空话。

现代分子生物学技术加快了实验动物新品系的培育速度，也使建立各种人类疾病动物模型有了更好的手段和更广阔的空间。由于基因的碱基序列、转录和翻译，以及蛋白质的加工、修饰和剪接等都可使生命功能多样化，对决定功能表现的遗传学背景、遗传信息的传递过程、分子间的相互作用和调控，必须综合起来去考虑，才能找出发病原因和机制，并找到诊断、治疗和预防的办法。而这种研究离开了实验动物科学的平台，就只能停留于结构研究，难以深入其功能研究。

反过来，新的实验动物品系和动物模型的建立，又为医学、药学、遗传学等生命科学的各个领域提供了可靠而有用的手段和先进的工具。由于研究的需要，人们培育出了近交系动物、突变系动物、杂交一代动物。转基因动物、基因敲除动物、克隆动物也应运而生。由于研究的需要，人们饲育出了无特定病原体动物，甚至是无菌动物。由于培育、饲养各种特殊实验动物的需要，人们发明了特殊的育种、保种技术，建立了专门的饲养、繁殖技术。科学家们把现代光学技术、电子技术、显微摄影及成像技术应用于实验动物科学研究，把环境控制、空气净化、自动控制、建筑工程等工程技术运用到实验动物和动物实验设施的建立中，把现代信息技术运用于实验动物管理，这些促进了实验动物的标准化和动物实验的规范化，从而使得各国科学家的有关研究能够取得可靠的结果和良好的反应重复性，以便更好地开展国际合作，进行国际交流。

3. 实验动物质量对医学研究的影响

在生命科学研究领域内，进行实验研究所需要的基本条件可以总括为：实验动物、设备、信息和试剂。这四项称为生命科学研究四要素，简称 AEIR 四要素。这四个要素，在整个实验研究中，具有同等重要的地位，不能忽略或偏废。事实上，实验动物质量往往成为制约性要素，影响整个实验的质量和水平。

保持实验动物质量标准必须实行实验动物微生物学及遗传学的严格质量控制，排除所有可能影响动物质量、干扰实验结果，甚至有可能危害人的健康的细菌、病毒和寄生虫。

饲养和使用遗传背景清晰、可控、通用的品系动物，是动物实验取得成功的前提条件。

在实践中，往往有些研究人员对实验动物的质量标准不够重视，认为动物是活的就能用；或者只关注了实验动物的质量，而忽视了实验环境的标准化要求，将高等级的实验动物置于一般环境中做实验。这些都与实验动物福利的原则相背离，也会对实验结果产生干扰。也有的研究者，既有高质量的实验动物，也有标准化的实验环境和条件，但不会使用，或不按规范使用，不执行管理条例，浪费资源，违背科学，违反法规。诸如此类，屡见不鲜，其结果是导致实验的失败，或即使完成了实验，其实验结果令人怀疑，成果得不到科技主管部门的认可，更难得到国外同行的承认。当然，由于认识上的差距，有些人舍得花钱买仪器设备和试剂，却不舍得花钱饲养或购买实验动物，殊不知，实验动物是医学研究关键的限制性要素，直接影响着科研水平的高低。

实验动物生产条件与动物实验条件必须按照国标所规定的控制标准严格落实，并尽可能一致，才能保证实验动物质量的一致性和可靠性，才不会造成高等级实验动物进入低等级实验环境中而使实验动物质量降级或降质。同时，也应防止低等级动物进入高等级设施而污染整个环境。医学研究的最终结果都要应用于人类，与人类的健康息息相关。因此，来不得半点粗心，所有研究者都必须高度重视实验动物的质量问题。

二、实验动物科学所涉及的其他领域

1. 制药工业和化学工业领域

药物和化工产品的副作用对生命的影响程度包括致癌、致病、致畸、致毒、致突变、致残、致命等，这些都是从实验动物的试验中获得结果的。

制药和化学工业产品如不用实验动物进行安全评价（包括三致，致癌、致畸、致突变试验），给人类应用后将会造成十分严重的恶果。制药、化工等工业的劳动卫生措施，特别是各种职业性中毒（如铅、苯、汞、锰、矽、酸、一氧化碳及其他有机化合物等）的发生机制、危害程度的评价及防治方法，都必须在选用实验动物进行各种动物实验后才能确定。

实验动物也是医药工业上生产疫苗、诊断用血清、某些诊断用抗原、免疫血清等的重要材料。例如，从牛体制备牛痘苗，猴肾制备小儿麻痹症疫苗，马体制备白喉、破伤风或气性坏疽等血清，金黄地鼠肾制备乙脑和狂犬病疫苗，小鼠脑内接种脑炎病毒后的脑组织制备血清学检验用的抗原等。

2. 畜牧科学方面

家畜、家禽等经济动物所用疫苗的制备和鉴定、生理试验、胚胎学研究、营养价值的评估、保持健康群体及淘汰污染动物等工作，都要使用实验动物。特别是在畜禽传染病的研究工作中，必须要用合格的实验动物进行实验。在兽医科学研究上，所用实验动物或鸡卵不合乎标准，质量很差，会严重影响科研效果，甚至在某些疫病的研究工作中，因无 SPF 动物和 SPF 卵，试验无法进行，或所制备的疫苗的效果难以保证，导致大量畜禽病死，在经济上带来重大损失。

3. 农业科学方面

新的优良品种的确立除要做物理的、化学的分析以外，利用实验动物进行生物学的鉴定是十分重要和有意义的。化学肥料、农药的残毒检测，粮食、经济作物品质的优劣等，最后也还是要通过实验动物的试验来确定。

化肥和农药是提高农业生产的重要材料，由于未经严格的动物实验而引发的问题很多。在合成的多种新农药化合物中，真正能通过动物实验、确定对人体和动物没有危害的只占 1/30 000，其余都因发现对人的健康有危害而被禁用。

4. 轻工业科学方面

人们的吃、穿、用，包括食品、食品添加剂、皮毛及化学纤维、日常生活用品，特别是化学制品中的有害成分，都要用实验动物进行试验。

按照规定，食品、食品添加剂、皮毛制品、化妆品等上市销售，都必须先经国家指定的机构采用实验动物进行安全性试验，证明其对人体无急、慢性毒性，无危害，且无致癌、致畸、致突变作用，才能供应市场。

5. 重工业和环境保护方面

在重工业上，对有害物的鉴定和防治，以及在整个国土环境的保护，包括废弃物、大气污染、光辐射、声干扰等各方面的研究工作中，实验动物都是监测的前哨和研究防治措施的标样。

6. 国防和军事科学方面

在各种武器杀伤效果上，包括化学、辐射、细菌、激光武器的效果和防护方面，以及在宇宙、航天科学试验中，实验动物都可作为人类的替身取得有价值的科学数据。

在宇宙飞船首次遨游太空时，代替人类受试做生理试验的是实验动物。科学家通过动物实验，研究在太空条件下，失重、辐射和太空环境因素对机体生理状态的影响。在核武器爆炸的试验中，实验动物被预先放置在爆炸现场，以观察光辐射、冲击波和电离辐射对生物机体的损伤。此外，在战伤外科的研究中，在防军事毒剂和细菌武器损伤的研究中，实验动物均被用来代替人类作为战争中的受难者，以研究对各种战伤的有效防治措施。因此，实验动物在军事医学研究上具有特殊的应用价值。

7. 商品鉴定和国际贸易方面

在进出口商品的检验检疫中，许多商品的质量检验都规定必须进行动物实验鉴定，或直接利用警犬、警鼠担任安全警察，故其直接影响对外贸易的数量、质量和信誉。

8. 行为科学的研究方面

实验动物在行为科学的研究中也占有重要地位。例如，汽车设计中的撞击，土建设计中震动的允许程度，灾难性事故的处理等，这些研究中经常利用实验动物模拟人类。

9. 实验动物科学本身研究方面

在实验动物科学本身研究中，由于其综合性很强，涉及数学、物理、化学、生物学、动物学、胚胎学、营养学、微生物学、遗传学、解剖组织学、寄生虫学、传染病学、免疫学、血液学、麻醉学、生态学、建筑学等，所以各个学科与实验动物科学相辅相成，相互渗透。虽然它的直接研究目的是取得满足各种特殊研究需要的实验动物，但对生命科学的微观领域也进行了深入的探索，例如在遗传学、生殖生理学等科学及实用技术方面，都不断取得突破。

实验动物科学作为医学、兽医学和相关生物学的理论研究，以及生物药品制造、化学药物筛选和鉴定、环境保护等实现现代化的重要工具之一，有力地推动着国民经济的发展。

思考题

1. 什么是实验动物科学？
2. 试述实验动物质量与医学研究的关系。
3. 为什么说医学研究离不开实验动物？
4. 国际实验动物科学协会的主要工作目标是什么？
5. 试述实验动物在生命科学研究中的地位与作用。
6. 为什么说生命科学研究四要素中的实验动物因素是限制性要素？
7. 试述实验动物从业人员的基本要求。

第二章 实验动物与生物安全

随着实验动物在各行各业的广泛使用，在动物实验中出现的安全事件也愈发引起各级政府的高度重视。2019 年底，在全世界范围内暴发的新冠疫情再次敲响了生物安全管理的警钟，从国家到地方政府及科研院所也相继出台实验室病原微生物管理规定，杜绝病原微生物的泄露，保障人民群众的生命安全。

第一节 实验室的生物安全

一、实验室生物安全基本概念

《中华人民共和国生物安全法》规定，生物安全是指国家有效防范和应对危险生物因子及相关因素威胁，生物技术能够稳定健康发展，人民生命健康和生态系统相对处于没有危险和不受威胁的状态，生物领域具备维护国家安全和持续发展的能力。在生物医药领域中，涉及生物安全的主要是指一些与病原微生物相关的科学研究。病原微生物实验需要在专设的生物安全实验室（biosafety laboratory）开展。生物安全实验室，也称生物安全防护实验室（biosafety containment for laboratories），是通过防护屏障和管理措施，避免或控制被操作的有害生物因子危害，达到生物安全要求的生物实验室或动物实验室。

生物因子（biological agents）：微生物和生物活性物质。

病原体（pathogens）：可使人、动物或植物致病的生物因子。

危险废弃物（hazardous waste）：有潜在生物危害，可燃、易燃、易腐蚀、有毒、放射和起破坏作用，并对人、环境有害的一切废弃物。

气溶胶（aerosols）：由悬浮于气体介质中，粒径在 0.001~100 μm 的固态或液态微小粒子形成的相对稳定的分散体系。

一级防护屏障（primary barriers）：由实验室的生物安全柜和个体防护装备等构成的防护屏障，用于减少或消除危害性生物因子的暴露。

二级防护屏障（secondary barriers）：实验室防护屏障除保护实验室人员外，还能够保护周围环境中的人群或动物免受生物因子意外扩散所造成的感染。

生物安全柜（biological safety cabinet，BSC）：具备气流控制及高效气体过滤装置的操作柜，可有效降低实验过程中产生的气溶胶对操作者和环境的危害。

缓冲间（buffer room）：设置污染区与洁净区之间或不同的实验室区域间的密闭室，需要时设置机械通风系统，其门具有互锁功能，不能同时处于开启状态。

个人防护装备（personal protective equipment，PPE）：防止人员受到化学和生物因子伤害的器材和用品，包括实验服、隔离衣、连体衣等防护服，以及鞋、鞋套、围裙、手套、面罩或防毒面具、护目镜或安全眼镜、帽等。

消毒（disinfection）与灭菌（sterilization）：消毒是杀死病原微生物的物理或化学过程，但不一定杀死其孢子，微生物存活概率是 10^{-3}。灭菌指破坏或去除所有微生物及其孢子的过程，微生物存活概率是 10^{-6}。

二、生物安全实验室分级

根据美国疾病控制中心（CDC）规范，生物性危害分为四个等级：Ⅰ级，对人及动物的危害较轻且对环境的危害较为轻微，主要应对措施是接触时戴手套、接触后洗手及清洗接触过的桌面和器皿等（低个体危害、低群体危害）；Ⅱ级，对人和动物的危害中等，对环境的危害较为轻微（中等个体危害、有限群体危害），主要有乙型肝炎、丙型肝炎、流行性感冒、莱姆病、沙门氏菌和 HIV 等病原体；Ⅲ级，对人及动物的危害较高，对环境的危害较轻（高个体危害、低群体危害），主要有炭疽热、疯牛病、传染性非典型肺炎、天花、结核病、西尼罗河脑炎、黄热病等病原体；Ⅳ级，对人及动物的危害最高，对环境的危害最高，尚未发现有任何有效疫苗或治疗方法（高个体危害、高群体危害），没有预防和治疗措施，如埃博拉出血热、登革热、汉他出血热、拉萨热等出血热疾病的病毒。

根据所操作的生物因子的危害程度和采取的防护措施，将生物安全实验室分为四级：BSL-1、BSL-2、BSL-3 和 BSL-4。BSL-1 级防护水平最低，BSL-4 级防护水平最高。

BSL-1 是生物安全防护的基本水平，依靠标准的微生物操作来保证安全，缺少特殊的一级或二级防护屏障，适用于基础教学与研究，处理危害等级Ⅰ级的微生物。

BSL-2 适用于操作能够引起人类或者动物，但一般情况下对人、动物或者环境不构成严重危害，传播风险有限，实验室感染后很少引起严重疾病，并且具备有效治疗和预防措施的微生物。操作、实验设备和设施的设计及建设，适用于临床、诊断、教学，处理危害等级Ⅱ级的微生物。

BSL-3 适用于操作能够引起人类或者动物严重疾病，比较容易直接或者间接在人与人、动物与人、动物与动物间传播的微生物。操作、安全设备、实验设备和设施的设计及建设，适用于专门的诊断和研究，处理危害等级Ⅲ级的微生物。

BSL-4 适用于操作能够引起人类或者动物非常严重疾病的微生物，以及我国尚未发现或者已经宣布消灭的微生物。操作、安全设备和实验设施的设计及建设，适用于进行非常危险的外源性生物因子或未知的高度危险的致病因子的操作，操作对象通常是危害等级为Ⅳ级或那些未知的且与危害等级为Ⅳ级的微生物具有相似特点的微生物。

三、实验动物生物安全实验室

实验动物生物安全实验室（animal biosafety laboratory，ABSL）是一类特殊的动物实验室，实验以实验动物为载体，在特定条件下，通过人工或自然感染进行动物实验。实验动物生物安全实验室的分级也由所进行实验的感染性微生物的级别决定，相应地分成四级（ABSL-1~ABSL-4）。实验动物生物安全实验室除应参照生物安全实验室的要求外，还应该考虑动物实验的特殊性，对动物呼吸、排泄、毛发、抓咬、挣扎、逃逸、动物实验（染毒、医学检查、取样、解剖、检验等）、动物饲养、动物尸体及排泄物处置等过程中产生的潜在危害的防护，尤其是气溶胶的防护。

实验动物生物安全实验室建筑要确保实验动物不能逃逸，非实验动物（野鼠、昆虫等）不能进入。实验室空间和进出通道等符合所用动物需要。动物实验室空气不应该循环。动物源气溶胶应经适当的高效过滤/消毒后排出，不能进入实验室循环。例如，动物需要饮用无菌水，供水系统应可以通过安全消毒来提供。动物实验室的温度、湿度、照度、噪声、洁净度等饲养环境应符合国家相关标准要求（表2-1）。

表2-1　ABSL实验室操作安全规范

危害等级	实验室等级	实验室安全设施和安全规范
Ⅰ级	ABSL-1	人员、物品准入控制，穿戴防护服和防护用品
Ⅱ级	ABSL-2	在ABSL-1要求的基础上，张贴生物危害警告标识，对可产生气溶胶的操作应使用Ⅰ级或Ⅱ级生物安全柜。应用灭菌装置和空气过滤系统。废弃物和饲养笼具在清洗前先进行无害化处理
Ⅲ级	ABSL-3	在ABSL-2要求的基础上，实行人员、物品准入限制。所有操作均在生物安全柜内进行，人员穿着专用特殊防护服保护。所有废弃物都需要进行专门的无害化处理
Ⅳ级	ABSL-4	在ABSL-3要求的基础上，严格限制人员、物品进入，须穿着正压防护服在Ⅲ级生物安全柜内进行操作，所有废弃物都需要进行专门的、彻底的无害化处理

ABSL-1实验室适用于饲养大多数经过检疫的储备实验动物（灵长类除外），以及专门接种了危害等级Ⅰ级的微生物因子的实验动物。要求运用规范的微生物学技术操作。实验室必须制订动物操作和进入饲养场所应遵循的程序和操作方案，并为工作人员提供适宜的医学监测方案。此外，在设施方面的要求还包括：建筑物内动物设施与开放的人员活动区域分开；应安装自动闭门器，当有实验动物时应保持锁闭状态；如果有地漏，应始终用水或消毒剂液封；动物笼具的洗涤应满足清洁要求。

ABSL-2实验室适用于专门接种了危害等级Ⅱ级的微生物因子的实验动物，需要进行下列安全防护：必须符合一级生物安全水平动物设施的所有要求；在门及其他适当的地方张贴生物危害警告标识。设施必须易于清洁和管理；使用结束后，工作表面要用有效的消毒剂来清除污染。动物实验室的门必须向内开，可以自动关闭，有可视窗；有烟雾报警器；有适宜的温度、通风和照明。如果采用机械通风，则气流的方向必须向内。排风则要求经高效过滤/消毒后排到室外，不准在建筑物内循环。如有窗户，必须是抗击碎的。要制订节肢动物和啮齿动物的控制方案，设置必要的控制设备。可能产生气溶胶的工作必须使用生物安全柜或隔离箱，隔离箱要带有专用的供气和经HEPA过滤的排气装置。尽可能限制锐利器具的使用，锐器应始终收集在带盖、能防刺破的容器中，并按感染性废物处理。清理动物垫料时必须尽量减少气溶胶和灰尘的产生，所有废料和垫料在丢弃前必须清除污染。动物设施的现场或附近备有高压灭菌器,进行高压灭菌、焚烧的物品应装在密闭容器中安全运输。动物笼具在使用后必须清除污染,动物尸体必须焚烧。在设施内必须穿着防护服和其他装备,离去时脱下;必须有洗手设施,人员离开动物设施前必须洗手。所有人员需要接受适当培训,禁止在设施内进食、饮水、吸烟和化妆。如发生伤害,无论程度轻重,必须进行适当治疗,并报告和记录。

ABSL-3 及 ABSL-4 实验室是从事高致病性病原微生物动物实验研究的技术平台,应符合国家标准 GB 50073—2013《洁净厂房设计规范》,GB 14925—2010《实验动物环境及设施》,GB 19489—2008《实验室 生物安全通用要求》对 ABSL-3 级别实验室和 ABSL-4 级别实验室的规定,以及 GB 50346—2011《生物安全实验室建筑技术规范》对 ABSL-3 级别实验室和 ABSL-4 级别实验室的规范要求。

四、实验室生物安全事件回顾与剖析

生物实验室经常使用高致病病原微生物、基因修饰生物及实验动植物。其中,病原微生物研究对人类控制疾病,特别是感染性疾病的诊治和预防起到了重要作用。但是,从事病原微生物等的研究可能导致实验室生物安全事故频发,造成人员感染,进而引起突发性公共卫生事件。

事件一:兰州兽医研究所口蹄疫防控技术团队多名学生检测出布鲁氏菌抗体阳性

2019 年 11 月 28 日,兰州兽医研究所口蹄疫防控技术团队 2 名学生检测出布鲁氏菌抗体阳性。随后,该团队学生集体进行了布鲁氏菌抗体检测,陆续检出抗体阳性人员。截至 2019 年 12 月 25 日 16 时,兰州兽医研究所学生和职工血清布鲁氏菌抗体实验室复核检测确认抗体阳性人员累计 181 例。抗体阳性人员除 1 名出现临床症状外,其余均无临床症状、无发病。

分析:该起事件是一起因实验室未定期进行实验室安全检查及管理,实验室人员违规使用过期消毒液使排放出的含菌废气形成气溶胶污染而导致的安全事故。

布鲁氏菌病是由布鲁氏菌感染引起的一种人畜共患疾病,中牧兰州生物药厂应在兽用布鲁氏菌病疫苗生产的全过程进行严格管理及监督,但该药厂疏于职守,平时未及时发现不合格物品,导致实验室违规使用过期消毒液进行含疫苗菌株废气消毒。同时,在对实验室废弃物的处理中,其未对含菌废气的灭活效果进行有效的评价,包括检测和质量控制。由此可知,任何实验室均应规范管理,所有实验操作应安全、规范,实验均应使用合格物品,实验期间所有的废弃物均应进行安全处理,所有资质均应经行业主管部门验收,资质过期及时再申请。

事件二:美国亚特兰大实验室出现炭疽细菌泄漏

2014 年,美国疾病控制与预防中心下属的位于亚特兰大的实验室出现炭疽细菌泄漏,最终导致 86 名员工暴露于炭疽气溶胶污染环境,这也是近年来美国实验室涉及潜在生物恐怖剂的最大事故。

分析:此次事件发生的原因可能是实验人员在高级别生物安全实验室未遵循正确程序对活炭疽菌进行灭活,而未经彻底灭活的炭疽菌的样本被转移至 3 个不具备处理活炭疽菌的低级别实验室,随后可能导致孢子成烟雾状在两个实验室内散开。在此期间,低

安全级别实验室的工作人员因未穿上适当的防护设备而发生感染。

因此，在进行感染性实验时，做到安全操作和防护措施，防止感染性病原体扩散、保证生物安全和操作者人身安全。实验后须按规定对感染性材料灭菌处理，所有仪器设备及实验室进行消毒灭菌。

事件三：东北农业大学 27 名学生及 1 名教师陆续确诊感染布病

2010 年 12 月，东北农业大学动物医学学院有关教师未按国家及黑龙江省实验动物管理规定，从哈尔滨市香坊区幸福镇纪家村青喜养殖场购入 4 只山羊后，未经检疫并进行 5 次动物实验，加上其在指导学生实验过程中未能切实按照标准的实验规范，严格要求学生遵守操作规程并进行有效防护，导致 2011 年 3 月至 5 月，学校 27 名学生及 1 名教师陆续确诊感染布病。

分析：此次事件发生的主要原因是相关教师在购买实验山羊时，未要求养殖场出具相关检疫合格证明，同时实验前未对实验山羊进行现场检疫。除此之外，在指导学生进行动物实验的过程中，未能要求学生规范操作，做好防护。学生在进行实验时，气溶胶通过眼结膜等感染，或通过自身伤口感染。同时，做完实验没有及时清洗消毒，触碰食物后通过口腔、皮肤等感染。

此次事件提示，实验室开展动物实验时，首先要保证动物来源明确、质量合格，经检疫检测合格后方可开展实验。同时，在开展实验时，务必做好个人防护或指导他人做好防护，实验结束按要求处理实验动物及废弃物，并进行清洗消毒，避免直接或间接感染。

第二节　实验动物的生物安全

一、实验动物的生物安全特性

实验动物作为一类特殊的动物，是指经人工饲养培育，对其携带的微生物及寄生虫实行控制，遗传背景清晰或者来源明确，用于科学研究、教学、生产和检定及其他科学实验的动物，包括大鼠、小鼠、豚鼠、比格犬、恒河猴等。随着生命科学及相关科学技术的发展，人类对实验动物的需求会越来越多。

由于实验动物是根据科学需要在实验条件下经有目的、有计划性的人工饲养繁殖和科学培育而成的动物，尽管其来源于野生动物或家畜，却又与他们十分不同，包括生物学特性明确、遗传背景清晰、遗传性状稳定等。同时，"人工饲养培育""微生物及寄生虫""遗传背景清晰或者来源明确"等涉及的环境、微生物、寄生虫和遗传因素等，决定了实验动物的特殊性。

作为生命科学教学和研究的重要基础和支撑条件，质量合格的实验动物是相关实验研究取得成功的前提条件。因此，要获得标准化的实验动物，就必须对实验动物微生物学及遗传学实行严格质量控制，排除所有可能影响动物质量、干扰实验结果，甚至有可能危害人体健康的细菌、病毒和寄生虫。同时，人工培育的实验动物及具有特定遗传缺陷和疾病特征的动物品系，不具有杂交优势，须在特殊洁净的环境中饲养，其抗病力、生产力明显低于常规动物，更容易感染病原体。与此同时，实验动物的粪便、尿液、血液，动物实验操作不当等均会导致病原体扩散、传播。

因此，在实验动物生产及使用的过程中，病原体感染及扩散的危险时时存在，可引发一系列生物安全问题。而实验动物生物安全，就是指对实验动物可能产生的潜在风险或现实危害进行防范和控制。

二、实验动物病原体的检测和检疫

使用合格的实验动物，是申报科研课题、鉴定科研成果、进行检定检验或进行安全评价的重要基本条件。为保证实验动物质量，应按国家及省级实验动物管理要求，对实验动物病原体进行检测和检疫。

对引入的实验动物，必须进行隔离检疫。无论实验动物从何种引种单位引入，都需要进行检疫，并按照《实验动物 微生物学等级及监测》中有关规定定期对实验动物病原微生物进行检测。因科学研究和社会发展的需要，须补充种源或开发新品种而捕捉野生动物时，必须按照有关法律、法规办理有关手续，进行隔离检疫等。对于已进入设施进行正常饲养的实验动物，在平时饲养过程中，时刻观察实验动物外观及精神状态等。同时，根据病原体的感染阶段，应 2~3 个月进行一次监测，随时对异常动物进行剖检和微生物学检查。根据实验要求或者按照《中华人民共和国动物防疫法》的有关规定，对有特殊要求、必须进行预防接种的实验动物，如犬应进行预防接种。如果实验动物用作生物制品原料，可不进行预防接种。

如在检测检疫过程中发现实验动物具有病原体，应立即采取措施，限定病原微生物的污染和扩散。如发生传染性疾病，应立即采取隔离、消毒等有效措施，对可能被传染的实验动物，进行紧急预防接种，防止疾病蔓延，并向当地动物检疫、卫生防疫单位及上级实验动物管理部门报告。如疾病涉及人畜共患病，应当对有关人员进行严格的医学观察。当出现实验动物患病死亡，应及时查明原因，妥善处理，并记录在案。如属重大动物疫情，按照国家规定立即启动突发重大动物疫情应急预案。

三、实验动物安全饲养要求

保障实验动物生物安全的首要条件是新购入实验动物应已进行严格的微生物学质量控制，所有购买的实验动物均须具有质量合格证书，并按规定隔离检疫 1 周，同时定期对实验动物进行质量监测。除此之外，为保障实验动物的质量和动物实验结果的准确性，还须为实验动物提供最适宜的环境，更为重要的是对环境微生物进行控制。

根据微生物控制程度，实验动物设施分为普通环境、屏障环境和隔离环境 3 种。对不同等级的实验动物，应当按照相应的微生物控制标准进行饲养管理。普通动物饲养于普通环境，无特定病原体动物饲养于屏障环境，隔离环境主要用于饲养无菌动物。实验动物按照不同来源、不同品种品系和不同的实验目的，分开饲养，不同等级的实验动物不混合饲养。

实验动物必须饲喂质量合格的全价饲料。霉烂、变质、虫蛀、污染的饲料，不得用于饲喂实验动物。饲喂豚鼠、猴等实验动物，蔬菜、水果等可直接用作饲料的，均要经过清洗消毒，并保持新鲜。实验动物的饮水应符合城市生活饮水的卫生标准。其中，清洁、无特定病原体和无菌动物饮水还须经灭菌处理。与实验动物直接接触的垫料，按照不同等级实验动物的需要，进行相应处理，达到清洁、干燥、吸水、无毒、无虫、无感染源、无污染。每天观察记录实验动物精神状态、活动等情况，发现异常及时报告并查明原因。

为了进一步保证实验动物饲养安全性，实验动物饲养环境中可设置"哨兵动物"用于监测实验动物质量，以防潜在微生物感染。除此之外，严格管理人员及物品进出，避免交叉污染。饲养管理及实验人员应严格遵守管理规范和操作规程，按照固定路线进出设施，定期进行健康检查。实验动物饲养使用的笼器具应定期更换清洗并进行高压灭菌处理；饲养设施定期进行消毒，坚持卫生消毒制度。

四、动物实验样本采集过程中的生物安全

动物实验中，为了获取研究进展，往往需要采集实验动物的血液、组织等样本进行相关检测。在这些样本采集过程中，潜在的生物安全体现在各个方面。

若对活体实验动物进行样本采集，在抓取和保定的过程中应按照实验动物操作技术规范进行抓取，避免被实验动物抓伤、咬伤。在解剖过程中，规范操作，避免被解剖用手术刀、注射器针头、剪刀等锐器割伤或刺伤。进行动脉采血等操作时，动物体液、血液喷溅同样造成生物威胁。样品采集结束后的动物、标本及用过的器械耗材等，必须依据生物安全相关程序进行处理。尽管在一般的动物实验中不涉及感染性，但进行样本采集的活体实验动物或病死动物，其是否带有病原体或病原体种类性质等是未知的，因此也可能患有隐性传染病并污染环境，或通过形成气溶胶危及人员安全，在样本采集全过程应注意防护。

如果动物实验涉及感染性病原研究，如猴用于研究艾滋病、豚鼠用于研究结核病、小鼠进行流感病毒研究等，尤其要保护好实验人员和周围环境，减少非必要动物接触时间，防止感染和污染。样本采集后的样品存放等应参照《高致病性动物病原微生物菌（毒）种或者样本运输包装规范》，应用专用防渗漏、防震、耐低温等容器，注意保护样品质量和生物安全。

无论进行何种动物实验的样本采集，采样人员均应在实验前了解病原微生物的危害、动物感染后的危害和可能的生物安全风险，具备动物传染病感染、传播流行与预防的相关知识，熟练掌握各种动物的保定技术、各种采样技术，具有一定的生物安全防护知识与能力，并严格按照标准操作规程进行。

五、含有感染性材料的动物实验操作

在进行动物实验前，若该实验及相关材料涉及感染性，应首先经相关部门批准同意，并在具有健全规章制度、具备相应条件的实验室中进行；同时，符合科研需要和生物安全要求，具有相应的生物安全防护水平，保证实验室及人员生物安全。

因实验需要须使用感染性样品时，在获取及转运过程中，应按照国务院卫生主管部门或者兽医主管部门的规定，明确样品来源、采集过程和方法等，使用规范容器或者包装材料，防止病原微生物扩散和感染。

动物实验过程中，应做到安全操作，防止感染性病原体扩散，保证生物安全和操作者人身安全。除必要的口罩、手套、护目镜、防护服等基础保障设施外，动物实验人员应掌握实验室技术规范、操作规程、生物安全防护知识和实际操作技能，不得无任何培训或实际操作经验者开展感染性实验，以防因不当操作导致由动物咬伤、针头扎伤或手术刀划伤等引起的血液感染。同时，要避免血液喷溅和吸入气溶胶导致呼吸道感染或误入眼睛而发生黏膜感染等。实验中途不随意触碰门、电话、书籍等，不随意摘下护目镜等防护措施，以免发生接触感染。

当动物实验结束后，应当依照相关部门规定，及时将感染性样品就地销毁或者送交保藏机构保管。所用的仪器设备、手术器械等物品及实验室，应及时进行消毒灭菌处理。感染性动物实验室所产生的废水，必须先彻底灭菌后方可排出。如被传染病病原体污染或者可能被传染病病原体污染的物品，经消毒可以使用的，须在当地疾病预防控制机构的指导下，进行消毒处理后，可继续使用。

如发生实验室或人员感染，人员应立即进行皮肤、眼睛等部位的清洗消毒并做进一步检查和治疗，实验室应立即封闭进行消毒。同时，应及时报告并立即组织疾病预防控制机构、动物防疫监督机构、医疗机构及其他有关机构依法采取有效预防控制措施。

六、废弃物和实验动物尸体的无害化处理

从实验动物到动物实验的各个环节，或多或少会产生废弃物及实验动物尸体。随意丢弃未经处理的废弃物及实验动物尸体或食用实验动物尸体，接触其含有的潜在生物危害因素，包括感染、扩散、传播烈性传染病，都会直接或间接危害环境、人及动物的健康。因此，对废弃物和实验动物尸体进行无害化处理，使带菌、带毒、带虫的患病动物及其副产品和尸体失去传染性与毒性尤为重要。

根据《医疗废物管理条例》《医疗废物分类目录》等相关规定，所有废弃物及实验动物尸体，均应分级分类，集中处理。装置废弃物的容器或包装袋，应有明显的废弃物警示标识，注明单位、日期、类别等。

医疗及实验废弃物，如实验过程中产生的一次性工作服、口罩、帽子、手套等及锐利物品，如注射针头、刀片等损伤性废弃物，应收集至利器盒中，按医院污物处理规定进行焚烧等无害化处理，以防废弃物沾染实验动物血液及组织液导致病原体传播。废弃的消毒液、实验中废弃的试剂等污水应收集至专用废液容器内并定期处理至达到标准要求后排放或交由专业废液处理部门处理。

实验动物饲养过程中，使用的垫料具有吸附尿液和臭气等功能，因此，为防止隐性感染或潜伏期动物体内的病原体通过粪便、尿液和气溶胶等方式存在于废弃垫料中，所有废弃垫料应用专用塑料袋收集并放于指定地方，集中进行焚烧等无害化处理。动物粪尿、笼器具的洗刷用水，须通过专用污水通道排入化粪池进行无害化处理。

对于未使用过或仅用作常规科研、检定、检验、教学的实验动物尸体及脏器组织，装入专用尸体袋存放于冷藏柜或冰柜中冷冻储存，存放动物尸体的单位应认真登记，填写存放单位、存放人姓名、存放时间及动物种类、数量、死亡原因等相关信息，建立"可追溯"制度。尸体及组织按规定集中运送至具有资质的相关部门进行无害化焚烧处理。

对意外死亡的动物，填写死亡及解剖时间，明确死亡原因，以防存在潜在病原体导致传染病扩散、传播。具有潜在危害或感染性的废弃物，如被动物血液或体液污染的物品、病原体培养基、菌种、感染病原体的动物尸体等，均须经高压灭菌或消毒液浸泡等消毒灭菌处理。放射性动物实验所产生的放射性沾染废弃物按相应国家标准进行处理。

第三节　实验动物生物安全风险评估及防控管理

一、常见实验动物生物安全危害及风险预判

实验动物是从事科学研究、教学、生产、检定等工作的重要工具和支撑条件，广泛应用于医药研发、教学实验、生物检定等方面，在生命科学研究中起着重要的作用。随着科学技术的飞速发展，科研和教学工作中使用的实验动物种类和品种越来越多，由于实验人员的不当操作，有毒有害物质或病原体散播到外界环境造成的生物安全问题，已经明显地威胁到生物多样性、生态环境和人类健康。

1. 实验动物饲养管理过程中的实验危害

实验动物多来源于野生动物，通过定向培育形成不同的品种和品系，他们有各自不同的易感病原，且由于实验动物常采取群体饲养，因此极易造成疾病的暴发和流行。有的可引起动物疫病发生，致使实验中断，进而造成人力、物力和时间的大量浪费。有的虽然在动物体内呈无症状感染，但可影响动物自身的稳定性和反应性，使实验结果受到严重干扰，甚至导致错误的实验结论。有的病原体宿主广泛，属人畜共患病原体，在引起动物发病的同时，可使实验人员、饲养人员或技术人员感染，进而感染其周围的人群，造成环境的污染，因而更具危害性。

国内外曾多次发生由饲养野鼠或大鼠导致的肾综合征出血热的流行；也有报道称25人因被实验用猴咬伤、抓伤而感染猴疱疹病毒（B病毒），其中16人死亡。如果病原体污染生物制剂、肿瘤细胞、种子动物等，这些被污染物还可能将病原体扩散到其他单位、地区和国家，危害更大。实验动物标准化过程中存在着将野生动物携带的已知或未知的病原体引入到实验动物饲养场所，以及引发人类新疾病的潜在危害。现已证实新出现的人类病毒，如人流感病毒新亚型、沙坦病毒、拉沙热病毒、埃博拉病毒、艾滋病病毒等均来源于野生动物（鸟类、啮齿类和灵长类等），说明尽管大多数传染因子都具有相当程度的种属特异性，但也可能经常广泛地改变以冲破种间屏障。因此，实验动物在生产过程中，存在因感染、繁殖病原体及向环境扩散而产生生物安全危害的可能。此外，对实验室的不科学管理也将导致病原微生物的传播。例如，实验动物将接种的病原体经过呼吸、粪、尿等途径排出体外，污染实验室内环境，如果实验室人员防护或操作不当，存在因接触污染物而被感染的可能性。此外，用来做实验研究的野生动物也可能携带对人类具有严重危害的人畜共患病病原微生物。

2. 实验动物使用过程中的生物安全危害

随着生命科学相关研究领域的飞速发展，实验动物作为生命科学的重要研究手段而被广泛应用。研究者越来越多地使用实验动物进行艾滋病、流行性出血热、狂犬病、鼠

疫等烈性传染病的研究。实验人员对实验安全性缺乏系统而深入的学习，会造成感染性实验室建设不当、环境检测不严、防护措施不够等后果，以及实验操作人员感染、毒种/菌种扩散的风险，给人类带来潜在危害。动物感染试验从接种病原体到实验结束，中间要经过以日、周、月计算的过程，在此期间还要持续给动物喂食、给药、更换笼具等，如有病原体随尿粪、唾液排出，就会有感染性气溶胶不断向外界环境扩散的危险。同时，在解剖实验动物时，实验者还有接触实验动物体液、脏器中的病原体的可能性；根据动物种类不同，实验者还可能因被动物咬伤，甚至由注射器、手术刀造成的创伤而感染等。另外，近年来发展快速的重组 DNA 实验所带来的潜在危险，以及由肿瘤、病毒引起的潜在致癌性等问题，也是动物实验中存在的生物安全因素。

在实验动物使用过程中，每天都有大量的脱落物和排泄物需要处理，由于使用实验动物的机构可能缺乏无害化处理设施和严格的管理制度，因此大量的脱落物和排泄物等可能被混入生活垃圾中。如此既可影响环境卫生，又有可能污染地表、地下水源，造成巨大的生物安全危害。

此外，实验动物尸体内携带的病菌一般滞留在其体内的血液和肌肉中，如犬瘟热、细小病毒等生存能力非常强，即使深埋土中几年仍可能存活，遇到下雨可能随雨水流向地表或流入地下污染地下水。把实验动物尸体扔进垃圾桶、丢进河流后，若其他动物循着气味接触，短期内尚未死亡的病原微生物便会传染给健康动物，进而有可能通过动物与人类直接或间接的接触过程传给人类。掩埋的实验动物尸体，若被野犬、野猫甚至老鼠从土里挖出来，可能导致病原微生物的扩散，影响整个人类社会的公共卫生安全。

3. 实验动物基因修饰的生物安全

目前，以基因工程和克隆技术为代表的现代生物技术取得了巨大成就，但它也是一把双刃剑。例如，基因污染问题对社会经济、生态环境、人体健康和文化传统等带来的负面影响，引起了国际社会的广泛关注。目前，常用的实验动物模型，特别是利用基因工程改造的转基因人类疾病的实验动物模型，大多集中在大、小鼠，很多实验动物模型的遗传工程体从国外进口，一般无法在表型上鉴别其危险程度。因此，基因修饰实验动物也可能对自然环境和人类健康造成潜在的威胁。

利用现代模式生物技术进行基因改造、转换和重组的人类疾病实验动物模型，既可造福于人类健康，也可能给人类健康和生物多样性及生态环境带来灾难。尤其是当制作实验动物模型的技术人员不能正确合理地操作和管理，导致其逃逸到自然环境中，与同种类动物进行遗传物质交换的传代时，其后果将不堪设想。它既可通过改变动物物种间的竞争关系，破坏原有物种生物多样性的自然平衡；也可以把人类的病毒易感染基因转移出去，造成传染病的大流行，破坏正常的生态环境，直接危害人类健康。

4. 加强实验动物生物安全的建议

（1）规范实验动物的进出口，严格监管和检疫。

目前，我国实验动物的进出口比较混乱，某些单位为经济利益所驱，忽视动物质量问题，盲目进出口。例如，1995 年、1997 年、1997 年先后 3 批猕猴出口美国、日本后因携带传染病被处死。近年来，私自引入实验动物的现象仍然存在，给国内品种、品系的质量管理带来一定困难。

加强实验动物出入境管理，建立出入境实验动物隔离、健康观察和检疫制度，规范实验动物引进与出口的卫生要求，对有生态入侵和重大传染疾病携带嫌疑的外来实验动物严格禁入。规范实验动物运输的卫生要求，加强运输工具、装载笼具的消毒和运输途中实验动物排泄物的回收处理。

（2）规范实验动物生产与应用，全面实施标准化系统工程。

全面实施实验动物的生产与应用标准化系统工程，是防范发生实验动物生物安全危害的最根本的途径，必须加快全国各省区实验动物生产条件的标准化、实验动物质量的标准化及动物实验（应用）条件的标准化。

我国对利用实验动物进行的病原微生物研究，以及利用实验动物进行的转基因、克隆、重组基因等不同级别的感染性试验，都要求必须在符合相应等级的生物安全实验室内进行，未经许可的实验室不得开展相关实验。同时，我国制定了不同级别的生物安全实验室建筑规范、运营管理规范等一系列认证标准。全面实施实验动物标准化工程是防范发生生物安全危害的最根本途径。

（3）严格实验动物生物安全监测，确保生物安全。

实践证明，目前的科学发展水平尚不能完全脱离实验动物进行生命科学研究，尤其是涉及生物安全方面的实验研究。为了维护实验动物生物安全，研究机构要不断完善检疫制度，把实验标准和特殊微生物操作、安全性设备及机构规定的生物安全性等级相结合。实验动物与实验用动物应从具有生产许可证的单位购买，并索要实验动物质量合格证及实验动物检疫合格证明。同时，使用同等级的运输盒、运输车，实行进出的严格生物安全保护。

（4）加强实验动物疫病尤其是人畜共患病的研究。

科学研究使得实验动物行业飞速发展，实验动物的种类和品系数量日益增加，这同时也对实验动物生物安全体系提出了严峻的挑战。为了实现建立高效实验动物生物安全体系的发展目标，应加强实验动物疫病尤其是人畜共患病的检测和研究。首先，在各个领域有计划地开展实验动物源性疫病的基础理论研究、防控技术开发和基础性调查等科学研究与科技合作。其次，逐步形成稳定的实验动物源性疫病研究队伍，根据不同领域的特点，组建检疫处理、检测监测、紧急处理、持续控制的全国性的科技工作组，形成实验动物源性疫病科技网络。再次，通过发挥实验动物学会的桥梁作用，增进学术交流，提高学术水平和强化研究，开展双边、多边国际合作，提高我国实验动物疫病特别是人畜共患病研究水平。

（5）加强相关法律法规的宣传和执行监管力度。

加大宣传力度，利用电视、广播、网络等媒介，深入宣传《实验动物管理条例》《实验动物质量管理方法》等国家和地方相关法律法规。普及实验动物生物安全防控知识，组织开展实验动物疫病防控宣传活动，增强公共卫生意识，强化依法饲养、依法管理等理念，提高自我防范意识。

随着实验动物生物安全管理相关法律规范的相继出台，实验动物生物安全工作已经纳入法治化管理，政府职能部门应加大监督管理力度，使国家规范和标准得到有效的落实。

二、动物实验过程中的生物安全风险评估

风险评估应由具有经验的实验动物专业人员（不限于本机构内部的人员）进行，专业宜涵盖病原微生物学、兽医学、临床医学、卫生工程学等。风险评估应以国家法律、法规、标准、规范及权威机构发布的指南、数据等为依据。对已识别的风险进行分析和评估后，形成风险评估报告。

（1）动物实验室应建立并维持风险评估和风险控制制度，应明确实验室持续进行风险识别、风险评估和风险控制的具体要求。

（2）理化和致病因子的风险评估和风险控制应遵照相关规定进行。

（3）动物实验的风险评估和风险控制具有相应的风险，动物实验的风险识别评估和控制要求应按动物实验生物安全程序控制意外事件发生预案处置措施。

三、动物实验的生物安全防护与控制

实验动物常采取群体饲养，这易造成动物疾病的暴发和流行。若病原体属人畜共患病病原体，可同时引起人和动物的疾病，就更具危险性。严格实验动物的管理制度，预防在先是杜绝人和动物间疾病传播的根本保证。

（1）在实验前认真阅读实验室操作指南和安全操作程序。

（2）实验前应穿戴好必要的防护器具，如手套、口罩、工作服，必要时穿上胶靴，戴上护目镜。

（3）实验过程中应严格按照实验技术规范进行操作，并禁止喝水、吃东西及避免不必要的来回走动等。

（4）实验结束后及时清理消毒地面、桌面、工具等。防止病原体污染，离开现场前，进行个人清洁消毒。

思考题

1. 试述生物安全的概念。
2. 试述实验动物生物安全实验室的定义及操作安全规范。
3. 试述实验动物生物安全涉及的过程及其操作要点。

第三章　实验动物质量的影响因素

　　实验动物标准化由实验动物质量的标准化、实验动物生产条件的标准化、动物实验条件的标准化及与之相适应的饲养管理规范化和动物实验规范化几个部分组成。只有具备了标准化的生产条件，对实验动物进行人工定向培育，并严格进行遗传学和微生物学控制，严格执行饲养管理标准操作规程，才能生产出标准化的实验动物；只有具备了标准化的实验动物和标准化的动物实验条件，执行标准实验操作规程，才有可能得出可靠的实验结果，实验研究才有价值、有意义。

　　其中，国家实验动物标准分为哺乳类实验动物的遗传质量控制、实验动物微生物学、寄生虫学等级及监测、实验动物环境及设施、实验动物配合饲料几大控制标准。实验动物的遗传学是遗传学的基本规律在实验动物科学中的运用和发展。动物近交系的培育、遗传质量的检测、实验动物的标准化、特殊基因的保持和遗传工程小鼠的研制、保种、功能基因研究等都是建立在遗传学基础之上的。实验动物微生物学、寄生虫学质量控制，是保证实验动物质量的手段之一。通过实验动物质量控制还可掌握动物群体中传染性疾病的流行情况，及时诊断、发现并控制疾病的传播，以保证动物健康，减少不必要的损失。实验动物环境与设施是实验动物生存的基本条件，是开展生物医学研究的先决条件，而且是一个涉及多学科的系统工程，涉及不同类型房屋设施建设、各种设施设备的有效管理、各种环境因素的有效控制、各种饲养设施设备与装置的合理使用、各种动物实验仪器设备的正确安装和使用等方面。饲料是实验动物所需营养素的唯一来源，其所用饲料必须含有维持动物生命与健康，以及生长、繁殖、哺乳等所必需的足够量的营养素。实验动物因食性、消化道的功能与构造、消化能力等不同，营养需求量亦不同。因此，实验动物从业人员必须提高对实验动物质量控制的认识，掌握实验动物质量控制相关因素的相关知识和技能。

第一节　遗传学质量

一、概述

（一）遗传与变异

　　实验动物在繁殖过程中，产生与自己相似的个体，以保证物种世代延续。这种子代在形态、生理、生化等方面的特征与亲代的一致性，称为遗传。遗传现象是生物界的一个普遍现象。但在实践中，若仔细地检查子代的各方面特性，就可以发现子代在某些方面或多或少与亲代不一样，子代的个体间也存在着差异。最常见的差异如子代的尾长、毛色与它们的双亲不一致；正常的健康群中出现的生理缺陷，如小耳、白化、无胸腺等病态。这种子代与亲代的不一致性，称为变异。

（二）遗传基础知识

1. 孟德尔遗传的基本定律

孟德尔遗传的基本定律是指分离定律和自由组合定律。分离定律是指控制性状的一对基因，不论在纯合还是杂交状态，每个基因都保持各自的独立性，在形成性细胞时，基因分离后各自分配到各个性细胞中。自由组合定律是指两对（或多对）相对性状遗传，形成性细胞时，每对性状基因的分离与其他性状的基因分离无关，不同性状的基因组合在一个性细胞中完全是随机的，两个性细胞结合成合子，基因型的组合也是随机的。

2. 连锁与互换

（1）连锁：基因位于染色体上，并各有一定位置，叫作位点，分别位于一对同源染色体上相同点的不同基因，叫作等位基因。在同一染色体上的全部基因，则形成一个连锁群，不同动物的连锁群的数目，应等于它们的单倍体染色体数（n），但由于现在资料积累得还不够多，实际连锁群数往往少于单倍体染色体数。例如，兔 $n = 22$，连锁群是 11。染色体的编号和连锁群的编号不一致，染色体编号主要是按照它们在细胞学上的长度由大到小排列的，连锁群根据发现先后顺序编号。

（2）互换：在减数分裂过程中，部分性母细胞的同源染色体的两个成员在有关基因的两个位点之间发生互相交换，因而使一个基因从一条染色体上转移到另一条染色体上去。互换的结果是两个基因失去了原来的连锁关系，而发生重新结合。因此，便出现不同于亲本的类型（非互换型）的新组合和性状的新类型（互换型）。

3. 突变

遗传物质发生可遗传的改变就是突变。突变可分为染色体畸变和基因突变两类，根据发生突变的原因又分为自然突变和人工诱变两类。动物只有性细胞发生的突变才能遗传给后代，而体细胞发生的突变一般不影响个体的整体或性细胞，因此不会遗传给后代。

4. 基因图

制作基因图的方法有两种：一种是基因连锁定位图，另一种是基因物理图。

（1）基因连锁定位图。

不同对基因之间的重组交换率不同，与其在染色体上的位置及两者之间的距离直接相关。依据两个连锁基因之间的重组频率，确定连锁基因在染色体上的相对位置而绘制的一种线形示意图，叫遗传学图或基因连锁定位图。基因在染色体图上的距离简称图距，用图距单位厘摩（cM）表示。1%的重组率为一个图距单位，即 1 cM = 1%的重组率。基因连锁定位图只反映基因之间的相互重组关系，并不表示基因在染色体上的真实位置。利用基因连锁定位图，可以根据新基因和已知基因之间重组率测定的结果，对新的基因进行相对定位。基因连锁遗传图回答了有关基因在遗传过程中分离和自由组合的相互关联性，折射出细胞核内染色体各结构的复杂情况。

（2）基因物理图。

基因物理图是在 DNA 水平上，以碱基对即 bp 为单位，表示基因在染色体上的实际距离的遗传图。通常基因物理图由 DNA 的限制酶片段或克隆的 DNA 片段有序排列而成。基因物理图谱随着人类基因组及小鼠基因组等全基因组测序的完成，已经实现了精准定位。结合基因组改造技术的不断发展，我们可以深入地研究基因的功能结构并精确把握不同位点的作用，为研究生命现象的本质，了解物种间的进化关系及不同物种间的相似性和相关性，为探索衰老、癌症、遗传性疾病等疾病的分子学机制或病因提供有力的支撑。

二、实验动物的遗传分类及命名

实验动物的研究价值、使用价值主要决定于它有一个标准的国际通用的命名规则。小鼠品系国际命名规则是由国际实验动物科学委员会（ICLAS）领导下的小鼠遗传标准化命名委员会（Committee on Standardized Genetic Nomenclature for Mice）所管理的。这个标准命名规则是仅针对小鼠的，其他实验动物的命名，均以此规则为借鉴，无专用命名规则。

根据遗传特点的不同，实验动物分为近交系、封闭群（远交群）和杂交群。

（一）近交系（inbred strain）

1. 近交系

近交系是一个动物群体中，任何个体基因组 98.6% 以上的座位为纯合的品系。经典近交系经至少连续 20 代的全同胞兄妹交配培育而成，品系内所有个体都可追溯到起源于第 20 代或以后代数的一对共同祖先。经连续 20 代以上亲代与子代交配与全同胞兄妹交配有等同效果。

命名：近交系一般以大写英文字母命名，亦可以用大写英文字母加阿拉伯数字命名，符号应尽量简短。如 A 系、TA1 系等。近交系的近交代数用大写英文字母 F 表示。例如，当一个近交系的近交代数为 87 代时，写成 F_{87}。

2. 亚系（substrain）

亚系是指近交系的各个分支。通常下述三种情况会发生亚系分化：

（1）同胞兄妹或亲子交配代数在 40 代以前形成的分支（即分支发生于 F_{20} 到 F_{40} 之间）。

（2）一个分支与其他分支分开繁殖超过 100 代。

（3）已发现一个分支与其他分支存在遗传差异，产生这种差异的原因可能是残留杂合、突变或遗传污染。

命名：亚系的命名方法是在原品系的名称后加一道斜线，斜线后标明亚系的符号。亚系的符号可以是以下三种：① 培育或产生亚系单位或人的缩写英文名称，第一个字母用大写，以后的字母用小写，如 A/He，表示 A 近交系的 Heston 亚系。② 当一个保持者保持的一个近交系具有两个以上的亚系时，可在数字后再加保持者的缩写英文名称来表示亚系，如 C57BL/6J、C57BL/10J 分别表示由美国杰克逊研究所保持的 C57BL 近交系的两个亚系。③ 一个亚系在其他机构保种，形成了新的群体，在原亚系后加注机构缩写，如 C3H/HeH 是由 Hanwell（H）保存的 Heston（He）亚系。

以上命名方法的例外情况是一些建立及命名较早的并为人们所熟知的近交系，亚系名称可用小写英文字母表示，如 BALB/c、C57BR/cd 等。

3. 重组近交系（recombinant inbred strain）和重组同类系（recombinant congenic strain）

（1）重组近交系：由两个近交系杂交后，经连续 20 代以上同胞兄妹或亲子交配育成的近交系。

命名：由两个亲代近交系的缩写名称中间加大写英文字母 X 命名。由相同双亲交配育成的一组近交系用阿拉伯数字予以区分，雌性亲代在前，雄性亲代在后。例如，由 BALB/c 与 C57BL 两个近交系杂交育成的一组重组近交系，分别命名为 CXB1、CXB2……如果雄性亲代缩写为数字，如 CX8，为区分不同重组近交系，则用连接符表示为 CX8-1、CX8-2……

（2）重组同类系：由两个近交系杂交后，子代与两个亲代近交系中的一个近交系进行数次回交（通常回交 2 次），再经不对特殊基因选择的连续兄妹交配（通常大于 14 代）而育成的近交系。

命名：由两个亲代近交系的缩写名称中间加小写英文字母 c 命名，用其中做回交的亲代近交系（称受体近交系）在前，供体近交系在后。因相同双亲育成的一组重组同类系用阿拉伯数字予以区分。例如，CcS1 表示由以 BALB/c（C）为亲代受体，STS（S）品系为供体，供体向受体做 2 代回交育成的编号为 1 的重组同类系。

4. 同源突变近交系（coisogenic inbred strain）

两个近交系，除了在一个指明位点的等位基因不同外，其他基因全部相同，简称同源突变系。同源突变系一般由近交系发生基因突变或者人工诱变（如基因剔除）而形成。用近交代数表示出现突变的代数，如 $F_{110}+F_{23}$ 是近交系在 110 代出现突变后近交 23 代。

命名：由发生突变的近交系名称后加突变基因符号（用英文斜体）组成，两者之间以连接号分开，如 DBA/Ha-*D* 表示 DBA/Ha 品系突变基因为 D 的同源突变近交系。当突变基因必须以杂合子形式保持时，用"+"号代表野生型基因，如 A/Fa-+/*c*。

5. 同源导入近交系（同类近交系）（congenic inbred strain）

从供体品系中选择一个特定标记，通过回交方式形成的一个与原近交系只是在一个很小染色体片段上有所不同的近交系，称为同源导入近交系（同类近交系），简称同源导入系（同类系）。

命名：同源导入系名称由以下几部分组成。

（1）接受导入基因（或基因组片段）的近交系名称。

（2）提供导入基因（或基因组片段）的近交系的缩写名称，并与（1）项之间用英文句号分开。

（3）导入基因（或基因组片段）的符号（用英文斜体），与（2）项之间以连字符分开。

（4）经过第三个品系导入基因（或基因组片段）时，用括号表示。

（5）当染色体片段导入多个基因（或基因组片段）或位点，在括号内用最近和最远的标记表示出来。例如，B10.129（B6）-*H-12b* 表示该同源导入近交系的遗传背景为 C57BL/10sn（即 B10），导入 B10 的基因为 H-12b，基因提供者为 129/J 近交系，而该导入更早是通过 B6 品系（第三个品系）导入的。B6. Cg-（*D4Mit25-D4Mit80*）/*Lt*，该品系导入的片段是指从 D4Mit25 到 D4Mit80 之间的 DNA 片段。

（二）封闭群（closed colony）和远交群（outbred stock）

封闭群是指不引进外部动物、在群体内随机选择动物进行繁殖，以维持有限杂合度的实验动物种群。远交群是指为了维持群体的最大杂合度，以非近亲交配方式进行繁殖生产的实验动物种群。

命名：封闭群由 2~4 个大写英文字母命名，种群名称前标明保持者的英文缩写名称，第一个字母须大写，后面的字母小写，一般不超过 4 个字母。保持者与种群名称之间用冒号分开。例如，N：NIH 表示由美国国立卫生研究院（N）保持的 NIH 封闭群小鼠。某些命名较早，又广为人知的封闭群动物，名称与上述规则不一致时，仍可沿用其原来的名称，如 Wistar 大鼠等。

（三）杂交群（hybrids）

杂交群是由两个不同近交系杂交产生的后代群体。

命名：杂交一代按以下方式命名，雌性亲代名称在前，雄性亲代名称居后，二者之间以大写英文字母"X"相连表示杂交。将以上部分用括号括起，再在其后标明杂交的代数，如 F1、F2 等。

对品系或种群的名称可使用通用的缩写名称。

例如：（C57BL/6 X DBA/2）F1 = B6D2F1

（NMRI X LAC）F2

三、遗传监测

（一）遗传监测的意义

遗传监测，就是通过形态学、免疫学、生物化学和分子生物学等方法来测定动物品系的遗传组成是否发生变化。尽管在实验动物的培育、维持和生产过程中采取了许多严格的控制手段，但还是存在许多导致动物发生遗传变异的因素。遗传上的变化会导致实验动物某些原有特性的改变，影响实验研究结果，所以进行实验动物质量的遗传监测就显得尤为重要。

对于近交系来说，发生遗传变异的主要原因有遗传污染、遗传漂变和突变等。在实践中，遗传污染是指实验动物管理事故，通常是由于人为失误使其他品系动物与本品系动物发生交配所致。遗传漂变是指一个品系动物基因型在饲养过程中可能发生的随机改变。这种改变多是由于近交系动物残留杂合基因分离，造成了亚系的形成。突变是由于动物基因组中某个核苷酸残基的置换、缺失或插入，引起一个等位基因的改变。因此，在必须继续进行近亲繁殖时，须随时注意是否有新变异发生，即使在已经建立起来的近交系中，也必须严加注意。这就需要使用遗传检测的方法对繁殖保存的近交系动物进行定期的测定。

（二）遗传检测的方法

由一个基因或多个基因决定的任何特征都能用来检测一个品系，常用的检测特征包括形态学、免疫学、酶和蛋白质四大类。形态学特征的检测方法如毛色基因检测、下颌骨检测等，免疫学特征的检测方法如皮肤移植、红细胞凝集试验和细胞毒试验等，而蛋白质和酶通常用生化标记的方法进行检测。

1. 一般检查

来自基本群和系谱扩大群的一切后代都应做一般检查，检查的时间在断奶后或配种前。检查内容包括被毛的颜色和质地、皮肤的颜色、眼睛和耳朵、鼻毛的刚直度、身体与头的大小和形状、脚趾的数目和姿势反射等。

2. 毛色基因检测

被毛颜色的变化是位于细胞水平的生化过程，它是由基因控制的。在一个小鼠品系中，如果突然发现均一的、异常的颜色，这就意味着一个突变或被带不同毛色基因的品系污染了。但是，在生物医学研究中这种现象并不多见，因为我们使用的小鼠多半是白化小鼠，由于白化基因 c 是各种带色基因的上位基因，所以白化小鼠间的污染不能"一看而知"，必须用双隐性的带色小鼠与之配种，观察 F_1 代的毛色，观察时间在生后 2～3 周。

3. 免疫学标记检测

免疫学标记的检测主要指细胞膜抗原，如红细胞抗原、淋巴细胞抗原和组织相容性抗原的检测。其中，皮肤移植主要用于探测组织相容性（H-2）基因的差异，它是一个敏感、使用广泛的方法，以尾部皮肤移植法为宜。

4. 生化基因标记

从分子水平上看，每一个遗传标记都是生化标记。如果一个位点的编码发生变化，他们所产生的蛋白质将发生改变，这称为生化多态性。除了几个特定的同种异构蛋白如血红蛋白（HbA、HbB）、转铁蛋白（Trf）和精囊蛋白（Svp）外，绝大多数生化基因产生的是酶，酶的多分子形态称为同工酶（isozymes）。遗传监测就是依据基因的产物，如异构蛋白和酶在特定电场内携带的电荷不同，采用电泳的方法可将它们区分，这些电泳带型称为生化基因标记。我们可以根据电泳带型即蛋白质的表型推断被检测小鼠的基因型，建立各种近交系的遗传概貌，定期对它们进行质量监测。近交系小鼠选择位于10 条染色体上的 14 个生化位点，近交系大鼠选择位于 6 条染色体上的 11 个生化位点，作为遗传检测的生化标记。以上生化标记基因的名称和常用近交系动物的生化标记遗传概况详见 GB 14923—2022《实验动物　遗传质量控制》。

5. 其他方法

如染色体标记检测法、DNA 多态性检测法、基因组测序法、微卫星和 SNP 座位检测法。

（三）近交系、封闭群遗传监测的实施

1. 对保种繁殖的近交系的基本要求

（1）具有明确的品系背景资料，包括品系名称、近交代数、遗传组成、主要生物学特性等，并能充分表明新培育的或引种的近交系动物符合近交系定义的规定。

（2）用于近交系保种及生产的繁殖系谱及记录卡清楚完整，繁殖方法科学合理。

（3）经遗传检测（生化标记基因检测法、皮肤移植法、免疫标记基因检测法等）质量合格。

2. 对保种繁殖的封闭群的一般要求

（1）作为繁殖用原种的封闭群动物必须遗传背景清晰，来源明确，有较完整的资料（包括种群名称、来源、基因特点及主要生物学特性等）。

（2）保持封闭群条件，无选择，以非近亲交配方式进行繁殖，每代近交系数上升不超过1%。

（3）具有一定的种群规模，保持封闭群的主要生物学特征。

第二节 实验动物的微生物、寄生虫学质量控制

一、实验动物微生物、寄生虫学质量控制的重要性

实验动物在受到自然界微生物、寄生虫的侵袭时，一般多携带细菌、病毒和寄生虫，并显性或隐性感染某些疾病。其危害表现在：

（1）携带人畜共患病病原体，直接威胁人类和动物的健康。

（2）烈性传染病可导致整个动物群毁灭，而另一严重后果是整个动物群携带病毒，携带病毒的群体难以净化，会反复暴发疾病，造成生产和研究的巨大损失。

（3）干扰实验结果，导致实验中止，重复性差，造成人力、物力和时间的极大浪费。

因此，进行实验动物微生物、寄生虫学质量控制，确定其是否符合原定级别，是保证实验动物质量的手段之一。通过实验动物质量控制，研究人员还可掌握动物群体中传染性疾病的流行情况，及时发现、诊断疾病并控制疾病的传播，以保证动物健康，减少不必要的损失。

二、实验动物的微生物、寄生虫学质量等级

实验动物微生物、寄生虫学质量控制是实验动物标准化的主要内容之一。按照微生物、寄生虫学控制标准，目前我国将实验动物分为三个等级：① 普通（conventional，CV）动物；② 无特定病原体（specific pathogen free，SPF）动物；③ 无菌（germ free，GF）动物。由于各级动物微生物控制要求的不同，其饲养环境亦各不相同。

1. 普通动物

普通动物是指不携带所规定的对动物和/或人的健康造成严重危害的人畜共患病病原体和动物烈性传染病病原体的实验动物。为了预防人畜共患病的发生及烈性传染病的发生，普通动物在饲养管理中必须采取必要的防护措施。例如，垫料要杀灭寄生虫和虫卵，并防止野鼠的污染；饮水要符合城市饮水卫生标准；青饲料应经洗净后再用；外来动物必须严格隔离检疫；房屋要有防野鼠、昆虫的设备；要坚持经常性的环境及笼器具的清洗消毒，严格处理淘汰、发病及死亡动物；严禁无关人员进入动物室。

2. 无特定病原体动物

无特定病原体动物亦称 SPF 动物，是指除普通动物应排除的病原体外，不携带对动物健康危害大和/或对科学研究干扰大的病原体的实验动物。无特定病原体动物要求饲养于温湿度恒定的屏障环境中，其所用的饲料、垫料、笼器具等都要经过消毒灭菌处理，饮用水除用高压灭菌外，也可采用 pH 2.5～2.8 的酸化水，工作人员须经淋浴后，

更换灭菌工作服、鞋、帽、口罩、手套等进入动物室进行操作。动物种群来源于 SPF 动物或剖宫产动物，尸体解剖时，主要脏器无论是眼观还是微观组织切片均没有病变。

3. 无菌动物

无菌动物是指体内无任何可检出的生命体的实验动物，也就是说用现有的检测技术在动物体内外的任何部位均检不出任何微生物和寄生虫的动物。此微生物是指病毒、立克次氏体、细菌、真菌和原虫。无菌动物来源于剖宫产或无菌卵的孵化，饲育于隔离器中及人工无菌哺育获得的动物。

悉生动物又叫知菌动物或已知菌丛动物，是指在无菌动物体内植入一种或几种已知微生物的动物。按我国的微生物学控制分类，悉生动物与无菌动物是同一级别的动物。悉生动物来源于无菌动物，也必须饲养于隔离器中。

三、我国实验动物微生物、寄生虫学质量标准及检测规则

2001 年，国家质量监督检验检疫总局根据我国实验动物所携带微生物和寄生虫的抽样调查结果，结合其他国家的规程和标准，制定了我国啮齿类和兔、犬、猴等实验动物寄生虫学等级及监测的国家标准（GB 14922.1—2001）。2011 年，国家质量监督检验检疫总局对实验动物微生物学标准（GB 14922.2—2011）又做了修订。2022 年，国家市场监督管理总局将 GB 14922.1—2001 和 GB 14922.2—2011 合并为 GB 14922—2022。

1. 检测频率要求

普通动物、无特定病原体动物，每 3 个月至少检测一次；无菌动物，每年至少检测一次。每 2~4 周检查一次动物的生活环境标本和粪便标本。

2. 取样要求

（1）选择成年动物用于检测。

（2）取样数量：每个小鼠、大鼠、地鼠、豚鼠和兔的生产繁殖单元，以及每个犬、猴的生产繁殖群体，根据动物多少，取样数量见表 3-1。

表 3-1　实验动物不同生产繁殖单元取样数量表

群体大小/只	取样数量*
<100	不少于 5 只
100~500	不少于 10 只
>500	不少于 20 只

注：* 每个隔离器检测 2 只。

3. 取样、送检

（1）应在每一生产繁殖单元的不同方位取样，可从四角和中央选取动物。

（2）动物送检容器应按动物级别要求编号和做标志，包装好，安全送达实验室，并附送检单，写明动物品种品系级别、等级、数量和检测项目。

（3）无特殊要求时，兔、犬、猴的活体取样，可在生产繁殖单元进行。

4. 检测项目的分类

（1）必须检测项目：是指在进行实验动物质量评价、等级确定时必须检测的项目。

（2）必要时须检测项目：是指行政部门要求、本病流行、进出口时，或特殊实验要求时需要检测的项目。

四、实验动物微生物、寄生虫检测程序

检测的动物应于送检当日按细菌、真菌、病毒、寄生虫要求联合取样检查。检测程序见图3-1。

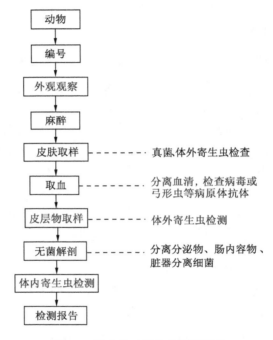

图 3-1　微生物、寄生虫检测程序

第三节　实验动物的环境质量

一、实验动物环境因素及其影响

（一）环境因素

环境因素是直接影响实验动物进化、生态反应和生长的所有外界条件的总和。通常动物性状的表现决定于多种因素，主要是遗传因素和环境因素的综合结果。尽管基因是决定生物性状的物质基础，但在个体发育中，基因作用的表现亦离不开环境的影响。一个性状的正常发育不仅需要完善的一组基因，同时亦需要正常的环境。1959 年，拉塞尔（Russell）和布鲁赫（Bruch）曾提出，动物的基因型（genotype）承受发育环境的影响而决定其表型（phenotype），此表型又受动物的周围环境的影响而出现不同的演出型（dramatype）。图 3-2 表示了基因型、表型、演出型与发育环境、周围环境之间的关系。此外，环境条件的改变可促使生物遗传物质发生变化，形成基因变异，产生突变。可见，环境对遗传稳定性是极为重要的。

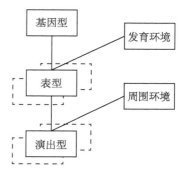

图 3-2　影响动物性状的遗传和环境的关系

动物实验是对演出型施加一定的处理。为求得动物对处理结果的可重复性，就要求演出型稳定。动物对实验处理的反应可用以下公式表示：

$$R = (A+B+C) \times D + E$$

其中，R 代表实验动物的总反应，A 代表动物中的共同反应，B 代表品种及品系特有的反应，C 代表个体反应（个体差异），D 代表环境影响，E 代表实验误差。

由公式可以看出，A、B、C 属遗传因素，而 D 是环境因素，与动物的总反应成正相关。必须尽量减小 D 的变化，尽量排除实验处理以外的影响，这就充分显示了环境在实验动物和动物实验中的重要性。

动物有适应环境变化并做出反应的能力。这种适应可以是行为性、生理性或两者兼有。这种反应表现在生理状态、新陈代谢速度、体温、活动能力、饲料消耗量、激素浓度、睡眠方式、增重情况、形态、性成熟、繁殖、哺育和泌乳等各个方面，超常的反应则影响动物的健康，引起发病甚至死亡。所有这些行为和生理性的变化，都会影响实验动物的质量和动物实验的结果。

各种动物对环境的适应能力并不相同。近交系动物的基因纯合程度可达 98.6% 以上。由于基因纯合，近交系动物失去了杂合基因型能较广泛地适应环境的能力。因此，它们在繁殖与生长中需要更为严格的环境条件。

实验动物饲养的目的是进行动物实验。环境条件不仅影响实验动物的品质，还直接影响动物实验的科学性、动物反应的敏感性、实验结果的可重复性。所以，必须严格控制实验动物的环境条件。

（二）环境因素的影响

实验动物的环境因素很多，从广义上可有以下分类。

（1）气候因素：温度、湿度、气流和风速等。

（2）物理、化学因素：氧、二氧化碳、粉尘、臭味、噪声、照明、杀虫剂、消毒剂和有害化学物质等。

（3）居住因素：房屋、饲养笼具、垫料、给食器和供水器等。

（4）营养因素：饲料和水。

（5）生物因素：同种动物因素，如社会地位、势力范围、咬斗和饲养密度等；异种生物因素，如微生物、人和其他动物等。

环境对动物的影响并非仅仅受上述诸因素中各个单一因素的作用，而是受到诸多因素的复合作用，称为环境的复合状态。

1. 温度

温度对实验动物的影响主要表现在生殖、泌乳、机体抵抗力、生长、形态、新陈代谢和实验反应性等诸方面。

（1）一定时间内的高温（超过30℃），可影响雄性动物精子生成，出现睾丸和附睾的萎缩，性行为强度降低。雌性动物性周期紊乱，卵子异常，受精率下降，繁殖能力低下，产仔数减少，死胎率增加，出现流产和胚胎吸收。泌乳量下降。在32℃以上高温环境下，受孕后期的大鼠常常发生死亡。在低温环境下，雌性动物性周期推迟，繁殖能力下降。

（2）高温使胎儿的出生重量下降，增重缓慢，生长发育受阻，离乳率和成活率降低。低温也不利于幼畜成活，并引起增重缓慢等现象。

（3）环境温度可影响动物形态。冬季户外生长的幼兔耳长可较室内生长的幼兔短。喜马拉雅兔在20℃时，耳、尾、鼻和四肢尖端长白毛，10℃时则长黑毛。低温环境下繁殖饲养的小鼠尾长明显缩短。同样，大鼠在10℃繁殖时，其尾长比在30℃条件下约短2 cm。

（4）在动物行为和生理功能上，环境温度影响明显。温度变化可使动物的姿势，摄食量与饮水量，以及母性行为、心跳、呼吸、新陈代谢等出现相应改变。在4℃以下，单饲小鼠摄食量比同样温度下5只一组群饲小鼠高30%。金黄地鼠4℃时出现冬眠。寒冷环境下，动物出现立毛寒战，蜷缩成团。炎热天气，动物饮水量增加。地鼠呈"大"字形睡眠；犬张口伸舌，呼吸加快，喘气明显；小鼠发生流涎现象；鸡举翅伸颈。

（5）瓦切克（Vacek）等将乳鼠（10～28日龄）分成三组，分别饲养在3℃、22℃和33℃环境下，观察到三组幼鼠的甲状腺、肾上腺、肝脏、背部皮肤至尾巴的结构都有不同。

（6）温度过高或过低都能导致机体抵抗力降低，使动物易患病。大鼠在31℃、鸡在35℃高温应激作用下，出现需氧菌（葡萄球菌属、链球菌属、肠杆菌属和棒状杆菌属）菌群的增加，鸡还出现厌氧的消化道链球菌、梭状芽孢杆菌属增加的现象。将BALB/c小鼠从22℃环境移到12℃或32℃环境内，其白细胞数发生变化，与免疫反应有关的血液及脾脏中B和T细胞的比率亦出现明显变动，免疫功能的异常与疾病发生关系很大。

（7）环境温度不同，常使同种动物实验出现不同结果。用动物实验来研究化学物质的毒性反应时，环境温度不同，动物对毒性的反应不同，其急性毒性反应的半数致死量（LD_{50}）（图3-3）大致有三种类型。

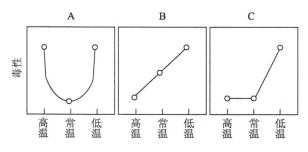

图3-3 环境温度和药物的毒性

不仅如此，在不同温度下饲养的动物，即使在相同实验环境下，其药物的LD_{50}数值亦有一定的差别。

2. 湿度

空气湿度的大小对实验动物的散热率有显著影响，高温、高湿的环境尤其不利于动物的散热。氨易溶于水，相对湿度高，室内氨浓度增高，微生物易于繁殖。动物的心跳次数随湿度增高而增加。小鼠仙台病毒、脊髓灰质炎病毒、腺病毒第4型和第7型及空气中细菌数在高湿条件下增殖较快。大、小鼠过敏性休克的病死率随湿度增高有明显增加。湿度低，动物摄食量、活动量增加，易致室内粉尘飞扬，对动物上呼吸道刺激加强。空气中变态反应原的量，随湿度下降而上升。大鼠在低湿条件下，易发生环尾病；湿度达20%时，大鼠几乎均患此症；湿度达40%时，虽有品系间的差异，仍有25.3%发生率。湿度过低，哺乳母鼠易发生吃仔现象，仔鼠也发育不良。

3. 噪声与振动

噪声是实验动物舍中日常活动及机械运行中发生的环境可变因素之一。动物可听到人类所听不到的音响，噪声对实验动物的影响主要表现在生理行为上，进而影响实验结果。

（1）噪声对实验动物生殖生理造成严重不良影响。噪声可使大、小鼠生育力减退，出现妊娠障碍和流产，甚至食仔现象。有人统计，生活于噪声环境中的小鼠生产率和食仔率，即于阴道栓确认后饲育在通常环境中的小鼠，其生产率为100%，食仔率为零；阴道栓确认当天起饲育在噪声环境中的小鼠，其生产率为60%，食仔率为33%；阴道栓确认后第18天起饲育在噪声环境中的小鼠，其生产率为100%，食仔率为67%。另外，也有报告说把火警报警器鸣响30 s，小鼠的行动异常，母小鼠泌乳量减少30%，仔鼠生长率明显降低。

（2）噪声可造成动物听源性痉挛。小鼠的反应是在噪声发生的同时，耳朵下垂呈紧张状态，接着出现洗脸样动作，头部出现轻度痉挛，发生跳跃运动。反应强烈的则出现全身痉挛，来回狂奔，撞笼壁或者横滚，严重者四肢僵直伸长而死亡。听源性痉挛的反应强度随声音强度和频率、日龄、品系而改变。豚鼠在125 dB下作用4 h，听神经终末器官的毛样听觉细胞出现组织学变化，变化程度和引爆500支雷管噪声处理不到1 h的结果相同。对大鼠以90 dB，500~1 500 Hz的噪声，每天1次，每次5 min，连续作用7个月，或持续作用96 h，会造成中枢神经系统损害，大鼠死亡率增加。

（3）噪声对实验结果也有很大影响。声音刺激会引起心跳、呼吸次数及血压增加，血糖值出现明显不同。噪声能使小鼠的白细胞数发生变动、免疫功能变化，大鼠出现高血压、心脏肥大、电解质变化、肾上腺皮质酮分泌增加。

（4）振动与噪声往往有关，振动可引起小鼠消化、呼吸障碍，大鼠摄食和消化道分泌功能障碍。剧烈振动可引起肝糖原及肾上腺抗坏血酸量的增加，现已确认过度振动会造成与噪声相类似的影响。

4. 光照

光照对实验动物影响主要表现在生殖、生理行为上。可见光线对动物机体有多种影响。光线的刺激通过视网膜和视神经传递到下丘脑，经下丘脑的介导，产生各种神经激素，控制垂体中促性腺激素和肾上腺皮质激素的分泌。

（1）光对动物的生殖系统是一个强烈的刺激因素，起定时器的作用。照明节律和光周期影响到很多哺乳动物和鸟类生殖腺的成熟和随后的周期性活动，机体的基本生化和激素的分泌作用直接或间接与每天的明暗周期同步。通过控制光照条件，可使生殖过程的季节性变化消失。持续黑暗可抑制大鼠生殖过程，减少卵巢和子宫重量。持续光照可过度兴奋生殖系统，产生连续发情现象，大、小鼠出现永久性阴道角化，有多数滤泡达到排卵前期，黄体不能形成。长日照时，鸡产蛋强度大，性成熟年龄提早。光照还可影响雄性动物的精子生成。

（2）光照强度与致癌物质引起的小鼠皮肤炎、白血病有关，并影响小鼠的活动及一般行为。光照过强会导致雌性动物做窝性差，出现吃仔现象及哺育不良，突然的阴晴变化也会引起动物躁动不安。

（3）光的波长对动物也有影响，小鼠的自发行为在蓝、绿、白色光下最少，而在红色光与黑暗中最多。Saltarell 等将 ICR 小鼠放在各种荧光灯（全波长、冷白色、蓝色、粉红色、紫黑色）的照明下饲养 30 d，雄鼠体重以蓝色和冷白色光照群最小。雄鼠的垂体、肾上腺、肾脏、精囊，雌鼠的肾上腺、甲状腺、松果体的重量与波长之间有着明显的差异。大鼠在蓝色光下性成熟早，阴道开口比红色光下早 3 d，成熟时卵巢和子宫的重量也大，但泌乳能力是红色光照群强。

（4）光照对动物的角膜有影响，强光照出现视网膜退行性变化，白色大鼠在 540～980 lx 照度下，持续 65 d，其角膜完全变性，但有色大鼠无此现象。

5. 换气及气流、风速

动物室的通风换气，其目的是供给动物新鲜空气，除去室内恶臭物质，排出动物呼吸、室内照明和机械运转产生的余热，稀释粉尘和空气中浮游微生物，使空气污染减少到最低程度。通风换气量的标准可根据动物代谢量来估计，但一般动物室以换气次数来衡量，换气次数越高，室内空气越新鲜，但换气次数增加必导致能量的损失增加，所以一般将其控制在适当的次数。

气流及风速对实验动物的影响主要表现在疾病传播、损害动物与工作人员健康上。

气流的大小与体热的发散有关。实验动物单位体重与体表面积的比值较大，对气流更加敏感。气流速度过小，空气流通不良，动物缺氧，室内臭气充斥，散热困难，这会造成不舒适感，甚至发生疾病和窒息死亡。气流速度过大，动物体表散热量增加，动物也不舒适，甚至危及健康。

W. H. Weihe 研究了在（22±1）℃的温度下风速对无毛小鼠摄食量的影响。研究结果表明，有铺垫物的塑料笼饲养组的摄食量在风速为 67 cm/s 的条件下，比无风状态增加 26%；金属网笼饲养组的摄食量在风速为 67 cm/s 的条件下增加 36%。这显示了动物通过对流、辐射或体表蒸发的散热，在风速增大时摄食量也有所增加。

病原微生物随空气流动而四处散播。动物设施内各区域的静压状况，决定了空气流动方向。在 SPF 级饲养设施中因静压不同，空气流动方向是从清洁走廊、动物饲育室流向其他走廊、淋浴室和动物设施外，室内处于正压，高于室外。而在污染或放射性实验的动物室，为了不让室内微生物或放射性物质扩散出去，室内处于负压，低于室外。空气流动方向的紊乱，将造成有害物质污染，易于疾病传播，损害人和动物健康。

6. 空气洁净度

动物呼出的 CO_2、排泄物中的恶臭物质、空气和工作人员带入的灰尘、动物被毛、浮皮屑、饲料及垫料的粉尘等构成了气体污染物。

污浊的气体、CO_2 量的增加和 O_2 量的减少，都会对动物生理代谢产生不良影响。饲养在隔离器内的动物，往往由于停电或其他事故而使送风终止，空气中 O_2 不足，发生窒息死亡。

动物室中的臭气物质，主要指使人产生不快的气味或可能破坏生活环境的恶臭物质。其中，对人和动物具有卫生学意义的是含氮物质分解产生的氨，以及粪尿、饲料、垫料的分解产物，如甲基硫醇、硫化氢、硫化甲基、三甲胺、己烯雌酚、乙醛及硫化二甲基等。氨可引起呼吸器官黏膜异常，发生流泪、咳嗽、黏膜发炎、肺水肿和肺炎。Richard 等报告在（200±50）mg/L 的氨浓度下，饲养 4 d 的大鼠气管黏膜上出现急性炎症，饲养 86 d 的大鼠气管黏膜纤毛消失，气管壁渗出液增加，管壁增厚。Broderson 等将大鼠放置在 25~250 mg/L 氨环境 4~6 周，大鼠发生严重鼻炎、中耳炎、支气管炎和支原体性肺炎。齐藤等报告，在 50~100 mg/L 氨浓度下，大、小鼠肺组织内鼠肺炎支原体明显增加。硫化氢是有强烈恶臭的有毒气体，刺激黏膜和神经，使动物妊娠率下降，和氨一样可诱发兔的鼻炎。

浓重的雄性小鼠汗腺分泌物的臭气会造成雌性小鼠性周期紊乱。

粉尘除刺激动物机体产生不良反应外，还是各种病原微生物的载体，这些微生物都附着在 5~20 μm 的微粒上飘浮在空中。粉尘可造成动物的变态反应，更为严重的是动物室中的粉尘是人类变态反应的变应原，小鼠、大鼠、豚鼠及兔的血清、皮毛、浮皮屑及尿均具有抗原性，可通过呼吸道、皮肤、眼、鼻黏膜或者消化道引起人的严重变态反应性疾病，出现不舒适感，导致鼻炎、支气管炎、气喘、尘肺和肺炎等疾病，甚至有生命危险。

7. 其他因素

（1）动物种间的影响：在实验动物中，种之间常有共患的传染病。健康的豚鼠，放入有隐性感染支气管败血杆菌的兔室中，豚鼠就会发病。不同品种、品系、性别引起的不同气味，对其他动物也产生不利影响，小鼠与猫在同一房间靠近饲养，小鼠性周期会出现不规则变化。BALB/c 雌性小鼠与同系或异系雄性接近后，有 50% 会出现妊娠中止反应。对饲养室温度条件的要求，兔与大、小鼠相比较低，因此实验动物应按种、品系等分室饲养。

另外，在饲养管理、实验处理或实验技术操作过程中，人员素质与动物实验结果有很大的关系。认真操作的人与粗糙、马虎管理的人，他们所饲养的动物质量各不相同。幼龄期与成熟期受到良好饲养的大鼠，在体重的增加和骨骼的发育方面都有好的表现，对应激的抵抗性也有所提高。

（2）饲养密度：动物饲养密度应符合卫生标准，有一定的活动面积。过密饲养群的体重增加与饲料效率被抑制。Alkert 研究了 RIV 系小鼠饲养密度与乳腺癌发生率的关系，25 只群比 2 只群发生率低（13.5% 和 73.3%），传染病发生率随饲养密度增大而增

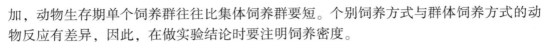

加，动物生存期单个饲养群往往比集体饲养群要短。个别饲养方式与群体饲养方式的动物反应有差异，因此，在做实验结论时要注明饲养密度。

（3）动物社会：动物一旦有 2 只以上在一起，就形成动物社会，产生个体间优劣关系。猴、兔、犬、鸡社会地位是直线型（linear type）的，第一位即首领可统治第二位及以下，第二位统治第三位及以下，依此类推。鼠、猫形成专制型（despotic type）社会地位，首领优先，首领以下不发生统治关系。这类社会地位形成过程中，会引发激烈的争斗，出现撕咬、抓伤。在同一笼内饲养数只雄小鼠时，就经常看到此现象。

二、实验动物设施

实验动物设施是用于实验动物饲养、育种、保种、生产及动物实验等设施的总称。实验动物设施为实验动物提供最适宜的生活居住环境，从而保证实验动物的质量和实验的成功。

（一）设施的分类及特点

1. 按设施功能分类

（1）实验动物生产设施（breeding facility for laboratory animal）：用于实验动物生产的建筑物和设备的总和。主要用于各种实验动物品种（品系）的保种、育种、育成、繁殖、生产和供应。

（2）实验动物实验设施（experimental facility for laboratory animal）：以研究、试验、教学，以及生物制品、药品和相关产品生产、检定等为目的，用于进行实验动物实验的建筑物和设备的总和。实验动物实验设施主要用于以实验动物为原材料，进行药品、生物制品检定与一般对人和外界动物无明显危害的各种动物实验。

（3）实验动物特殊实验设施（hazard experimental facility for laboratory animal）：包括感染动物实验设施（动物生物安全实验室）和应用放射性物质或有害化学物质等进行动物实验的设施。这类设施有特殊环境生物安全要求和个人安全防护要求。

2. 按微生物控制程度分类

按微生物控制程度，设施分为普通环境、屏障环境、隔离环境。

（1）普通环境（conventional environment）：符合实验动物居住的基本要求，控制人员、物品、动物出入，不能完全控制传染因子，适用于饲育普通实验动物。

这类设施中，实验动物的生存环境直接与大气相通。设施不是密闭的，设施内外气体交流有多条空气通道，设施内无空气净化装置。这类设施是饲养普通级实验动物的设施，其环境和对微生物的控制能力差，各种环境指标要求允许的变动范围较大。系统内虽然控制人员、物品及动物出入，但不一定采用对人、物、动物、气流单向流动的控制措施。普通环境的构造和功能因饲养不同动物品种而有一定区别。

（2）屏障环境（barrier environment）：符合动物居住的要求，严格控制人员、物品和空气的进出，适用于饲育无特定病原体动物。

屏障环境是气密性很好的实验动物或动物实验环境设施，设施内外空气交流只能通过特定的通道进入和排出。一切进入屏障内的人、动物、饲料、水、空气、铺垫物及其他各种用品均须经过严格的微生物控制。进入的空气须过滤，过滤程度按屏障环境防止污染的要求不同而略有差别。屏障环境内通常设有供清洁物品和已使用物品流通的清洁走廊与次清洁走廊。空气、人、物品、动物的走向，采用单向流通路线。利用空调送风系统形成清洁走廊→动物房→污物走廊→室外的静压差梯度，以防止空气逆向形成的污染。屏障内人和动物尽量减少直接接触。工作人员要走专门通道，工作时应戴消毒手套，穿戴灭菌工作服及防护用品。

（3）隔离环境（isolation environment）：采用无菌隔离装置以保持无菌状态或无外来污染物。隔离装置内的空气、饲料、水、垫料和设备应无菌，动物和物料的动态传递须经特殊的传递系统，该系统既能保证与环境的绝对隔离，又能满足转运动物时内环境一致。隔离环境适用于饲育无特定病原体、无菌及悉生动物。

隔离环境主要是饲养无菌动物和悉生动物所使用的设施。在普通清洁环境中利用隔离器加以饲养，由于隔离器内温、湿度由外界环境决定，所以放置隔离器的饲养室环境须用空调控制。为了保证动物饲养空间完全处于无菌状态，人不能和动物直接接触，工作人员通过附着于隔离器上的橡胶手套进行操作。隔离器的空气进入要经过超高效过滤（0.5 μm 微粒，滤除率达99.97%）。一切物品的移入均须通过灭菌渡舱，并且事先包装消毒。隔离器内的动物来自剖腹取胎。

（二）设施建设的要求

1. 实验动物设施建设的基本要求

由于使用目的不同，对实验动物设施的要求有一定差别。生产型的设施主要是为了繁殖、育成、供应实验动物。教学或某些研究单位的动物设施或仅为动物实验设施，或为包括生产、实验两大部分的复合设施。从事放射性实验、感染性实验、吸入性实验的单位，以及进行毒性试验和生物鉴定的单位，因目的明确，饲养动物种类可能不多，但对动物实验要求却较多，应有相应的特殊动物实验设施。

实验动物设施一般应达到下列基本要求：

（1）设施应选建在远离疫区和公害污染的地区，有便利和充足的后勤供应（水、电、给排水系统和交通运输等）。

（2）设施建设应坚固、耐用、经济，有防虫、鸟和鼠等野生动物的能力，施工和建筑材料要严格符合设计要求，最好预留可扩大的余地。

（3）设施最好为独立结构，具有各种完整的相应职能区域，做到区域隔离以便满足对各种不同动物品种、品系饲养和保证动物质量的需要。

（4）应具有必要的保证满足设施功能、环境和微生物控制的设备和措施。

（5）应能保证动物健康、人员安全，并对周围环境不造成污染。

（6）应具有适当的防灾和安全（应急发电、防火、防生物污染等）应对措施，保证设施正常运转。

2. 实验动物设施建筑的具体要求

实验动物设施要求对微生物和环境进行控制，因此，建筑要求主要是便于对微生物和环境进行控制。其共性是建筑围护结构应选用气密性良好，受温度、湿度变化影响小的材料。围护结构的各个面均应平整光滑，耐腐蚀，易清洗，不吸水，无渗漏，耐冲击，不干裂，不易脱落。最好成角处全部做成弧形。建筑结构坚固，以实用为目的。建筑施工过程中严格按相关规范，工程所用材料设备均应符合设计规定。

实验动物设施建筑的基本要求如下。

（1）走廊：应考虑到必要设备的运输，一般净宽度应不少于 1.5 m，地面与墙壁的接合处应为弧形，以便于清洁。为防止墙体损坏，最好加护栏或缓冲装置。各种水、电管线应尽量安排在走廊或走廊上部夹层中，并且不暴露在明处。

（2）门：除负压室之外，原则上应向内开，即向压力大的方向开启。门宽和所需设备及饲育用具的大小相称。门要求气密性好，室内装锁，能自行关闭；把手、门锁不外露；门上设观察孔。最好用耐水、耐药性的金属密封门。

（3）窗：饲养间门上应设观察窗。一般动物饲养除需要自然采光与通风的场所外，不宜设置外窗。设有外窗的动物室，如猴类动物房，应在墙上加设栅栏和铁丝网以防止动物逃跑。寒冷地区窗户上应有防结霜措施。在非清洁区设置的外窗，尽量做到气密性完好。

（4）地面：地面应防滑、耐磨、无渗透。一般常用环氧树脂、水磨石、氯丁二烯橡胶、硬橡胶等做保护性涂层。地面接墙处做 10~15 cm 踢脚，拐角处做 3~5 cm 圆弧面。大鼠、小鼠等动物房一般不设排水装置。兔、犬、猴、猪等房舍要做有一定倾斜度的防水地面，倾斜度应不小于 0.64 cm/m。如设排水装置，排水管口径要足够大，一般直径为 15.3 cm。排水口带回水弯，加盖，防止气流逆反。可在地面垫层下铺 0.4~0.6 mm 厚的防水薄膜。地面可用色彩划分功能区并做出路线标记，通常地面色彩深于墙面。

（5）墙壁：应采用不易脱落、耐腐蚀、无反光、耐冲击的材料。墙面无断裂，光滑平整，各接角处接合严密，最好做成圆弧形。各种管道最好不暴露出来，管道通过部分用填料密封。

（6）天花板：应耐水、耐腐蚀。室顶平整光滑。通常紫外线消毒灯、照明灯、超高效空气过滤器及进风口会安装于天花板上。灯具及进气口周围必须密封。进气口可以自由拆卸、清洗、消毒。要加防水层防止漏水。

（7）直接安装于建筑物墙体上的各种设备、环境控制探头、排风口、固定笼具、架等均应注意保证建筑的密封性能且便于操作、清洗。

（三）实验动物设施设计

1. 实验动物设施设计应遵循的原则

（1）遵守法规：总体设计应严格遵守国家和地方对建设的相关法律、法规和规定。在城市规划、消防安全、环境保护、卫生防疫、建筑要求等方面按照现有法规进行切合实际的设计。

（2）明确建设目的：根据全面布局，预计发展趋势，明确建设的可行性。设施的应用目的是指导设计的最基本指南，重要的是饲养品种、微生物控制等级和动物实验的范围。

（3）以国家实验动物的相关标准为设计依据：确定微生物控制级别，相应设施类型即可确定。要按国家标准中相应规定，根据环境控制要求、建筑要求、区划要求、按建筑规范进行设计。

（4）设施的可持续发展：设计时一定要尽可能预见将来扩展和提高的可能性，对可能的发展留下调整、扩充、设备改型、维修等改动余地。

（5）节能问题：实验动物设施尤其是屏障环境是一个高耗能建筑，其电能及其他运转消耗会占将来总运转成本的60%以上，可见节能设计是将来设施运转能否进行的主要问题。在保障达到使用目的的前提下，尽可能采取节能设计。

（6）设计人员的合理组成：实验动物设施设计中除设计单位技术人员外，还要有实验动物专家，各级实验动物管理委员会相关专家，建设单位行政和基建技术主管共同参加。在设计中要广泛听取各类专家的意见，使设计单位技术人员真正明白实验动物设施的工艺要求是最关键的问题，最后还应征求施工者的宝贵意见。

（7）设计指导思想：在设施安全运转的基础上，应尽可能不被地域位置、财务预算、不合理行政命令、不符合使用目的、贪大求洋和华而不实等不合理的要求所左右。宁可在建设中一次性投资到位，也不要造成建成后还要不断改造或者因运转成本太高形成无力运转的结局。

2. 实验动物设施区域布局与分区

根据使用目的，按设施承担的不同功能进行区域划分是任何建筑的共同要求。实验动物的区域划分由前区、饲育区、辅助区三部分组成，但不同设施在各区域单元中的组成是千差万别的。平面布局是设施构成的真实写照，也可一目了然地评价区域划分的合理性。

（1）屏障环境实验动物设施的平面布局应做到以下几个方面：

① 区域划分明确，布局紧凑，方便运行，注意特殊功能单元的物理隔离和有机联系，主要功能区动物饲育和实验单元在总面积中所占比例尽可能大。

② 人员、物品、动物的进出路线单向流动，尽可能避免往返交叉。

③ 气流方向应从高洁净区向低洁净区。气压梯度遵守洁净走廊>洁净准备室>动物生产区（实验区）>污物走廊>非洁净区。

④ 不同洁净度的区域相互连接处要设置防污染措施。

⑤ 设施中各进出口布局合理，尤其是非洁净出口与洁净入口之间有一定隔离。

⑥ 各功能单元所需面积要充足。

屏障环境实验动物设施中要做到人员、物品和动物的单向流动，三走廊方式最好。但如果动物设施较小，这种方式会占用太多面积，使主要功能单元变小。实际上，单向流动做得越好，理论上讲设施成功运行时间越长。设施污染通常都是由人员、物品、动物和气流进入设施时微生物控制不彻底造成的，尤其是人的控制最难，所以要加强管理，不必过于拘泥于设施内部进入洁净区后的单向流动问题。

（2）普通环境实验动物设施的平面布局应做到以下几方面：

① 应根据动物生产、实际使用量合理确定房间与面积。

② 人员、物品、动物的进出路线单向流动，尽可能避免往返交叉。

③ 注意防蚊、蝇、野鼠措施及通风系统设计布局。

（四）实验动物环境设施质量控制主要内容

由于实验动物多被限制在一个极其特定的环境中，它的生活和它对环境的自主选择要受到限制，因而对实验动物环境就要进行控制。实验动物的环境控制是以动物和人为中心，根据动物和人的最适环境要求规定出必须满足的环境控制指标。

它主要包括外环境和内环境，外环境主要是指实验动物饲育和实验场所外的周围环境，内环境主要是指实验动物饲育和实验场所内的环境。内外环境因素对实验动物有直接作用和间接作用。实验动物生产、繁殖设施又称为生产型设施，实验动物实验、观察设施又称为使用型设施。

两者在建筑设施要求上存在一定差异，但内在环境在要求上有许多相同之处。总之，实验动物环境控制是通过从设施、设备、饲养方式到日常管理工作、组织经营等各个环节有机协调来共同完成的。

实验动物设施内部的温度、相对湿度、照度、噪声、通风换气、气压梯度、气流速度、微生物、空气洁净度等环境要求，是由合格的设施及其所具有的空调系统完成的。

实验动物设施的建设，必须满足环境控制的要求。这就要求相关设施必须经过验收，试运转期间未出偏差，交付使用时已具备了环境控制达标的能力。但这只是在未饲养动物状态下的所谓的"静态"合格。一旦饲养动物，就会有很大不同，不仅要从动物本身感受的环境来进行环境控制和标准检测，还需要通过良好的运行管理才能符合标准。饲养动物后应采取很多配合措施，辅之严格的管理工作，这就要求对下面一些重要问题给予特别关注。

（1）主要进风口空气洁净度及各进风口风速的定期测定。通过测定探索出各级空气过滤器滤材的更换时间。确保进风量及空气洁净度是维持通风换气、气压梯度的关键。

（2）随时检查气密性问题，更换在气密性控制中的易损部件和材料。

（3）严格执行清洁卫生制度，及时清除动物垫料、排泄物并维持设施内环境的清洁卫生。

（4）根据饲养密度、动物种类及活动状况，合理调整笼具摆放位置，减少由温度、湿度不均匀，动物代谢产热、产湿，笼具内外空气交流不畅等诸多因素造成的动物实际承受相关环境变化的过大差异。

（5）定时检修机械设备，更换损坏部件，保证设施正常运转。

（6）在健全管理制度下，重点提高工作人员的素质才能做好动物设施内环境控制及维持。

（五）实验动物的环境与设施国家标准

2010年12月23日，国家质量监督检验检疫总局、国家标准化管理委员会发布了新版《实验动物 环境及设施》（GB 14925—2010），自2010年10月1日起正式实施。

1. 实验动物环境监测的重要性与目的

对新建或改建的实验动物和动物实验设施，在启用前必须进行环境检测。所有环境指标均符合国家标准，方可投入使用。如不符合国家标准，将会严重影响实验动物微生物学质量。在设施使用过程中，监测实验动物生长发育的环境条件是否维持在适宜状态，更是至关重要。因此，实验动物的环境监测与遗传监测、营养监测、微生物监测一样，是保证实验动物质量的基本手段。

实验动物环境监测有两个目的：一是了解设施内环境特性，从而可评价其功能，证实环境控制的程度；二是了解设施内环境是否持续合格，通过及时调控，保障设施的正常运行。《实验动物 环境及设施》（GB 14925—2010）是我国实验动物环境测量的标准。

2. 开展实验动物环境设施检测的注意事项

（1）对实验动物环境设施检测，应配备尘埃粒子计数器、落下菌采样器、恒温培养箱、风速仪、照度计、温湿度计、声级仪、压差计等检测仪器，监测仪器的种类、数量及各种参数，应能满足实验动物设施技术指标检测、复验的需要。仪器的量程、精度与分辨率应符合设施检测指标要求，并按计量部门的要求管理和使用。

（2）检测人员应经过相关技术培训，并熟悉所使用仪器的构造、性能和使用方法，未掌握者不得开展检测工作。严格按规定进入设施内检测。

三、实验动物的饲育器材

（一）笼具

1. 笼具类型

实验动物笼具在构造上分箱型、金属网型、格子型等。常用笼具类型有下列几种：

（1）定型式（冲压式）：笼底为板底式，顶部加带网孔的盖子，可给料、给水，适用于小啮齿类动物。

（2）带承粪盘（板）的笼子：笼底为金属网或格子型底板。动物排泄物可通过底板上的网孔落于下面的承粪盘（板）上。此类型可用于饲养大鼠、地鼠、豚鼠、兔、犬、猫、猴，门开于前面，笼内或侧壁放置加料器及饮水器。

（3）栅栏型或围网型笼：用金属网或条围起来的大笼子，底部可能直接落于地面，可用于大型动物或作为饲养犬、猫、猴的笼子。

除了饲养用的笼具，还有很多具有其他功能的笼具，如具有运输、保定、微生物控制功能的笼具：

（1）运输笼：专门用于动物的运输，其特点是保证动物运输途中的安全，满足动物微生物控制要求。小型动物运输笼多不作二次重复运用，可用纸板、塑料、木材和金属制成，但多用纸质运输笼。大型动物则多采用金属护栏结构，良好的运输笼或用于长途运输的笼具常带有很好的环境温度、湿度保障系统。

（2）挤压笼：对于大型动物如猴，进行动物实验取样或正常健康检查常需要保定、挤压笼，它带有一个可移动固定的特殊围护结构，可把动物挤至笼的一边使其不能转身和伤害工作人员。

（3）代谢笼：一种在笼底设置可将粪尿分隔并分别取得的笼子，可满足代谢研究的需要。

（4）透明隔离箱盒：在经过特殊加工的透明塑料箱盒上，固定有特殊过滤器材制成的隔离帽。隔离帽有助于控制微生物污染，可以做到笼间隔离。日常操作需要在净化工作台上进行，隔离箱盒平时放于笼架上或层流架上。

2. 笼具制作原则

实验动物笼具制作必须符合下列几个原则：

（1）保证动物的健康、舒适：制作笼具的原材料要无毒。笼具要有可收容一定动物量的容积，符合动物要求的最小空间值。内外边角圆滑无毛刺，保证不损伤动物，尤其是足部。笼具要有利于通风、散热，给动物以舒适的内环境。

（2）便于清洗和消毒：笼具应耐热、耐腐蚀。没有不易清理的死角。

（3）操作方便：笼具设计要便于搬运、清理、储存，易于观察动物活动，在日常饲养和实验过程中，便于加料、喂水、更换垫料和抓取动物，不仅管理方便，亦可节约大量劳力。

（4）防止动物逃逸，坚固耐用，经济便宜：笼具最好设计为通用型，一种笼具可适应饲养多种动物。造价低，工艺简单，开启自如，防护可靠，不易损坏变形。

（5）笼具规格型号标准化：标准化的笼具既有利于动物饲养，也有利于维修和更换。

（6）常用实验动物笼具的大小应满足常用实验动物所需居所最小空间的要求，用于实验的大型动物的笼具尺寸应满足动物福利的要求和操作的需求。

饲养笼具的结构、造型、尺寸、材料均视动物的种类、等级、饲养要求不同而有所不同，但都应制定严格的产品质量标准，执行产品质量保证制度。用于制造笼具的材料主要是不锈钢及塑料。金属笼箱通风良好，笼内温、湿度与室内环境一致，便于观察，但因劳动强度大，管理较困难。塑料笼箱易清洗消毒，管理方便，但大多数材料耐热性不够。聚碳酸酯材料耐热性较好，且透明便于观察，虽造价较高，目前已普遍用于定型式笼具制造。

（二）笼架

常见笼架有下面几种。

（1）饲养架：可把笼箱直接放于笼架的各层上，常用4~5层。

（2）悬挂式：将笼具悬吊在架子上，使粪尿落于托盘里，也可把动物笼箱直接悬挂于动物室墙壁的悬壁上。

（3）冲水式：又分为简易式和流水式。

① 简易式：在悬挂的笼子下面设有倾斜的冲洗槽，用水将粪尿冲洗到排水口处，冲洗槽须经常用刷子清洗。

② 流水式：笼架上装有水箱，笼下设有水槽，水槽呈"S"形，层层相连，水箱设有浮球控制一定的水位，利用人工或定时器使水箱里的水定时排放，利用水的落差将槽内的粪便冲入下水道。

（4）传送带式和刮板式：用传送带或刮粪板清理粪便。笼下装有传送带或刮板的传动机械。

笼架最好用不锈钢材制造。笼下冲洗槽或承受污物底板要耐冲洗、耐刮擦、耐腐蚀，可用金属、硬塑料、玻璃钢制造。自动清洗装置要尽可能减少噪声的发生，底部倾斜度要适中，光滑平整，不积水。

（三）给料器、给水器

（1）给料器：按动物种类和笼箱、笼架不同有多种方式。小鼠、大鼠用固体饲料给料器，一般使用挂篮式或在笼盖上做个凹形槽代替。豚鼠、兔、猴的给料器为箱型，悬挂于笼壁上。犬、猫的给料器是盘型或碗钵型。粉末饲料用料槽或料斗。给料器的放置应适合动物采食，防止饲料散落，保证食物清洁。目前已有自动给料装置正在试用。

（2）给水器：包括饮水瓶和自动饮水装置。

① 饮水瓶一般使用玻璃制品、塑料制品或金属制品。玻璃易碎，塑料不耐热，金属制品不能观察内部情况。饮水瓶前端的管子有玻璃和金属两种。饮水瓶要安装牢靠，适合动物吮吸。供水时，必须确认前端管内没有气泡停留。管子不应接触铺垫物以免造成漏水。瓶中剩水不可利用，需要定期更换，饮水瓶要清洗灭菌。一般饮水瓶大小为200~500 mL，饮水管内径为5~6 mm。

② 自动饮水装置由贮水桶、饮水嘴和配管三部分组成。饮水嘴安装在笼箱或围栏内让动物自由摄取。使用自动饮水装置要特别注意防止饮水嘴的堵塞及漏水。自动饮水装置最好配备减压和过滤装置。

（四）特殊笼具（架）

1. 隔离器（isolator）

隔离环境最主要的设备是隔离器，这是一种可把微生物完全隔离于设施外，能够饲养无菌动物的设备。隔离器是保种及进行各种动物实验的最安全的设备。

隔离器由隔离器室、传递系统、操作系统、过滤系统、进出风系统、风机和支撑结构组成。

其结构模式如下：① 隔离器室，动物所处的生存空间；② 传递系统，动物、物品进出隔离器的通路；③ 操作系统，工作人员操作隔离器用的胶质手套及其与隔离器主体连接的部件；④ 风机，隔离器进出风所需的动力风机或供风系统；⑤ 过滤系统，过滤进出隔离器主体的空气的系统；⑥ 进出风系统，进出隔离器主体的风口及其管道；⑦ 支撑结构，隔离器本身的支撑及其他辅助部件。

制造隔离器的硬质和软塑料可选用无毒、耐酸、耐消毒、易清洗、不对动物形成生物危害的材料。一般多使用聚氯乙烯、不锈钢、玻璃钢、有机玻璃板和硬塑料等。

（1）隔离器的类型。

① 隔离器按其主体的制造材料可分为两种类型：a. 软质隔离器，主体由柔软塑料薄膜经热合密封而成，主体空间大小随通风要求而变化，主体内部应有可防止动物和软塑料直接接触的围护笼具；b. 硬质隔离器，主体由硬质材料一体成型或经密封焊接而成，主体空间大小不随通风要求而变化。

② 隔离器按功能不同可分为饲养隔离器、动物实验隔离器和手术隔离器等，按应用动物品种不同可分为啮齿类、兔、鸡、猪、牛、羊等隔离器。

③ 隔离器按内部气体状况可分为正压、负压隔离器。通常软质隔离器只能形成正压，而硬质隔离器可有正、负压之分。除部分生物危害大的动物实验使用负压隔离器外，大部分都应用正压隔离器。

（2）隔离器的特点。

隔离器的维护要求简单，空间占有小，可用于高品质动物进行试验，使其具有广泛的应用价值。

隔离器本身的环境控制主要通过对其所处外环境的调节而获取，本身除可能有红外线灯、加热板等局部调温辅助设备产生的调温功能外，很少有调控能力。其内部环境和所处外环境各种指标有一定差异，如温度、湿度、气流速度、气体成分及其分布均匀度，尤其是空间小，满负荷使用时间长，使其环境指标的变化极为明显，在环境控制和监控上有其独特之处，必须十分注意。

隔离器使用中，空气过滤器的过滤效率会逐步下降，无菌操作必须严格。维持一个良好的工作状态与管理水平的高低关系十分密切。

2. 独立通风换气笼盒（individually ventilated cages，IVC）系统

IVC 系统的基本结构主要包括初级过滤器、高效过滤器、风机、静压箱及控制电器组成的主机箱、含有密封性良好的进排气管的架体及 IVC 系统笼盒。20 世纪 80 年代，意大利 Tecniplast 公司在带空气过滤帽塑料盒的盒帽上方加了一个进风口，希望促进盒内的通风换气，从而出现了第一个 IVC 系统。从 2000 年起，我国上海、苏州等地实验动物器材厂研制开发成功了 IVC 系统，填补了国内实验动物器材的空白。IVC 系统笼具最主要的特点是可针对每个笼盒进行独立的送风和排风，笼盒之间及笼盒与所处环境在物理上相对独立，有利于维持实验动物舒适的生活环境，有效防止人与动物、动物与动物之间的交叉感染，保障实验动物和实验动物饲养或动物实验人员的身体健康。

（1）笼盒。

笼盒由耐高温的透明塑料压制而成，一套笼盒由上盖、底盒、食槽、水槽、锁紧扣、进出风口组件、硅橡胶密封垫圈等组成，有的面盖上还有一个称为"生命之窗"的空气过滤网。

（2）笼架、控制机箱与集中供风设备。

① 笼架：IVC 系统笼架由不锈钢管焊接而成，不锈钢管兼作 IVC 的导风管，导风管平行排列并焊接于进、排风管上，以确保各笼盒进、出风口有相同的压差。在进、排风管上设有进、出风口导风橡皮接头或皮碗，以便与笼盒接口处流畅吻合。根据笼盒数确定笼架的尺寸，并焊接相应数量的搁架在笼架上。架下安装有橡皮导轮，能根据房间大小或使用者的意愿随意移动组合，定位后有制动装置制动。

② 控制机箱：控制机箱内主要有两台低噪声风机和低、中、高效三级空气过滤装置。两台风机分别控制进风和排风，通过调节风机转速达到进、排风的平衡，以确保笼盒内与盒外有一定的压差，其控制范围均可根据标准或需要调节，即可为正压也可是负压，其压差可通过指针式或数字式压差表（0～250 Pa）直接显示。有的机组还专门设有电源断电、机械故障和过滤膜失效等自动报警装置。大多数机箱上还设有笼盒内外温度、湿度的显示装置，以便使用者直接了解动物生存的主要环境条件。

③ 集中供风设备：集中供风设备是不用机箱的供风设备，进入 IVC 系统的空气均来自设施的空调通风管道，通常由采用控制阀加装于管道上的高效过滤器组成，其数字显示装置或表盘、控制器等均安于室内。集中供风设备室内无风机，动物饲养环境噪声小，进入 IVC 系统的空气由空调管道直接供给，温度可能高或低于室温，室内和中央控制室都应有显示装置。

3. 集中排风通气笼盒（exhaust ventilated cages，EVC）系统

EVC 系统的基本结构主要由高效过滤器、塑料笼盒、密封件、中央集中排气管的架体及固定架体组成。EVC 系统最主要的特点是可针对每个笼盒进行独立的排风，笼盒之间及笼盒与所处环境在物理上相对独立，有利于防止人与动物、动物与动物之间的交叉感染，多用于实验动物检疫区。

第四节　实验动物的营养质量

一、实验动物营养概论

（一）营养素及其相互关系

动物为了生存、生长、繁衍后代，必须从外界摄取食物，进行消化利用。动物的食物称为饲料。饲料中凡能被动物用以维持生命、繁衍后代的物质，称为营养素（nutrient），简称养分。

1. 营养素的分类

德国科学家亨内伯格（Hanneberg）提出的常规饲料分析方案，即概略养分分析方案，将饲料中的养分分为六大类。

（1）水分：水是一种无色无味的物质，其分子由 2 个氢原子和 1 个氧原子以共价键形式结合。生命活动中的一切化学反应都是在水环境下完成的。饲料中水分有游离水（或自由水）和结合水（或束缚水）两种状态。常规饲料分析中总水分分为初水（或原始水分）和吸附水。

（2）粗灰分：是在 550~600 ℃高温炉中将饲料样品所有有机物质全部氧化后剩余的残渣。主要为矿物质氧化物或盐类等无机质，有时还含有少量泥沙。矿物质元素是组成骨骼和体内一些活性物质的成分。

（3）粗蛋白质：包括真蛋白质和非蛋白质含氮物两部分。蛋白质是生命的物质基础。

（4）粗脂肪：是饲料中脂溶性物质的总称。脂肪是饲料中含能最高的一类营养物质，是动物能量的重要来源。

（5）粗纤维：是植物细胞壁的主要成分，包括纤维素、半纤维素、木质素及角质等成分。饲料中适量的粗纤维水平可刺激胃肠道发育，保证动物胃肠道畅通，促进消化，提供能量，以及解毒。

（6）无氮浸出物：主要由易被动物利用的淀粉、菊糖、双糖、单糖等可溶性碳水化合物组成，还包括水溶性维生素等其他成分。无氮浸出物是动物饲料中最经济的能量来源。

2. 营养素间的相互关系

各类营养物质在动物体内并不是孤立地起作用的，它们之间存在着复杂的相互关系。这些关系按其表现性质可归纳为协同作用、相互转变、相互拮抗、相互替代四种形式。产生这些关系的生物学基础是高等动物新陈代谢的复杂性、整体性和代谢调节的准

确性、灵活性和经济性。这就要求各营养物质作为一个整体，应保持相互间的平衡。因此，了解各类营养物质间的相互关系具有重要实践意义。

（1）能量与有机营养物质的关系。

饲料中的有机物质，特别是三大养分都是能量之源，在有机营养物质代谢的同时必然伴随着能量代谢。饲料中有机营养物质种类及含量直接与能量高低相关。

① 能量与蛋白质、氨基酸的关系。

饲料中的能量和蛋白质应保持适宜的比例，比例不当会影响营养物质利用效率并导致营养障碍。为保证能量利用率的提高和避免饲料蛋白质的浪费，必须使饲料的能量及蛋白质保持合理的比例。饲料中氨基酸种类和水平对能量利用率有明显影响。一方面，饲料中苏氨酸、亮氨酸和缬氨酸缺乏时，会引起能量代谢水平下降。用缺乏赖氨酸的饲料喂动物时，每单位增重的能量消耗增加。另一方面，当氨基酸供给量超过实际需要时，亦会使代谢能降低。原因是未参加体蛋白质合成的氨基酸被氧化而释放出能量，氮则以尿素形式排出体外，导致能量损失。现已证明，动物对氨基酸的需求量随能量浓度的提高而增加，保持氨基酸与能量的适宜比例对提高饲料利用效率十分重要。

② 能量与碳水化合物、脂肪的关系。

饲料中粗纤维含量高会影响有机物质消化率，降低饲料消化能值。饲料有机物质的消化率和粗纤维水平间通常成负相关。因此，适宜的粗纤维水平对各种动物均很重要。但动物种类不同，所需粗纤维水平明显不同。草食性动物兔和豚鼠对粗纤维要求就较高。

脂肪在正常条件下作为能源的利用效率高于其他有机物。饲料中添加脂肪可增加动物的有效能摄入量，提高饲料和能量转化效率。饲料中每增加1%脂肪，代谢能的随意采食量增加0.2%~0.6%。当动物处于免疫应激状态时，脂肪作为能源不如碳水化合物好。

③ 能量与其他营养物质的关系。

a. 矿物质：在矿物质中，磷对能量的有效利用起着重要作用，因在机体代谢过程中释放的能量以高能磷酸键的形式储存在ATP及磷酸肌酸中，需要用到时再释放出来。镁也是能量代谢所必需的矿物元素，因镁是焦磷酸酶、ATP酶等的活化剂，并能促使ATP的高能键断裂而释放出能量。此外，还有较多的微量元素（如锰）间接地与能量代谢有关。

b. 维生素：B族维生素中几乎所有维生素都与能量代谢直接或间接有关，因为它们作为辅酶的组成成分参与动物体内三大有机物质的代谢。其中，硫胺素与能量代谢的关系最为密切。硫胺素不足时，能量代谢效率明显下降；饲料能量水平增加时，硫胺素需求量提高。此外，烟酸、核黄素、泛酸、叶酸等都与能量代谢有关。

（2）蛋白质与氨基酸的关系。

一般认为，动物蛋白质的营养实质上是氨基酸的营养。一方面，只有当组成蛋白质的各种氨基酸同时存在且按需求比例供给时，动物才能有效地合成蛋白质。饲料中缺乏任何一种氨基酸，即使其他必需氨基酸含量充足，体内蛋白质合成也不能正常进行。同样，体内蛋白质合成潜力越大的动物，对氨基酸的需求量就越高。动物饲料中必需氨基酸的需求量取决于饲料中的粗蛋白水平。另一方面，饲料粗蛋白质需求量取决于氨基酸的平衡状况。一般而言，依次平衡第一至第四限制性氨基酸后，饲料的粗蛋白质需求量可降低 2%~4%。

（3）氨基酸间的相互关系。

组成蛋白质的各种氨基酸在机体代谢过程中，亦存在协同、转化、替代和拮抗等关系。蛋氨酸可转化为胱氨酸，也可能转化为半胱氨酸，但其逆反应均不能进行。因此，蛋氨酸能满足总含硫氨基酸的需求，但是蛋氨酸本身的需求量只能由蛋氨酸满足。半胱氨酸和胱氨酸间则可以互变。苯丙氨酸能满足酪氨酸的需求，因为它能转化为酪氨酸，但酪氨酸不能转化为苯丙氨酸。由于上述关系，在考虑必需氨基酸的需求时，可将蛋氨酸与胱氨酸、苯丙氨酸与酪氨酸合并计算。氨基酸间的拮抗作用发生在结构相似的氨基酸间，因为它们在吸收过程中共用同一转移系统，存在相互竞争。最典型的具有拮抗作用的氨基酸是赖氨酸和精氨酸。饲料中赖氨酸过量会增加精氨酸的需求量。亮氨酸与异亮氨酸因化学结构相似，也有拮抗作用。亮氨酸过多可降低异亮氨酸的吸收率，使尿中异亮氨酸排出量增加。此外，精氨酸和甘氨酸可消除由其他氨基酸过量所造成的有害作用，这种作用可能与它们参加尿酸的形成有关。

（4）蛋白质、氨基酸与其他营养物质的关系。

① 蛋白质与碳水化合物及脂肪的关系。

蛋白质可在动物体内转变成碳水化合物。组成蛋白质的各种氨基酸除亮氨酸外，均可经脱氨基作用生成 α-酮酸，然后沿糖的异生途径合成糖；糖在代谢过程中可生成 α-酮酸，然后通过转氨基作用转变成非必需氨基酸。组成蛋白质的各种氨基酸，均可在动物体内转变成脂肪。生酮氨基酸可以转变为脂肪；生糖氨基酸亦可先转变为糖，然后再转变成脂肪。脂肪组成中的甘油可转变为丙酮酸和一些酮酸，然后经转氨基作用转变为非必需氨基酸。对哺乳动物和鸟类，碳水化合物和脂肪对蛋白质具有"庇护作用"。充分供给碳水化合物或脂肪，就可保证动物体对能量的需要，避免或减少蛋白质作为供能物质的分解代谢，有利于机体的氮平衡，增加氮的潴留量。

② 蛋白质、氨基酸与矿物元素的关系。

在半胱氨酸和组氨酸存在的情况下，肠道中锌的吸收增加。苏氨酸、赖氨酸、色氨酸和蛋氨酸等能促进锌吸收，但作用极小。饲料中含硫氨基酸不足会使家禽需硒量增高，而提高饲料中含硫氨基酸的含量可减轻由缺硒所引起的症状。硒也与含硫氨基酸的代谢有关。在动物体内蛋氨酸转变为半胱氨酸的过程中，硒起着关键性作用。高蛋白和某些氨基酸，特别是赖氨酸，可促进钙、磷的吸收。此外，半胱氨酸可促进铁的吸收，全价蛋白质有利于铁的吸收。精氨酸与锌有拮抗作用。硫、磷、铁等元素作为蛋白质的组成成分，直接参与蛋白质代谢。某些微量元素是蛋白质代谢酶系的辅助因子，缺乏这些元素将影响蛋白质代谢。由于锌参与细胞分裂及蛋白质的合成过程，给动物补锌有助于促进蛋白质的合成。

③ 蛋白质与维生素的关系。

a. 与维生素 A 的关系：饲料中蛋白质不足，可影响维生素 A 载体蛋白质的形成，使维生素 A 的利用率降低。蛋白质的生物学价值也可影响维生素 A 的利用和储备。例如，在禾本科籽实饲料中加入生物学价值高的动物性蛋白质，可提高肝脏中维生素 A 的储备。反之，维生素 A 也可影响动物体蛋白质的生物合成，如患维生素 A 缺乏症的实验动物，标记 ^{35}S 的蛋氨酸在组织蛋白质中的沉积量减少。

b. 与维生素 D 的关系：维生素 D 的需求量与所喂蛋白质品质有关，如饲料中含有抗维生素 D 的物质，则维生素 D 的需求量提高。

c. 与其他维生素的关系：核黄素是黄素酶的构成成分，参与氨基酸代谢，缺乏时会影响动物体蛋白质的沉积。同样，蛋白质的进食量会影响核黄素的需求量。喂低蛋白质饲料时，实验动物的核黄素需求量比饲喂高蛋白质时高一倍，而且使体内核黄素的存留量减少。动物体内所需尼克酸可由色氨酸转化而来，但转化效率低，缺乏维生素 B_6 时，此过程的效率更低。蛋氨酸通过甲基的供给，可部分补偿胆碱和维生素 B_{12} 的不足。胆碱在体内参与许多甲基移换反应，是甲基供体，故胆碱不足会使蛋白质合成减弱。维生素 B_6 以磷酸吡哆醛的形式组成多种酶的辅酶，参与蛋白质、氨基酸的代谢。维生素 B_6 不足，引起各种氨基转移酶活性降低，影响氨基酸合成蛋白质的效率。例如，维生素 B_6 不足时，动物对色氨酸的需求量增加。维生素 B_{12} 对蛋氨酸和核酸代谢有重要作用。研究证明，维生素 B_{12} 参与蛋氨酸的合成，还能提高植物性蛋白质的利用率。生大豆中含有维生素 A、维生素 E、维生素 B_6 和维生素 B_{12} 的拮抗物质，因此饲喂生大豆会影响这些维生素的需求量。

（5）矿物质与维生素的关系。

① 矿物质间的相互关系。

矿物质元素之间的基本关系为协同和拮抗关系。具有拮抗关系的元素多于具有协同作用的元素。主要元素之间的相互关系如下。

a. 常量元素之间的关系：饲料中钙、磷含量和钙、磷比是影响动物体内包括钙、磷本身在内的矿物质正常代谢的重要因素。钙、磷比失调是胫骨软骨营养不良的主要原因。饲料中高钙或钙、磷含量同时增加会影响镁的吸收。钠、钾、氯在维持体内离子平衡和渗透压平衡方面具有协同作用。

b. 常量元素与微量元素之间的关系：钙、锌间存在拮抗作用。雏鸡饲料中磷含量增至 0.8%~1%，会降低锌的吸收；若钙也过量，更会降低锌的有效性。饲料中钙、磷过量可加剧禽类脱腱症（缺锰症）的发生，而过量锰亦会影响钙、磷的利用。据报道，摄入过量锰可引起实验动物患佝偻病，齿质出现损害。饲料中含铁量高时可减少磷在胃肠道内的吸收，含铁量超过 0.5% 时，呈现明显缺磷现象。铜的利用与饲料中钙量有关，含钙越高，对动物体内铜的平衡越不利。每千克饲料含钙达 11 g 时，需铜量约比正常时高 1 倍。饲料中磷的水平可影响幼猪的硒代谢。钒离子能置换磷离子，促进钙盐沉积而提高齿质羟基磷灰石的稳定性，钒还与钙离子交换且以羟基碳酸盐形式将磷酸盐运到羟基磷灰石栅中。

硫能加重饲料中铜、钼的拮抗。硫和铜在消化道中能结合成不易吸收的硫酸铜而影响铜的吸收。硫和钼也能结合成难溶的硫化钼，增加钼的排出。硫与化学结构类似的硒化物有拮抗作用。实验表明，饲料中硫酸盐可减轻硒酸盐的毒性，但对亚硒酸盐和有机硒化合物无效。

　　c. 微量元素之间的关系：锰含量高时可引起体内铁储备量下降。铁的利用必须有铜的存在。饲料中铁过高会降低铜的吸收，钼过量会增加尿铜排出量。锌和镉可干扰铜的吸收，饲料中锌、镉过多会降低动物体内血浆含铜量。饲料中高铜所引起的肝损伤，可通过加锌缓解，但高锌又会抑制铁代谢。实验证明，猪饲料中锌过量可引起铜代谢紊乱，降低肝、肾及血液中含铜量，导致贫血；而铜不足可引起过量锌的中毒。镉是锌的拮抗物，可影响锌的吸收。铜和镉可降低硒对鸡的毒性。由于钴能代替羧基肽酶中的全部锌和碱性磷酸酶中部分锌，因而在饲料中补充钴能防止锌缺乏所造成的机体损害。

　　② 矿物质与维生素间的相互关系。

　　维生素 D 及其激素代谢物作用于小肠黏膜细胞，形成钙结合蛋白质，这种结合蛋白质可促进钙、镁、磷的吸收。维生素 D 对维持动物体内的钙、磷平衡起重要作用。在一定条件下，维生素 E 可代替部分硒，但硒不能代替维生素 E。缺乏维生素 E 的母猪所生仔猪对补铁敏感。锌能促进禽类更有效地把胡萝卜素转化为维生素 A，饲料中锌水平提高时家禽体内维生素 A 蓄积强度增加，因此提高锌水平可增强酯酶活性而促进维生素 A 的吸收。补饲锰盐可治疗雏鸡脱腱症，但饲料中必须含有足够的尼克酸。尼克酸不足，即使添加锰盐也不能完全治愈脱腱症。

　　维生素 C 能促进肠道内铁的吸收，并使传递蛋白质中的三价铁还原成二价铁，从而使其被释放出来再与铁蛋白结合，这对缺铁性贫血有一定治疗作用。饲料中铜过量时，补饲维生素 C 能消除因过量铜造成的影响。但是，铜盐有促进生素 C 氧化的作用。

　　③ 维生素之间的相互关系。

　　维生素 E 有利于维生素 A 和胡萝卜素的吸收及其在肝脏中的储存。实验表明，维生素 E 在肠道内可保护维生素 A 和胡萝卜素免遭氧化。近年研究认为，对鸡而言，在维生素 E 和维生素 A 间存在拮抗作用，即饲料中高水平维生素 A 可降低血浆和体脂中维生素 E 的水平。维生素 E 对胡萝卜素转化为维生素 A 具有促进作用。维生素 E 不足亦可影响体内维生素 C 的合成。而维生素 C 能减轻因维生素 A、维生素 E、硫胺素、核黄素、维生素 B_{12} 及泛酸不足所出现的症状。叶酸能促进动物肠道微生物合成维生素 C。大鼠体内维生素 A 可促进维生素 C 的合成。

　　大鼠缺乏硫胺素时，体内核黄素的利用会受影响而增加在尿中的排出；而缺乏核黄素时，体内组织中硫胺素量下降，但不影响尿中排出量。缺乏核黄素时，色氨酸形成尼克酸过程受阻，出现尼克酸不足症。维生素 B_{12} 能提高叶酸利用率，还能促进胆碱的合成。种鸡饲料中维生素 B_{12} 不足时，泛酸的需求量增加。而泛酸不足，可加重维生素 B_{12} 缺乏症。维生素 B_6 不足，影响维生素 B_{12} 的吸收并增高维生素 B_{12} 在粪中的排出量。此外，在维生素间还存在生物素与维生素 C 及其他维生素之间的相互作用。

　　（二）影响实验动物营养需求的因素

　　1. 遗传因素

　　同种但不同品系的动物因基因的表达不同而影响营养的需求。例如，近交系小鼠对蛋白质饲料的需求高于封闭群小鼠；ODS 大鼠基因突变造成的 L-谷氨酸氧化酶缺乏，会使其无法合成维生素 C，从而造成该品系的大鼠与其他品系的大鼠不同，而与缺乏 L-谷氨酸氧化酶的灵长类动物或豚鼠一样。所以，饲养这些动物必须人工添加维生素 C。

2. 生理状况

动物在不同的生理状况中，如生长、怀孕、创伤或泌乳时，对营养需求会有所不同，个体须从饲料中获取额外的营养，以满足胎儿的生长、发育，组织的合成或修补，以及吸取制作乳、蛋、毛的原料。从农畜如奶牛的泌乳、蛋鸡的产蛋、肉鸡的生长等研究资料显示，生长的速率和乳、肉、蛋的产量影响着个体对养分的需求。在实验动物中如产后发情配种的小鼠，若带仔多，营养供应不上，母鼠会发出信号，使受精卵停留于输卵管而不在子宫着床，这样就使小鼠的怀孕期大大延长；而营养充足、带仔少的母鼠，则会在 19~21 d 按正常的怀孕期产仔。

3. 环境因素

环境因素会改变动物的营养需求。就恒温动物而言，若暴露在热中性区以下的温度，动物必须产生较多的热能以维持体温的恒定。反之，在高温环境中，动物采食欲望会下降，此时应提供高营养水平的饲料，使动物获得足够的养分。若动物异常贪食，则可用低水平的饲料供应。笼盒种类也会影响动物对养分的需求。例如，动物可由镀锌的笼盒表面接触到锌元素，而饲养在平板底网上的动物，就有更多的机会摄取到粪便中的额外养分。溶解在饮用水中的金属元素和微量元素，如铜管释出的铜元素，以及受当地土壤影响的铁、钠、钙、硒等，也常会影响饲料中的矿物质含量。另一些微量元素如铬（Cr）、锶（Sr）会飘浮在空气中，也会污染实验的条件。垫料的异常摄食会增加胃肠道的蠕动，加速饲料通过肠道的速度，从而影响营养物质的吸收，降低营养物质的利用率。若饲料本身含有杀虫剂或微生物毒素，则会对动物造成直接的伤害。

4. 微生物状态

在正常饲养条件下，动物肠道中存在大量的微生物，这些微生物在肠道中栖生、繁殖、代谢，产生许多营养物质，如维生素 B_1、维生素 K 及氨基酸等，这些物质通常无法被动物再吸收和利用，除非是借由食粪行为再从粪中摄取获得。这些物质被利用的情形，会因动物种类、饲料成分、饲养条件不同而有所差异。因此，设计实验时就应考虑饲养方式是否容许食粪行为发生。无菌动物因肠道内微生物状态与一般动物不同，在配制饲料时必须调整饲料成分及配制方法，以满足动物的需求。

5. 研究条件

实验操作如外科手术或于饲料中添加测试药物，会造成动物紧张或改变饲料的适口性，使动物食欲减退，进而影响饲料的采食。此时，就必须给予适口性较好的饲料或提供高营养成分的饲料。在限制性实验中应调整饲料配方，增加部分养分的浓度，以补充因摄食减少而不足的部分，否则会影响到其他养分的吸收与利用。

6. 营养成分的相互作用

在调制饲料时要留意营养成分间的相互作用，因为某种养分摄取量的增加往往会影响其他营养成分的吸收和利用，如改变饲料中能量饲料的浓度，会影响动物的摄食量。当使用高能量饲料时，动物的采食量便会下降，此时就必须调高饲料中营养成分的浓度，另外不同的矿物质饲料会竞争同一吸收门户或同一运送系统，而影响到彼此被吸收的效率，如钙、磷、镁及维生素 D 间的关系。因此在调配饲料时，若存在不寻常的养分浓度，则应考虑它对其他养分的影响，并相应调整其他营养成分的含量。

二、实验动物食性与营养需求

饲料是实验动物所需营养素的唯一来源，所用饲料必须含有维持动物生命与健康，以及生长、繁殖、哺乳等所必需的足够量的营养素。这个必需的营养素量即是动物营养需求量。实验动物因食性、消化道的功能与构造、消化能力等的不同，其营养需求量亦不同。如不考虑这些因素，动物不仅会出现生长停滞和繁殖障碍，而且还会发生具有特征性的维生素及矿物质缺乏症或过多症。

（一）大鼠的食性与营养需求

大鼠是杂食性动物，对饲料中动物性蛋白和脂肪有一定需求。应满足其各种营养物质需求，在饲料中添加0.78%的蛋氨酸和1.32%的赖氨酸可提高大鼠的生长速度，18%~20%的粗蛋白质可满足大鼠的生长、妊娠和泌乳的需求。大鼠对各种营养素的缺乏敏感，应特别注意脂肪酸的供给，必需脂肪酸含量占总能量的1.3%，其中亚油酸在饲料中含量不能低于0.3%。大鼠不易缺乏维生素K，但要补充大量维生素A。大鼠对钙、磷的缺乏耐受力较强，对镁需求量较多，尤其是妊娠、哺乳时需求量明显增加。每公斤（1公斤＝1 000克）饲料中添加120 IU的维生素E能提高大鼠繁殖率。无菌大鼠还应注意补充维生素B_{12}。

我国实验动物饲料营养标准《实验动物　配合饲料营养成分》（GB 14924.3—2010）规定大鼠、小鼠的营养指标、氨基酸指标、维生素指标和矿物质指标见表3-2至表3-5。

表3-2　大鼠、小鼠配合饲料常规营养成分指标　　　　　　单位：%

营养成分	维持饲料	生长繁殖饲料	营养成分	维持饲料	生长繁殖饲料
水分≤	10.0	10.0	粗灰分≤	8.0	8.0
粗蛋白≥	18.0	20.0	钙	1.0~1.8	1.0~1.8
粗脂肪≥	4.0	4.0	磷	0.6~1.2	0.6~1.2
粗纤维≤	5.0	5.0	钙：磷	1.2：1~1.7：1	1.2：1~1.7：1

表3-3　大鼠、小鼠配合饲料氨基酸指标　　　　　　单位：%

氨基酸	维持饲料	生长繁殖饲料	氨基酸	维持饲料	生长繁殖饲料
赖氨酸≥	0.82	1.32	苯丙氨酸+酪氨酸≥	1.10	1.30
蛋氨酸+胱氨酸≥	0.53	0.78	苏氨酸≥	0.65	0.88
精氨酸≥	0.99	1.10	亮氨酸≥	1.44	1.76
组氨酸≥	0.40	0.55	异亮氨酸≥	0.70	1.03
色氨酸≥	0.19	0.25	缬氨酸≥	0.84	1.17

表 3-4　大鼠、小鼠配合饲料维生素指标

营养成分	维持饲料	生长繁殖饲料	营养成分	维持饲料	生长繁殖饲料
维生素 A(IU/kg) ≥	7 000	14 000	维生素 B_{12}(mg/kg) ≥	0.020	0.022
维生素 D(IU/kg) ≥	800	1 500	烟酸(mg/kg) ≥	45.0	60.0
维生素 E(IU/kg) ≥	60	120	泛酸(mg/kg) ≥	17.0	24.0
维生素 K(mg/kg) ≥	3.0	5.0	叶酸(mg/kg) ≥	4.0	6.0
维生素 B_1(mg/kg) ≥	8.0	13.0	生物素(mg/kg) ≥	0.10	0.20
维生素 B_2(mg/kg) ≥	10.0	12.0	胆碱(mg/kg) ≥	1 250	1 250
维生素 B_6(mg/kg) ≥	6.0	12.0			

表 3-5　大鼠、小鼠配合饲料矿物质指标

营养成分	维持饲料	生长繁殖饲料	营养成分	维持饲料	生长繁殖饲料
镁(%) ≥	0.2	0.2	铜(mg/kg) ≥	10.0	10.0
钾(%) ≥	0.5	0.5	锌(mg/kg) ≥	30.0	30.0
钠(%) ≥	0.2	0.2	碘(mg/kg) ≥	0.50	0.50
铁(mg/kg) ≥	100	120	硒(mg/kg)	0.10~0.20	0.10~0.20
锰(mg/kg) ≥	75.0	75.0			

（二）小鼠的食性与营养需求

小鼠是杂食性动物，近交系极多，应根据不同品系的特点提供相应的日粮，以维持其生物学特性和保证实验正常进行。饲料中 18%～20% 粗蛋白，4% 粗脂肪，KM、ICR、BALB/c、DBA/2 等品系小鼠均获得满意的繁殖效果。日粮中添加 0.47% 含硫氨基酸可提高小鼠的生长发育和繁殖性能。小鼠特别需要含亚油酸丰富的日粮。小鼠对钙及维生素 A、D 需求量较高，但同时又对过量维生素 A 敏感。维生素 A 过量可导致小鼠繁殖紊乱和胚胎畸形。每公斤饲料中添加 50 mg 维生素 E，可显著提高小鼠受孕率、产仔率。无菌小鼠还应注意补充维生素 K。小鼠的营养需求见表 3-2 至表 3-5。

（三）豚鼠的食性与营养需求

豚鼠是草食性动物，能耐受粗纤维含量较高的饲料，对某些必需氨基酸特别是精氨酸的需求量较高。豚鼠对粗纤维的消化能力强，日粮中要含 10%～15% 的粗纤维。如果粗纤维量不足，豚鼠会出现排粪障碍和脱毛现象。豚鼠对维生素 C 缺乏特别敏感，缺乏可致坏血病，繁殖力下降，甚至造成死亡。《实验动物 配合饲料营养成分》（GB 14924.3—2010）规定豚鼠的营养指标、氨基酸指标、维生素指标和矿物质指标见表 3-6 至表 3-9。

表 3-6　豚鼠配合饲料常规营养成分指标　　　　　　单位:%

营养成分	维持饲料	生长繁殖饲料	营养成分	维持饲料	生长繁殖饲料
水分≤	11.0	11.0	粗灰分≤	9.0	9.0
粗蛋白≥	17.0	20.0	钙	1.0~1.5	1.0~1.5
粗脂肪≥	3.0	3.0	磷	0.5~0.8	0.5~0.8
粗纤维	10.0~15.0	10.0~15.0	钙:磷	1.3:1~2.0:1	1.3:1~2.0:1

表 3-7　豚鼠配合饲料氨基酸指标　　　　　　单位:%

营养成分	维持饲料	生长繁殖饲料	营养成分	维持饲料	生长繁殖饲料
赖氨酸≥	0.75	0.85	色氨酸≥	0.24	0.28
蛋氨酸+胱氨酸≥	0.54	0.68	苏氨酸≥	0.65	0.75
精氨酸≥	0.80	1.00	亮氨酸≥	1.25	1.35
组氨酸≥	0.34	0.40	异亮氨酸≥	0.72	0.80
苯丙氨酸+酪氨酸≥	1.20	1.50	缬氨酸≥	0.80	0.93

表 3-8　豚鼠配合饲料维生素指标

营养成分	维持饲料	生长繁殖饲料	营养成分	维持饲料	生长繁殖饲料
维生素 A(IU/kg)≥	7 500	12 500	维生素 B_{12}(mg/kg)≥	0.02	0.03
维生素 D(IU/kg)≥	700	1 250	烟酸(mg/kg)≥	40.0	55.0
维生素 E(IU/kg)≥	50	70	泛酸(mg/kg)≥	12.0	19.0
维生素 K(mg/kg)≥	0.30	0.40	叶酸(mg/kg)≥	1.0	3.0
维生素 B_1(mg/kg)≥	7.0	10.0	生物素(mg/kg)≥	0.20	0.45
维生素 B_2(mg/kg)≥	8.0	15.0	胆碱(mg/kg)≥	1 000	1 200
维生素 B_6(mg/kg)≥	6.0	9.0	维生素 C(mg/kg)≥	1 500	1 800

表 3-9　豚鼠配合饲料矿物质指标

营养成分	维持饲料	生长繁殖饲料	营养成分	维持饲料	生长繁殖饲料
镁(%)≥	0.2	0.3	铜(mg/kg)≥	9.0	14.0
钾(%)≥	0.6	1.0	锌(mg/kg)≥	50.0	60.0
钠(%)≥	0.2	0.3	碘(mg/kg)≥	0.40	1.10
铁(mg/kg)≥	100	150	硒(mg/kg)	0.10~0.20	0.10~0.20
锰(mg/kg)≥	40.0	60.0			

（四）地鼠的食性与营养需求

地鼠属于杂食性动物，饲料中粗蛋白的含量要求达到 20%～22%，特别是饲料中的动物性蛋白应有一定比例。地鼠像反刍动物一样能有效地利用非蛋白氮。如蛋白质不足，成年地鼠将出现性功能减退，幼鼠则生长发育迟缓。《实验动物 配合饲料营养成分》（GB 14924.3—2010）规定地鼠的营养指标、氨基酸指标、维生素指标和矿物质指标见表 3-10 至表 3-13。

表 3-10　地鼠配合饲料常规营养成分指标　　　　　　　　　　单位:%

营养成分	维持饲料	生长繁殖饲料	营养成分	维持饲料	生长繁殖饲料
水分≤	10.0	10.0	粗灰分≤	8.0	8.0
粗蛋白≥	20.0	22.0	钙	1.0～1.8	1.0～1.8
粗脂肪≥	3.0	3.0	磷	0.6～1.2	0.6～1.2
粗纤维≤	6.0	6.0	钙:磷	1.2:1～1.7:1	1.2:1～1.7:1

表 3-11　地鼠配合饲料氨基酸指标　　　　　　　　　　单位:%

营养成分	维持饲料	生长繁殖饲料	营养成分	维持饲料	生长繁殖饲料
赖氨酸≥	1.18	1.32	色氨酸≥	0.25	0.29
蛋氨酸+胱氨酸≥	0.70	0.78	苏氨酸≥	0.80	0.88
精氨酸≥	1.13	1.38	亮氨酸≥	1.50	1.76
组氨酸≥	0.45	0.55	异亮氨酸≥	1.03	1.18
苯丙氨酸+酪氨酸≥	1.27	1.73	缬氨酸≥	1.05	1.12

表 3-12　地鼠配合饲料维生素指标

营养成分	维持饲料	生长繁殖饲料	营养成分	维持饲料	生长繁殖饲料
维生素 A（IU/kg）≥	10 000	14 000	维生素 B_{12}（mg/kg）≥	0.020	0.022
维生素 D（IU/kg）≥	2 000	2 400	烟酸（mg/kg）≥	45.0	60.0
维生素 E（IU/kg）≥	100	120	泛酸（mg/kg）≥	17.0	24.0
维生素 K（mg/kg）≥	3.0	5.0	叶酸（mg/kg）≥	4.0	6.0
维生素 B_1（mg/kg）≥	8.0	13.0	生物素（mg/kg）≥	0.10	0.20
维生素 B_2（mg/kg）≥	10.0	12.0	胆碱（mg/kg）≥	1 250	1 250
维生素 B_6（mg/kg）≥	6.0	12.0			

表 3-13 地鼠配合饲料矿物质指标

营养成分	维持饲料	生长繁殖饲料	营养成分	维持饲料	生长繁殖饲料
镁（%）≥	0.2	0.2	铜（mg/kg）≥	10.0	10.0
钾（%）≥	0.5	0.5	锌（mg/kg）≥	30.0	30.0
钠（%）≥	0.2	0.2	碘（mg/kg）≥	0.50	0.50
铁（mg/kg）≥	100	120	硒（mg/kg）	0.10~0.20	0.10~0.20
锰（mg/kg）≥	75.0	75.0			

（五）兔的食性与营养需求

兔是草食性动物，对饲料中粗纤维的品质要求较高，日粮应补充精氨酸和赖氨酸。兔对缺钙有较强的耐受能力。虽然其肠道微生物可以合成维生素 K 和大部分 B 族维生素，但繁殖时仍需要额外补充维生素 K。饲料中需要有一定量的粗纤维以维持其正常的消化生理功能，其日粮中粗纤维含量应大于 10%，但无菌兔除外。《实验动物 配合饲料营养成分》（GB 14924.3—2010）规定兔的营养指标、氨基酸指标、维生素指标和矿物质指标见表 3-14 至表 3-17。

表 3-14 兔配合饲料常规营养成分指标　　　　单位：%

营养成分	维持饲料	生长繁殖饲料	营养成分	维持饲料	生长繁殖饲料
水分≤	11.0	11.0	粗灰分≤	9.0	9.0
粗蛋白≥	14.0	17.0	钙	1.0~1.5	1.0~1.5
粗脂肪≥	3.0	3.0	磷	0.5~0.8	0.5~0.8
粗纤维	10.0~15.0	10.0~15.0	钙：磷	1.3：1~2.0：1	1.3：1~2.0：1

表 3-15 兔配合饲料氨基酸指标　　　　单位：%

营养成分	维持饲料	生长繁殖饲料	营养成分	维持饲料	生长繁殖饲料
赖氨酸≥	0.70	0.80	色氨酸≥	0.22	0.27
蛋氨酸+胱氨酸≥	0.50	0.60	苏氨酸≥	0.56	0.65
精氨酸≥	0.70	0.80	亮氨酸≥	1.15	1.30
组氨酸≥	0.30	0.35	异亮氨酸≥	0.60	0.72
苯丙氨酸+酪氨酸≥	1.10	1.30	缬氨酸≥	0.75	0.83

表3-16 兔配合饲料维生素指标

营养成分	维持饲料	生长繁殖饲料	营养成分	维持饲料	生长繁殖饲料
维生素 A(IU/kg)≥	6 000	12 500	维生素 B$_{12}$(mg/kg)≥	0.020	0.030
维生素 D(IU/kg)≥	700	1 250	烟酸(mg/kg)≥	40.0	55.0
维生素 E(IU/kg)≥	50	70	泛酸(mg/kg)≥	12.0	19.0
维生素 K(mg/kg)≥	0.30	0.40	叶酸(mg/kg)≥	1.0	3.0
维生素 B$_1$(mg/kg)≥	7.0	10.0	生物素(mg/kg)≥	0.20	0.45
维生素 B$_2$(mg/kg)≥	8.0	15.0	胆碱(mg/kg)≥	1 000	1 200
维生素 B$_6$(mg/kg)≥	6.0	9.0			

表3-17 兔配合饲料矿物质指标

营养成分	维持饲料	生长繁殖饲料	营养成分	维持饲料	生长繁殖饲料
镁(%)≥	0.2	0.3	铜(mg/kg)≥	9.0	14.0
钾(%)≥	0.6	1.0	锌(mg/kg)≥	50.0	60.0
钠(%)≥	0.2	0.3	碘(mg/kg)≥	0.40	1.10
铁(mg/kg)≥	100	150	硒(mg/kg)	0.10~0.20	0.10~0.20
锰(mg/kg)≥	40.0	60.0			

（六）猴的食性与营养需求

非人灵长类动物是杂食性动物，食谱范围广，日粮能量的50%以上来自糖代谢。体内不能合成维生素 C，必须由日粮提供，同时要注意日粮的适口性。除主食外，每天应供给一定量的新鲜水果和蔬菜。《实验动物 配合饲料营养成分》（GB 14924.3—2010）规定猴的营养指标、氨基酸指标、维生素指标和矿物质指标见表3-18至表3-21。

表3-18 猴配合饲料常规营养成分指标　　　　　　　　　　单位:%

营养成分	维持饲料	生长繁殖饲料	营养成分	维持饲料	生长繁殖饲料
水分≤	10.0	10.0	粗灰分≤	7.0	7.0
粗蛋白≥	16.0	21.0	钙	0.8~1.2	1.0~1.4
粗脂肪≥	4.0	5.0	磷	0.6~0.8	0.7~1.0
粗纤维≤	4.0	4.0	钙:磷	1.2:1~1.5:1	1.2:1~1.5:1

表 3-19　猴配合饲料氨基酸指标　　　　　　　　　单位:%

营养成分	维持饲料	生长繁殖饲料	营养成分	维持饲料	生长繁殖饲料
赖氨酸 ≥	0.85	1.20	色氨酸 ≥	0.23	0.27
蛋氨酸+胱氨酸 ≥	0.60	0.79	苏氨酸 ≥	0.63	0.79
精氨酸 ≥	0.99	1.29	亮氨酸 ≥	1.35	1.59
组氨酸 ≥	0.44	0.48	异亮氨酸 ≥	0.72	0.82
苯丙氨酸+酪氨酸 ≥	1.31	1.54	缬氨酸 ≥	0.90	1.09

表 3-20　猴配合饲料维生素指标

营养成分	维持饲料	生长繁殖饲料	营养成分	维持饲料	生长繁殖饲料
维生素 A(IU/kg) ≥	10 000	15 000	维生素 B_{12}(mg/kg) ≥	0.03	0.05
维生素 D(IU/kg) ≥	2 200	2 200	烟酸(mg/kg) ≥	50.0	60.0
维生素 E(IU/kg) ≥	55	65	泛酸(mg/kg) ≥	13.0	42.0
维生素 K(mg/kg) ≥	1.0	1.0	叶酸(mg/kg) ≥	0.20	2.0
维生素 B_1(mg/kg) ≥	4.0	16.0	生物素(mg/kg) ≥	0.10	0.40
维生素 B_2(mg/kg) ≥	5.0	16.0	胆碱(mg/kg) ≥	1 300	1 500
维生素 B_6(mg/kg) ≥	5.0	13.0	维生素 C(mg/kg) ≥	1 700	2 000

表 3-21　猴配合饲料矿物质指标

营养成分	维持饲料	生长繁殖饲料	营养成分	维持饲料	生长繁殖饲料
镁(%) ≥	0.10	0.15	铜(mg/kg) ≥	13.0	16.0
钾(%) ≥	0.70	0.80	锌(mg/kg) ≥	110.0	140.0
钠(%) ≥	0.30	0.40	碘(mg/kg) ≥	0.50	0.80
铁(mg/kg) ≥	120	180	硒(mg/kg)	0.10~0.20	0.10~0.20
锰(mg/kg) ≥	40.0	60.0			

（七）犬的食性与营养需求

犬是肉食性动物，必须供给足够的脂肪和蛋白质，饲料中动物性蛋白应占全部蛋白质食物的 1/3。犬能耐受高脂肪日粮，要求日粮含有一定量的不饱和脂肪酸。维生素 A 的需求量较大，亦需补充维生素 B_{12}。《实验动物　配合饲料营养成分》（GB 14924.3—2010）规定犬的营养指标、氨基酸指标、维生素指标和矿物质指标见表 3-22 至表 3-25。

表 3-22　犬配合饲料常规营养成分指标　　　　　　　单位:%

营养成分	维持饲料	生长繁殖饲料	营养成分	维持饲料	生长繁殖饲料
水分≤	10.0	10.0	粗灰分≤	9.0	9.0
粗蛋白≥	20.0	26.0	钙	0.7~1.0	1.0~1.5
粗脂肪≥	4.5	7.5	磷	0.5~0.8	0.8~1.2
粗纤维≤	4.0	3.0	钙:磷	1.2:1~1.4:1	1.2:1~1.4:1

表 3-23　犬配合饲料氨基酸指标　　　　　　　单位:%

营养成分	维持饲料	生长繁殖饲料	营养成分	维持饲料	生长繁殖饲料
赖氨酸≥	0.71	1.11	色氨酸≥	0.21	0.23
蛋氨酸+胱氨酸≥	0.54	0.72	苏氨酸≥	0.65	0.78
精氨酸≥	0.69	1.35	亮氨酸≥	0.81	1.60
组氨酸≥	0.25	0.48	异亮氨酸≥	0.50	0.79
苯丙氨酸+酪氨酸≥	1.00	1.56	缬氨酸≥	0.54	1.04

表 3-24　犬配合饲料维生素指标

营养成分	维持饲料	生长繁殖饲料	营养成分	维持饲料	生长繁殖饲料
维生素 A(IU/kg)≥	8 000	10 000	维生素 B_{12}(mg/kg)≥	0.030	0.068
维生素 D(IU/kg)≥	2 000	2 000	烟酸(mg/kg)≥	50.0	50.0
维生素 E(IU/kg)≥	40	50	泛酸(mg/kg)≥	9.0	27.0
维生素 K(mg/kg)≥	0.1	0.9	叶酸(mg/kg)≥	0.16	1.0
维生素 B_1(mg/kg)≥	6.0	13.0	生物素(mg/kg)≥	0.20	0.20
维生素 B_2(mg/kg)≥	4.0	5.0	胆碱(mg/kg)≥	1 400	2 000
维生素 B_6(mg/kg)≥	5.0	6.0			

表 3-25　犬配合饲料矿物质指标

营养成分	维持饲料	生长繁殖饲料	营养成分	维持饲料	生长繁殖饲料
镁(%)≥	0.15	0.20	铜(mg/kg)≥	12.0	14.0
钾(%)≥	0.50	0.70	锌(mg/kg)≥	50.0	60.0
钠(%)≥	0.39	0.44	碘(mg/kg)≥	1.40	1.70
铁(mg/kg)≥	150	250	硒(mg/kg)	0.10~0.20	0.10~0.20
锰(mg/kg)≥	40.0	60.0			

（七）猫的食性与营养需求

猫是肉食性动物，饲料配比中应有较高比例的动物性饲料，尤其是小猫要求高脂肪酸日粮，生长期猫的日粮要求含有一定数量的蛋白质，亚油酸含量不能低于 1%。猫属于不能利用 β-胡萝卜素作为维生素 A 源的动物，因此应在饲料中补充维生素 A，对维生素 E 的需求量也较高。实验用猫的饲料营养指标尚未列入我国国家标准，可参考宠物猫的饲养标准。

（八）鱼的食性与营养需求

鱼类是水生动物，对碳水化合物利用率较低，对蛋白质的需求较高。鱼类摄入的饲料蛋白质除用于生长外，还有相当一部分被分解以供给能量。其饲料蛋白质适宜含量与鱼的食性、水温、溶氧等有密切关系，一般认为适宜范围为 22%~55%。鱼类需要的 10 种必需氨基酸为精氨酸、组氨酸、异亮氨酸、亮氨酸、赖氨酸、蛋氨酸、苯丙氨酸、苏氨酸、色氨酸、缬氨酸。温水性鱼类对碳水化合物适宜量为 30%，冷水性鱼类为 21%。鱼类对脂肪有较高的消化率，尤其对低熔点脂肪，其消化率一般为 90% 以上。由于鱼类对碳水化合物利用率低，因而脂肪成为鱼类重要而经济的能量来源。国外近十年来一直在饲料中添加油脂以节约蛋白质，提高饲料的利用效率。其添加量一般为 5%~6%，最高可达 10% 以上。在必需脂肪酸方面，鱼类稍不同于哺乳动物。在哺乳动物中起主要作用的必需脂肪酸（EFA）是 n-6 脂肪酸，如亚油酸（十八碳二烯酸）、花生四烯酸；而在鱼类中起主要作用的是 n-3 脂肪酸和 n-6 脂肪酸两种，如亚麻酸（十八碳三烯酸）、亚油酸（十八碳二烯酸）、二十碳五烯酸、二十二碳六烯酸。维生素是维持鱼体正常生理功能必需的一类化合物。鱼类需要和哺乳动物相同的 15 种维生素。但各维生素的重要性在鱼类和哺乳动物之间有很大差别，主要表现在以下几方面：鱼类与哺乳动物在矿物质盐代谢方面的最大区别在于鱼类能从水中吸收一部分无机盐，而海水鱼通过吞饮海水由肠道吸收无机盐。一般认为鱼类能有效地利用水中的溶解钙。另外，鱼类也能从水中吸收部分 Mg、Fe、Cu、Zn、I 等。但鱼类对水体中的某些矿物元素不能有效利用，如磷必须由食物供给。所以，应在鱼饲料中添加水溶性的无机磷，以增加磷的吸收。鱼类直接从水中摄取各种无机盐的过程已用放射性同位素经多次实验后查清。但是，用去掉某无机盐的饲料养鱼时，即使该无机盐溶解于水中，鱼也往往出现异常。这说明单靠水中吸收量就可满足营养需求的元素的情况是极有限的。水中无机盐的吸收因元素种类而存在难易问题，此外也与无机盐浓度等有关。若在饲料中添加上述已去掉的无机盐，往往可使鱼类恢复正常。鱼类对矿物质的需求可分为两类：一类是需求量较大的，如钾、钠、钙、磷、镁、硫、氯等；另一类是需求微量的，称微量元素，如铁、锌、锰、铜、碘、硒、钴等。鱼类对矿物质的需求有一点必须注意的就是钙与磷的比例问题。几乎所有的鱼都需要磷元素，而且需求量为所有元素之首。鱼类对钙的需求没有具体的数量，似乎可有可无，这是因为鱼能从水中、池底获得钙，但不能摄取磷，磷必须从饲料中获取，并且饲料中磷的含量一定要能满足机体的需求量。有关鱼类对钙、磷比例的要求以 1:1 或 1:1.5 为宜。

实验用动物斑马鱼和文昌鱼常采用孵化丰年虾为主要饵料，再辅以少量配合饲料。

（九）其他实验动物的食性与营养需求

随着生物医学研究的不断发展，动物实验对实验动物的品种品系需求越来越多，部分经济动物和野生动物也逐渐被实验动物化，如鸡、小型猪、沙鼠、树鼩、牛、羊等。目前，它们的营养标准还没有被写进实验动物国家标准，可以参照畜禽饲养相关标准及有关文献，在此基础上根据实验目的和需求进行适当调整。

三、实验动物饲料

（一）饲料原料的分类

根据来源、理化性状、消化率、生产方式、营养特性等可把饲料原料分为以下八大类。

（1）粗饲料：含粗纤维18%以上，每公斤干物质的消化能不超过2 500 kcal（1 kcal＝4.2 kJ）。例如，农作物在籽实成熟后，收获籽实所剩余的副产品。

（2）青绿饲料：富含叶绿素的植物性饲料，包括牧草、蔬菜类饲料、作物的茎叶、枝叶饲料及水生植物饲料等。

（3）青贮饲料：利用青贮技术，使青贮饲料处于厌氧条件下，利用乳酸菌发酵产生乳酸，使青贮饲料处于pH 3.8～4.2的环境中，从而较好地保存原有营养价值的饲料。

（4）能量饲料：粗纤维含量不足18%，或1公斤饲料干物质中含消化能2 500 kcal以上的饲料。在能量饲料中又以3 000 kcal消化能作为划分高低能量饲料的量限。主要有谷类籽实、块根、块茎类饲料及其加工副产品。

（5）蛋白质饲料：干物质中粗蛋白质含量20%以上的饲料，这类饲料也都具有能量饲料的特性。蛋白质饲料又可分为：① 植物性蛋白质饲料，如豆类籽实及其加工副产品，各种油料籽实及它们的油饼等；② 动物性蛋白质饲料，如乳品、骨肉粉、蚕蛹、鱼粉、酵母等。

（6）矿物质饲料：指对动物生命所必需的矿物元素，如食盐、贝壳粉、骨粉等。

（7）维生素饲料：维持动物正常生理功能所必需的低分子有机化合物。由于需求量极微，多作为营养物质添加剂使用。

（8）饲料添加剂：指配合饲料中加入的各种微量成分，包括氨基酸、维生素制剂、微量元素、抗生素、抗氧化剂、驱虫药物、防霉剂等。

（二）配合饲料的分类

配合饲料是指由多种饲料按一定比例配合而成的混合饲料。配合饲料有以下几种分类方法。

1. 根据所含营养成分分类

（1）配合饲料：根据饲养动物的营养需求将多种饲料原料按饲料配方经工业化生产的均匀混合物。

（2）浓缩饲料：以蛋白质饲料为主，混以矿物质和添加剂预混料配比而成。不能直接饲喂动物。须按说明与能量饲料或粗饲料混合后才可使用。

（3）添加剂预混料：由营养物质添加剂（如各种氨基酸、维生素等）和非营养物质添加剂（如促生长剂、黏合剂、防霉剂等）按各种饲料配方需要，加上必要的载体配制成各种添加剂预混料，分别包装，在配料时按比例加入。

（4）代乳饲料：指能够替代自然乳的全价配合饲料。

2. 按饲料的物理形状或加工工艺分类

（1）粉状饲料：各种主副原料粉碎后按规定配方进行混合，不再进行成型加工的粉状饲料。

（2）颗粒饲料：全价配合饲料经颗粒饲料机加工形成的各种直径规格的颗粒状饲料。

（3）膨化饲料：全价配合饲料以饲料膨化机加工后形成的颗粒状饲料。

（4）液体饲料：以特殊工艺加工形成的液态饲料。

3. 按所饲喂的动物种类及生理阶段分类

（1）按所饲喂的动物种类分类：可分为大鼠料、小鼠料、豚鼠料、兔料、猪料、犬料等。

（2）按生理阶段分类：可分为育成料、繁殖料、维持料等。

4. 按饲料的用途或功能分类

在开展动物实验的过程中，往往因实验的需要，而专门加工制作并饲喂受试实验动物实验用饲料，如缺锌饲料、高胆固醇饲料、致肝癌饲料、蛋白质缺乏料等。

（三）实验动物饲料的配合

在饲养实验动物时，应根据不同动物对营养的需求来选择饲料并确定合理的饲料配方，以保证动物能从饲料中获得足够的营养。

1. 配合原则

首先应满足所饲喂动物的营养需求，尽量选用营养丰富、来源充足、价格合理的原料进行配合；尽量选用多种饲料原料，以使各种营养成分互补，充分考虑不同种类动物的消化特点，注意日粮的适口性。应考虑饲料是否需要经灭菌处理，是否需要添加其他营养成分，还应考虑饲料的储存时间。

2. 配合步骤

（1）掌握动物的营养需求标准。

（2）确定参与配合的饲料种类。

（3）初步确定一个比例。

（4）按其比例计算饲料配方中所含有的主要营养物质量。

（5）与需求标准进行对比。

（6）调整、补充。

（7）抽样、分析。

（四）实验动物饲料营养价值评定

饲料营养价值是指饲料本身所含营养成分及这些营养成分被动物利用后所产生的营养效果。饲料中所含有的营养成分是动物维持生命活动和生产的物质基础，若一种饲料含的营养成分多，并且这些成分又能大部分被动物利用，则这种饲料的营养价值就高；反之，若饲料所含营养成分低，或虽营养成分含量高，但能被动物利用得少，则其营养价值就低。饲料营养价值主要通过化学分析、消化试验、代谢试验、平衡试验和饲养试验来评定。各国学者对评定方法进行了大量的研究和改进，已使饲料营养价值的评定成为许多营养实验室的常规工作之一。

1. 化学分析

（1）样品采集。

样品采集是饲料营养价值评定工作中最重要的一步，采集的样品必须具有代表性，即代表全部被检物质的平均水平。否则，即使实验室分析的仪器和方法先进、科学，也不能得出科学、公证和实用的结果。饲料样本的制备在于确保样品十分均匀，在分析时，取任何部分都能代表全部被检测物质的成分。根据被检物质的性质和检测项目要求，可以用摇动、搅拌、切碎、研磨或捣碎等方法进行。互不相溶的液体分离后分别取样。

（2）营养素含量的表示方法。

在化学分析中，不同的营养素含量常采用不同的表示方法。

① 百分数（%）：是最为常用的表示方法，其表示饲料中某养分在饲料中的重量百分比，主要用以表示常规养分、常量元素、氨基酸的含量。

② mg/kg：通常用以表示微量元素、水溶性维生素等养分（有时还用 µg/kg）。

③ IU（国际单位）：常用以表示脂溶性维生素等在饲料中的含量。

（3）常用的化学分析方法。

① 概略养分分析法：1860 年德国 Weende 试验站的亨内伯格（Hanneberg）与施托曼（Stohmann）二人创建了分析测定水分、粗灰分、粗蛋白质、粗脂肪、粗纤维与无氮浸出物的概略养分分析方法。概略养分分析法仅能给出饲料中"粗养分"含量的测定值，而未给出"粗养分"中各种具体营养成分的含量，如灰分中各种元素含量、粗纤维中各种物质含量等，这导致本属于不同养分的化合物被划分在同一养分内，使营养价值的评定不准确。例如，在粗纤维的测定过程中，酸处理会使很大一部分半纤维素被溶解，使饲料中最不能被利用的成分并未完全包括在粗纤维中，从而加大了无氮浸出物的计算误差。粗纤维并非化学上的一种物质，而是几种物质比例不确定的混合物，同时也并未将饲料中的这几种物质全部包括在其中。

② 范氏（Van Soest）饲草分析法（粗饲料分析方案）：概略养分分析法虽在饲料营养价值评定中起了十分重要的作用，但它在碳水化合物分析方法上的不足也受到广泛批评。为此，范苏斯特（Van Soest）在 1964 年首次建立了适于动物营养目的的粗饲料洗涤分析程序。

③ 纯养分分析：随着动物营养科学的发展和测试手段的提高，饲料营养价值的评定进一步深入细致，也更趋于自动化和快速化。饲料纯养分分析项目包括蛋白质中各种氨基酸、各种维生素、各种矿物质元素及必需脂肪酸等。这些项目的分析需要昂贵的精密仪器和先进的分析技术。

④ 近红外分析技术（near infrared reflectance spectroscopy，NIRS）：由于用传统的化学方法分析饲料营养价值耗时、耗费试剂且成本高，最近 20 年来，在一些营养实验室采用了将分析技术和统计分析技术联合使用的近红外分析技术。这一技术是应用一套光

学设备和计算机获得样品的数据谱，将一套已知分析值的饲料样品（通常需要 50 个样品）在近红外仪上测定，然后计算二者之间的回归关系，这一关系被输入计算机，用作样品测定时的经验公式。近红外的波长范围从 730 nm 到 2 500 nm，介于波长更短的可见光和波长更长的红外光之间，因此样品分析时只要读取光学数据就可以很快获得分析结果。

2. 消化试验

饲料进入动物消化道后，经机械的、化学的及生物学的作用后，大分子的饲料颗粒被逐渐降解为简单的分子，并为动物肠道所吸收，这就是动物的消化过程。在实践中通常用消化率来表示饲料养分被消化的程度及动物对养分的消化能力。

动物食入的某饲料养分减去粪中排出的该养分，即称可消化养分。那么消化率就是指饲料某养分的可消化养分占饲料中该养分总量的百分率，可用公式表示为：

$$某养分的消化率 = \frac{可消化养分}{饲料中该养分总量} \times 100\%$$

但是按以上方法测得的养分消化率，严格地说应称为表观消化率。这是由于粪中所排出的养分并非全部属于饲料本身未被消化吸收部分，还有一部分是来自消化道本身的产物，它包括消化器官所分泌的消化液的残余、消化道黏膜及上皮细胞脱落的残余和消化道微生物残体及产物等，这些产物常被称为（粪）代谢性产物（metabolic fecal products，MFP）。那么真（实）消化率的概念可用以下公式表示：

$$某养分的真（实）消化率 = \frac{食入的某饲料养分 - （粪中某养分 - 代谢性产物中某养分）}{食入的某饲料养分} \times 100\%$$

显然，从理论上讲，同一饲料养分的表观消化率总是低于其真（实）消化率。当然用真（实）消化率表示饲料养分的消化程度（评定饲料）比用表观消化率更真实、可靠。但对于许多的养分来说，要准确收集与测定试验动物 MFP 的养分是非常困难的，因此，用表观消化率来评定饲料的消化性能仍被普遍采用。

3. 代谢试验

代谢试验是利用供试动物采食与排出体外的营养物质之差来测定动物体组织成分变化情况的一种试验方法。因而通过物质代谢试验可了解各种饲料养分在动物体内的沉积能力（沉积率），以评定饲料的营养价值。

代谢试验既可测定饲料养分的利用率（沉积率），也可测知动物体内营养物质的增损情况。用代谢试验可研究的营养物质有水分、蛋白质、脂肪、各种矿物元素和维生素等。其基本方法是在消化试验基础上增加收集尿、气体的装置。

4. 饲养试验

饲料的营养价值只有在描述动物的生理功能和生产性能时才会有用，因此动物的生产性能是衡量饲料的绝对和相对营养价值的一个必需指标。在动物营养的饲养试验中，常用的设计方法有：对照试验、配对试验、单因子试验、随机化完全区组设计、拉丁方设计和正交设计等。

（五）实验动物饲料质量保证

1. 实验动物配合饲料的加工

实验动物是具有特殊用途的群体，必须保证饲料营养价值的恒定，因此，就必须有适合不同动物种类和品系、不同实验目的和要求的符合饲料质量标准的全价配合饲料。不同种类的实验动物和不同的实验目的，对饲料的加工要求也各不相同。如常用实验动物大鼠、小鼠、豚鼠、兔的饲料，应制成具有一定硬度、不同直径规格的颗粒饲料才较为适合其摄食习性。犬、猫则以膨化饲料为好。而有的实验动物根据实验目的的不同，常要求制作糊状、粉状或液体饲料以满足研究需要，但不论加工成什么形状，在饲料加工生产过程中一定要严格执行操作规程，保证产品质量，接受质量监督。

2. 实验动物饲料的储存

饲料储存包括原料储存和成品储存两部分内容。

① 原料储存：按原料种类、进货日期分开保管，最好贴上标签。保管过程中要注意温湿度变化，防止鸟类、鼠类、昆虫和爬虫的污染。做到先进先出、账目清楚。

② 成品的储存：成品饲料同样要分类存放，标志清楚，注明生产日期，不得与原料混贮。要定期清理成品饲料仓库，清扫存贮罐。严格执行先进先出原则。注意饲料的温湿度变化，防止成品饲料霉变，防止野鼠、昆虫及有毒物质的污染，检测合格的产品才可进库，成品饲料的发放手续要完备。一般饲料存放量不要过多，储存时间不宜过长。原粮储存 3~6 个月，粉状饲料 1~2 个月，动物性饲料 1~3 个月，成品颗粒料以不超过 1 个月为宜。具体存放期要根据饲料的含水量、存贮的季节、饲料仓库的温湿度等条件而定。成品料最好储存于 16 ℃ 以下的环境中，饲料存放须利用隔板，避免与地面直接接触。高脂肪酸饲料宜添加额外的维生素，使用期不宜超过 48 h。

3. 饲料的质量管理

饲料的质量管理包括饲料的配方设计、优选，原料的选择、采购与储存，饲料的配合、加工与制粒，成品的贮运直至饲喂的全过程。各个环节均应严格把关，才能确保饲料的质量。

饲料的原料要精心选择，保证新鲜、无生物性、化学性污染物质，如细菌毒素、微生物毒素、杀虫剂、虫害、植物性有毒物质、营养成分分解物质、亚硝酸盐类、重金属等。

不使用异味、霉变、虫蛀的菜籽饼、棉籽饼、亚麻仁饼等作为饲料原料。

饲料加工的环境条件、生产设备、生产工艺、生产人员、操作规程都应按实验动物管理机构的规定和要求去执行，避免意外污染的发生。

饲料生产过程中要有专门的质量管理人员进行监督，从饲料原料的粉碎、配合饲料的准确称量混合、制粒直至分装，均要严格执行操作和工艺要求。

配合饲料中不得掺入抗生素、驱虫剂、防腐剂、色素、促生长剂及激素等添加剂。

4. 影响饲料品质的因素

饲料的营养价值会因受到外界环境因素的影响而遭受破坏，这些因素包括光线、空气、热源、熏蒸消毒剂、辐照、运输与贮存条件等。

（1）光线：饲料中多种成分经光照射后会起化学变化而被破坏分解。常见者如核黄素、叶酸及维生素 B_{12}，因此制作、储存、运送时应将饲料放在阴暗处以减少营养成分的破坏。

（2）空气：饲料制作过程中若搅拌过度，会增加营养成分如维生素 A 的氧化，添加抗氧化剂有助于减缓氧化的过程。

（3）加热处理：饲料经干热和蒸汽处理时，其营养成分会发生变化，甚至产生有毒的物质和抗养分吸收的物质。一般而言，破坏的程度与温度及时间成正比。例如，若加热不当，氨基酸在蛋白质中会形成键结，或氨基酸与脂肪和碳水化合物键结而形成不可消化的物质。多数维生素在高温下也会被破坏，特别是维生素 B_1、维生素 B_6、维生素 A 和维生素 C。加热处理对饲料的物理性状也会有影响，如颗粒饲料凝结成块、变硬、焦化，产生异味而降低适口性。另外，加热处理不当会导致饲料发霉，脂肪酸氧化，适口性下降。无特定病原体动物配合饲料应进行 121 ℃、20 min 高压灭菌。

（4）^{60}Co 辐照：处理以谷类为主的饲料通常采用 ^{60}Co 辐照处理，其承受 5 Mrad（1 rad＝0.01 J/kg）的照射，通常不会出现营养物质的破坏，虽然维生素 B_1、维生素 B_6、维生素 E 可能会受到轻微的影响，但蛋白质成分几乎不受任何影响。饲料中若有水汽存在，经照射后会产生 OH^- 自由基，不仅使维生素氧化增加，动物采食后，也会对动物组织器官造成损害。

（5）熏蒸：较常使用的饲料熏蒸消毒剂是环氧乙烷气体，经其处理的饲料营养成分变化不大，但必须放在室温环境中充分地通风，以免药剂残留，影响动物生理特性，否则残留的物质被吸收后，要在肝脏中被代谢分解，这可能对肝脏产生毒性。

（6）运输：运输过程造成饲料损害的原因有由挤压造成粒状饲料的破碎，以及包装破损和运输环境不良导致营养成分的丢失、变质或污染。可选用硬质容器、塑料袋、厚纸袋包装。硬质容器可防止饲料被压碎；塑料袋可隔潮，但饲料本身必须干燥，以防长期存放而长霉；厚纸袋通气性好，最好混合使用上面的包装材料。国外有采用冷藏、充氮运输车运送饲料的，在封柜前将氮气充入货柜。

5. 质量监测

加工形成的成品饲料应进行抽样检测，检测标准为国家规定的营养标准——化学污染物标准（表 3-26）和微生物标准（表 3-27），质检合格的饲料方可出厂。

表 3-26　化学污染物指标

项目指标		项目指标	
砷（mg/kg）	≤0.7	六六六（mg/kg）	≤0.3
铅（mg/kg）	≤1.0	滴滴涕（mg/kg）	≤0.2
镉（mg/kg）	≤0.2	黄曲霉毒素（mg/kg）	≤20.0
汞（mg/kg）	≤0.02		

表 3-27　微生物指标

项目	小、大鼠	兔	豚鼠	地鼠	犬	猴
菌落总数（cfu/g）≤	5×10^4	1×10^5	1×10^5	1×10^5	5×10^4	5×10^4
大肠菌群（MPN/100 g）≤	30	90	90	90	30	30
霉菌和酵母数（cfu/g）≤	100	100	100	100	100	100
致病菌（沙门菌）	不得检出					

6. 商品化饲料的标签要求

商品化饲料必须附有标签，以确保使用单位了解所购饲料的有关信息，包括：配合饲料名称、饲料营养成分分析保证值和卫生指标、主要原料名称，使用说明、净重、生产日期、保质期（注明储存条件及储存方法），以及生产企业名称、地址及联系电话等。此外，标签还可以标注商标、生产许可证、质量认证标志等内容。标签不得与饲料的包装物分离。

四、动物营养学研究进展

（一）微生态营养学

微生态营养学是以动物微生态学和动物营养学为基础的一门交叉学科，其研究重点为动物微生态环境与宿主关系、菌群平衡及代谢产物与动物（消化吸收）代谢功能关系和饲料因子与动物胃肠道微生态环境的关系。动物消化道中的微生物数量级为100万亿（无菌动物除外），微生物间及微生物与动物间形成了相互依存和相互作用的不可分割的整体。

动物与正常微生物群落间共生关系的实质就是营养关系。肠道微生物参与蛋白质代谢、糖类代谢、脂肪代谢和维生素代谢等营养过程。动物的肠道微生物具有双重作用：一方面，肠道微生物具有分解饲料蛋白质的能力，甚至可分解几乎所有的含氮化合物；另一方面，肠道微生物又具有利用氮源合成氨基酸和蛋白质的能力。此外，排泄于肠道和泄殖腔中的尿素氮，也可通过肠管逆蠕动，转移到盲肠，由盲肠微生物分解进入再循环。许多纤维素和半纤维素分解菌及淀粉分解菌都具有分解淀粉的能力，这些细菌主要通过其产生的 α 和 β 淀粉酶分解淀粉，产生麦芽糖和葡萄糖等。大部分纤毛虫也能摄食和发酵淀粉，生成挥发性脂肪酸、乳酸和 CO_2。部分纤毛虫也能将可溶性糖，如葡萄糖、蔗糖和麦芽糖等同化，并将大部分以淀粉形式储存。肠道微生物还可分解利用动物不能利用的低聚糖，如果聚糖和甘露寡糖等。微生物对动物脂肪进行代谢的同时，一定程度上也负面影响脂肪的消化吸收。目前的研究表明，无菌动物较有菌动物能更好地吸收脂肪酸，某些肠道细菌通过将胆固醇转化为类固醇而影响动物对胆固醇的代谢，微生物对脂肪的代谢不利于不饱和脂肪酸的吸收。反刍动物、猪和禽类的肠道微生物群均可合成 B 族维生素。

1. 动物微生态营养的应用研究

优势菌群理论是动物微生态营养应用的第一个理论基础。宿主体内的正常微生物均存在一种或数种优势种群，优势种群的丧失就意味着微生态失调。在动物肠道微生态系统中，厌氧菌占比超过99%，兼性厌氧菌和需氧菌不到1%，因此肠道中的优势种群是厌氧菌。市场上的微生态制剂其作用在于恢复或补充优势种群，使失调的微生态达到新的平衡。第二个理论基础为生物夺氧理论，多数病原微生物属需氧菌或兼性厌氧菌，当动物肠道内微生态系统失调、局部氧分子质量浓度升高时，病原微生物的生长和繁殖得到加强。使用微生态制剂可培育好氧微生物，降低局部氧分子质量浓度，抑制病原微生物的生长，恢复失调的微生态平衡，从而达到预防和治疗疾病的目的。第三个理论基础为生物颉颃理论。正常微生物构成机体的化学屏障和生物屏障。微生物的代谢产物，如乙酸、丙酸、乳酸和其他活性物质等共同组成化学屏障。微生物有秩序地定殖于黏膜和皮肤等表面或细胞间形成生物屏障。补充微生态制剂可以重新构建机体的生物学屏障，阻止病原微生物的定殖，发挥生物颉颃作用。第四个理论基础为营养关系理论，肠道内正常微生物不仅可以促进食物的消化吸收，还可合成蛋白质、维生素及其他有益物质。使用适量的微生态制剂可显著提高饲料利用率，并有利于维护机体微量元素的平衡。

微生态制剂也称作微生物饲料调节剂，微生态制剂的调控作用有如下几种：① 保持胃肠道微生态平衡。胃肠道菌群是在长期进化过程中形成的，与宿主保持相对平衡。稳定的状态对畜禽的生长发育和疾病抵抗具有重要意义。② 生物拮抗作用。肠道内正常菌群是机体生物防御的屏障结构之一，在阻止侵袭菌在肠道内定殖生长方面发挥重要作用。将耗氧量大且对机体无害的菌群作为微生态制剂进行补充，就可通过消耗肠道内 O_2，降低局部氧分子质量浓度，造成厌氧环境这一途径来抑制病原菌的生长繁殖。③ 促进动物生长。微生态制剂能在动物肠道内产生各种消化酶，提高饲料利用率。例如，芽孢杆菌具有极强的蛋白酶、脂肪酶和淀粉酶活性，并在厌氧条件下发酵糖类，通过糖酵解和己糖磷酸支路两条途径产生一系列有机酸，不仅能有效抑制有害菌的繁殖，也为乳酸杆菌等的生长创造了有利条件；多数细菌能合成多种维生素及各种必需氨基酸供机体利用。④ 产生抗菌物质。枯草杆菌能产生杆菌溶素及杆菌肽等多种抗生素，某些芽孢杆菌在代谢过程中能产生抗生物质，这些物质都可对病原菌产生较强的抑制作用。⑤ 净化肠道环境。芽孢杆菌类通过厌氧发酵糖类物质产生多种有机酸，这些有机酸一方面通过降低肠道中 pH，抑制病原菌的生长繁殖，另一方面为乳酸杆菌的生长创造有利条件。

2. 动物微生态营养应用研究前景

动物微生态营养发展到现阶段，虽然取得了很多成果，仍有很多研究工作需要开展。特别是微生态制剂作用机制的研究尚处在探索阶段，大多数研究仅限于效果水平上，尽管已从动物微生态学方面提出一些理论或假说，但缺少有效试验方法和数据，尤其在动物营养物质代谢和微生物代谢方面还需要深入研究。不可否认的是，微生态学与动物营养学的结合及与其他学科的相互渗透，加之新的研究方法的不断引入，使动物微生态营养这一前沿领域呈现出了美好的发展前景。

（二）分子营养学

1. 分子营养学的概念

分子营养学就是营养学与现代分子生物学原理与技术有机结合而产生的一门新兴的边缘学科。它包含两层含义：一是营养素对基因表达的调控作用，二是遗传因素对营养素消化、吸收、分布、代谢和排泄的决定作用。传统的动物营养学对于营养素在生物体内的作用机制主要是从宏观的角度给予解释。其研究的主要内容包括：营养肽，包括蛋白质（小肽、氨基酸）、脂肪（脂肪酸）、糖（含纤维素）、微量元素和维生素在动物体内的消化、吸收、代谢及其平衡；影响营养素吸收、利用的内外因素；饲料的加工、环境温度等；饲料加工与营养成分的分析；动物的营养需求与饲养标准；营养与机体的关系，包括营养与疾病、营养与免疫、营养与生长和繁殖等。分子营养学的研究对象主要有：与营养相关的基因结构及其相关的 DNA 和染色体结构，基因表达的过程及其产物，饲料因素和饲料构成，机体的健康及生命早期营养状态等。其主要研究内容是：筛选和鉴定机体对营养素做出应答反应的基因，明确受饲料调节基因的功能，鉴定与营养相关疾病有关的基因，利用营养素调控基因表达或修饰基因结构，研究基因多态性对营养素需求量的影响。同时，根据上述研究结果，为增进健康和防范与营养相关疾病，制订出饲料干预方案。

2. 分子生物学技术在动物营养与饲料科学中的应用

分子生物学技术在动物营养学中的应用：利用分子生物学技术改造或生产动物性营养物质；在分子水平上研究营养与基因表达、调控的关系，以从根本上阐明营养对机体的作用机制；利用基因工程技术开发饲料资源。

利用分子生物学技术改造或生产营养物质：某些天然物质营养价值不高，或存在某种缺陷，均可利用分子生物学技术进行改造；而某些营养价值较高的物质，其来源非常有限，远远不能满足生产实际的需要，这时可以利用分子生物学技术进行大量生产。

随着分子生物学技术，特别是基因重组技术的发展，人们可以按自己的意愿实现目的基因在体外的克隆、重组或人工合成。为了能在细胞或机体水平上研究外源目的基因的表达、调控及其生物学功能，研究人员创造性地建立了一整套将目的基因导入细胞或动物受精卵的技术，称为转基因技术。利用转基因技术所培育的整合有目的基因并能稳定遗传和表达的动物，就是转基因动物，可建立遗传性疾病、肿瘤和其他疾病的实验动物模型，这些动物的营养需求往往有别于普通实验动物。

3. 营养对基因表达调控的方式及途径

基因表达是指编码某种蛋白质的基因从转录、mRNA 的加工与成熟、RNA 的翻译、蛋白质的加工，到活性（功能）蛋白质的形成的过程。基因表达受到严格的调控，这些调控包括转录调控、RNA 加工调控、RNA 转运调控、翻译调控、mRNA 稳定性调控及翻译后的调控。研究表明，营养对基因表达的作用主要发生在转录或翻译前水平上，对翻译后的环节影响较小。其调控的关键控制点包括：对 mRNA 5′ 和 3′ 非翻译区（UTR）的调节，核内 mRNA 加工的调节，mRNA 的翻译，mRNA 的稳定性，以及 mRNA 的定位等。

营养对基因表达的调节方式有两种：直接作用和间接作用。直接作用就是营养素可与细胞内组分，通常为调节蛋白（包括转录因子）作用，从而影响基因的转录速度及 mRNA 的丰度和翻译。间接作用是指特殊营养物质摄入可诱导次级介质的出现，其中包括许多信号传导系统、激素和细胞分裂素等。

（1）几种营养素对基因表达的调控。

① 碳水化合物：传统的动物营养学观点认为，碳水化合物是动物体内主要的能源物质，向机体提供维持生命活动所需要的能量。最新的研究表明，碳水化合物不仅是能源的提供者，它还对基因的表达有调控作用。Wu 等（2006）研究表明，在干扰素 γ 存在的条件下壳寡糖可以与巨噬细胞表面的 CD14、TLR4、CR13 等受体结合，开启细胞内的信号通路，最终诱导 NO 合成酶基因的表达，促使巨噬细胞大量合成 NO，NO 被大量产生后能够杀死肿瘤细胞和入侵机体的病原体。磷酸烯醇式丙酮酸羧激酶（PEPCK）是糖代谢过程中的一种十分重要的酶，也是肝和肾中糖原异生的关键酶。碳水化合物对

于该酶的调节主要是通过启动子来实现的。

② 蛋白质和氨基酸：日粮蛋白质是以特定的单个氨基酸的形式，调节胰岛素样生长因子（IGF-1）mRNA 的基因表达，而对生长激素受体（GHR）mRNA 没有明显的直接影响。O-gawa 等和 Oka 等（1997）研究证实，组氨酸酶和白蛋白 mRNA 在肝脏的表达随着日粮蛋白质或氨基酸供给的增加而提高。氨基酸对基因表达的调控作用可能是蛋白质调控作用的一种实现方式。在高蛋白质的食物被生物体吸收后，可使尿素循环中鸟氨酸氨甲酰基转移酶、氨甲酰磷酸合成酶、胱氨酸及精氨酸酶等的 mRNA 水平增高，活性增强，从而增加尿素合成。相对应地，饥饿状况可以对尿素合成酶基因进行调控，使上述各种酶的基因转录水平下降，则其影响尿素合成。

（2）脂肪酸：脂类是生物体中膜结构的主要成分，许多研究表明，饲料中的脂肪酸尤其是多不饱和脂肪酸（PUFA），不仅是生物膜的主要组成成分，还参与能量代谢与信号传导，并与一些酶和蛋白质的表达有关。PUFA 是一种重要的基因调控表达因子，对于编码脂肪合成酶的基因和脂肪酸氧化酶的基因的表达分别起抑制和诱导的作用。此外，还有许多不饱和脂肪酸对编码糖酵解酶、L2 丙酮酸激酶和白细胞介素等的基因表达也有抑制作用。

（3）维生素：维生素是动物体不可缺少的一种重要营养物质，维生素进入动物体内后可以通过多种途径对动物的基因表达进行调控，影响动物的代谢、免疫和生长发育。脂溶性维生素主要是对 mRNA 在转录水平上进行调控，而水溶性维生素特别是 B 族维生素是动物体内许多代谢酶的辅酶，参与广泛的营养代谢调节作用。在翻译后，生物素蛋白连接酶（BLP）通过两步反应以酰胺键连接到新合成的羧化酶的特定赖氨酸残基上。

（4）胆固醇：胆固醇可抑制合成其本身合成过程中的酶（羟甲基戊二酸单酰 COA 合成酶），或在它从外界被吸收时发挥作用的酶-LDL 受体（低密度脂蛋白受体）基因的表达。在胆固醇缺乏时，这些酶可被称为固醇调控元件结合蛋白的转录因子（SREBP）所激活。SREBP 通常存在于内质网上，在适当的条件下可被蛋白酶切下，而后进入核，从而激活有关基因的转录。而在高胆固醇存在的条件下，这种蛋白酶被钝化，SREBP 不再进入核，从而不能激活有关的基因的转录。

（5）微量元素：矿物质元素对基因表达具有调控作用。矿物质和一些微量元素参与 NSL 动物基因表达的调控，或通过第二信使发挥调控作用。

① 铁：铁的吸收与转运需要运铁蛋白及其受体的参与，而铁蛋白是铁在体内的贮备形式和高剂量铁的解毒形式，两种蛋白的表达均受翻译后调节机制的调控。运铁蛋白受体 mRNA 的 3′UTR 上含有铁调节区（IRE）。缺铁时，铁调节蛋白（IRP）就与 IRE 结合，保护 mRNA 使其不被 RNA 裂解酶降解，从而提高运铁蛋白受体的水平。当有铁存在时，IRP 就脱离 mRNA 分子，失去保护的 mRNA 不稳定，其翻译率下降，从而导致运铁蛋白受体的合成量减少，铁的吸收率下降。

② 锌：金属硫蛋白（metallothionein，MT）可以结合多种金属元素，是元素转运、维持细胞中的元素平衡、防止重金属中毒所必需的蛋白质。最新研究表明，缺锌主要影响染色质结构和基因表达。锌对染色质结构的影响主要表现在以下几点：改变了组蛋白

的结构特性，使染色质脱去 H1，而组蛋白 H 的磷酸化与基因活化和 DNA 合成有关；锌缺乏可引起 DNA 的过氧化损伤（Oteizal，1995）；防止细胞凋亡的发生（Obeid，1993）。总之，锌可以稳定染色质结构，保护细胞染色质不受其他有害因子的损伤，从而保护基因表达顺利进行。

③ 硒：硒以半胱氨酸硒的形式参与硒蛋白（如 GSH-Px，碘化甲状腺氨酸-5′-脱碘酶）的组成。在硒蛋白翻译过程中，UGA 密码子不再作为终止信号，而是作为半胱氨酸硒的编码信号，从而在蛋白中插入半胱氨酸硒。研究表明，日粮硒水平不但能够调节硒蛋白的含量与活性，而且可以调节相应的 mRNA 的量（Bermano，1995）。但对不同组织，不同硒蛋白及其 mRNA 对不同硒水平的敏感程度存在差异。

④ 其他：添加一定量的铜可诱导肝内脂肪酸合成酶及线粒体 RNA 转录因子基因的表达；同时，铜可通过提高生长激素（growth hormone，GH）的表达量来促进生长。另外，铬可影响多种酶的表达，同时，它还能提高生长激素基因的表达从而降低胴体的脂肪；铬同样可以通过提高葡萄糖乳酸盐循环的基因表达来降低血浆乳酸水平。镉可提高金属巯基基因的转录的速率，铁通过控制 mRNA 的稳定性，翻译调节转铁蛋白和铁蛋白的水平。

（三）免疫营养学

免疫营养学是研究动物营养状况与免疫功能的相互关系的科学，是营养学和免疫学的交叉学科。该学科从营养学的角度研究免疫功能及其调控，免疫是生物进化到一定阶段时才出现的一种生命现象，它是机体有效的生存保障机制之一。特别是随着分子生物学、分子遗传学、生物化学、微生物学、预防兽医学等学科的发展，免疫学理论日臻完善，免疫技术手段不断进步。作为营养学研究者，从免疫学角度研究营养原理和营养需求模式，从而制订最佳饲养方案，保障动物健康，具有重要的预防价值和实践意义。随着现代科学技术的发展，人们对动物营养保健意识日渐加强，研究角度已经从宏观深入微观。在 21 世纪，需要营养学家更深入地从细胞水平乃至分子水平研究这一新兴领域，从而形成人与动物共存共荣的最佳免疫营养的平衡点。

细胞因子（cytokine，CK）是由细胞分泌的具有生物活性的小分子蛋白的统称。它既是免疫调节分子，又是效应分子。细胞因子经与相应细胞因子受体结合而作用于靶细胞。近几年来，分子生物学技术的飞速发展为营养学家从分子水平上弄清动物营养代谢的过程提供了工具，并通过免疫调节与有关细胞因子的研究使营养与免疫交叉学科成为重要的研究热点，带动了整个营养与免疫学的发展。从这个角度讲，分子营养与免疫学是当代营养学研究的前沿领域。

1. 细胞因子的概况

Bloom、Bennett 和 David 等（1961）在阐明迟发型超敏反应机制的研究中，发现淋巴细胞可以分泌一些完全不同于免疫球蛋白的可溶性分子，它不仅介导迟发型超敏反应，还介导各种其他型的细胞免疫反应。Dumomde（1969）将这些可溶性介质称为淋巴因子（lymphokine，LK），Cohen（1977）将其统一命名为细胞因子（Cytokine）。就目前所知，细胞因子具体包括干扰素（interferon，IFN-α/β/γ）、白细胞介素（interleukin，IL）、肿瘤坏死因子（tumor necrosis factor，TNF-α/β）、集落刺激因子（colony stimulating factor，CSF）、趋化因子（chemotactic factor）和生长因子（growth factor）等6大类200余种。一些细胞因子的化学结构已经被阐明，研究人员对它们的生物学功能和作用机制也有初步了解，并按其来源和结构及免疫学功能进行了分类。这些细胞因子通过与靶细胞表面高亲和力特异性受体（CKR）结合，经过细胞信息传递，增强或抑制某些基因表达，从而介导机体多种免疫效应。细胞因子的分泌是一个短时自限的过程，这是因为控制细胞因子的基因多在细胞受刺激后开始转录，转录出的 RNA 在短时工作后即被降解。它们通过以下三种方式分泌：自分泌（autocrine），靶细胞与细胞因子产生细胞为同一细胞；旁分泌（paracrine），靶细胞与细胞因子产生细胞非同一细胞，但两种细胞邻近；内分泌（endocrine），少量细胞因子如 TGF-β、IL-1、M-CSF，在高剂量时也作用于远处的细胞。除了参与机体的多种免疫反应外，有些细胞因子还参与炎症、发热等，甚至影响某些生理活动。

2. 细胞因子与营养物质代谢

营养物质既是动物生长发育的物质基础，也是动物免疫系统的物质基础。蛋白质、氨基酸是构成机体免疫系统的基本物质。与免疫系统的组织发生，器官发育有极为密切的关系，同时矿物质、维生素等也是机体免疫应答不可缺少的物质组成成分。William（1994）曾报道，动物的免疫反应可以引发生长速度降低、耗料量增加等不利于生长的现象。研究发现免疫反应可以引发代谢过程中一系列的变化，主要表现在两个方面：一是动物采食量降低，出现厌食症；二是机体体重下降，营养代谢负平衡，营养状态恶化。Murray（1979）发现小鼠被微生物感染后，机体的采食量降低和体重减轻。这些变化由白细胞因子（leukocytic cytokine）介导完成。现已证明，IL-1、IL-6 和 TNF 对这一过程的调控具有更重要的影响（这三种细胞因子又称致炎性细胞因子）。这些细胞因子通过对靶组织的直接作用或通过作用于神经内分泌系统，改变机体激素水平，从而直接或间接地影响机体碳水化合物、蛋白质和脂肪等营养物质的代谢。Klasing（1991）在总结免疫反应影响生长和营养代谢作用的报告中指出，免疫系统可能以三种途径影响生长和营养代谢：① 通过影响中枢神经系统调节动物采食量和其他行为表现；② 通过影响经典内分泌系统的分泌，比如促肾上腺皮质激素和促甲状腺激素等；③ 促进白细胞因子的释放。

（1）细胞因子与蛋白质代谢。

细胞因子既是机体免疫防御系统的重要调节因子，同时又能调节体内蛋白质的合成与分解，从而引起体内蛋白质的储存或者降低。Richards 等（1991）报道，IL-1、IL-6和 TNF-α 在体内都能刺激肝急性期蛋白（acute-phaseproteins，ACP）的合成，同时肌肉蛋白的降解也受 IL-1、IL-6 和 TNF-α 的介导。Zamir 等（1992）证明，TNF 明显地导致了骨骼肌中蛋白质降解率的增加，而蛋白质合成率没有特别明显的增高或降低的变化。即便合成率增加，由于影响降解的程度超过了合成的程度，蛋白质也会有所损失。Zamir（1993）在小鼠的试验中，在对照组和肾上腺切除的小鼠组中体内注射 IL-1，使总的蛋白质降解率提高了40%，而使培养的趾长伸肌原纤维蛋白降解率提高到167%。此外。虽然 IL-6 不被认为是蛋白降解的一个起始因子，但 Ebisuit 等（1995）证明在C2C12 肌管培养中这种细胞因子增加了蛋白降解。另外，Tsujinaka 等（1996）在 IL-6

基因转移的小鼠试验中进一步证明抗体阻断蛋白酶基因的表达和肌肉衰退。归结前人的研究可以发现，当动物处于免疫应激时，其机体内蛋白质代谢下降，影响因素可能是：① 免疫应激造成采食量下降，因而蛋白质合成受限；② 免疫急性期中，动物骨骼肌中核糖核酸（RNA）的合成受抑阻；③ ACP 的合成和其他免疫相关的过程（如免疫球蛋白合成）对氨基酸的需求量增加。因此，对于不同动物研究与说法的具体表现还略有差异，而且它们通过激素（如糖皮质激素）或与之相关的细胞因子受体参与蛋白代谢应答的机制表达尚待研究。

（2）细胞因子与脂肪代谢。

Johnson 等（1997）指出，IL-1、IL-6 和 TNF 等都将介导脂肪的代谢变化，一方面通过降低脂肪组织中脂蛋白脂酶的活性而降低甘油三酯类的清除率，另一方面增加肝脏脂肪酸的从头合成，造成极低密度脂蛋白的增加。Kinsella 等（1990）报道，哺乳动物缺乏多聚不饱和脂肪（PUFA）会降低淋巴细胞增殖、抑制 IL-1 的产生、限制单核细胞和多核细胞的趋化性。Memon 等（1993）指出 TNF-α 的最重要的功能就是调节脂肪代谢，在培养的脂肪细胞中，TNF-α 降低脂蛋白脂酶的活性，抑制脂肪酸的合成过程，并且刺激脂肪分解增加。此外，向小鼠体内注射 TNF-α，会增加血液中瘦素（Leptin）的含量，而 Leptin 主要作用于下丘脑摄食中枢，通过减少摄食，增加能量消耗，减少脂肪沉积（Grunfeld et al，1989）。关于细胞因子调控脂肪在脂肪细胞中形成的机制仍不明确，这主要是因为存在一种极为复杂的机制过程，这种机制的协调主要是脂肪基因的表达和它的有关酶活性作用。Doerrler 等（1994）进行了总结，他指出脂肪基因调控是通过致炎细胞因子 3T3-F442A 细胞所产生的。脂肪酸合成通过 IL-1 刺激，减少 TNF、IFN-α、IFN-γ。此外，这些数据说明致炎细胞因子通过不同的脂肪基因途径和大量改变 mRNA 水平的变化对脂肪代谢所产生的作用是不相同的。

（3）细胞因子与糖代谢。

Andus 等（1991）报道，在受到免疫攻击的动物体内，通过外周组织吸收的葡萄糖减少，并以此作为能量再分配的方式满足特定细胞群体和组织对于提高免疫的需求。在免疫急性期中，糖类的利用率急剧增加，在 IL-1 和 TNF 的作用下，肝中糖原异生和糖原分解过程加速，使葡萄糖生成增加。Ling 等（1994）和 Lang 等（1992）证明 IL-1 和 TNF 减少了骨骼肌、心和肝中葡萄糖的吸收率。这对于维持胰岛素过多时血糖浓度正常是必需的。另外，细胞因子解除了由胰岛素引起的肝糖原合成的抑制。但细胞因子影响胰岛素受体接收信号和葡萄糖吸收的机制还需要进一步的研究和探索。

（4）细胞因子与矿物质营养的关系。

① 锌：IL-1、IL-2 和干扰素（IFN）的生成依赖锌。Flynn（1984）认为缺锌可以通过抑制与增殖有关的细胞介素，干扰素通过辅助细胞对抗原的加工处理或使细胞功能丧失、"活性状态"消失等途径影响 T 细胞的增殖。细胞缺锌降低小鼠 IL-2 产生，向含有内毒素和犊牛血清的培养基中添加适量锌促进人外周白细胞 IL-1β 的分泌并呈剂量-效应关系，而对 IL-6 释放无影响。而且，补锌可阻止 TNF 诱导腺嘌呤向胞液过多释放，恢复由 TNF 导致的血管紧张素转化酶、总 ATP 酶和 Ca^{2+}-ATP 酶的活性降低。锌与多糖（LPS）（0.01 μg/mL）协同作用促进 TFN 分泌。

②铁：铁营养对体液免疫的影响不是很明显，不过有报道称，严重缺铁不影响血浆 IgG 水平，但 IgM 水平降低（sherman，1990）、铁缺乏均导致 NK 细胞及腹膜巨噬细胞活力严重受损，IFN 活性及 IL 产量均下降。研究表明，缺铁大鼠腹膜巨噬细胞合成 IL-1 受到妨碍，大鼠和小鼠缺铁均显著降低 NK 细胞毒性（细胞活力）。

③铜：缺铜大鼠 NK 细胞功能受到损害，大鼠缺铜降低丝裂原诱导 IL-2 活性。铜与 TNF 分泌抑制剂（转移生长因子 J3、前列腺素 E_2、血浆 α-球蛋白）同时存在导致上述抑制剂效应降低而增加 TNF 的分泌。

④硒：硒对淋巴细胞增殖作用不依赖于 IL-1、IL-2 的水平。硒促进抗体合成，提高接种新城疫（Newcastle）疫苗鸡凝集抗体效价，使更多数量高亲和力白介素 2R（IL-2R）提前表达。仔鸡日粮中补充 0.2 mg/kg 硒提高血球凝集抗体效价。补硒提高血清 IgG 水平。硒还能提高免疫活性细胞溶菌酶的含量。

（5）细胞因子与维生素营养的关系。

维生素是必须从外界获得的维持正常生理功能的微量天然有机小分子，细胞因子与维生素的关系尚不清楚。但维生素是许多酶的辅酶或辅基，间接参与免疫细胞增殖、分化和 DNA、RNA、抗体的合成等。例如，维生素 D 在体内主要以活性形式 1,25（OH）$_2$ D_3 发挥其生理功能，许多研究 1,25（OH）$_2$ D_3 与免疫的试验结果表明，1,25（OH）$_2$ D_3 通过调节造血细胞、淋巴细胞生成细胞、骨细胞增殖和分化来修饰 B 细胞、T 细胞活性，通过调节 IL-1、IL-2、IL-3、IFN-7、TNF-α 及免疫球蛋白修饰免疫反应，调节单核细胞、多形核巨噬细胞及淋巴细胞由胸腺和法氏囊向血液转移，还能调节体外单核白细胞的增殖和分化。Stabel 等（1992）在淋巴细胞培养液中加入 55 μg/mL 和 110 μg/mL 的维生素 E，经多核细胞（PMN）刺激后，IL-1 水平提高；补饲维生素 E 的牛单核细胞经分离及 ConA 刺激后，IL-1 mRNA 表达水平较对照组提高 55%。维生素 E 对外周血单核细胞中 IL-1B 信使水平的表达具上调作用，而 IL-1 是 B 细胞生长及分化因子（Pick，1985）。给家禽补充维生素 E 可促进 IL-1 mRNA 的转录和细胞内蛋白质糖基化及细胞毒性 T 细胞内糖蛋白的翻译，以提高接种新城疫疫苗鸡血清溶菌酶活性。

维生素 E 还通过抑制前列腺素和皮质酮的生物合成促进体液、细胞免疫和细胞吞噬作用，以及提高 IL-2 含量来增强机体免疫功能。因此，前列腺素干扰细胞毒性 T 细胞活性和有丝分裂原（PHA）介导的淋巴细胞增殖、皮质酮抑制免疫。维生素 E 对免疫的促进作用具有明显的剂量效应关系，而且最佳免疫应答所需维生素 E 的量远远超过最佳生长对它的需求，在发生传染病时添加维生素 E 的作用更大。

值得一提的是，在生产实践中动物的生长速度并不是恒定的，在不同的生长阶段所需要的营养成分也不同，这对营养学者提出了更高的要求。在这个交叉学科领域，要通过提高动物自身免疫机制来设定相应不同时期的营养水平的需求量，并通过分子水平进一步合理掌握动物生理功能变化，从而更大限度地满足动物自身的需要，减少动物的应激反应，加强营养调控机制。细胞因子与营养免疫是一个极为复杂的系统过程，营养免疫过程既是每个环节的参与者，又是调节者。到目前为止，营养与细胞因子的关系研究还十分有限。营养不同，免疫功能表现也会不同，特别是细胞因子对营养代谢的反馈调控作用及细胞因子与营养代谢的关系是否通过"神经-内分泌-免疫"网络表达，仍有待进一步研究。该网络的状态和功能决定机体营养代谢的方向，而免疫系统和神经系统的开放性决定了它们在营养代谢调控中的地位，并且已成为营养与免疫学家普遍关注的焦点问题。

思考题

1. 根据遗传特点，实验动物可以分成哪几类及各自的定义是什么？
2. 根据微生物及寄生虫要求，实验动物可以分成哪几类及各自的定义是什么？
3. 简述实验动物环境因素的内容及其对实验动物和动物实验结果的影响。
4. 简述大、小鼠屏障环境的技术指标。
5. 影响动物采食量的因素有哪些？
6. 你饲养的实验动物突然食欲减退，说说可能的原因。

第四章　常用实验动物的特性及应用

　　实验动物是进行一切动物实验的先决条件，这就意味着丰富的实验动物品种资源可为生命科学研究提供强有力的支撑和条件保障。用于生物医学研究的实验动物种类很多，目前常用的种类有：哺乳纲啮齿目的小鼠、大鼠、豚鼠、地鼠、长爪沙鼠等，兔形目的家兔，食肉目的猫、犬、雪貂，有蹄目的猪、羊，灵长目的恒河猴、猩猩、狒狒、狨猴、食蟹猴，两栖纲的青蛙、蟾蜍，鸟纲的鸡、鸭、鸽等 30 余种。最常用和用量最大的是小鼠、大鼠、豚鼠、家兔、犬等。了解实验动物的品种、品系，熟悉各种实验动物的生活习性、解剖和生理特点、饲养管理方法和应用领域等知识，是我们在实际工作中获得高质量的实验动物、科学地选择实验动物、顺利地开展动物实验的必备条件。无论实验动物在动物界的分类地位如何，它们都是生命科学研究中珍贵的原材料，都是人类生命科学理论进步的奠基石。

第一节　小鼠

　　小鼠（mouse，*mus musculus*）属于哺乳纲、啮齿目、鼠科、小鼠属，小家鼠种，来源于野生小家鼠，是一类常用的实验动物品种。小鼠最初是作为宠物被人工驯养的。17世纪时，小鼠被用于比较解剖学的研究。美国动物学家卡斯特使用小鼠等脊椎动物进行变异特征的遗传研究，应用白化小鼠繁殖实验证明了格雷戈尔·约翰·孟德尔（Gregor Johann Mendel）遗传定律。1909 年，克拉伦斯·库克·利特尔（Clarence Cook Little）开始采用近亲繁殖的方法研究小鼠的毛色基因，数年后首次培育出近交系 DBA 小鼠，DBA 小鼠的名称取自淡化（dilute）、褐色化（brown）和去杂色化（nonagouti）3 种变异毛色的英文缩写。1913 年，哈尔西·J·巴格（Halse J. Bagg）成功培育 BALB/c 小鼠。1929 年，利特尔在巴尔港建立了杰克逊实验室（JAX），该实验室目前是全球最大的小鼠遗传资源中心，每年向全世界的各研究机构提供 200 万只各种品系的小鼠。1941年，JAX 出版了第一部关于小鼠的专著——《实验小鼠生物学》。1948 年，利用 A 系、C57BL 和 DBA 近交小鼠，伦敦大学的彼得·哥尔（Peter Goner）和乔治·戴维斯·斯内尔（George Davis Snell）发现了小鼠组织相容性复合体基因，斯内尔于 1980 年获得诺贝尔生理学或医学奖。英国在 20 世纪 60 年代、美国在 20 世纪 80 年代先后发现并培育了裸小鼠和重症联合免疫缺陷小鼠，为免疫学、肿瘤学、药理学、组织或器官移植等研究提供了珍贵的动物模型。各具特色的实验小鼠已成为世界上研究最详尽、应用最广泛的实验动物。

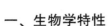

一、生物学特性

（一）一般特性

1. 外貌

小鼠在哺乳类实验动物中体型最小；面部口鼻向前端尖突，嘴鼻部有 19 根触须，两耳耸立在颅后两侧呈半圆形；眼呈圆形，大而鲜红；全身被毛，毛色和种类较多；尾部被有短毛和环状角质鳞片；鼠尾与身体约等长，具有运动平衡、调节体温、自我保护等功能；成年鼠体长 10~15 cm。

2. 性情

小鼠性情温顺、胆小怕惊，对外界环境变化敏感，强光或噪声刺激有可能导致哺乳母鼠神经紊乱，发生吃仔现象。

3. 行为

小鼠喜群居，雄鼠间好斗；昼伏夜行，喜居于光线暗的安静环境；进食、交配、分娩多发生在夜间；活动高峰有两次，一次在傍晚后 1~2 h，另一次出现在黎明前。

4. 食性

杂食，人类食物几乎皆可食。成年小鼠的食料量为 4~8 g/d，饮水量为 4~7 mL/d，排粪量为 1.4~2.8 g/d，排尿量为 1~3 mL/d。

5. 繁殖力

小鼠性成熟早，怀孕期和哺乳期短；一年四季均有性活动，且有产后发情的特点，有利于繁殖生产。

6. 适应性

小鼠体小娇嫩，不耐饥饿与冷热，对疾病的抵抗力差，对于多种毒素和病原体具有易感性，反应极为灵敏，对致癌物也很敏感，自发性肿瘤多见。

7. 寿命

小鼠寿命一般为 2~3 年。

（二）解剖学特性

1. 骨骼

小鼠骨骼由头骨、躯干骨、四肢骨和尾椎骨组成。头盖骨包括前头骨、后头骨、头顶间骨、鼻骨、两侧的腭间骨、上颚骨、颧骨和颧骨突起。下颌骨的喙状突较小，髁状突发达。运用下颌骨形态的分析技术可进行近交系小鼠的遗传检测。小鼠的脊柱由 55~61 块椎骨组成。肋骨有 12~14 对，其中 7 对与胸骨接连，其他呈游离状态。颈椎 7 块、胸椎 13 块、腰椎 6 块、骶椎 4 块，尾椎变化较大，一般为 27~30 块。前肢骨由肩胛骨、锁骨、上腕骨、桡骨、尺骨、手根骨、中手骨和指骨组成；后肢骨由髋骨、大腿骨、胫骨、腓骨组成。

2. 牙齿

齿式为 2×(1 003/1 003) = 16。门齿 1/1、犬齿 0/0、前臼齿 0/0、臼齿 3/3，上、下颌各有 2 个门齿和 6 个臼齿，门齿终生生长，需要经常磨损来维持齿端的长度。

3. 消化系统

食管细长，约 2 cm，食管内壁有一层厚的角质化鳞状上皮，有利于灌胃操作。胃为单室，胃容量小，为 1~1.5 mL，功能较差、不耐饥饿；肠道较短，盲肠不发达，饲料以谷物性饲料为主。

4. 呼吸系统

气管由 15 个软骨环组成，气管及支气管不发达，腺不发达。肺有 5 叶，右肺 4 叶，左肺为一整叶。

5. 循环系统

心脏位于第 4 肋间，由 4 个腔组成，即左、右心房和左、右心室。小鼠尾部血管丰富，形成尾椎节段性分布和纵向贯通分布相结合的特点。2 点和 10 点部位两根静脉较表浅粗大，适宜静脉注射。

6. 免疫系统

淋巴系统发达，但腭或咽部无扁桃体，外界刺激可使淋巴系统增生，进而导致淋巴系统疾病。胸腺由 2 叶组成，位于胸骨下。脾脏有明显造血功能。骨髓为红骨髓，无黄骨髓，终生造血。

7. 泌尿系统

肾位于背部两侧，右肾稍前，肾脏呈褐色、蚕豆状。小鼠的肾小球小，其直径仅为大鼠肾小球的一半，但小鼠肾小球数量为大鼠的 4~8 倍，因此小鼠每克肾组织过滤面积是大鼠的 2 倍。

8. 生殖系统

雄鼠的生殖器官包括睾丸、附睾、输精管、精囊及前列腺、尿道球腺、凝固腺、包皮腺。前列腺分背、腹两叶。幼年时睾丸藏于腹腔，性成熟后下降到阴囊。雌鼠的生殖器官包括卵巢、输卵管、子宫、阴道、阴蒂腺、乳腺。子宫为双子宫，呈"Y"形。卵巢外有卵巢系膜包绕，不与腹腔相通，故不会发生异位妊娠。乳腺 5 对，其中胸部 3 对，腹部 2 对。

（三）生理学特性

1. 生长发育

新生小鼠赤裸无毛，全身为红色，闭眼，两耳与皮肤粘连。3 日龄脐带脱落，皮肤由红转白，开始长毛；4~6 日龄双耳张开耸立；7~8 日龄开始爬动，被毛逐渐浓密，下门齿长出；9~11 日龄听觉发育齐全，被毛长齐；12~14 日龄睁眼，长出上门齿，开始采食和饮水；3 周龄可离乳独立生活；4 周龄雌鼠阴腔张开；5 周龄雄鼠睾丸降落至阴囊，开始生成精子。新生仔鼠体重约 1.5 g，哺乳 1 个月后可达 12~15 g，哺乳、饲养 1.5~2 个月可达 20 g 以上。成年小鼠体重随品系不同略有差别，体重范围在 18~45 g，体长约为 110 mm。

2. 基本生理参数

成年小鼠的呼吸频率为 84~230 次/min，呼气量为 11~36 mL/min，心率为 470~780 次/min，通气量为 11~36 mL/min，潮气量为 0.09~0.23 mL，收缩压为 12.6~18.4 kPa（95~138 mmHg）、舒张压为 8.9~12 kPa（67~90 mmHg）。

3. 血液参数

小鼠的总血液量约占体重的 1/15，易发生贫血。幼年小鼠的红细胞略小于成年小鼠，成年小鼠的红细胞数为 $(7.3\sim12.5)\times10^{12}/L$，红细胞直径为 $5.7\sim6.9$ μm，血红蛋白含量为 $100\sim190$ g/L，红细胞平均体积为 $48\sim51$ fl，血液总蛋白为 $42\sim55$ g/L。

4. 体温与水的调节

（1）体温：幼龄小鼠体温变化较大，但随着日龄增长而趋于恒定。40 日龄以前，其体温是被动调节的，新生仔鼠在被毛长齐之前主要依靠母体维持体温；40 日龄以后，小鼠体温在正常情况下是恒定的，只有在生活环境改变时才会失去体温的恒定性。成年鼠正常体温为 $37\sim39$ ℃。

（2）体温的调节：按每克体重计算，小鼠的体表面积相对较大，故对环境温度的波动反应较为明显。而且小鼠汗腺不发达，不能靠加大喘气进行散热，唾液分泌能力有限，如果环境温度升高则通过体温升高、代谢率下降及耳血管扩张以加快散热。这表明小鼠不是一种真正的温血动物。因此，外界温度变化对小鼠的影响很大，低温会造成小鼠繁殖力和免疫力下降，持续高温（32 ℃以上）常引起小鼠死亡或产生不良反应，出现某些功能的不可逆损伤。小鼠的褐色脂肪组织也可以参与代谢和增加热能。

（3）水的调节：须供给小鼠充足的饮水，其饮水量为 $4\sim7$ mL/d。小鼠因体表蒸发面积与整个身体相比所占比例比其他动物大，因而对饮水量不足更为敏感，有通过呼出的气体在鼻腔内冷却及尿液的高度浓缩来保持水分的特性。因此，小鼠尿量少，一次排尿仅 $1\sim2$ 滴。与其他哺乳动物不同的是小鼠尿中含有蛋白质和肌酸酐，禁食的时候，其肌酸酐与肌酸的比例约为 1∶1.4。

5. 生殖生理

（1）性成熟与配种：小鼠成熟早，繁殖力强，为全年多发情动物。雌鼠 $35\sim50$ 日龄性成熟，雄鼠 $45\sim60$ 日龄性成熟；但至于体成熟，雄鼠为 $70\sim80$ 日龄，雌鼠为 $65\sim75$ 日龄。因此，小鼠的配种时间在 $65\sim90$ 日龄较为合适。

（2）性周期：雌鼠的性周期为 $4\sim5$ d，可分为 4 个阶段，即动情前期、动情期、动情后期和动情间期。在这四个阶段中，雌鼠仅在动情期内才接受雄鼠的交配。成年雌鼠在动情周期不同阶段，阴道黏膜可发生典型变化，根据阴道涂片的细胞学改变，可以推断卵巢功能的周期性变化。成年雌鼠交配后 $10\sim12$ h 阴道口有白色的阴道栓，这是受孕的标志，有阴道栓的雌鼠绝大部分（80%~95%）都能受孕。动情期往往始于晚间，最普遍的时间在晚 10 点到凌晨 1 点，偶尔在凌晨 1 点到早 7 点，很少在白天。

（3）妊娠及分娩：小鼠的妊娠期因品种、年龄、产仔数等不同而存在差异，一般为 $19\sim21$ d；哺乳期一般为 $20\sim22$ d。小鼠一次排卵 $10\sim23$ 个（视品种而定），每胎产仔 $8\sim15$ 只，年产 $6\sim10$ 胎。小鼠繁殖能力可维持 1 年左右。

（4）性别辨认：离乳仔鼠的性别鉴定，雄性的生殖器与肛门之间距离较远，有毛，生殖器突起较雌鼠大；雌鼠的生殖器与肛门之间距离较近，无毛，乳头较雄鼠明显。成熟小鼠的性别较易区分，雄性可见阴囊，雌性乳头明显。

二、小鼠的遗传学分类及主要品种（品系）

（一）封闭群

1. NIH 小鼠

（1）起源：由美国国立卫生研究院（NIH）培育而成，1980 年引入我国。

（2）品系特征：毛色为白色。该品种小鼠体格健壮、繁殖力强、容易饲养。雄性好斗，容易斗伤致残。免疫反应敏感性比昆明小鼠强。

（3）应用：常用于药理、毒理研究和生物制品的检定，已被选为某些生物制品检定实验的法定动物。

2. ICR 小鼠

（1）起源：1926 年，美国洛克菲勒医学研究所（Rockefeller Institute）的克拉拉·林奇（Clara Lynch）博士从瑞士 Centre Anticancereux Romand 的德库隆（De Coulon）实验室引入了 2 只雄性和 7 只雌性白化瑞士种非近交系小鼠（Swiss 小鼠）。1948 年，费城癌症研究所用洛克菲勒医学研究所培育出的"Swiss 小鼠"培育出 Hauschka Ha/ICR，并由爱德华·米朗（Edward Mirand）博士将其引入洛斯维公园纪念研究所（Roswell Park Memorial Institute），命名为 HaM/ICR。1959 年，美国查尔斯河实验室（CRL）引入该品系并于同年进行了剖宫产净化。之后，美国癌症研究所将其分送至各国饲养实验室，称之为 ICR。1973 年，中国从日本国立肿瘤研究所引入该品系。

（2）品系特征：毛色白化，繁殖力强，产仔成活率比 KM 小鼠高，母性比前者好，对疾病的抵抗力强。

（3）应用：广泛用于药物安全性评价、药理和毒理研究、感染及免疫学实验，以及生物制品检定等。

3. 昆明小鼠（KM）

（1）起源：1926 年，美国洛克菲勒医学研究所从瑞士引入白化小鼠培育成瑞士种小鼠（Swiss 小鼠）。1944 年，中国科学家汤飞凡从印度霍夫肯（Haffkine）研究所将 Swiss 小鼠引入云南昆明中央防疫处。1952 年，研究人员将其由昆明引入北京生物制品所，于 1954 年推广到全国各地。

（2）品系特征：毛色白化，高产，抗病力强，适应性强，常见的自发肿瘤为乳腺癌，发病率约 25%。国内各地昆明小鼠遗传背景不很一致。目前，由 KM 小鼠已培育成 C-1（中国 1 号）、615、TA1、TA2、AMMS/1、SCD1ab-xyk 突变小鼠等近交系。

（3）应用：广泛应用于教学、生殖生理、肿瘤、毒理、药理、免疫和微生物的科研工作及药品、生物制品的制造和鉴定工作。

（二）近交系

1. A 小鼠

（1）起源：1921 年，由 L. C·斯特朗（L. C. Strong）博士用冷泉港（Cold Spring Harbor）albino 白化原种和 Bagg Albino 白化原种杂交后近交培育而成。1927 年，比特纳（Bittner）从斯特朗博士处获得亚系，1938 年 A 小鼠被引到英国赫斯顿（Heston），1948 年引入 JAX，1988 年引到中国医学科学院医学实验动物研究所（ILAS）。近交代数：

215 代（NIH，1984）。主要亚系有 A/He、A/J、A/WySN 等。

（2）品系特征：

① 毛色和毛色基因：白化，aa、bb、cc。

② 组织相容性基因：He0，H-2Dd，H-2KK（A、A/J、A/He、A/SnSf、A/WySN）。

③ 免疫：40% 母鼠有 LE 细胞（红斑狼疮细胞）和抗核抗体阳性，84% 的幼鼠行胸腺切除术后出现矮小综合征。

④ 肿瘤：乳腺肿瘤发病率中等，肺肿瘤发病率高，网状结缔组织瘤有一定自发率，肺组织对化学致癌物甲基胆蒽敏感，广泛用于肿瘤学研究。

⑤ 微生物、寄生虫：对麻疹病毒高度敏感，对狂犬病毒、疟原虫、后睾吸虫敏感，能抑制利什曼原虫的感染。

⑥ 生理：血压低，收缩压仅为 82 mmHg，红细胞比容为 48%。平均寿命为 400 d，SPF 动物雌、雄平均寿命分别为 512 d 和 588 d，嗜酒精性低，血清中 α-抗胰蛋白酶含量极低，骨骼系统年龄差异小。与妊娠有关的牙槽结节性增生发生率高，唇裂和腭裂散在发生，可的松极易诱发出唇裂和腭裂。

⑦ 病理：老年动物有肾病，可自发淀粉样病变，245 日龄鼠有中等度听源性癫痫发生率。

2. AKR 小鼠

（1）起源：最早是洛克菲勒大学以随机交配维持的动物，1928—1936 年弗思（Furth）从宾夕法尼亚州诺里斯敦（Norristown）的一位商人处获得"淋巴瘤病"原种，继而选择培育成白血病高发品系；然后引到洛克菲勒医学研究所，随机交配繁殖数代。弗戴斯（Phoades）将其兄妹交配了 9 代，之后 C·林奇（C. Lynch）进行到 21 代，1948 年引到 JAX。近交代数：181 代（NIH，1984）。主要亚系有 AKR/A、AKR/J、AKR/R 等。

（2）品系特征：

① 毛色和毛色基因：白化，aa、BB、cc、DD。

② 组织相容性基因：Hc0，H-2Dd，H-2KK。

③ 免疫：缺乏补体 C5，容易诱发免疫耐受性，对白血病因子敏感，对百日咳组织胺易感因子敏感，干扰素产量高。带有 Thy-1a/Thy-1，1（胸腺细胞抗原 1）基因。

④ 肿瘤：淋巴细胞白血病 6~8 月龄自发率高达 70%~90%，AKR/J 和 AKR/Cum 互相排斥彼此自发的淋巴瘤。

⑤ 寄生虫：抑制利什曼原虫感染。

⑥ 生理：血细胞比容为 47.6%，收缩压为 80 mmHg，血液过氧化氢酶活性高，类固醇浓度低。在开放系统中繁殖率低，较难饲养，在无菌和屏障环境中繁殖良好，雌、雄性平均寿命分别为 312 d 和 350 d，Oslo 亚系有肾上腺皮质类脂质基因缺失，肾上腺类脂质浓度低。

⑦ 病理：8~9 月龄易患白细胞增多症，其发生率雌性为 90%、雄性为 60%。

3. BALB/c 小鼠

（1）起源：1913 年，美国纽约哈尔西·J·巴格（Halsey J. Bagg）博士从俄亥俄州的宠物商处购得白化原种（白色毛发和粉红色眼），以群内繁殖的方法培育出 Bagg Albino 小鼠。1920 年，美国冷泉港实验室科学家利特尔和麦克道尔（E. C. MacDowell）获得该小鼠。1923 年，麦克道尔开始在冷泉港培育该小鼠的近交系，至 1927 年，获得近亲交配的第 12 代小鼠。1932 年，美国得克萨斯大学赫尔曼·约瑟夫·马勒（Hermann Joseph Muller）从麦克道尔处获得该小鼠，传给同事乔治·戴维斯·斯内尔（George Davis Snell）。1935 年，斯内尔携带近亲交配的第 26 代小鼠（已成为近交系）前去 JAX。1951 年，第 72 代小鼠被引到 NIH。1985 年，第 180 代小鼠被从 NIH 引到 ILAS。近交代数：180（NIH，1985），186（HOK，1985）。

（2）品系特征：

① 毛色和毛色基因：白化，AA、bb、cc、DD。

② 组织相容性基因：Hc1，H-2Dd，H-2 Kd。

③ 免疫：多数个体于 6 月龄以后出现免疫球蛋白增多症，主要是 IgG1 和 IgA 量的增加。干扰素产量低，对百日咳组织胺易感因子敏感。补体活性高。在 BALB/cJ 鼠中有高水平的 α 胎蛋白。

④ 肿瘤：乳腺肿瘤发病率低（3%），当用乳腺肿瘤病毒（MTV）诱导时发病率将增高。对矿物油诱导浆细胞瘤敏感。cd 亚系 9~15 月龄两性小鼠双侧肾上腺癌自发率为 60%~70%，当移植此腺癌细胞于同系或别系小鼠时能抑制小鼠的生长。35% 的动物 20~21 月龄出现自发性单克隆 B 细胞肿瘤。偶见甲状腺及间质细胞肿瘤。

⑤ 微生物、寄生虫：对白色念珠菌、蠕虫样的艾美球虫有一定的抵抗力。由于该鼠具有 Hc1 等位基因，所以能抑制新型隐球菌，对麻疹病毒、鼠伤寒沙门菌 C5、利什曼原虫、曼氏血吸虫敏感，对立克次体引起的发热敏感，对弓形虫易感。

⑥ 生理：对促性腺激素有超排卵反应。两性小鼠均有动脉硬化症，血压较高。单核-吞噬细胞系统器官与体重之比较大。对 X 射线极为敏感。与 BALB/cJ 亚系相比，肾上腺儿茶酚胺合成酶活性较低。BALB/cJ 小鼠肾上腺中所含儿茶酚胺合成酶为 BALB/cN 的两倍，两种小鼠的侵袭习性亦不同。老龄鼠易发生心脏病变。耐旋转能力强。SPF 动物雌、雄性的寿命分别为 561 d 和 509 d。

⑦ 病理：易患幼鼠腹泻，两性小鼠均有动脉硬化症。几乎全部 20 月龄的雄鼠脾脏均有淀粉样变。

4. C3H/He 小鼠

（1）起源：1920 年，科学家斯特朗将巴格的白化雌鼠与乳腺瘤高发株 DBA 雄鼠交配，获得 C3H 祖系，然后对 C3H 祖系中乳腺肿瘤发病率高的个体进行选育，结果发现导致高乳腺肿瘤发病率的原因是外源性小鼠乳腺肿瘤病毒通过母亲乳汁进行传播。现在 C3H 通过无菌技术处理，可以排除外源性小鼠乳腺肿瘤病毒的感染。C3H/He 小鼠是 C3H 中使用最广泛的亚系，1930 年被引到霍华德·B·安德尔文特（Howard B. Andervont）处，经近交 35 代后，于 1941 年被引入英国赫斯顿，1947 年被引入 JAX，1978 年被引到英国牛津实验动物中心（OLAC），1985 年从英国牛津实验动物养殖场引入 ILAS。近交代数：160（NIH，1984）。

（2）品系特征：

① 毛色和毛色基因：野鼠色，AA、BB、CC、DD。

② 组织相容性基因：H-2k，H-1a，H-3b。

③ 免疫：补体活性高，干扰素产量低，在 IgGr 的亚类中 IgG1 和 IgG2a 为高值，IgG2b 为低值。较易诱发免疫耐受性。

④ 肿瘤：乳腺癌发生率在 7~8 月龄繁殖雌鼠中为 97%，在 272 日龄繁殖鼠群中为 84%，是通过乳汁感染，而不是胎盘感染的。生活在普通条件下的小鼠乳腺肿瘤发病率为 80%~100%，而生活在防护条件下的发病率只有 7%。雌、雄性白血病发病率分别为 0.5% 和 14%，肝癌发病率分别为 0% 和 10%。14 月龄自发性发病率高达 85%。C3H/HeN 肝细胞肝癌发生率 41%。

⑤ 寄生虫：能抑制利什曼原虫感染。

⑥ 生理：红细胞及白细胞数较少。皮下注射 5% 酪蛋白 0.5 mL，5 次/周，3 周后全部患淀粉样变症。血液中过氧化氢酶活性高。带有 mg 基因（Mahogany，mg，2 号染色体，隐性基因），故毛色较正常野鼠色偏红。

⑦ 病理：C3H/He 和相关亚系的视网膜性突变基因（rd）个体均为纯合子，动物在断乳之后均出现失明症状。C3H/He 小鼠具有视网膜白斑表型，其斑点大小可从微小如发丝到肉眼明确可辨。

5. C57BL 小鼠

（1）起源：1921 年利特尔由艾比·莱思罗普（Abby Lathrop）处得到动物后，开始近亲交配育成数个近交系；以 57 号雌鼠和 52 号雄鼠交配作为起源者，标为 C57，用雌鼠 58 与雄鼠 52 交配得到 C58。C57 中毛色固定为巧克力色者称为 C57BR（C57 Brown），固定为黑色者称为 C57BL（C57 Black）。1937 年，研究者分离出 6 号系和 10 号系，即 C57BL/6 及 C57BL/10 两系，1951 年从 JAX 引到 NIH，1974 年从 JAX 引到英国实验动物中心（LAC），1983 年从 LAC 引到 OLAC，1985 年从 NIH 引到 ILAS。近交代数：150（JAX，1984）。经过多年的培育，C57BL 小鼠已形成包括 C57BL/6J、C57BL/6JCrl、C57BL/6JBomTac、C57BL/6N 等 20 多个有细微差别的亚系。

（2）品系特征：

① 毛色及毛色基因：黑色，aa、BB、CC。

② 组织相容性基因：Hc1，H-2Dk，H-2 Kb。

③ 免疫：补体活性高。IgG 在 20 月龄前缓慢增加，IgG2b 为高值，IgG1 为低值。无菌饲养较普通饲养者 IgG 绝对量低。IgG 为高值，有的个体 12 个月龄后可超过 800 μg/mL。无菌饲养的 IgM 较高。细胞免疫力随增龄较少降低，可能与自发肿瘤较少有关。该品系小鼠较易诱发免疫耐受性。干扰素产量高。对百日咳易感因子（pertussis HSF）敏感。

④ 肿瘤：18 月龄以上小鼠各种肿瘤发病率低。14~30 月龄鼠中肉眼可见黏液瘤，发病率为 6%~61%，乳腺癌少发（0%~1%），用致癌剂难以致癌，老龄鼠淋巴瘤发病率为 20%~25%，雌鼠白血病为 7%~16%，经照射后肝癌发病率高。用氨基甲酸乙酯处理后引起高发病率的副泪腺肿瘤。肝脏有 B 型网状细胞肿瘤。在甲状腺基质中有少见的

色素性黑色素母细胞。老龄鼠中有 10% 出现非恶性的腺瘤样息肉。

⑤ 微生物和寄生虫：对艾美球虫最敏感；对猫后睾吸虫和疟原虫及曼氏血吸虫、白色念珠菌有抗力；对狂犬病病毒、Calmette-Guerin 杆菌、结核分枝杆菌敏感，对鼠痘病毒有一定抗力。

⑥ 生理：血细胞比容为 49.4%，收缩压为 117 mmHg，强嗜酒性，肝脏中乙醇脱氢酶活性极高，有较强的吗啡嗜好。对己烯雌酚敏感。肾上腺中类脂质浓度低。对放射线抗性中等。寿命最长达 1 200 d。雌、雄性平均寿命为 692 d 及 676 d。注射酪蛋白后易引起淀粉样变症。用可的松可诱发出 20% 腭裂。对放射线有抗性。

⑦ 病理：在任何一种性别中，都不会发生心脏钙质沉着。对听源性癫痫有抗力。3% 咬合错位。12% 有眼缺陷，新生仔鼠中雌性有 16.8%、雄性有 3% 为小眼或无眼症。该品系小鼠有 1% 出现脑积水，0.6% 出现后肢多趾症。

6. DBA 小鼠

（1）起源：1909 年，该品系由美国科学家利特尔在品系毛色分离试验中建立，是实验动物培育历史上最早育成的近交系。1929—1930 年，在亚系间进行杂交建立了一些新亚系，包括当时称为 12（现在称为 1，即 DBA/1）和 212（现在称为 2，即 DBA/2）的亚系。1951 年，NIH 引入第 34 代。1974 年，CRL 从 NIH 引进并于 1975 年开始剖宫产净化。实验常用的是 DBA/2 小鼠。

（2）DBA/1 小鼠品系特征：

① 毛色及毛色基因：淡棕色，aa、bb、CC、dd。

② 组织相容性基因：Hc1，H-2Dq，H-2Kq。

③ 免疫：对实验性结核感染的易感性高，对鼠斑疹伤寒补体 C5 敏感。

④ 肿瘤：对 DBA/2 的大部分移植瘤有抗性，老年雌鼠有乳腺癌发生，经产母鼠的乳腺癌发病率为 61.5%，1 年以上的繁殖小鼠中大约有 3/4 发生乳腺肿瘤，在 18 月龄的处雌中有同样的比例。白血病发病率为 8.4%。在一半 DBA/1 中 P1534 能够生长。S91 在两种品系中都能生长。

⑤ 微生物和寄生虫：对疟原虫感染有一定抗力。对曼氏血吸虫有极高的敏感性，对利什曼原虫、伯纳特立克次体敏感。由于具有 Hc1 等位基因，对新型隐球菌有抗力。

⑥ 生理：对接种结核分枝杆菌敏感。对鼠斑疹伤寒补体 5 敏感。对疟原虫感染的抗力一致。红细胞计数高。SPF 动物雌、雄性的平均寿命分别为 684 d 和 487 d。

⑦ 病理：几乎全部繁殖后的雌鼠可见心脏钙质沉着。

（3）DBA/2 小鼠品系特征：

① 毛色及毛色基因：淡棕色，aa、bb、CC、dd。

② 组织相容性基因：Hc0，H-2Dd，H-2Kd。

③ 肿瘤：该种小鼠肝癌发病率与饲料有关，对大部分 DBA/1 的瘤株有抗性，但黑色素瘤 S91 在两性小鼠中均能生长，两性小鼠中均有淋巴瘤生长。雌鼠乳腺肿瘤发病率为 31%，繁殖鼠为 66%，非繁殖雌鼠为 3%。白血病发病率雄鼠为 8%，雌鼠为 6%。

④ 寄生虫：对疟原虫感染有一定的抗性。

⑤ 生理：雄鼠接触三氯甲烷烟雾和乙二醇的氧化产物时，以及在维生素 K 缺乏时

死亡率高，血压较低，低嗜酒精性。红细胞计数高。肾上腺组织内脂质浓度低。

⑥ 病理：听源性癫痫发作率在 36 日龄时为 100%，55 日龄后为 5%。心脏有钙盐沉着灶。

7. SJL/J 小鼠

（1）起源：三种来源的 Swiss Webster 品系于 1938 年和 1943 年间在 JAX 培养，1955 年开始近交繁殖。近交代数：104（JAX，1984）。

（2）品系特征：

① 毛色及毛色基因：白色，CC、PP、rd。

② 组织相容性基因：H-c1，H-2DS，H-2KS。

③ 免疫：易发生自发免疫性甲状腺炎，γ1、γ2 免疫球蛋白增多症。

④ 肿瘤：1 年以上的小鼠中类霍奇金病的多型细胞性网织细胞肉瘤发生率在 13 月龄的处雌鼠中为 91%，在 13 月龄的繁殖鼠中为 88%，在 12 月龄的雄鼠中为 91%。

⑤ 微生物和寄生虫：对麻疹病毒有强抵抗力，对 Sendai 病毒的敏感性较低。

⑥ 生理：对全身性 X 射线照射有强的抵抗力，每胎产仔量较多，心率较高。雌、雄性比率在断奶时为 54∶46，雄鼠红细胞数少。

⑦ 病理：42 周龄鼠空斑形成细胞反应在 S Ⅲ 期开始降低，6 月龄鼠易发生肝脏淀粉样病变。

8. 129 小鼠

（1）起源：该品系由 JAX 的 L. C. 史蒂文斯（L. C. Stevens）在研究工作中培育。1970 年，史蒂文斯将该品系引入法国巴斯德研究所。1996 年，CRL 引入该品系。1999 年，该品系小鼠根据国际命名法改名为 129/S2。2002 年，中国从 CRL 引入第 8 代核心群。129/RrJ 品系是 1945 年由 L. C·邓恩（L. C. Dunn）等人从 101 品系中培育而来的。129/Sv-W 品系是 129 小鼠反复回交产生的研究 W+ 基因与畸胎瘤发生关系的品系，并由 129/Sv-W 品系培育出 129/TerSv。

（2）品系特征：

① 毛色及毛色基因：浅腹灰棕色，Aw、c+、P+。

② 组织相容性基因：H-2b。

③ 肿瘤：先天性自发性睾丸畸胎瘤发生率为 30%，肿瘤可发生在所有胚胎的内层或外层，极少有转移。

④ 生理：在妊娠第 12 天和第 13 天开始分泌孕激素。

9. SAM 小鼠

（1）起源：SAM 小鼠是快速衰老小鼠模型，其起源是 JAX 的 AKR/J 系小鼠。1968 年，JAX 将其赠送给日本京都大学竹田俊男教授。在繁殖过程中，小鼠出现老化症状，后经精心选择进行延代，经 20 年的培养，终于形成 SAM 系统。北京大学医学部于 2000 年 4 月从日本引进该品系小鼠。

（2）品系特征：

① SAM-R/1：白色，Ⅰ型尾巴竖起来，身体微微抽动发出"咕咕"的叫声。Ⅱ型是 Ⅰ 型的症状延续，变为全身痉挛，达到癫痫大发作。全身的痉挛约 10 s 结束。结束的

数秒内小鼠处于木呆状态，但无死亡情况发生。痉挛从15周龄开始被观察到，19~23周龄时发生痉挛的个体数显著增加，特别是Ⅰ型的情况在21周龄（平均周龄=20.4），Ⅱ型的情况在22周龄（平均周龄=23.3）增加最多。观察的41只小鼠中，Ⅰ型的症状为100%，Ⅱ型的症状为97.6%。该品系平均存活时间是568 d。老化病态特征为高龄老化的非胸腺性淋巴瘤。

②SAM-P/6：白色，为老年性骨质疏松的模型，出生后5周龄就开始出现，随骨髓腔的扩大，骨量减低。4~9周龄P/6与R/1比较，伴随着骨内膜的骨形成减少，骨吸收却呈现亢进，因此特别强调地提出，这很可能是造成股骨干骨髓腔扩大的原因。骨膜的形成在5~10周龄亢进，13周龄减少的程度与R/1相同，虽然骨内膜的骨吸收亢进状态有所减弱，但仍为持续状态。9~13周龄骨内膜的形成几乎停止。

③SAM-P/8：白色，为老年痴呆模型，以学习记忆力减退、认知功能障碍、低恐怖不安及脑神经元退行性改变为主要老化特征，是目前研究老年痴呆比较理想的自然发病模型。老化特征：毛发脱落、皮肤松弛、思维判断能力减弱、健忘甚至痴呆等。因此，行为学及形体老化表现的特征通常用于老化研究。

④SAM-P/10：白色，伴随年龄的增加而出现学习记忆障碍、额叶脑萎缩的自然发病的新型快速老化模型。8月龄时的老化度评分为5.59（R/1为2.63），呈现快速老化征候。2月龄的平均脑重量：P/10为460.2 mg，R/1为468.2 mg，无明显差异。但是，P/10在其后随年龄的增加，脑重量降低；在13~16月龄时，为413.7 mg，减少了10%。类似这样的脑重量减轻，R/1没有观察到。

（三）突变系

1. C57BL/6J-ob/ob（ob/ob小鼠）

（1）起源：1950年，英戈尔斯（Ingalls）等发现一株近亲繁殖的小鼠食欲亢进，过度肥胖，其体重可以达到正常小鼠的3倍，并且患有糖尿病。进一步的研究证明，这种小鼠的肥胖是由于6号染色体的一个基因发生了隐性突变，研究人员遂将此基因命名为肥胖基因（Obese Gene，Ob Gene），这株小鼠也因此得名ob/ob小鼠，从此开辟了肥胖研究的新纪元。1987年，该品系由JAX引到ILAS。

（2）品系特征：

毛色及毛色基因：黑色，aa、BB、CC、DD。

ob/ob纯合子导致单纯肥胖伴晚期糖尿病。在2周龄时，肥胖个体在外表上有别于正常个体，约在4周龄时即可识别出，此时其增重加速，很快可达到正常同窝鼠体重的3倍。中等程度的摄食过度可使其几乎不太活动，但在幼年时其血糖和免疫活性胰岛素并不明显增加。6~9周龄时有中度的高血糖，但12~16周后自发消失。5~6月龄后，肥胖趋向稳定，胰岛素和葡萄糖水平上升。8~9月龄时，体重增加到最大值，约为70 g，多种代谢失调，包括脂肪形成增加，脂肪分解减少。代谢失调与过食症和胰岛素分泌过多有关，这些小鼠不受外来胰岛素的影响，但节制食物可增加对胰岛素的敏感性及延长其寿命。

所有的雌鼠均无生殖力，卵巢和子宫萎缩，若坚持节制饮食，则雄鼠偶尔能够繁殖。朗格汉斯（Langerhans）岛的增生与胰岛素分泌增加有关，肾小球发生肾结节状脂肪玻璃样病变，在电镜下可见其局限于肾小球膜和基膜的内皮面。肥胖小鼠的皮下、后腹膜和性腺的脂肪增多，这是脂肪细胞数目增多和体积增加的结果，因此被称为肥大性–增生性肥胖症。

这种小鼠的肥胖症与人类的肥胖症很相似。利用这种小鼠曾进行了许多关于肥胖症的生化、病理、激素及药物治疗等的研究。因为这种鼠无生育力，所以必须用杂合子交配以保持此基因。除 ob 突变型外，后来又发现 ad 即成年肥胖和糖尿症（adult obesity and diabetes）突变型。ad/ad 型的肥胖症小鼠体重相当于正常鼠的两倍，与 ob/ob 型一样，其通常不育，7~10 周龄时表现出高血糖和糖尿症。在新西兰小鼠中也发现一种肥胖症叫 NZO（New Zealand obese）。该鼠通常具有生殖能力，所有的小鼠均发生肥胖，但脂肪沉积主要是在腹内，于 2~4 月龄时即可发现脂肪沉积，最终达到总体重的 70%，高血糖不明显，但胰岛素的水平升高。在快速增重期间，食物的摄入量明显增加。此外，还有一种肥胖（fatty）小鼠，基因符号为 fa，肥胖同时有糖尿病，受孕率低。日本 KK 小鼠也发生肥胖。

（3）应用：从小鼠的肥胖症可知，肥胖症有不同的遗传型。这对研究人类肥胖症的一系列问题颇有助益。

2. C57BL/ksJ–db/db（db/db 小鼠）

（1）起源：1947 年，C57BL/6J 被由 JAX 引到比塞尔（Biesele），然后以封闭群方法饲养繁殖。1948 年，其被引到卡利斯（Kaliss），恢复近交繁殖。1948 年，该品系被重新引到 JAX。1966 年，由哈梅尔（Hummel）等最先报道发现糖尿病（diabetes，db）突变基因，为 2 号染色体隐性突变，能导致肥胖伴随糖尿病并发症，纯合子有高血糖症，2 周龄时血糖值为 300 mg/100 mL 血，12 周龄时可达 500 mg/100 mL 血。1987 年，该品系被由 JAX 引到 ILAS。

（2）品系特征：

毛色及毛色基因为黑色，aa、BB、CC、DD。

糖尿病（db）基因与肥胖（ob）基因不是等位基因，尽管它们的表型特征相似，db/db 基因鼠出生 10 d 后即表现多食、肥胖及血糖升高，同时胰岛素分泌增加至正常值的数倍，但组织中的胰岛素受体明显少于正常值，并且受体的结合力也低于正常值。3~4 周龄时，腋和腹股沟皮下组织出现脂肪的异常沉积，此时血糖升高；到 10~12 周龄，血中皮质酮浓度上升，细胞性免疫应答能力降低，脚趾畸形，小眼畸形。出生 2~3 个月后，血糖可高达 400 mg/100 mL 血以上，1 年龄小鼠的血糖可从 200 mg/100 mL 血以下的正常水平上升到 682 mg/100 mL 血（平均为 563.2 mg/100 mL 血），临床症状包括肥胖、高血糖、糖尿、蛋白尿、烦渴、多尿，最后可因酮尿而死亡。死后变化包括胰岛细胞中具有很少 β 颗粒和胰管肿胀。Like（1972）描述了 db/db 小鼠肾小球的变化，其在外形上与同龄正常小鼠的一样，但比后者大得多。小鼠到了糖尿病发病年龄时，肾小球膜变化更加明显，外周基层持续增厚，并生有许多小结节。他还认为多尿可能是高血糖对肾小球产生利尿作用的结果。此种模型类似于人类中年肥胖伴随糖尿病并发症。胰岛素分泌过多，并且变异较大。该品系鼠带有相斥的 m 基因（misty），m 基因纯化时，动物毛色和眼色淡化。雌鼠无生殖力，但其卵巢移植到其他鼠后，可恢复生殖活性。多数鼠不能存活到 8 个月以上，但若在发病的早期节制饮食则可延长生命。

3. 裸小鼠（nude 小鼠）

（1）起源：1962 年，英国格拉斯哥鲁奇尔医院的诺曼·R·格里斯特（Norman R. Grist）在非近交系的小鼠中偶然发现个别无毛小鼠。1964 年，爱丁堡动物研究所的弗拉纳根证实其是基因突变造成的，称为裸小鼠，用 nu 作为裸基因符号。1966 年，弗拉纳根证实这种自发突变无毛小鼠是由第 11 对染色体上等位基因突变引起的。1969 年，丹麦的乔根·吕高（Jorgen Rygaard）首次将人类结肠腺癌组织移植到裸小鼠并获得成功，为免疫缺陷动物的研究和应用开创了新局面。常用的裸小鼠突变系有 BALB/c-nu 小鼠、NC-nu 小鼠、C3H-nu 小鼠、Swiss-nu 小鼠等。下面以 BALB/c-nu 小鼠为例进行介绍。

（2）BALB/c-nu/nu（裸鼠）交配方式：

① 为了保持遗传特性，需要保种裸鼠相应的近交系，即 BALB/c 裸鼠需要同时保种 BALB/c 近交系，近交系严格按照同胞兄妹交配方式保种。

② 为了保种和生产，还要有一个群体是带裸基因的种群，即采用雄性 nu/nu 与雌性 nu/+ 交配方式进行维持的 nu 纯合基因的群体。

③ 用带 nu 纯合基因的群体与裸鼠相应近交系回交和互交维持种群，此为生产群用的来源，它既保持着品系遗传背景，又能为大量生产繁殖提供坚实的基础。扩大群一个生产周期为 6~20 个月。

（3）BALB/c-nu/nu 小鼠品系特征：无毛，生长发育不良，繁殖力低下，易发生严重感染，至 1968 年对其进行连续切片，显示出胸腺缺失，遗传检查发现为第 11 对常染色体隐性遗传。由于裸鼠无胸腺，仅有胸腺残迹或异常上皮，这种上皮不能使 T 细胞正常分化，缺乏成熟 T 细胞的辅助、抑制及杀伤功能，因而细胞免疫力低下，B 细胞正常，但功能缺陷，免疫球蛋白主要是 IgM，只含少量 IgG。由于裸鼠 T 细胞缺陷，不能执行正常 T 细胞的功能，故其在混合淋巴细胞反应中全无有丝分裂反应，也不产生细胞毒性细胞，对刀豆素 A 或植物凝集素 P 亦无裂原应答，无接触敏感性，无移植排斥。

（4）应用：广泛应用于生物医学的免疫学、肿瘤学和疾病发生机制的研究中。

4. NOD 小鼠

NOD 小鼠是一种常用的自发性 1 型糖尿病小鼠品系，以没有肥胖表型但出现胰岛 B 细胞免疫性损伤为主要特征的近交系小鼠。将 NOD 小鼠与不同遗传背景的小鼠进行杂交-回交，可获得具有不同生物学特性和用途的同类系，如 NOD. C3（B6）-Faslgld/Lwn 小鼠、NOD. 129S4（B6）-Icam1 tm1 Jcgr 小鼠、NOD. B6-Tg（ML5sHEL）5Ccg/Dvs 小鼠等。

（1）起源：1980 年，日本学者牧野（Makino）对 ICR/Jcl 小鼠进行近交培育的第 6 代时，从白内障易感亚系分离出非肥胖糖尿病品系（non-obese diabetic，NOD）和非肥胖正常品系（non-obese normal，NON）。在近交第 20 代时，其首先发现 NOD 雌鼠有胰岛素依赖性糖尿病。1988 年，ILAS 从 JAX 引进该品系。

（2）品系特征：30 周龄时糖尿病累计发病率雌、雄性分别为 60%~80% 和 10%~70%，睾丸切除可增加糖尿病发病率，而卵巢切除可减少糖尿病发病率，临床症状与人类 1 型糖尿病相当类似。90～120 日龄（相当于人类青春期）聚起发病，有下列症状：酮尿、糖尿、高血糖、血胆醇过多、烦渴、多尿、贪食。糖尿病发病与免疫系统异常有关。

5. SCID 小鼠

（1）起源：SCID 是重症联合免疫缺陷（sever combined immune deficiency）的英文缩写，scid 是位于 16 号常染色体的隐性突变基因。1980 年，博斯马（Bosma）从美国福克斯·詹士（Fox Chase）癌症中心饲养的 C. B-17/lcr 小鼠群中发现该突变，该小鼠群由带有免疫球蛋白重链等位基因（Igh-1b）的 BALB/cAnIcr 小鼠与 C57BL/ka 小鼠杂交 17 代（C. B-17）而来，并被育成同源导入近交系。1988 年，我国从 JAX 引进。

（2）品系特征：

① 外观与普通小鼠无异，生长发育正常，但胸腺、脾脏、淋巴结的重量只有正常小鼠重量的 1/3。

② SCID 小鼠是 T 细胞、B 细胞联合免疫缺陷的小鼠，具有严重的联合免疫缺陷症状，T 细胞和 B 细胞数量大量减少，体液免疫和细胞免疫功能均缺陷，但巨噬细胞和 NK 细胞功能未受影响。少数 SCID 小鼠可出现一定程度的免疫功能恢复，称为 SCID 小鼠的渗漏现象。

③ 纯合型雌鼠和纯合型雄鼠可进行繁殖生产（与裸小鼠不同）。

④ 由于免疫系统有缺陷，故该品系小鼠容易因发生感染而死亡，因此必须饲养在屏障系统中。

⑤ SCID 小鼠每胎产仔数 3～5 只，寿命可达 1 年以上。

（3）应用：SCID 小鼠主要用于免疫学和肿瘤学的研究，以及单克隆抗体的制备。

6. NOD SCID 小鼠

（1）来源：利用育种的方式，由 SCID 小鼠与具有 NK 细胞功能缺陷、循环补体缺乏、抗原呈递细胞分化及功能不良特点的 NOD/Lt 品系回交，得到的联合免疫缺陷动物。2004 年，上海实验动物中心（SLAC）从国家啮齿类种子中心上海分中心引进该品系核心种源并进行繁殖培育。

（2）品系特征：SCID 突变基因的纯合影响了 B 细胞、T 细胞的正常发育，使 NOD SCID 小鼠缺少功能正常的 B 细胞、T 细胞和 NK 细胞，从而免疫力低下，因而也更容易接受异种移植。同时，该小鼠 NK 细胞和结合补体的能力低下。

（3）应用：主要于肿瘤生物学研究、异体移植学研究等。有研究结果表明，NOD SCID 小鼠较 SCID 小鼠在人体肿瘤移植上有优势，也有研究者认为，使用 B 细胞、T 细胞和 NK 细胞联合免疫缺陷动物所建立的人体肿瘤移植模型能更好地模拟人体肿瘤侵袭和转移的自然过程。

三、饲养管理

来源明确的种群、良好的环境控制、标准化的饲料和科学化的管理是培育生产出高品质、标准化实验小鼠及获得准确实验研究结果的重要条件，因此必须进行严格的科学化管理。

（一）饲养环境

小鼠对环境的适应性的自体调节能力和疾病抗御能力较其他实验动物差，而小鼠的品种和品系繁多，各个品种和品系都有自己的特殊要求，因此必须根据实际情况给予一个清洁舒适的生活环境。不同等级的小鼠应生活在相应的设施中。

小鼠临界温度为低温10 ℃，高温37 ℃。饲养环境控制应达到相对应级别的环境指标要求。

垫料是小鼠生活环境中直接接触的铺垫物，起吸湿（尿）、保暖、做窝的作用。因此，垫料应有强吸湿性、无毒、无刺激气味、无粉尘、不可食，并使动物感到舒适。垫料必须经消毒灭菌处理，除去潜在的病原体和有害物质。一般垫料以阔叶林木的刨花为宜，也可用玉米芯加工粉碎除尘后使用。在实验中切忌用针叶木（松、桧、杉）刨花做垫料，这类刨花发出具有芳香味的挥发性物质，可对肝细胞产生损害，使药理和毒理方面的实验受到极大干扰。

（二）一般饲养管理

不同种类的小鼠有不同的营养标准，如纯系小鼠和种鼠的饲料所含蛋白质成分高于一般小鼠，DBA 小鼠需要高蛋白质、低脂肪的饲料。

1. 饲料

小鼠应饲喂全价营养颗粒饲料，饲料中应含一定比例的粗纤维，使成型饲料具一定的硬度，以便小鼠磨牙。同时，应维持营养成分相对稳定，任何饲料配方或剂型的改变都要作为重大问题记入档案。

2. 饲喂

小鼠胃容量小，随时采食，这是多餐习性的动物。成年鼠采食量一般为 3~7 g/d，幼鼠一般为 1~3 g/d。在鼠笼的料斗内应经常有足够量的新鲜干燥饲料，在小鼠大群饲养中，每周应固定两天添加饲料，其他时间可根据情况随时注意添加。根据小鼠不同阶段的生长发育特点，应有不同的给饲标准。由于种鼠群和生产鼠群交配繁殖频繁，尤其生产种母鼠的负担重，能量消耗大，因此除供给足够的块料外，还要定时饲喂少量葵花籽、鸡蛋。葵花籽供应量为每只成年鼠 0.5~1 g/d，而鸡蛋供应量每周每窝半个。

3. 给水

小鼠的水代谢相当快，应保证足够的饮水。普通动物饮水标准应不低于城市生活饮水的卫生标准。无特定病原体和无菌动物的饮水须用高压高温方法灭菌。用饮水瓶给水，每周换水 2~3 次，成年鼠饮水量一般为 4~7 mL/d，要保证饮水的连续不断，应常检查瓶塞，防止瓶塞漏水造成动物溺死或饮水管堵塞使小鼠脱水死亡。小鼠在吸水过程中，口内食物颗粒和唾液可倒流入水瓶。为避免微生物污染水瓶，换水时应清洗水瓶和吸水管。严禁将未经消毒的水瓶继续使用。

4. 清洁卫生和消毒

每周应至少更换两次垫料。换垫料时将饲养盒一起移去，在专门的房间倒垫料，可以防止室内的灰尘和污染向外飞扬。无特定病原体和无菌动物的垫料在使用前应经高压消毒灭菌。要保持饲养室内外整洁，门窗、墙壁、地面等无尘土。坚持每月一次小消毒和每季度一次大消毒的制度，即每月用 0.1% 苯扎溴铵喷雾进行一次空气消毒，室外用 3% 来苏水消毒，每季度用过氧乙酸（0.2%）喷雾消毒鼠舍一次。笼具、食具至少每月彻底消毒一次，鼠舍内其他用具也应随用随消毒。可高压高温消毒或用 2% 次氯酸钠浸泡。

5. 动物健康的外观检查

这是检查动物健康状况的一项常规工作。从外观上判断小鼠健康的标准是：食欲旺盛；眼睛有神，反应敏捷；体毛光滑，肌肉丰满，活动有力；身无伤痕，尾不弯曲，天然孔腔无分泌物，无畸形；粪便黑色呈麦粒状。

异常：仔鼠有卷尾、脑水肿、眼睛异常、腹泻、发育不良、鼻端脱毛、被毛脱落、断尾、被毛变质、咬伤。其他不正常的小鼠也应及时淘汰。

四、小鼠在生物医药研究中的应用

1. 药物毒性研究

急性毒性实验等常用到小鼠。药物对生命影响的程度，包括致癌、致病、致畸、致毒、致突变、致残、致死等，这些都可从小鼠的实验中获得结果。

2. 药物筛选研究

一般药物的筛选实验中动物用量比较大，大多数先用小鼠进行初筛，通过筛选获得一个药物的综合效果后，再用纯系小鼠或大型动物进一步确定。

3. 生物效应测定和药效比较研究

小鼠被广泛用于血清、疫苗等生物鉴定工作，包括照射剂量与生物效应实验，以及各种药物效价测定等实验。

4. 病毒、细菌和寄生虫病学研究

小鼠对多种病原体和毒素敏感，因而适用于流感、脑炎、狂犬病、支原体、沙门菌、疟疾、血吸虫和锥虫等疾病的研究。

5. 肿瘤学研究

（1）自发肿瘤：近交系小鼠中大约有 24 个品系或亚系都有其特定的自发性肿瘤，这些自发性肿瘤与人体肿瘤在发生机制上相近，常选用小鼠自发的各种肿瘤模型进行肿瘤病因学、发病学和防治研究及抗药物的筛选。

（2）诱发肿瘤：小鼠对致癌物质敏感，可诱发各种肿瘤模型。

（3）人癌细胞移植：各种免疫缺陷小鼠，接受各种人类肿瘤细胞的植入，是研究人类肿瘤生长发育、转移和治疗的最佳实验动物。

（4）肿瘤遗传学研究：小鼠常用于原病毒基因组学说和癌基因假说的研究，研究人员对小鼠乳腺癌、垂体肿瘤、肾上腺皮质肿瘤发生过程中基因成分的相互作用已进行了大量的研究分析。

6. 遗传学研究

小鼠一些品系具有与人相似的自发性遗传病，如黑色素病、白化病、家族性肥胖、遗传性贫血、系统性红斑狼疮、尿崩症等，可作为人类遗传性疾病的天然动物模型进行各种实验研究。

7. 免疫学研究

可利用各种免疫缺陷小鼠来研究免疫机制等，BABL/c 小鼠、C57BL/6J 小鼠等常用于单克隆抗体的制备和研究。

8. 避孕药和营养学研究

因为小鼠的繁殖能力强、妊娠期短、生长速度快，故其很适合避孕药和营养学实验研究。小鼠常被用于抗生育、抗着床、抗早孕和中孕及抗排卵实验。

9. 镇咳药研究

小鼠在氢氧化铵雾剂刺激下有咳嗽反应，因此小鼠常被用于研究镇咳药。

10. 内分泌疾病研究

小鼠肾上腺皮质功能亢进，发生类似于人类的库欣综合征、肾上腺淀粉样变造成肾上腺激素分泌不足，可导致艾迪生病症状。因此，小鼠常作为复制内分泌疾病的动物模型，用于内分泌疾病方面的研究。

11. 老年病研究

小鼠寿命短，传代时间短，随着鼠龄的增加，机体内的一些生理、生化指标不断发生变化，特别是高龄鼠中老年病明显增多，是老年学研究的极好材料。

第二节　大鼠

大鼠（rat，*rattus norvegicus*）属哺乳纲、啮齿目、鼠科、大鼠属、大鼠种，由野生褐色大鼠驯化而成。19 世纪初，美国费城的威斯达（Wistar）研究所开发大鼠作为实验动物，1907 年成功育成了 Wistar 大鼠。1915 年，隆（Long）和埃文斯（Evans）用野生褐家鼠（雄）与白化大鼠（雌）进行杂交，育成了 Long Evans 大鼠。1920 年，美国哥伦比亚大学肿瘤学研究所的 M. R. 柯蒂斯（M. R. Curtis）育成了 F344 大鼠。1925 年，美国斯普拉格·道利（Sprague Dawley）农场用 Wistar 大鼠育成了 SD 大鼠。1926 年，柯蒂斯和同事邓宁（Dunning）培育出 ACI 大鼠。1930 年，英国牛津大学培育出 GH 系大鼠。1960 年，冈本（Okamoto）用东京远交系 Wistar 大鼠培育出 SHR 大鼠。1971 年，NIH 用从日本京都大学引进的 Wistar 大鼠近交培育出 WKY 大鼠。该品系现已遍及世界各国的实验室。20 世纪以后，大鼠开始在生命科学领域广泛应用，尤其在肿瘤学、药理学、内分泌学和营养学方面应用最为广泛。作为常用的实验动物之一，大鼠用量仅次于小鼠。

一、生物学特性

（一）一般特性

1. 外貌特征

大鼠头部较宽，耳朵较长，外观与小鼠相似，但个体较大。一般成年大鼠体长为 18~20 cm，尾长为 10~15 cm，体长大于尾长。尾上覆有短毛和环状角质鳞片，数量多于 200 片。

2. 行为习性

大鼠昼伏夜出，具有群居优势，同笼多个饲养比单个饲养的大鼠体重增长快、性情温顺、易于捉取，单个饲养的胆小易惊、不易捕捉。大鼠活动多集中在黄昏到清晨这一段时间，白天常在笼内闭目休息，交配多在夜间发生。

3. 性情

大鼠性情温顺，易于捉取，一般不会主动咬人，但当粗暴操作或营养缺乏时可攻击人或互相撕咬。哺乳母鼠更易产生攻击人的倾向，配种后的成年雄鼠同笼饲养会互相撕咬，严重时可导致死亡。

4. 食性

大鼠为杂食动物，喜食煮熟的动物肉（如兔肉），甚至是同类的肉。大鼠对营养缺乏敏感，特别是维生素和氨基酸缺乏时可出现典型症状。核黄素缺乏可导致皮炎、脱毛、体质虚弱和生长缓慢，还可引起角膜血管化、白内障、贫血和髓质退化；维生素 E 缺乏可导致雌鼠生育能力降低，严重缺乏时雄鼠可终生丧失生殖能力。大鼠胃容量为 4~7 mL，食料量为 20~30 g/d（妊娠泌乳期的大鼠食量加大），饮水量为 20~45 mL/d，排粪量为 7~14 g/d，排尿量约为 5.5 mL/100 g 体重。

5. 适应性

大鼠对各种刺激很敏感，环境条件的微小变化也可引起大鼠的反应，比如：

（1）强烈的噪声可导致大鼠恐慌、互相撕咬，内分泌紊乱，性功能减退，食仔或死亡。

（2）大鼠对空气中的粉尘、氨气、硫化氢等极为敏感，易发生呼吸道疾病，一般开放饲养的大鼠主要死因为呼吸道疾病。

（3）大鼠对饲养环境的湿度敏感，相对湿度低于 40% 时，易发生环尾症，还会出现哺乳母鼠食仔现象。一般饲养室湿度应保持在 50%~65%。

6. 寿命

大鼠的寿命一般为 2.5~3 年。杂交群、远交群比近交系寿命长。

（二）解剖学特性

1. 骨骼

大鼠骨骼为 105~108 块，大鼠的生长发育期长，长骨长期有骨骺存在，不骨化。切齿终生不断生长，大鼠需要不断啃咬磨牙以维持其长度恒定，故大鼠笼内应放几个小木块供其啃咬。

2. 牙齿

大鼠上、下颌各有 2 颗切齿和 6 颗臼齿，共 16 颗牙齿。齿式为 2×(1 003/1 003)。门齿终生生长。

3. 消化系统

（1）唾液腺：很发达，包括腮腺、颌下腺和舌下腺。腮腺在颈部外侧面，呈扁平形，包括 3~4 个界限清楚的分叶。颌下腺是颈部腹面最显眼的腺体，前缘在舌骨水平处与颌淋巴结相接，后界可抵胸骨柄，左右两个腺体沿腹中线相接触，长为 1.6 cm，宽为 1~1.5 cm，厚为 0.5 cm。舌下腺紧靠颌下腺前外侧面，其颜色较深，可与颌下腺区分，其形似眼球晶状体，宽为 0.4 cm，厚为 0.1~0.2 cm。颈区肩胛部间沉积的脂肪组织呈腺体状，称为冬眠腺，在产热上起着重要作用。

（2）胃：由前后两部分组成，前胃为无腺区，后胃为有腺区，前后两部分由一个界限嵴分开，食管通过界限嵴的一个褶进入胃小弯，此褶是大鼠不能呕吐的原因。大鼠胃容量为 4~7 mL。

（3）肠：分为十二指肠、空肠、回肠、盲肠、结肠、直肠。其中小肠最长，平均为 114（102~126）cm；盲肠较长，为 6~8 cm。

（4）肝脏：呈紫红色，占体重的比例大，约为体重的 1/25，由 6 叶组成（左外叶、左中叶、中间叶、右叶、尾状叶和乳头叶）。肝脏的再生能力强，经部分肝切除术后仍可再生。成年大鼠切除肝 2/3，在 1 周内肝脏生长最快，3 周内肝脏重量可恢复到接近正常。

（5）胆管：大鼠无胆囊（马、驴、象、鹿、鸽也无胆囊），各肝叶的胆管会合成胆总管，长度为 1.2~4.5 cm，直径为 0.1 cm。胆总管几乎沿其全长都为胰腺组织所包围，并在其行程中接收若干条胰管。胆总管在距幽门括约肌 2.5 cm 处通入十二指肠，适宜做胆管插管模型。

（6）胰脏：位于胃和十二指肠的弯曲处，呈淡粉色，形状不规则，似脂肪。

4. 呼吸系统

肺脏为海绵状，淡粉色，位于胸腔中部，分为左、右两部分。左肺为 1 个大叶，右肺分为 4 叶（前叶、中叶、副叶、后叶）。大鼠支气管腺不发达，不宜作为慢性支气管炎模型和进行祛痰平喘药物的研究。

5. 循环系统

心脏重量占体重的 1/30~1/20，由左心房、左心室、右心房、右心室组成。左心室发出主动脉弓，由此分出无名动脉、左颈总动脉、左锁骨下动脉。无名动脉又分出右颈总动脉和右锁骨下动脉。主动脉弓到心脏背侧沿脊柱下行，形成背主动脉，背主动脉再分支到髂部和四肢。大鼠心脏和外周循环与其他哺乳动物稍有不同，心脏的血液供给既来自冠状动脉也来自冠状外动脉，后者起源于颈内动脉和锁骨下动脉。

6. 泌尿生殖系统

大鼠的肾只有一个肾乳头和一个肾盏，可有效地进行肾套管插入研究。大鼠雌性呈"Y"型双子宫，胸部和腹部各有 3 对乳头。雄性副性腺发达，包括大的精囊、尿道球腺、凝固腺和前列腺。腹股沟终生开放，睾丸于出生后 30~35 d 开始下降。

7. 神经和内分泌系统

大鼠的神经系统与人类相似，亦包括中枢神经系统和周围神经系统两部分。中枢神经包括脑和脊髓，周围神经包括脑神经、脊神经、自主神经。由脑发出的神经称脑神经，共 12 对。脊神经和自主神经与其他动物相似。脑分为大脑、间脑、中脑、小脑和延脑，大鼠的大脑很发达，在背面盖住了间脑和中脑，间脑结构与兔相似，中脑较小。大鼠的垂体、肾上腺功能发达，应激反应灵敏，其中垂体较脆弱地附着在漏斗下部，可用吸管吸除垂体，适宜制作垂体摘除模型。

8. 其他

大鼠无扁桃体，汗腺极不发达。

（三）生理学特性

1. 生长发育

新生仔鼠无被毛，呈赤红色，两耳贴连头部皮肤，自闭。尾长为身长的 1/3～1/2，无牙齿。2 日龄后周身呈粉红色，3～4 日龄两耳张开，并开始长出小绒毛，8～10 日龄切齿萌出，并开始爬行，14～17 日龄双目睁开，16 日龄后被毛长齐，19 日龄白齿萌出，21 日龄可以离乳。成年大鼠雄性体重为 300～600 g，雌性为 250～500 g。不同品种、品系的大鼠体重有差别，同一品种大鼠雄性比雌性体形大。Wistar 和 SD 大鼠体重与日龄的关系见表 4-1。

表 4-1　Wistar 和 SD 大鼠体重与日龄的关系

日龄			21	28	35	42	49	56	63	70
体重/g	Wistar 大鼠	雄	56	97	134	187	233	297	325	370
		雌	54	91	134	166	209	214	232	246
	SD 大鼠	雄	52	101	150	206	262	318	365	399
		雌	50	86	130	172	210	240	258	272

2. 生殖生理

（1）性成熟：在正常的发育过程中，雄鼠出生后 23～25 日龄睾丸开始下降，30～35 日龄睾丸进入阴囊，45～60 日龄产生精子，60 日龄以后就可交配。雌鼠一般在 70～75 日龄阴道开口，不同品种、品系开口时间不同，有的 50 日龄即开口，达 80 日龄即可交配。过早交配，增加雌鼠负担，对子代发育不利。大鼠最适交配日龄雄鼠为 90 日龄，雌鼠为 80 日龄。

（2）性周期：大鼠的发情不受季节温度的影响，具有多发性、周期性的变化规律。大鼠性周期为 4～5 d。在此周期内，生殖系统发生一系列组织学的变化，可做阴道涂片检查。根据阴道上皮细胞的变化，典型的 4 d 性周期分为发情前期、发情期、发情后期和静止期。大鼠排卵通常在发情后 8～10 h，发情多在夜间。排卵通常是自发的，但强壮的雄鼠能强迫雌鼠在非发情期接受交配，促进排卵受孕。黄体的形成及发育是在发情后期，这时卵子已进入输卵管内。在发情静止期，卵泡又开始发育。

（3）生殖能力：雌鼠产仔的多少，取决于品种、胎次、饲养管理的好坏和雌鼠的年龄、体质。一般情况下，适龄雌鼠第 1～5 胎产仔多，第 6 胎以后逐渐减少。每胎可产仔 8～13 只，最多可达 20 只，如 SD 大鼠。饲料的营养成分对大鼠的生殖能力也有一定的影响。当饲料内缺乏维生素 E 时，大鼠即丧失生殖能力，特别是雄鼠，可终身丧失，如补喂维生素 E，雌鼠可以恢复其生殖能力。温度对大鼠的生殖能力也有影响，饲养室内持续高温（30 ℃以上）可降低雄鼠的交配能力。

（4）交配：雌性大鼠只在发情期的数小时内允许雄鼠交配。雌鼠被雄鼠反复追逐之后才接受交配。交配后，雌鼠的阴道口形成一种特殊的膣栓即阴道栓。阴道栓是雄鼠的精液、雌鼠的阴道分泌物与阴道上皮细胞的混合物遇空气后迅速变硬形成的。阴道栓一般在交配后 12~24 h 自动脱落。所以，阴道栓的有无常被作为判断是否交配的重要标志。

（5）妊娠和分娩：大鼠的妊娠期因品种不同略有差异，一般为 19~21 d。孕鼠受惊吓往往造成流产或早产。大鼠的分娩昼夜均有发生，但以夜间居多。孕鼠临产前一般表现不安状态，常常不停地整理产窝，随着子宫收缩将仔鼠娩出。分娩结束后 12~24 h 母鼠出现产后发情，此时若与雄鼠交配，多能受孕。

（6）哺乳和离乳：通常根据雌鼠体质确定带仔的多少，一般为 8~10 只。对带仔不足 8 只的，可将其他产窝多余的仔鼠移入窝内代乳，代乳效果很好。母鼠产后 1~2 d 内饲料的消耗量突然下降，这是由母鼠产后不适造成的。饲料消耗量从第 3 天开始恢复正常，并有逐渐增加的趋势，1~8 d 内仔鼠体重增长速度慢，平均日增重 1.8 g，每天消耗的饲料量尚不大。8~9 d 仔鼠长出切齿，14~17 d 仔鼠睁眼，逐渐采食，仔鼠日增重达 2.4 g，但这个时期仔鼠仍以母乳为主，所以饲料量略有增加，以上这个阶段称为哺乳第一阶段。从仔鼠生出第一、第二白齿（19~21 d）后，饲料的消耗量迅速上升，这是由于仔鼠从全吃乳期过渡到半吃乳期，到哺乳末期基本以吃饲料为主。这个时期仔鼠生长发育速度平均日增重 3.0 g，是哺乳期生长速度最快的阶段，称为哺乳第二阶段。仔鼠的哺乳期一般为 21 d，留种的仔鼠可延长到 23 d。过于延长哺乳时间，不仅影响母鼠的健康，还会影响母鼠的发情。哺乳期满的仔鼠要与母鼠分开，雌雄分笼饲养。如果离乳以后雌雄混养，2 周内应清查并分开，超过 2 周或发现雌鼠盒内混入雄鼠，整盒大鼠即被视为不合格动物，应全部淘汰。

（7）性别鉴定：同小鼠。

3. 水的调节

大鼠汗腺不发达，仅在爪垫上有汗腺，尾巴是散热器官，大鼠在高温环境下靠流出大量的唾液来调节体温，唾液腺功能失调易引起其中暑死亡。

二、大鼠的遗传学分类及主要品种（品系）

（一）封闭群

1. Wistar 大鼠

（1）起源：1907 年由美国 Wistar 研究所育成，我国从日本、苏联引进，是我国引进最早、使用最广泛、数量最多的大鼠品种。

（2）品系特征：头部较宽，耳朵较长，尾长小于身长；性周期稳定、繁殖力强、产仔多，平均每胎产仔 10 只；生长发育快，性情温顺，对传染病的抵抗力较强，自发肿瘤发生率较低；10 周龄雄鼠体重可达 280~300 g，雌鼠体重可达 170~260 g。

（3）应用：广泛用于生殖生理、肿瘤、毒理、药理、免疫和微生物等方面研究。现各地饲养的封闭群遗传性差异较大，实验设计时尽可能避开使用该品种。

2. Sprague Dawley（SD）大鼠

（1）起源：1925 年，美国斯普拉格·道利（Sprague Dawley）农场的罗伯特·W·道利（Robert W. Dawley）将 1 只杂种雄性和 1 只雌性 Wistar 大鼠交配，得到该品系。

（2）品系特征及用途：其特点为头部狭长，尾长接近身长，产仔多，生长发育较Wistar 快，抗病能力尤以对呼吸系统疾病的抵抗力强；自发肿瘤率低，对性激素感受性高；10 周龄雄鼠体重可达 300~400 g，雌鼠可达 180~270 g。

（3）应用：SD 大鼠常用作营养学、内分泌学和毒理学研究。

3. Long-Evans 大鼠

（1）起源：1915 年，隆（Long）和埃文斯（Evans）用野生褐家鼠（♂）与白化大鼠（♀）进行交配育成。

（2）品系特征：属于大体型多产品系，不过比 Wistar 和 SD 大鼠体型略小。最明显的特征是头和颈部呈黑色，背部有一条黑线。基因型为 hh 时，头部毛斑如包头巾；基因型为 hhaa 时，头、颈、尾基部呈黑色。

（3）应用：目前用于视神经损伤修复、原位肾移植研究等。

4. Brown Norway 大鼠

该大鼠是野生 Norway 大鼠的变种，毛呈褐色，最早用于遗传学研究。

此外，常用的还有 Osborne-Mended、Sherman、August 等品种。

（二）近交系

目前大鼠近交系达上百种。

1. ACI 大鼠

（1）起源：1926 年，美国哥伦比亚大学肿瘤研究所柯蒂斯和邓宁培育出 ACI 大鼠。

（2）品系特征：

① 毛色：黑色，腹和脚白色（a，h1）。

② 28%的雄鼠、20%的雌鼠有遗传缺陷，有时缺少一侧肾、发育不全或有囊肿。雄性同侧睾丸萎缩，雌性无子宫或有缺陷。其仔鼠矮小，繁殖力差，胚胎死亡率高。

③ 肿瘤自发率：雄鼠睾丸肿瘤为 46%，肾上腺肿瘤为 16%，脑下垂体肿瘤为 5%，皮肤和耳道及其他类型肿瘤为 6%。雌鼠脑垂体瘤为 21%，子宫瘤为 13%，乳腺癌为11%，肾上腺瘤为 6%。

④ 该品系大鼠低血压。

2. BN 大鼠

（1）起源：1930 年，美国 Wistar 研究所的 D. H·金（D. H. King）在野外捕获野生大鼠，他和 P·阿普泰克曼（P. Aptekman）将其维持繁育，其中一个大鼠品系发生棕褐色突变。1958 年，西尔弗斯（Silvers）和比林厄姆（Billingham）用金和阿普泰克曼培育的棕褐色突变型大鼠，通过兄妹间近亲交配繁殖的方式培育而成 BN 大鼠。

（2）品系特征：

① 毛色：棕色（a，b，hi）。

② 组织相容性基因：H0c、H0d。

③ 有抗实验性过敏性脑膜炎。

④ 31 月龄大鼠心内膜疾病发生率为 7%。

⑤ 肿瘤自发率：上皮肿瘤雄鼠为 28%，雌鼠为 2%。输尿管肿瘤雄鼠为 6%，雌鼠为 20%。雄鼠膀胱自发癌为 35%，胰腺肿瘤为 15%。雌鼠脑垂体腺瘤为 26%，子宫肿

瘤为 22%，肾上腺皮质腺瘤为 19%，宫颈肉瘤为 15%，乳腺纤维腺瘤为 11%，胰腺腺瘤为 11%。

（3）应用：广泛用于过敏性呼吸系统疾病、肿瘤、老化、白血病、肾病及器官移植的研究。

3. F344 大鼠

（1）起源：1920 年，美国哥伦比亚大学的柯蒂斯购买了当地 Fischer 种鼠用于癌症研究，在 344 号鼠的后代中得到该品系并于同年将其培育成近交动物。1949 年，该品系被引入英国赫斯顿，之后又被引入 NIH。1950 年，贝塞斯达（Bethesda）将其繁殖 51 代。1960 年，美国癌症研究所引入第 68 代核心群并于 1990 年将其剖宫产净化。1998 年，该品系被 CRL 引入。20 世纪 80 年代中期，中国从 NIH 引进该品系。

（2）品系特征：

① 毛色：白色（a、B、c、h）。

② 免疫：原发性和继发性的脾脏红细胞的免疫反应性低。

③ 对囊尾蚴虫敏感，旋转运动性低，血清胰岛素含量低，对高血压蛋白盐的产生有抵抗力。脑垂体大，肾脏疾患发病率低。

④ 苯丙酮尿症的模型动物。

⑤ 肿瘤自发率：乳腺癌雄鼠为 23%，雌鼠为 41%。脑下垂体腺瘤雄鼠为 36%，雌鼠为 24%。雄鼠睾丸间质细胞瘤为 85%，甲状腺癌为 22%，单核细胞白血病为 24%。雌鼠乳腺纤维瘤为 9%，多发性子宫内膜肿瘤为 21%。该品系可允许多种肿瘤移植生长。

⑥ 雌、雄鼠肝结节状增生的发生率为 5%，雄鼠对乙基吗啡和苯胺的肝代谢率高。

（3）应用：广泛用于毒理学、肿瘤学、生理学等领域。此外，该系大鼠也可作为周边视网膜退化的动物模型。

4. LEW 大鼠

（1）起源：该品系是 20 世纪 50 年代早期由路易斯（Lewis）博士从 Wistar 品系繁育而成。1970 年，CRL 从美国杜兰大学（Tulane University）引入 34 代，1975 年进行了剖宫产。

（2）品系特征：

① 毛色：白化（a，h，c）。

② 免疫：接种豚鼠髓磷脂碱蛋白后，对实验过敏性脑脊髓炎敏感。极易感染诱发自身免疫性心肌炎和自身免疫性复合物肾小球肾炎（这与主要组织相容性复合物有关）。易感染实验过敏性脑炎和药物诱发的关节炎。

③ 生理学：血清甲状腺素高，血清胰岛素和血清生长激素高。高脂肪食物容易引起肥胖症。雌鼠乙基吗啡的肝脏代谢率高。

④ 肿瘤：可移植多种肿瘤。常见的类型有淋巴瘤，肾肉瘤，纤维肉瘤 MC-39、ML-1、ML-7，Lewis10 瘤和 Lewis3 肉瘤。

⑤ 饲养繁殖：易驯养，繁殖率高。2 年龄大鼠的存活率为 26%。

5. LOU/CN 和 LOU/MN 大鼠

（1）起源：1972 年，巴赞（Bazin）和贝克斯（Beckers）培育出浆细胞瘤高发系

LOU/ CN 和低发系 LOU/MN，两者组织相容性相同。我国 1985 年从 NIH 引进该品系。

（2）品系特性：

① 毛色：白色（a、c、h）。

② 免疫：产生单克隆免疫球蛋白 IgG 占 35%，IgE 或 IgA 占 36%。LOU/CN 大鼠广泛用于免疫学研究，尤其是单克隆抗体的制备。用其制备单抗，其腹水量较用 BALB/c 小鼠高几十倍，可大量生产。

③ 肿瘤：LOU/CN 大鼠 8 月龄以上自发性浆细胞瘤的发生率，雄性为 30%，雌性为 16%，常发生在回肠淋巴结。70% 的免疫细胞瘤合成并分泌单克隆免疫球蛋白。LOU/MN 大鼠浆细胞瘤发生率，雄性为 0.7%，雌性为 2.1%。

（三）突变系

1. Nude 大鼠（裸大鼠）

（1）起源：1975 年在苏格兰罗威特（Rowett）研究所发现了 rnu（Rowett nude）突变。1986 年，该品系被从 NIH 引入 ILAS。

（2）品系特征及用途：

① 毛色：白化（cc）。

② 免疫：裸大鼠免疫器官的组织学，与裸小鼠极为近似；先天性无胸腺，为棕色脂肪取代，缺少 T 细胞，T 细胞功能明显丧失。rnu 裸大鼠对结核菌素无阳性迟发型超敏反应。用破伤风类毒素和卵蛋白免疫，rnu 裸大鼠血中未能测出 IgM 及 IgG 抗体。对 T 细胞有丝分裂原（植物血凝素、刀豆球蛋白和美洲商陆）的淋巴细胞转化试验呈阴性反应。一般说来，B 细胞功能是正常的，NK 细胞活力增强。在肠系膜淋巴结中，rnu 裸大鼠 NK 活力比杂合子（rnu/+）高 10 倍之多。

③ 生理：纯合为裸鼠，但并非像裸小鼠那样完全无毛，而是体毛稀少，在头部或其他身体部位常有短毛出现，有时暂时完全消失，以后又复现。年龄较大的雄裸大鼠的尾根往往多毛，有触须但弯曲。2~6 周龄时，皮肤上有棕色鳞片状物覆盖，随后变得光滑无毛。6 周龄之后，有些个体可长出稀毛。裸大鼠发育相对迟缓，其体重相当于正常大鼠的 70%。雌性裸大鼠妊娠期无乳腺发育，仔鼠因得不到母乳，出生后很快死亡，故裸大鼠的繁殖，仍用雄纯合鼠（rnu/rnu）与雌杂合鼠（mu/+）交配繁殖的方法。在洁净环境下，寿命最长的裸大鼠可活 1~1.5 年。

2. SHR 大鼠

（1）起源：1963 年，日本京都医学院的冈本（Okamoto）利用远交的有明显高血压症状的 Wistar Kyoto 雄性鼠和带有轻微高血压症状的雌性鼠交配，自此开始进行兄妹交配，并连续选择自发高血压的性状。1966 年，NIH 引入了该品系的第 13 代。1973 年，CRL 从 NIH 引入第 32 代，1973 年进行了剖宫产。CRL 命名：SHR/NCrlBR。

（2）品系特征及应用：

① 毛色：白化（a，b，c，h）。

② 严重自发性高血压，收缩压达 26.7 kPa（200 mmHg），心血管疾病发生率高，而且无明显原发性肾脏或肾上腺损伤。尿嘌呤糖尿病能进一步使血压增高，该鼠对抗高血压药物有反应，是筛选抗高血压药物的良好动物模型。

③ 还可作为 ADHD（多动症）的动物模型。

3. SHR/N-cp 大鼠

（1）起源：自发高血压-NIH 肥胖大鼠品系（SHR/N-cp）是美国国家健康动物遗传资源研究所培育的用于肥胖症和糖尿病研究的两个同源品系之一。SHR/N 雌性与正常血压的 SD 雄性大鼠杂交培育几代后，大鼠自发出现突变肥胖基因（cp），将这一基因导入 SHR/N 品系，最少回交 12 次以排除非 cp Koletsky 基因。但纯合体（cp/cp）不能繁殖使得回交复杂化，解决这一问题需要对每代进行测试交配以识别下一轮回交需要的杂合体。完全回交的 SHR/N-cp 品系在遗传上靠 cp 基因区别于其配偶 SHR/N 品系。杂合体交配产生的大鼠胖瘦比为 1∶3，瘦大鼠中 2/3 为杂合体（cp/+），1/3 为纯合体（+/+）。

（2）品系特征：肥胖大鼠表现出的组织病理学特征与人非胰岛素性糖尿病相似。这是唯一的雌、雄性都显示不耐葡萄糖的啮齿类动物模型。SHR/N-cp 品系肥胖症的特性主要是脂肪聚积层，脂肪细胞体积和数量增加并损害发热作用。雄性肥胖大鼠有轻度高血压，当饲喂高糖类食物时，表现出与人非胰岛素依赖性糖尿病相似的代谢改变，包括胰岛素分泌过多、高血脂、不耐葡萄糖和糖尿病。雄性肥胖大鼠与同窝瘦者相比，除血清胰岛素外，其他激素如葡萄糖调节激素等（皮质甾酮、胰高血糖素、生长激素和胰生长激素抑制素）也分泌升高。该品系患有糖尿病并发症。SHR/N-cp 品系大鼠中所发现的与糖尿病有关的组织形态变化包括胰岛增生、肝细胞脂变、肾病和内耳毛细胞丧失，雌性肥胖大鼠还出现肾上腺皮质肥大。肥胖大鼠肾组织的形态改变包括糖尿病和炎症（间质炎性浸润），与糖尿病有关的肾小球病变特性是节段性、弥散性和结节性毛细管间的系膜扩张。雌、雄性肥胖大鼠中均显示出相似的肾小球病变，而雌性受影响的程度较轻。喂蔗糖饲料比淀粉饲料更能加重肾脏病变。SHR/N-cp 肥胖大鼠的主要功能并发症是肾功能异常，饲喂高糖类饲料 3 个月后，肥胖雄性糖尿病 SHR/N-cp 大鼠与肥胖雄性非糖尿病 LA/N-cp 大鼠相比，肾小球滤过率降低，出现蛋白尿。动物模型中，与高血糖有关的其他功能并发症是胰腺的胰岛素分泌异常和适应性产热能力降低。

4. WKY 大鼠

1971 年，NIH 从日本京都医学院引进 Wistar 大鼠，以后通过近交培育成 WKY 大鼠。其毛色为白化（a，c，h），为 SHR 正常血压对照动物。雄鼠动脉收缩压为 18.7～20.0 kPa（140～150 mmHg），雌鼠为 17.3 kPa（130 mmHg）。

5. GH 系大鼠

1930 年，英国牛津大学研究所培育出 GH 系大鼠。其毛色为白化，有遗传性高血压，可能与肾及前列腺素的分解代谢有关。GH 系大鼠有心肌肥大和心血管疾病。其心率比正常血压品系快 20%，体内脂肪含量较低，心脏比正常品系大 50%，是研究高血压和心血管疾病的良好模型。

6. 癫痫大鼠（audiogenic seizures）

用铃声刺激，癫痫大鼠可旋转数秒钟，然后向一侧倒地，癫痫发作。临床症状与人的癫痫病很相似，可作为研究人癫痫病的动物模型。

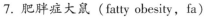

7. 肥胖症大鼠（fatty obesity, fa）

肥胖症大鼠雌性不育，其子宫小且发育不全；雄性性器官外观正常，偶具繁殖力。体型在 3 周龄时表现为肥胖，到 5 周龄时特别明显。其食量较正常鼠大，体重比正常大鼠大 1 倍。雄鼠体重可达 800 g，雌鼠可达 500 g。肥胖大鼠血浆中脂肪酸总量比正常水平增加 10 倍，胆固醇和磷脂含量增高，可用作研究人肥胖症的动物模型。

8. 白内障大鼠（cataract, ca）

病鼠出生后约 14 日龄眼睑睁开时，表现为晶状体混浊（常为两侧），混浊常见于晶状体的中央。病变晶状体比正常小，呈蘑菇状而不成球状。混浊是晶状体蛋白变性的结果，而不是由于矿物质增加。视网膜可能正常，未见有任何糖尿病的迹象。甲状旁腺也未发生任何组织学异常。

三、饲养管理

大鼠的饲养管理工作与小鼠基本相同。

四、大鼠在生物医药研究中的应用

1. 药物学研究

大鼠的血压反应比家兔好，常用它来直接描记血压，进行降压药物的研究；也可进行药物的急毒、长毒、生殖毒性试验和药物依赖试验等；大鼠血压和血管阻力的变化对药物作用敏感，适合研究心血管药物的筛选。大鼠踝关节易发生炎症，可用于关节炎药物的研究

2. 营养、代谢方面的研究

大鼠是首先用于营养学研究的实验动物。维生素就是用大鼠研究发现的。用于维生素、蛋白质、氨基酸、钙、磷等代谢研究；动脉粥样硬化、淀粉样变性、酒精中毒、十二指肠溃疡、营养不良等方面的研究都可以使用大鼠。大鼠无胆囊，但胆总管较大，可经胆总管收集胆汁，研究消化功能等。

3. 心血管疾病研究

大鼠是研究心血管疾病的首选动物。目前已培育出多种不同类型的高血压的大鼠品系。还有自发动脉硬化大鼠品系。

4. 神经、内分泌研究

大鼠的神经系统与人类相似，广泛用于高级神经活动的研究，如奖励和惩罚实验、迷宫实验、饮酒实验以及神经症、狂郁精神病、精神发育阻滞的研究。大鼠的垂体-肾上腺系统功能发达，常用做应激反应和肾上腺、垂体、卵巢等的内分泌实验研究。

5. 卫生学方面研究

大鼠还用于环境污染对人体健康造成危害的研究。如空气污染对人体的损害、重金属污染对健康的损害等，职业病如尘肺、有害气体慢性中毒以及放射性照射等的研究都可以用大鼠做模型。

6. 肿瘤研究

在肿瘤研究中常使用大鼠，可使用生物、化学的方法诱发大鼠肿瘤，或人工移植肿

瘤进行研究，或体外组织培养研究肿瘤的某些特性等。

7. 老年学及老年医学研究

大鼠因寿命相对短，体形大有足够的血液或体液可供测试，价格便宜易得而被广泛应用到探索延缓衰老的方法、研究饮食方式和寿命的关系、研究老龄死亡的原因等研究中。达到老年的标志是大鼠的存活率为 50%，SD 大鼠为 14 个月，Wistar 大鼠为 24~30个月，以后者为好。

8. 计划生育研究

大鼠体型比小鼠大，适宜做输卵管结扎、卵巢切除、生殖器官的损伤修复等实验，因此常用于计划生育方面的研究。

9. 遗传学研究

大鼠的毛色品系型多，具有很多的毛色基因型。例如：野生色（A）、突变种野生色等位基因（a）、白化等位基因（C）、淡黑色（d）、粉红色（p）、红眼（r）、银色（S）、沙色（sd）、黄色（e）、白灰色（wb）等，在遗传学研究中常可运用。

第三节　豚鼠

豚鼠（guinea pig，*Cavia porcellus*），哺乳纲、啮齿目、豚鼠科、豚鼠属、豚鼠种，又名天竺鼠、葵鼠、荷兰猪、海猪等，为草食性动物，是一类常用的实验动物品种。

豚鼠祖先原产于南美洲，作为食用动物被驯养，16 世纪作为玩赏动物传入欧洲。1780 年，安托万-洛朗·拉瓦锡（Antoine-Laurent de Lavoisier）首次用豚鼠进行热原实验。1920 年，英国培育出顿金·哈德莱（Dunkin Hartley）实验用豚鼠品系。1973 年，中国从英国实验动物中心引进该品系，经过 8 代兄妹间近亲交配繁殖后改用随机交配培育形成。

一、生物学特性

（一）一般特性

1. 外貌

身形短粗，头大颈短。眼睛大而圆，上唇分裂，耳朵小，耳壳薄而血管鲜红，四肢短小，前足有 4 趾，后足有 3 趾，每趾都有突起的大趾甲，脚形似豚，尾巴只有残迹，被毛紧贴体表，毛色有白色、黑色、棕色、灰色、淡黄色和杏黄色等，其毛色组成有单毛色、两毛色和三毛色。豚鼠的体形在啮齿类动物中偏大，体重为 700~1 200 g，体长为 20~25 cm。

2. 性情

豚鼠性情温顺，不会攀登跳跃，较少斗殴，很少咬伤工作人员，但脚趾锋利，应避免被其抓伤。豚鼠胆小，喜欢安静、干燥、清洁的环境。突然的声响、震动或环境变化，可引起其四散奔逃、转圈跑或呆滞不动，甚至引起孕鼠流产。对经常性搬运和扰动很不习惯，搬运、重新安置或触摸可使豚鼠体重在 24~48 h 内明显下降，情况稳定后又很快恢复。这种现象很易影响试验结果，应引起注意。

3. 行为

豚鼠为温带陆生夜行性动物，具有社会性，可群居。一雄多雌的群体构成表现明显的群居稳定性，其活动、休息、采食多呈集体行为，休息时紧挨躺卧。群体中有专制型社会行为，1~2只雄鼠处于统治地位。群体中占支配地位的豚鼠会咬其他豚鼠的毛。在拥挤或应激情况下，也可发生群内1只或更多动物被其他个体咬毛，毛被咬断时，皮肤呈斑状秃，易造成皮肤创伤和皮炎。如果放入新的雄鼠，雄鼠之间会发生激烈斗殴，导致严重咬伤。

4. 食性

豚鼠是严格的草食动物，喜食纤维素较多的禾本科嫩草或干饲草。在自然光照条件下，豚鼠日夜采食，两餐之间有较长的休息期。饥饿时，其听到饲养人员的声音，特别是取饲料的声音时会发出"吱吱"的叫声，经常整群一齐尖叫。豚鼠愉快时能发出"啾啾"类似鸟鸣的声音。豚鼠属于饮食不洁的动物，如果使用的食具不得当，豚鼠常在食物上边吃边排便或把食物扒散、将饮水洒出。

5. 嗅觉和听觉

豚鼠嗅觉、听觉较发达，对各种刺激有极高的反应度，如对音响、嗅味和气温突变等极敏感，故在空气混浊和寒冷环境中易发生肺炎，并引起流产，受惊时也易流产。当有尖锐的声音刺激时，其常表现为耳廓微动以应答，即听觉耳动反射。听觉耳动反射减弱或缺失是听觉功能不良的表现。豚鼠耳蜗管敏感，便于做听力实验。

（二）解剖学特点

1. 骨骼

豚鼠的骨骼可分为主轴骨和四肢骨两部分，其数量因年龄而异，成熟豚鼠有256~261块骨。脊柱由36块脊椎骨组成，其中颈椎7块、胸椎13块、腰椎6块、荐椎4块、尾椎6块。肋骨13对，其中6对真肋、3对假肋、4对浮肋。前脚平直而强健有力，一般都会有4个趾头，每个趾头上都有尖利的爪；后脚有3个有爪的脚趾，而且都比较长。豚鼠靠脚底走路，行走时脚跟着地。

2. 齿

齿式为2×（1 013/1 013）＝20。门齿很短，臼齿呈棱镜状，咀嚼面锐利，能终生生长。当咬合不正时，门齿、臼齿会过度生长。豚鼠咀嚼肌发达。

3. 大脑

在胚胎期42~45 d脑发育成熟，大脑半球没有明显的回纹，只有原始的深沟，属于平滑脑组织，较其他同类动物发达。

4. 呼吸系统

肺呈粉红色，分为左肺和右肺，右肺4叶（尖叶、中间叶、附叶和后叶），左肺3叶（尖叶、中间叶和后叶）。

5. 消化系统

腹腔内有肝脏、肾脏、脾脏、胃、肠、胆囊、胰腺、膀胱和生殖器官等。豚鼠是草食性动物，咀嚼肌发达而胃壁非常薄，黏膜呈襞状。胃容量为20~30 mL。肠管较长，约为体长的 10 倍，其中盲肠发达约占整个腹部的 1/3，粗纤维需求量较家兔还要多，但不像家兔那样易患腹泻病。肝脏呈暗黄褐色，分为内侧左右叶、外侧左右叶和后叶。胆囊位于内侧左右叶之间。胰腺为一长而扁平的叶状腺体，粉红色，横位于腹腔前半部胃的背面，分头、体和尾叶。

6. 免疫系统

豚鼠胸腺与大、小鼠不同，全部在颈部皮下气管两侧，为 2 个光亮、淡黄色、细长呈椭圆形、充分分叶的腺体，附着不牢固，易摘除。脾脏呈扁平板状，位于胃大弯部。淋巴系统较为发达，肺部淋巴结具有高度的反应性，在少量机械或细菌刺激时，很快发生淋巴结炎。

7. 泌尿生殖系统

肾脏位于腹腔前部背侧，体正中线两侧，右肾比左肾稍前，表面光滑，呈棕红色。肾上腺较大。雌、雄豚鼠腹股沟部都有一对乳腺，但雌性乳头比较细长，位于鼠鼷部。雌性具有无孔的阴道闭合膜，发情时张开，非发情时闭合。卵巢呈囊圆形，位于肾脏下方。子宫有两个完全分开的子宫角，连接输卵管末端。子宫角会合后形成子宫颈，开口于阴道。雄性有位于两侧突起的阴囊，腹壁可以摸到。用手压迫包皮的前面能将阴茎挤出，包皮的尾侧是会阴囊孔。除了各自有特定的腺体外，豚鼠雌雄两性的腺体都是相似的。

（三）生理学特性

1. 生长发育

新生豚鼠的体重与双亲的遗传特征、母体的营养、窝间距、一窝产仔数和妊娠期的长短有关，一般为 50~115 g。产仔数在 5 只以上时，仔鼠往往因体质太弱、体重太小而难以成活。由于豚鼠妊娠期长，新生仔鼠出生后即能活动，全身覆有被毛，有门齿，眼耳已张开，数小时后即能采食软料。豚鼠生长发育较快，在出生后 2 个月内平均每天增重 4~5 g。一般 2 月龄豚鼠体重可达 350 g；5 月龄雄鼠体重可达 750 g，雌鼠体重可达 700 g；成年雄鼠体重可达 950 g，雌鼠体重可达 800 g。豚鼠寿命一般为 4~5 年，据 2006 年吉尼斯大全记录，最长寿的豚鼠存活了 14 年 10 个月。

2. 基本生理参数

豚鼠正常体温为 38.6（37.8~39.5）[1]℃，心跳频率为 280（200~360）次/min，呼吸频率为 90（69~104）次/min，潮气量为 1.8（1.0~3.9）mL，通气率为 16（10~28）mL/min，耗氧量为 816 mm^3/g 活体重，血压为 75~120 mmHg。染色体有 32 对，寿命为 5~7 年。

3. 血液参数

红细胞为 5.6（4.5~7.0）×10^{12}/L，血红蛋白为 144（110~165）g/L，白细胞为（5~6）×10^9/L，血小板为 116×10^9/L，血浆总蛋白为 5.4（5.0~5.6）g%，血容量占体重的 6.4%，红细胞、血红蛋白数量和血细胞比容比其他啮齿动物低。外周血骨髓细胞的形态与人相似。其淋巴细胞中有一种 Kurloff 细胞，是一种特殊的单核白细胞，胞质内含有大的黏多糖包涵体，称为库氏小体。该细胞通常在血液、脾、骨髓、胎盘的血管

---

① 括号前数值为该参数的平均值，括号内数值为该参数实际测量值的范围。后文同此。

系统或胸腺内被发现，在雌激素刺激和妊娠情况下，数量增多，最高密集点从肺和脾（红髓）转移至胸腺和胎盘。这种细胞的起源和功能尚不清楚。一般认为可以帮助保护细胞滋养层免受母源细胞的免疫损伤。

4. 速发型和迟发型超敏反应

致敏豚鼠再接触某种抗原时常发生速发型过敏反应，其特征是发绀、虚脱或因支气管和细支气管平滑肌收缩而发生窒息、死亡。而皮内注射结核菌素可引起迟发型超敏反应。

5. 肠道菌群

豚鼠消化系统功能较弱，食物通过盲肠、大肠相当缓慢，部分食物可在肠道保持48 h，许多营养成分在肠道微生物菌群将纤维素分解后被释放出来。因而，维持豚鼠肠道微生物菌群的平衡是非常重要的。

豚鼠对青霉素、四环素、杆菌肽、金霉素、红霉素等抗生素类药物反应大，较大剂量用药常可引起急性肠炎，甚至致死。这是由于豚鼠肠道正常微生物菌群是革兰氏阳性菌占优势如链球菌，抗生素使革兰氏阳性菌明显减少，从而促使对豚鼠特别不利的革兰氏阴性菌大量繁殖，而产生内毒素。豚鼠对青霉素的敏感性比小鼠高 1 000 倍，一次肌注 5 万单位的青霉素能杀死 75% 以上的豚鼠，死亡发生在注射后的第 4 天，原因是小肠结肠炎、大肠杆菌型的菌血症或细菌内毒素中毒。

6. 生殖生理

（1）性成熟：豚鼠有性早熟特征（雌鼠一般为 30~45 日龄，雄鼠为 70 日龄），雌鼠一般在 14 日龄时卵泡开始发育、60 日龄左右开始排卵。雄鼠在 30 日龄左右开始出现爬跨和插入动作，90 日龄后具有生殖能力即射精。

（2）发情：雌鼠为全年多发情期动物，发情的雌鼠有典型的性行为，即用鼻嗅同笼其他豚鼠，爬跨同笼其他雌鼠。与雄鼠放置一起，则表现为典型的拱腰反应，即四条腿伸开，拱腰直背，阴部抬高。将一只手的拇指和食指，放在雌鼠的两条后腿之间，生殖器两侧，髂骨突起前部，快速而有节奏地紧捏，发情的雌鼠会采取交配姿势。检查雌鼠是否发情也可取阴道涂片，通过观察其角化上皮细胞是否积聚来确定。雌豚鼠性周期为 15~16 d，发情时间可持续 1~18 h，一般为 6~8 h，多在下午 5 点到第 2 天早晨，排卵是在发情结束后。发情时间可因交配而缩短。

（3）性周期：豚鼠性周期短，一般为 16 d 左右，属于晚成性动物，即母鼠怀孕期较长，平均为 63（59~72）d，胚胎在母体内发育较完全。豚鼠每年可产 6 胎。

（4）交配：豚鼠最适交配月龄为 5 月龄。如果交配过早，不但母鼠体质过度损耗，而且其产生的子代体质和生命力也较弱。雌鼠发情期间，雄鼠接近追逐并发出低鸣声，随后出现嗅、转圈、啃、舐和爬跨等动作。雌鼠交配时采取脊椎前凸的拱腰反应姿势。雄鼠进行插入，然后射精，终止交配。交配完成表现为舐毛，迅速跑开。射出的精液含有精子和副性腺分泌物，分泌物在雌性阴道内凝固，形成交配栓。此栓被阴道上皮覆盖，并在适当的位置停留数小时后脱落。查找阴道栓（即交配栓）可确定交配日期，准确率达 85%~90%。另外还可检查雌鼠阴道内容物，看有无精子，以确定是否交配。

（5）妊娠：豚鼠妊娠期为 65~72 d，平均为 68 d，比其他啮齿类动物长得多，青年豚鼠妊娠期有延长的趋势。豚鼠有产后性周期，在分娩 2~3 h 后，母鼠出现一次产后发情，此时交配妊娠率可达 80%，称产后性周期或反常怀孕。有产后性周期的动物还有小鼠、大鼠、地鼠、家兔等实验动物。

（6）分娩：分娩前 1 周耻骨联合出现分离，最大限度可达 3 cm 左右，可做产期判断。雌鼠于分娩时蹲伏，产后把仔鼠身上舔干净并吃掉胎盘。

（7）哺乳：产仔数 1~8 只，多数为 3~4 只。哺乳期为 15~21 d。豚鼠虽然只有 1 对乳房，但泌乳能力强，可很好地哺乳 4 只仔鼠。母鼠间有互相哺乳的习惯，这一点与其他啮齿类及家兔、犬不同。

（8）性别辨认：通常采用翻肛法对其进行雌雄鉴别。用手指压住豚鼠的生殖器官观察，雄鼠会有凸出在外的生殖器，而雌鼠则没有。

（9）繁殖期限：豚鼠繁殖使用期限一般为 1~1.5 年。

7. 其他生理特点

豚鼠体内缺乏左旋葡萄糖内酯氧化酶，其自身不能合成维生素 C。豚鼠对麻醉药物及其他某些有毒物质如 DDV 也很敏感，麻醉死亡率较高，饲喂感染黑斑病的甘薯可引起豚鼠中毒而大批死亡。豚鼠抗缺氧能力强，比小鼠强 4 倍，比大鼠强 2 倍。

二、豚鼠的遗传学分类及主要品种（品系）

1985 年《国际实验动物索引》公布，豚鼠近交系有 8 种，部分近交系有 5 种，随机交配近交系有 2 种，突变系有 3 种，封闭群有 30 种。使用最广泛的是近交系 2 和 13。

（一）封闭群

1. 英国种

毛短，体格健壮，不同毛色的英国种豚鼠杂交可形成不同的变种，如纯白色、黑色、棕色等，因此这些非纯种短毛豚鼠的被毛颜色是多样的，但基本是棕黄、黑、白三种颜色，可以是棕黄、黑、白三色，形成不规则的斑点，称三色豚鼠，也可有二色或单色豚鼠。英国种豚鼠主要有 4 个品种：顿金·哈德莱（Dunkin Hartley）、哈德莱（Hartley）、勃莱特·哈德莱（Pirbright Hartley）和短毛种（Short hair）。目前，我国各研究教学单位使用的豚鼠多为短毛的英国种豚鼠，应用目的多为药物检定、传染病学等研究。

2. 安哥拉种

毛细而长，能把脸部、头部、身体覆盖住。对寒冷和潮湿特别敏感，不易饲养繁殖，雌鼠一般一胎只生 1 只仔鼠，而且仔鼠成活率较低。这种豚鼠不适于做实验。

3. 秘鲁种

毛细长有卷，体质较英国种差。与安哥拉种有亲缘关系。

4. 阿比西尼亚种

短毛，但毛长成后似蔷薇花状的卷涡毛。这种豚鼠极易感染各种疾病，因而亦不适合用于实验。

5. FMMU 豚鼠

FMMU 豚鼠是南方医科大学（原第一军医大学）实验动物中心在封闭状态下经过 15 年培育而成的，有其独特的特性。封闭群 FMMU 豚鼠与三色豚鼠比较，有以下特点：

（1）FMMU 白化豚鼠听阈明显低于三色豚鼠，用于听功能研究，敏感性优于三色豚鼠。

（2）FMMU 白化豚鼠是复制爆震性耳聋的理想动物模型。

（3）FMMU 白化豚鼠缺氧耐受性优于三色豚鼠。

（4）在脏器重量方面，FMMU 白化豚鼠的肾上腺和睾丸显著大于三色豚鼠，其他脏器相似。

（5）在繁殖能力方面，FMMU 白化豚鼠不如三色豚鼠。

（6）FMMU 白化豚鼠除具有独特的生物学特性外，还保持了原种的一些特性，如血液常规值和血液生化值等。

6. Zmu 1∶DHP 豚鼠

该种豚鼠是浙江医科大学刘迪文、郭汉身等从 1984 年开始，经过 20 多年努力培育出的白化封闭群豚鼠。其特点是遗传稳定，个体一致性好，对组胺等化学介质敏感性较高等。

（二）近交系

1. 近交系 2（ST2）豚鼠

此品系于 1906 年引自美国农业部，在 1951 年繁殖至 11 代时，莱特（Wright）采用兄妹交配繁殖到 1933 年的 33 代后，改为随机交配，持续到 1940 年。1940 年，英国赫斯顿继续采用兄妹交配。1950 年，该品系被引入 NIH，并分布于世界各国，其毛色为三色（黑、红、白），大部分在头部。其体重小于 13 系，但脾脏、肾脏和肾上腺大于 13 系，老龄豚鼠的胃大弯、直肠、肾、腹壁横纹肌、肺和主动脉等部位都有钙质沉着，对结核分枝杆菌抵抗力强，并具有纯合的 GPL-AB.1（豚鼠主要组织相容性复合体）抗原，血清中缺乏诱发迟发型超敏反应的因子，而对实验诱发自身免疫性甲状腺炎比 13 系敏感。

2. 近交系 13 豚鼠

其毛色也有三色（黑、白、红），大部分在头部，其育成历史与 ST2 系相同，所有的亚系都是从 NIH 输出的。这个品系对结核分枝杆菌抵抗力强，性活动比 ST2 系差，体形较大，GPL-AB.1 抗原与 ST2 系相同，而主要组织相容性复合体 1 区与 ST2 系不同，对诱发自身免疫性甲状腺炎的抵抗力比 ST2 系和 Hartley 远交群强。生存期 1 年的豚鼠白血病自发率为 7%，流产率为 21%，死胎率为 45%，血清中缺乏诱发迟发型超敏反应的因子。

三、豚鼠的饲养管理

（一）环境

豚鼠听觉灵敏、胆小、易受惊吓，因此环境应保持安静，控制噪声。温度应控制在 20~25 ℃。如果温度在 14~15 ℃，应加些能保暖的床垫（如干草、刨花）；温度在 25 ℃ 以上时，如湿度高且空气不流动，可给豚鼠造成很大危害，甚至死亡。温度的恒定是相当重要的，温度急骤改变，常可危及幼鼠生命，使母鼠流产和不能分泌乳汁。温度过低易使动物患肺炎。保持饲养环境中有足够的新鲜空气也很重要。豚鼠饲养间应安装空调或排风装置。

（二）笼具

豚鼠不能登高，跳跃能力差，笼具一般不需要加盖（四周 40 cm 高）。豚鼠活动性强，空间要求比其他啮齿类要大。笼具的类型有地面围栏（池养）、抽屉式箱子、铁丝网底和实底的笼盒。采用铁丝底笼分层饲养可节省空间，常用于豚鼠的生产群，但这种笼具保温差，且常与幼鼠体重下降、脱毛、产量下降、四肢骨折有关。

（三）垫料

池养或实底笼饲养时，一般要铺消毒垫料。垫料应是不具机械损伤的软刨花。细小的硬刨花、片屑、锯末可粘在生殖器黏膜上影响交配，甚至损伤生殖器，使豚鼠不孕。粉末状垫料也会引起呼吸道疾病，不宜采用。每周换 2 次垫料，每周刷洗食具 1 次，室内要定期消毒，每季应彻底消毒 1 次。

（四）饲料和饮水

为了保持饲养箱内的干燥，建议使用滚珠饮水器。豚鼠的食盆避免选择塑料或其他会被啃食的材料，应当选择陶瓷或者不锈钢质地，有一定分量且不容易被打翻的材料。饲料早晚各加 1 次，豚鼠是夜行性动物，晚上要多喂一些。

豚鼠属粗纤维饲料动物类型，自身体内不能合成维生素 C，因此，饲料中一定要注意维生素 C 的补给。一般豚鼠维生素 C 需求量为每日 4~5 mg/100 g 体重，在生长、妊娠、泌乳期间和受到应激时，实际需求量为每日 30~40 mg/100 g 体重。维生素的缺乏常导致动物附肘关节肿胀、行动困难、体质衰弱，并易感染细菌性肺炎、急性肠炎和真菌性皮炎等。有人用兔料代替，但由于兔料在加工中维生素 C 易受破坏，故在饲喂时要注意补给。维生素 C 的投喂可通过内含充足维生素 C 的颗粒料，也可溶在饮水中（200~400 mg/L，新鲜配制）和投喂富含维生素 C 的新鲜水果、蔬菜三种办法。由于维生素 C 易氧化不稳定，饲料不能久放，储存的地方要干燥凉爽。

豚鼠对变质饲料特别敏感，常因此减食和废食；霉变或含杀虫剂的草和饲料常可引起豚鼠中毒，甚至致死。一定要注意饲料及青草、蔬菜的来源和卫生质量。

（五）繁殖生产

1. 配种繁殖

一般采用 1 只雄鼠配 3~6 只雌鼠，妊娠后期，雌鼠或与雄鼠留在一起（连续同居），或移至单笼待产（不连续同居）。连续同居的优点是可提高产仔胎次，每年平均产 5 胎；不连续同居仅为 3.5 胎次，但优点是能分出亲子关系，幼仔断奶存活率高。

2. 妊娠检查

轻轻触摸下腹部子宫角部位，如发现有坚实卵圆形小体即为妊娠，妊娠 15 d 时这些小体直径约为 5 mm，25 d 时为 10~15 mm，35 d 时约为 25 mm，超过 35 d 可摸到胎体的一些部位。妊娠后期腹部明显扩张，最后一周耻骨联合分离。

3. 哺乳

豚鼠虽然有 1 对乳头，但泌乳能力很强，一般能带活全部仔鼠，每只生产雌鼠以哺乳 4 只仔鼠比较适宜，产仔鼠较多的可行调整。雌豚鼠有互相哺乳的习性。由于豚鼠仔鼠出生后 4~5 d 就能采食，同时又有母乳，所以仔鼠出生后生长速度比较快，出生后 15 d 左右的仔鼠体重比出生时可增加 1 倍左右。哺乳期雌鼠能量消耗比较大，这期间应注意精心饲养，特别要注意清洁卫生。

4. 断奶

通常使用的幼仔断奶标准有两个：一是以幼仔体重达 180 g 为限；二是以出生后 21 d 为限，如做种鼠可推迟断奶到 35 d。

（六）豚鼠的临床检查

豚鼠最易进行临床检查。正常豚鼠外观有光泽平滑的被毛和明亮机警的眼睛。手握豚鼠背可对其全身进行触诊和听诊检查。体表所有外孔易于检查，唯口太小须使用镇静剂（氯胺酮 50 mg/kg，肌内注射）才能进行口腔的彻底检查。

四、豚鼠在生物医药研究中的应用

1. 免疫学研究

豚鼠特别是老龄雌鼠的血清中含有丰富的补体，是所有实验动物中补体含量最多的，且补体非常稳定，免疫学实验中所用的补体多来源于豚鼠血清。

2. 过敏反应研究

常用实验动物接受致敏物质的反应程度不同，其顺序为：豚鼠>家兔>犬>小鼠>猫>蛙。因为豚鼠（尤其是 2~3 月龄、350~400 g 的豚鼠）易过敏，因此最适合进行过敏反应研究。

（1）速发型过敏性呼吸道疾病研究：由于致敏的豚鼠再次接触抗原会引起支气管平滑肌收缩甚至死亡的急性反应，因而豚鼠适合用于研究速发型过敏性呼吸道疾病。

（2）过敏性休克研究：注射马血清很容易复制过敏性休克动物模型。

（3）迟发型超敏反应研究：豚鼠迟发性超敏反应与人类相似，如皮内结核菌素试验，因而较适合于进行这方面的研究。

3. 传染病研究

豚鼠对多种病原体敏感，常用于病原的分离及诊断。例如，豚鼠对结核分枝杆菌有高度敏感性，感染后的病变酷似人类的进行性结核病变。因此，其是结核菌分离、鉴别、诊断和各种抗结核病药物的筛选及病理研究的最佳动物。

4. 药理学研究

豚鼠妊娠期长，胎儿发育完全，幼鼠形态、功能已成熟，适用于药物或毒物对胎儿后期发育影响的试验。

豚鼠对某些药物极为敏感，因此它是研究这些药物的"专门动物"。例如，豚鼠对组织胺极敏感，所以很适合用于平喘药和抗组织胺药的研究；豚鼠对人型结核分枝杆菌具有高度的敏感性，因此常用于抗结核病药物的药理学研究。豚鼠对多种抗生素类药物非常敏感，是研究抗生素如青霉素的专门动物。豚鼠还用来研究麻醉药及镇咳药的药效。

5. 皮肤毒物作用实验

豚鼠和家兔皮肤对毒物刺激反应灵敏，其反应近似于人，因此可用于局部皮肤毒物作用实验，如研究化妆品和外用药物对局部皮肤的刺激反应。

6. 营养学研究

豚鼠体内不能合成维生素 C，对其缺乏十分敏感。如果饲料中缺乏维生素 C，豚鼠很快会出现一系列坏血病症状，因此，其是目前唯一用于研究实验性坏血病的动物，同时也是进行维生素 C 的生物学检测的标准动物。豚鼠还可用于叶酸硫胺素（VB$_1$）和精氨酸的生理功能，以及酮症酸中毒、眼神经疾病的研究。

7. 耳科学

豚鼠耳壳大，存在明显的听觉耳动反射。耳窝对声波极为敏感，特别是对 700 ~ 2 000 Hz 的纯音最敏感。所以豚鼠常用于听觉和内耳疾病的研究，如噪声对听力的影响、耳毒性抗生素的研究等。

8. 悉生生物学

由于可准确查知豚鼠剖宫产时间，且幼仔发育完全、易成活，豚鼠经常用于悉生生物学的研究。

9. 出血和血管通透性变化实验

豚鼠的血管反应敏感，出血症状显著。例如，辐射损伤引起的出血综合征在豚鼠中表现得最明显，犬也相当显著，猴和家兔中等，而小鼠和大鼠很少见。

10. 实验性肺水肿实验

切断豚鼠颈部两侧迷走神经可以复制典型的急性肺水肿动物模型，症状比其他动物更明显。

11. 缺氧耐受性实验

豚鼠对缺氧的耐受性强，适用于缺氧耐受性和测量耗氧量实验。

12. 动物代血浆研究

动物代血浆研究常选用豚鼠。

第四节　家兔

家兔（rabbit，*Oryctolagus curiculus*）是草食性单胃哺乳动物，属哺乳纲、兔形目、兔科、兔属，是一类常用的实验动物品种，在分类学上曾列为哺乳纲、啮齿目。兔形目包括两个科：鼠兔科和兔科。兔科下属主要有兔属、棉尾兔属和穴兔属。常见的家兔来源于穴兔，有 50 多个品种，用于肉食、观赏及实验研究。

一、生物学特性

（一）生活习性

家兔虽然经人类长期的驯化和培育已成为一种常用的实验动物，但仍然继承了其祖先野生穴兔的大部分生活习性。

1. 夜行性和嗜眠性

家兔在夜间十分活跃，据测定，家兔晚上所采食的饲料占全天的 75% 左右，饮水占60% 左右。在白天，家兔表现安静，除喂食时间外，常常处于睡眠状态。若使其仰卧，顺毛向抚摸胸腹部并按摩太阳穴，可使其进入睡眠状态。利用这一特点，在不麻醉的情况下可进行短时间的实验操作。

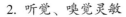

2. 听觉、嗅觉灵敏

家兔具有发达和灵敏的听觉和嗅觉器官，但异常胆小，如受惊过度往往乱奔乱窜，甚至冲出笼门。家兔可凭嗅觉来判断仔兔，对非亲生仔兔常拒绝哺乳，甚至把仔兔咬死。散养的家兔喜欢穴居，有在泥土地上打洞的习性。

3. 性情温顺，群居性差

如果群养，同性别成兔经常发生斗殴咬伤，因此实验兔适于笼养，较易于管理。虽然家兔性情温顺，但若捕捉不当常会被其利爪抓伤皮肤，在饲养管理和实验操作中要注意正确的抓取方法。

4. 厌湿喜干，耐寒怕热

家兔的被毛较发达，汗腺较少，能够忍受寒冷，而不能耐受潮热。当气温超过30 ℃或环境过度潮湿时，成年母兔易发生减食、流产、不肯哺乳仔兔等现象，炎热的夏季还是家兔易于暴发传染病的季节。

5. 啮齿行为

家兔的牙齿终生处在生长的状态，因此其同啮齿类一样喜欢磨牙且有啃咬的习惯，在设计笼舍和饲养器具时应注意这一点，特别是饲料中应有一定比例的粗纤维。

6. 食粪特性

家兔的食粪行为是一种正常的生理行为，但无菌兔和摘除盲肠的兔无食粪行为。家兔的食粪行为开始于3周龄，哺乳期的仔兔无食粪现象。常见的兔粪有两种类型：一种是通常看到的圆形颗粒硬粪，为正常粪便，是消化正常的象征；另一种是暗色成串的小球状粪便，表面附着少量黏液，内含流质物，即软粪。硬粪在白天排泄，软粪在晚上排出。据实验分析，软粪中粗蛋白质含量要比硬粪高3倍左右并含有丰富的维生素，家兔食粪即直接从肛门吞食软粪，一般认为这有促进营养物质再利用的意义。

（二）解剖学特点

1. 眼

家兔眼球甚大，虹膜内有色素细胞，眼睛的颜色就是由该色素细胞所决定的。白家兔眼睛的虹膜完全缺乏色素，眼内由于血管内血色的显露，故看起来是红色的。

2. 运动系统

全身骨骼共275块，构成身体的支架。前肢较短而弱，后肢较长而有力。前、后脚各有5趾，第1趾短，特别是后脚的第1趾隐在毛内几乎看不到，除第1趾外每趾都有3节趾骨。末节趾骨的头端有略弯的指爪，极为锐利。家兔后肢膝关节的腘窝部有一个比较大的呈卵网形的腘淋巴结，长约5 mm。青紫蓝兔的这个淋巴结更大些，在体外极易触摸和固定，适于向淋巴结内注射药物或通电，以进行功能研究。家兔全身有肌肉300多块，肌肉总重量约为体重的35%。家兔的前半身肌肉不发达，而后半身肌肉很发达。

3. 消化系统

（1）上唇纵裂，形成豁嘴，因而门齿外露。牙齿齿式为 $2×(2\ 033/1\ 023) = 28$。

（2）唾液腺有4对，即腮腺、颌下腺、舌下腺及家兔所特有的眶下腺。

（3）家兔为单室胃，胃底特别大，分为前小弯和后大弯。小肠和大肠的总长度约为体长的 10 倍。

（4）盲肠非常大，容积占腹腔的 1/3 以上，长度和体长相接近，与所有家畜相比家兔的盲肠比例最大。盲肠末端为一个约 10 cm 长的较细的弯状蚓突，其壁较厚，是一个淋巴组织，其中富有淋巴小结。

（5）家兔的回肠管壁较薄，具有较高的通透性，特别是幼兔的回肠管壁通透性更为明显。当幼兔消化道发生炎症时，其肠壁通透性增强使有毒物质可直接进入体内，所以幼兔患消化道疾病时症状严重，并常有中毒现象。

（6）回肠和盲肠相接处膨大形成一个厚壁的圆囊，这就是家兔所特有的圆小囊（淋巴球囊）。圆小囊有发达的肌肉组织，内壁呈六角形蜂窝状，囊壁内富含淋巴滤泡，其黏膜不断分泌碱性液体，可以中和盲肠中微生物分解纤维素所产生的各种有机酸，有利于消化吸收。

4. 生殖系统

雄兔的腹股沟管宽短，终生不封闭，睾丸可以自由地下降到阴囊或缩回腹腔。雌兔有 2 个完全分离的子宫，为双子宫类型。左、右子宫不分子宫体和子宫角，两个子宫颈分别开口于单一的阴道。雌兔有乳头 3~6 对，一般 4~5 对。

5. 循环系统

家兔胸腔构造与其他动物不同，其特点为中部纵隔连于胸腔的顶、底及后壁之间，将胸腔分为左右两室，互不相通。肺被肋胸膜隔开，心脏又被心包膜隔开。开胸后打开心包暴露心脏进行实验操作时，动物不需要做人工呼吸。

6. 神经系统

家兔颈部有减压神经独立分支，而人、马、牛、猪、犬、猫的此神经并不单独行走，而是行走于迷走、交感或交感与迷走神经之中。家兔颈神经血管束中有 3 根粗细不同的神经：最粗且呈白色者为迷走神经；较细且呈灰白色者为交感神经；最细者为减压神经，位于迷走神经和交感神经之间。减压神经属于传入性神经，其神经末梢分布在主动脉弓血管壁内。在感觉器官中，耳大而薄，且表面分布有清晰的血管，便于实验操作。

7. 皮被系统

表皮很薄，真皮较厚，坚韧而有弹性。被毛是皮肤的附属物，被毛的颜色和长度，是一种遗传性状，可以作为识别品种的主要特征。成年家兔全身被毛一年更换两次。汗腺很不发达，仅在唇边及腹股沟部有少量分布；皮脂腺遍布全身，能分泌皮脂油润被毛。

8. 甲状旁腺

家兔的甲状旁腺分布得比较散，位置不固定，除甲状腺周围外，有的甚至分布到胸腔内主动脉弓附近。

（三）生理学特点

1. 生长发育

仔兔出生时全身裸露，眼睛紧闭，耳闭塞无孔，脚趾相连，不能自由活动。仔兔出生后 3~4 日龄即开始长毛；4~8 日龄脚趾开始分开；6~8 日龄耳出现小孔与外界相通；

10~12日龄眼睛睁开，出巢活动并随母兔试吃饲料；21日龄左右即能正常吃料；30日龄左右被毛形成。

仔兔出生时体重约50 g，1个月时体重相当于出生时的10倍，从出生至3个月体重增加迅速，3个月以后体重增加相对缓慢。不同品种与不同性别的幼兔，其生长速度并不完全相同。家兔的性成熟较早，小型品种为4~5月龄，中型品种为5~6月龄，大型品种为6~7月龄。体成熟年龄约比性成熟推迟1个月，寿命为8~10年。

2. 一般生理学特性

（1）家兔属于恒温动物，正常体温一般认为是38.5~39.5 ℃，主要利用呼吸散热维持其体温平衡。如果外界温度由20 ℃上升到35 ℃，呼吸次数约可增加7倍。可见，高温对家兔是有害的，如果外界温度在32 ℃以上，生长发育和繁殖能力都显著下降。

（2）家兔对环境温度变化的适应性，有明显的年龄差异。幼兔比成年兔可忍受较高的环境温度。初生仔兔体温调节系统发育很差，因此体温不稳定，至10日龄才初具体温调节能力，至30日龄被毛形成，热调节功能进一步加强。适应的环境温度因年龄而异，初生仔兔窝内温度为30~32 ℃；成年兔为15~20 ℃，不高于25 ℃。

（3）家兔在正常的生命活动中有两种换毛现象：一种是年龄性换毛，另一种是季节性换毛。年龄性换毛：仔兔出生时无毛，第4天开始长毛，30 d后乳毛全部长齐，到100 d左右开始年龄性换毛的第一次脱换乳毛，又从130~190 d开始第二次换毛，此时换毛结束，就意味着基本上已经成年。季节性换毛：成年兔每年在春（4~5月）、秋（9~10月）均有一次换毛现象。换毛期间是兔体抵抗力最差的时候，特别是育成兔，在第二次年龄性换毛过程中抵抗力更差，最易发生消化系统疾病。

（4）家兔本性贪食，尤其喜食青绿饲料。当在冬春寒冷季节喂给多量的冰冷湿料和青绿饲料，易引起肠道代偿性的运动增强而使内部功能失去平衡，造成肠道菌群异常增殖而形成腹泻。

（5）在遗传学上家兔具有产生阿托品酯酶（atropinesterase）的基因，因此家兔即使吃了含有颠茄叶的饲料后，亦不会引起中毒症状，这被认为是由其血清和肝中的阿托品酯酶破坏了生物碱所致。

（6）家兔对射线十分敏感，受照射后常发生休克样的特有反应，有部分动物在受照射后立即或不久死亡，其休克的发生率与照射剂量呈一定的线性关系。

3. 基本生理参数

家兔正常体温为39.0（38.5~39.5）℃，皮肤温度为33.5~36 ℃，心跳频率为（258±2.8）次/min，动脉血压为110（95~130）mmHg，循环血量为（59±2.3）mL/kg，呼吸频率为51（38~60）次/min，潮气量为21.0（19.3~24.6）mL，通气率为1 070（800~1 140）mL/min，耗氧量为640~850 mm^3/g，红细胞为5.7（4.5~7.0）×10^{12}/L，血红蛋白为119（80~150）g/L，白细胞为9.0（6.0~13.0）×10^9/L，血小板为（280±20）×10^9/L，血液pH为7.58，红细胞比重为1.090，血浆比重为1.024~1.037，血总量占体重的5.46%~8.7%，染色体为22对，寿命为8~10年。

4. 血清型和唾液型

家兔有特殊的血清型和唾液型。根据血细胞型凝集素的有无，家兔的血清可分为

α′、β′、α′β′、O 四个血清型。家兔的 α′、α′β′血清型易产生人血细胞 A 型抗体，而 β′、O 血清型则易产生人血细胞 B 型抗体。家兔唾液已被确认有易于获得人血细胞 A 型物质（称排出型）和不易获得人血细胞 A 型物质（称非排出型）两种类型。唾液中 A 型物质的有无与血清型、凝集素的强弱及脏器中 A 型物质存在与否无一定关系，但同 A 型抗体产生能力有着密切的关系。欲使家兔产生 A 型抗体唾液，应用非排出型唾液，并选用 α′、α′β′血清型兔。

5. 生殖生理特点

（1）性成熟：用于实验的家兔品种很多，性成熟期也有差异，一般大型兔如新西兰白兔性成熟较迟，在生后 7 月龄以上，体重可达 5.5~6.5 kg。中型兔如日本大耳白兔，性成熟在生后 6 月龄，体重为 4.5 kg。一般对于初配年龄的掌握，雌兔是 6~7 月龄，雄兔为 8~9 月龄。家兔的生育年限可达 5~6 年，一般情况下随着年龄的增加，产仔率降低，生产中可利用年限为 2~3 年。

（2）雌兔发情与排卵：家兔属刺激性排卵动物。发情期的雌兔可出现性欲活跃期，表现为活跃、不安、跑跳踏足、抑制、少食，外阴稍有肿胀、潮红，有分泌物，持续 3~4 d，此时交配，极易受孕。雌兔每两周发情一次，每次持续 3~4 d。发情期间，雌兔卵巢内一次能成熟许多卵子，但这些卵子并不排出，只有经雄兔的交配刺激并隔 10~12 h 后才能排出，这种现象称为刺激性排卵。如果不让雌兔交配，则成熟的卵子经 10~16 d 后被全部吸收，新的卵子又开始成熟。哺乳动物中家兔和猫都属于这种类型。因此，家兔、猫均可由外来刺激诱发排卵。根据诱发时间可得知何时排卵，继而可确定何时进行剖腹切开子宫取胎兔。猴、犬、猪、牛、马、羊等属于自发性排卵动物，排卵时间与交配无关系，不交配也按一定周期自发排卵。

家兔经无效交配后，由于排卵后黄体的形成，可出现"假孕"现象，表现为乳腺、子宫增大等，经 16~17 d 终止。

（3）雄兔的性活动：雄兔无固定发情期，而是经常处在发情状态，在任何时候均有可能交配，其交配能力主要依年龄、品种、健康状况、环境温度和交配次数而异。雄兔虽一年四季均可顺利交配，但在换毛期和高温季节时性活动减弱。在正常情况下，以每周交配 3~5 次为宜。

（4）交配：一般发情雌兔，除后肢蹬踏板和颚部擦笼外，还表现为同笼雌兔间相互爬跨，即有类似雄兔的交配姿态。其中，外阴部肿胀呈粉红色者最易接受交配。雌兔产仔后 1~2 d 内可有发情表现，称为产后发情，此时的母兔也可顺利接受交配。交配时可将雌兔放到雄兔笼中，此时雄兔会追逐雌兔，若交配顺利则在 5~15 min 内完成。一般为了保证雌兔受孕，可于第 2 天重复交配一次。

（5）妊娠：交配成功 3~5 h 后，精子可到达输卵管。精子和卵子在输卵管膨大部和狭窄部的结合处进行结合，结合后的受精卵经 22~26 h 进入 2 个细胞卵裂期，并继续分裂，72 h 后移行至子宫内，继续形成胚囊，7 d 左右着床。着床时的胚囊直径达到 5 mm，受精卵有 3%~10% 在着床前或有 20% 以上在着床后妊娠 8~17 d 时死亡。此种死亡的胚胎组织迅速被组织吸收。98% 的家兔的妊娠期在 30~33 d，一般它与光照和周围温度有关；若超过 35 d 多为死产。一般在家兔怀孕的 10~12 d，有经验的相关人员可以触摸到兔胎，14~16 d 可明显地摸到兔胎。

（6）分娩：雌兔在怀孕最后 2~3 d，开始叼草筑巢并从自体的胸部和腹部拉毛铺垫其上为幼兔营造巢穴，此时孕兔食欲不振，一般在最后一天的凌晨左右分娩。在无其他因素影响的情况下，30 min 内可完成分娩过程。包在羊膜内的胎儿，带着胎盘一起产下，母兔咬破羊膜并吃掉羊膜和胎盘，舐净仔体上的羊水和血液。一般情况下，家兔的分娩过程不需要人工辅助，并应尽可能保证环境的安静，防止雌兔因受到惊吓而发生吃仔现象。

（7）哺乳：母兔通常在凌晨或夜间哺乳仔兔，且时间短。一般情况下哺乳期可为42 d，若频繁繁殖则只能为 28 d。

（8）产仔数和新生仔体重：雌兔可产仔 1~12 只，一般为 5~10 只，产仔数依品种不同而异，往往是小型兔高产而大型兔低产。所产仔兔越多，出生体重就越低。

二、家兔的常用品种（品系）

人类对家兔进行研究已有几个世纪。实验研究用兔有 38 种不同的类型，此外还有一些供玩赏的类型。虽然，国际上培育成功并保存有一部分近交品系，但并不都是用兄妹交配 20 代以上的方法培育成功的。我国比较常用的实验家兔品种有日本大耳白兔、新西兰白兔、青紫蓝兔和中国白兔四个品种。1983 年，我国卫生部确定日本大耳白兔和新西兰白兔为全国卫生系统通用的实验家兔品种。另外，有些地区和单位还使用青紫兰兔和中国白兔作为实验动物。

（一）大耳白兔

大耳白兔又称大耳兔、日本大耳白兔，原产于日本，用中国兔与日本兔杂交培育而成，可皮肉兼用，也是供实验用的良种兔。

品系特征：大耳白兔体格强健，较耐粗饲，适应性强，体型较大，生长发育较快，我国各地广泛饲养。其被毛全白，眼睛红色，耳大、薄，两耳长大而高举，耳根细，耳端尖，形同柳叶。母兔颌下有肉髯，被毛浓密。体形中等偏大，成兔体重 4~6 kg。繁殖力强，但抗病力较差。每胎产仔 7~9 只，出生体重为 60 g 左右。由于耳长大且血管清晰，便于取血和注射，大耳白兔是一种理想的实验用兔。

（二）新西兰白兔（New Zealand white）

新西兰兔原产于美国，是世界上著名的肉用兔品种，由美国于 20 世纪初用弗朗德巨兔、美国白兔和安哥拉兔等杂交选育而成。新西兰兔毛色有白、黄、棕色三种，其中白色新西兰兔最为出名，也是美国用于实验研究最多的品种，已培育成近交品系。

品系特征：新西兰白兔被毛全白，头宽圆而粗短，嘴钝圆，耳较宽厚而直立，体宽，臀圆，腰肋部肌肉丰满，四肢粗壮有力。该兔繁殖力强，受胎率高达95%，年繁殖5~6胎，每胎产仔 7~12 只，年均胎产 8 只左右。初生仔兔体重均匀，达 60 g 左右，早期生长快，2 月龄体重达 2.0 kg 左右。成年兔体重 4.5~5 kg，短期训练能很好地配合实验。该品种性情温和，体质强壮，适应性和抗病力强，脚毛丰厚，抗脚皮炎，易于管理，适合规模化笼养，故已被培育成品质稳定的近交系实验动物。

（三）青紫蓝兔

青紫蓝兔原产于法国，因毛色与南美的青紫蓝绒鼠（*Chinbhilla*）相像，根据译名称为青紫蓝兔（也译为金基拉、青琪纳），我国广大群众又称其为山羊青，是一种优良的皮肉兼用和实验用兔。我国引入此兔年代较早，在国内分布较广，是国内使用较多的实验用兔之一。

品系特征：每根毛分为三段颜色，毛根灰色，中段灰白，毛尖黑色，吹开被毛呈现彩色轮状漩涡。耳尖、尾、面部为黑色，眼圈、尾底及腹部呈白色。青紫蓝兔分标准和大型两个品系。标准型一般体重为 2.5~3.5 kg，无肉髯；大型体重为 4~6 kg，毛色稍浅，有肉髯。这种兔体质强壮，适应性强、性情温顺，生长较快，繁殖力和泌乳力都较好，一般每窝产仔 5~6 只，生长 3 个月时可达 2 kg 以上。

（四）中国本兔

中国本兔又名自家兔、菜兔，是我国劳动人民长期培育成的一种皮肉兼用又适合实验需要的品种。该兔饲养历史悠久，全国各地均有分布，已成为一种优良的育种材料，国外育成的一些优良品种均和中国本兔有血缘关系。该种兔的缺点是体形较小，生长较慢，须进一步选育提高。

品系特征：毛色为纯白，体形紧凑，体重为 1.5~2.5 kg，红眼睛，嘴较尖，耳朵短而厚。皮板厚实，被毛短密。中国本兔有许多突出的优点，如抗病力强、耐粗饲，对环境适应性好，繁殖力强，一年可产 6~7 胎，每胎产仔 6~9 只，最高达 15 只。雌兔有 5~6 对乳头。

三、家兔在生物医药研究中的应用

1. 免疫学研究

家兔最大的用处是生产抗体，制备高效价和特异性强的免疫血清，其被广泛用于人、畜各类抗血清和诊断血清的研制。

2. 生殖生理和避孕的研究

利用家兔可诱发排卵的特点进行研究，例如进行生殖生理学研究，也用于避孕药的筛选研究。

3. 胆固醇代谢和动脉粥样硬化病的研究

将纯胆固醇溶于植物油中给家兔喂食，可引起高胆固醇血症、主动脉粥样硬化症、冠状动脉硬化病。家兔对外源性胆固醇吸收率较高，引起的持续脂血症时间长。其高脂血症、主动脉粥样硬化斑块、冠状动脉粥样化病变，与人类的病变基本相似，因此是复制这类疾病动物模型的首选实验动物。

4. 眼科研究

家兔眼睛甚大，几乎呈圆形，便于手术操作和观察，是眼科常用的实验动物模型。

5. 发热研究及热原实验

家兔体温变化灵敏，最易产生发热反应，发热反应典型、恒定，所以常选用家兔来进行这方面的研究。药品生物检定中热源的检查均选用家兔来进行。

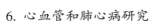

6. 心血管和肺心病研究

家兔颈部神经血管和胸腔的特殊构造，很适合用于急性心血管实验，还适合作为复制心血管和肺心病的动物模型。

7. 微生物学、急性动物实验

家兔对许多病毒和致病菌非常敏感，适用于各种微生物学的研究和失血性休克等急性动物实验。

8. 皮肤反应实验

家兔的皮肤接近于人，所以常选用家兔皮肤进行毒物对皮肤局部作用的研究（包括化妆品等）。

9. 用于生理解剖教学

家兔还可用于生理解剖教学。

第五节　犬

犬（*Canis familiaris*），属哺乳纲、食肉目、犬科、犬属、犬种。犬是最早被人类驯化的家养动物之一，从 20 世纪 40 年代开始，犬作为实验动物被用于动物实验。1950年，美国推荐小猎犬——比格犬（Beagle）作为实验用犬，应用于生物医学各个学科的研究，并为世界各国所公认。

一、生物学特性

（一）一般特性

1. 分类

犬属哺乳纲、食肉目、犬科、犬属、犬种。

2. 性情

犬喜近人，易于驯养，有服从人的意志的天性，并能领会人的简单意图，经短期训练能很好地配合实验。

3. 神经类型

犬有神经类型，神经类型不同导致性格不同，用途也不一样。一般将犬分成四种神经类型，即强、均衡的灵活型（活泼型），强、均衡的迟钝型（安静型），强、不均衡型（不可抑制型）和弱型（衰弱型）。这对一些慢性实验，特别是高级神经活动实验的动物选择很重要。

4. 行为和食性

犬习惯不停地运动，故要求饲养场有一定的活动范围。犬还习惯于啃咬肉、骨头，喜食肉类及脂肪，但由于长期家畜化，也可呈杂食或素食性。为使犬正常繁殖生长及达到正常生理、生化指标，饲料中需要有一定的动物蛋白质与脂肪。

5. 主从关系

成年雄犬爱打架，并有合群欺弱的特点，在犬群中可产生主从关系，这种主从关系使得它们能比较和平地成群生活，减少对食物、生存空间等竞争所引起的打斗。

6. 归家性和适应性

犬归家性很强，能从很远处自行归家。其冬天喜晒太阳，夏天爱洗澡，对环境适应能力强。犬虽然早已家畜化，但若不规范地饲养，对其粗暴，亦可使之恢复野性。

7. 鼻尖特性

正常的犬鼻尖呈油状滋润，人以手背触之有凉感，它能灵敏地反映动物全身的健康情况，如发现鼻尖非滋润状，以手背触之不凉或有热感，则犬即将患病或已经患病。

（二）解剖学特点

1. 牙齿

犬齿呈食肉动物的特点，善于咬、撕，臼齿能切断食物，但咀嚼较粗。犬齿分乳齿和恒齿（世代）。犬的乳齿为 28 颗，其中有 12 颗切齿、4 颗犬齿、12 颗臼齿；恒齿为 42 颗，其中有 12 颗切齿、4 颗犬齿和 26 颗臼齿。

2. 骨骼

犬的骨骼可分为中轴骨骼和四肢骨骼两部分，中轴骨骼由躯干骨和头骨组成，四肢骨骼包括前肢骨和后肢骨。头骨形态变异很大，有的头形狭而长，有的头形宽而短。犬的头骨连着颈椎，犬有 7 节颈椎，13 节胸椎，7 节腰椎，3 节融合在一起的脊椎成为一块骶骨，尾椎 8~22 个。犬的前 9 根肋骨为真肋，后 4 根肋骨为假肋。犬的前肢骨包括肩胛骨、肱骨、前臂骨、腕骨、掌骨、指骨和籽骨，后肢骨包括髋骨、股骨、胫骨、腓骨、跗骨和跖骨。犬无锁骨，肩胛骨由骨骼肌连接躯体，后肢由骨关节连接骨盆。阴茎骨是犬科特有的骨头。

3. 部分系统和内脏特点

犬具有发达的血液循环和神经系统，以及大体上和人相似的消化过程，在毒理方面的反应和人比较接近，内脏与人相似。

4. 嗅觉

犬的嗅脑、嗅觉器官和嗅神经极为发达。鼻黏膜上布满嗅神经，能够嗅出稀释倍数为 10^7 的有机酸，特别是对动物性脂肪酸更为敏感，犬嗅觉能力超过人的 1 200 倍。

5. 散热

犬的汗腺很不发达，只有鼻和指枕有较大的汗腺，所以散热很少。犬在炎热天气时，靠加快呼吸频率，将舌头伸出口外，以喘式呼吸的方式加速散热。

6. 主要脏器

犬的胰腺小，分左右两支，呈扁平长带状，于十二指肠降部各有一胰腺管开口处；胰腺向左横跨脊柱而达胃大弯及脾门处，因犬胰腺是分离的，故易摘除。脾脏是犬最大的储血器官，当奔跑需要更多的血时，脾内储血被动员出来参与循环代谢，犬靠其丰富的平滑肌束收缩将脾中的血挤到周围血管中。心脏较大，占体重的 0.72%~0.96%。胸腺在幼年犬中发达，而在 2~3 岁时已退化萎缩。肝脏很大，占犬体重的 2.8%~3.4%。犬胃较小，相当于人胃长径的一半，容易做胃导管手术。肠道较短，仅为身体长度的 3 倍，肠壁厚薄与人相似。

7. 生殖系统

雄犬无精囊和尿道球腺，有一块阴茎骨，阴茎根部有两个很清楚的海绵体。雌犬有乳头 4~5 对。

（三）生理学特点

1. 性成熟

犬的性成熟期为 280~400 d。雌犬有双角子宫，每年春秋两季发情。发情后 1~2 d 排卵，但卵第一极体在排卵时未曾排出，这与其他动物不同，卵在此时尚未成熟，所以要在数日后极体脱去时，才能受精，这也是选择发情后 2~4 d 再交配的原因。性周期为 180（126~240）d，妊娠期为 60（58~63）d，哺乳期为 60 d。每胎产仔 2~14 只。适配年龄，雄犬为 1.5~2 岁，雌犬为 1~1.5 岁。寿命为 10~20 年。

犬交配时间较长，为 10~50 min。雄犬在交配过程中，阴茎根部球状海绵体迅速膨胀，机械阻滞于雌犬耻骨前缘，射精完毕，海绵体缩小后，阴茎才能退出。

2. 听觉

犬的听觉也很灵敏，比人灵敏 16 倍，可听到 55 000 Hz 的声音，因此大体能听到鼠类的"吱吱"声，人、兽的脚步声及其他人所听不到的声音。

3. 视觉

一般来说，犬的视觉不如人，犬视网膜上没有黄斑，即没有最清楚的视觉点，视力仅 20~30 m。每只眼睛有单独视野，可产生双眼效应，能够准确测定前面物体的远近。犬不能看到正面近距离的物体，这是由于其晶状体较大，但对移动物体的感觉较灵敏。犬是红绿色盲，故不能以红绿色作为条件刺激来进行条件反射实验。

4. 血型

犬有五种血型，即 A、B、C、D、E 型。只有 A 型血（具有 A 抗原）能引起输血反应，其他四型血可任意供各型血的犬受血，包括 A 型血犬在内，各型均无输血反应（指溶血问题）。

5. 其他

染色体 $2n=78$ 条。唾液中缺少淀粉酶。从牙齿更换和磨损情况可大体估计年龄。

二、犬的常用品种

1. 比格犬

比格犬在分类上属于狩猎犬，是世界名犬犬种之一，原产于英国，18 世纪中叶被引入美国，由于体形适中、性情温顺、遗传性状稳定、实验结果重复性好、适应性强等优点，经 100 多年的驯养成为标准实验动物。比格犬属于小型犬，其名字即来自法语"beagle"（"小"的意思），它凭借敏锐的嗅觉追击猎物，是颇强的嗅觉型猎犬，专门被用来猎捕兔，故有"小猎兔犬"之称。比格犬的吠声比其他猎犬高亢，故又有"森林之铃"之称。

品系特征：头部呈大圆顶的形状，有大而榛色的眼睛，广阔的长垂耳，肌肉结实的躯体。全身被浓密生长的短硬毛，毛色有白、黑及肝色，也有白茶色、白柠檬色。体型适中，成年犬身高一般在 33~41 cm，体重为 7~10 kg。禀性温和，易于驯服和抓捕，与人接近，对环境的适应力、抗病力较强，性成熟期早（8~12 个月），产仔数多（一般为 5~8 只），因有这些优点，被公认为是较理想的实验用犬，已成为目前实验研究用标准动物。

用途：国际公认实验用犬，被广泛应用于医学、生物学、病理学、肿瘤学、药理学、生物化学等生命科学领域。1950 年，美国推荐比格犬作为标准实验用犬，获得了大多数国家的认可，并被世界卫生组织推荐为安全性评价研究的首选用犬。目前，该犬在药品、食品、农药、化妆品等的安全性评价研究中使用量最大。

2. 四系杂交犬（4-Way Cross）

这是为满足科研工作者需要而培育出的一种外科手术用犬。其有较大的体躯、较大的胸腔和心脏，以及耐劳和不爱吠叫的优点。

3. 墨西哥无毛犬

该种犬由于无毛，可用于特殊研究，如做粉刺或黑头粉刺的研究。

4. 国内培养犬

我国繁殖饲养的犬的品种也很多，如中国猎犬、西藏牧羊犬、狼犬、四眼犬、华北犬、西北犬等。华北犬和西北犬广泛用于烧伤、放射损伤、复合伤等研究。华北犬耳较小，后肢较小，颈部较长，前肢较大，而西北犬正好与此相反。两种犬各部体表面积的百分比有一定的差异。狼犬适用于外科、脏器移植等实验研究。

三、犬在生物医药研究中的应用

1. 实验外科学

犬广泛用于实验外科各个方面的研究，如心血管外科、脑外科、断肢再植、器官或组织移植等。临床外科医生在研究新的手术或麻醉方法时往往选用犬来做动物实验，先取得经验，然后才应用于临床。

2. 医学实验研究

犬是目前基础医学研究和教学中最常用的动物之一，尤其在生理、药理、病理生理等实验研究中起着重要作用。犬的神经系统和血液循环系统很发达，适合这方面的实验研究，如失血性休克、弥漫性血管内凝血、动脉粥样硬化症，特别是研究脂质在动脉壁中的沉积等方面，犬是一个良好的动物模型；急性心肌梗死以选用杂种犬为宜，狼犬对麻醉和手术较敏感，而且以心律失常多见。不同类型的心律失常、急性肺动脉高压、肾性高血压、脊髓传导实验、大脑皮质定位实验等均可用犬进行。

3. 慢性实验研究

由于犬可以通过短期训练很好地配合实验，所以非常适合于进行慢性实验，如条件反射实验、各种实验治疗效果观察、毒理学实验、内分泌腺摘除实验等。犬的消化系统发达，与人有相同的消化过程，所以特别适合于作消化系统的慢性实验。例如，可用无菌手术方法做成唾液腺瘘、食管瘘、肠瘘、胰液管瘘、胃瘘、胆囊瘘等来观察胃肠运动和消化吸收、分泌等变化。

4. 药理学、毒理学研究和药物代谢研究

该类研究包括磺胺类药物代谢的研究、各种新药临床使用前的毒性实验等。

第六节　猴

　　猴是一个俗称。灵长目中很多动物我们都称之为猴。非人灵长类包括除人以外的所有灵长类动物，属于哺乳纲、灵长目。非人灵长类动物有数十种，包括近人类的长臂猿、猩猩，以及应用最多的猕猴。猕猴是猕猴属猴的总称，共有 12 个种系，猕猴属中作为实验动物的主要品种有恒河猴、熊猴、食蟹猴、狨猴等。其中，恒河猴分布最广，数量最多，应用最广。目前，实验用猕猴已从以野外捕捉为主转为以人工饲养繁殖为主。非人灵长类动物是人类的近属动物，其组织结构、生理和代谢功能与人类相似，既具有哺乳动物的共同特征，又具有自身的特点，应用此类动物进行研究实验，最易解决和探讨与人类相似的病害及其有关机制。因此，非人灵长类动物是极为珍贵的实验动物，其价值远非其他种属动物所能比拟。

一、生物学特性

（一）一般特性

1. 猕猴的生活习性

　　猕猴一般栖居于树木和岩石坡面上，少数生活在平原地面上，一般难于驯养，常龇牙、咧嘴、暴露野性，通常怕人，不容易接近，捕捉时可能抓、咬人。猕猴喜欢清洁卫生，经常整饰自己的皮毛，清除皮屑、异物和寄生虫，并把这些东西塞进嘴里吃下去或吐出来。

2. 猕猴的采食特性

　　猕猴主要以植物果实、嫩叶、根茎为食，有些种类（尤其是新大陆猴）兼食某些昆虫。其体内缺乏维生素 C 合成酶，所以自身不能合成维生素 C，所需维生素 C 来源于饲料。如缺乏维生素 C，则内脏发生肿大、出血和功能不全。

3. 猕猴的行为习性

　　猕猴聪明伶俐、模仿力极强，具有发达的大脑，有大量的脑回和脑沟，因此善攀登、跳跃、会游泳，能用手操纵工具。猕猴之间经常打斗，受惊吓时发出叫声。

4. 猕猴的视觉和嗅觉

　　猕猴视觉较人类敏锐，嗅觉不灵敏。猕猴具有圆环状的眼窝外缘，双眼并列向前，视网膜有黄斑，有中央凹，与人眼十分相似；视物有立体感，能辨别物体的形状和空间位置；有色觉，能辨别各种颜色，并有双目视力。猕猴嗅脑不发达，嗅觉不灵敏，而听觉敏锐，有发达的触觉和味觉。

5. 猕猴易感染细菌和携带病毒种类

　　猕猴对痢疾杆菌和结核分枝杆菌高度敏感，并且携带可感染人的 B 病毒。

6. 群居性

　　其活动和觅食均在白天，群居性较强，从拂晓开始采食活动，夜晚回到大树和岩石上过夜。每群猴中均有 1 只最强壮、最凶猛的雄猴，称为"猴王"。

（二）解剖学特性

1. 骨骼

（1）颅骨：前额倾斜，枕骨无粗隆。面部颌骨较发达，眶向前突出。颅骨的纵嵴和后嵴在颅上成为一条褶裂向上隆起，颅缝的愈合很不规则。眶窝向前通过骨板与额窝隔绝。鼻骨的构造与人类相同，但宽而尖，鼓室壁由颞骨的鼓部骨板构成，其骨板扩大成为软骨性耳囊而与听骨相连。这种软骨性耳囊具有蜂窝性结构。猕猴的枕骨大孔和人类相同，位于颅底的中央。

（2）脊椎：颈椎为 7 块，胸椎及腰椎大多为 19 块，荐椎为 2 块，假荐椎为 2~3块，尾椎为 13~15 块。整个脊椎是笔直的，猕猴荐椎较人类的荐椎狭而弯曲度小，假荐椎和真荐椎联合在一起构成荐椎。

（3）胸廓：猕猴的胸廓由 12 对肋骨组成，两侧肋软骨端相互吻合，构成牢固的胸廓。

（4）四肢：猕猴的锁骨非常发达，无髁上窝。四肢粗短，骨骼随上下肢长度而变化，其发达程度较人类差。猕猴具五指（趾），手的拇指（脚的大趾）能与其他四指（趾）相对，能握物攀登，掌面有各种不同的指纹和掌纹，后足的大踇趾较小而活动度较大，可以内收和外展。大多数种类的指（趾）端的爪部变为指甲。

（5）骨盆：由肠骨、耻骨和坐骨三部分组成，耻骨宽阔，坐骨具有宽阔的坐骨结节。

2. 牙齿

猴的牙齿在大体结构、显微解剖、发育次序和数目等方面与人类牙齿有许多共同之处。猴有乳齿与恒齿。乳齿式为 $2×（2\ 102/2\ 102）= 20$，其中门齿为 2/2，犬齿为 1/1，前臼齿为 0/0，臼齿为 2/2。恒齿式为 $2×（2\ 123/2\ 123）= 32$，其中门齿为 2/2，犬齿为1/1，前臼齿为 2/2，臼齿为 3/3。根据长出牙齿的顺序及齿的磨损程度可判断其年龄的大小。

3. 神经和感觉器官

猴大脑发达，视觉较人类敏感，嗅觉不灵敏。视网膜有黄斑，有中央凹，黄斑上的锥体细胞与人类十分相似，有立体视觉能力，能辨别物体的形状和空间位置，产生立体感；也有色觉，能辨别各种颜色，并有双目视力。猴的嗅觉器官处于最低的发展阶段，嗅脑不发达，但嗅觉在猴的日常生活中起着重要作用，它们初次不论接触到任何物品，都要先嗅一嗅。猴具有敏锐的听觉，有发达的触觉和味觉。

4. 颊囊

颊囊是利用口腔中上下黏膜的侧壁与口腔分界的。颊囊用于储存食物，这是因摄食方式的改变而发生进化的特征。

5. 内脏

猕猴胃为单室，呈梨形。小肠的横部较发达，上部和降部形成弯曲，呈马蹄形，肠长与身长的比例为 (5~8)：1。盲肠发达，无蚓突，肝分 6 叶，胆囊位于肝脏的右中央叶。肺分为左右两肺，左肺 2~3 叶，分为上叶、中叶和下叶；右肺 3~4 叶（最多为 4叶），分为上叶、中叶、下叶和奇叶，宽度大于长度。猴的血液循环系统与人类相似。

6. 生殖器官

雄猴的睾丸位于阴囊内，有精囊和发达的前列腺，猕猴的精液与其他动物不同，在射出后数秒就开始凝固，不到 1 min 后全部成凝块。正常精量为每次 4~5 g。在成体中阴囊可变成半悬垂状，睾丸不对称，左低右高。阴茎的位置因阴茎最尾侧是悬垂的，故不直接悬垂在耻骨联合下缘。雌猴的卵巢不在卵巢囊内，子宫为单角子宫。雌猴有乳房 1 对和乳头，位于胸部。胎盘为双层双盘。

（三）生理学特点

1. 生长发育

性成熟年龄，雄性为 3 岁，雌性 2 岁；适配年龄，雄性约 4.5 岁，雌性约 3.5 岁。与人类相同，雌猴为单子宫，有月经，月经周期为 28 d（变化范围为 21~35 d），月经期多为 2~3 d（变化范围为 1~5 d），月经开始后 12~13 d 排卵。猕猴的月经和生育力可持续 17~20 年。雌猴在交配季节，生殖器官周围区域发生肿胀，外阴、尾根部、后肢的后侧面、前额和脸部等处的皮肤都会发生肿胀，这种肿胀称为"性皮肤"。"性皮肤"是猕猴属的生殖生理特征之一，指在排卵前期，特别是排卵期出现明显肿胀、发红，月经来临之前消退。雄猴精液射出后 1 min 内形成凝块。雌猴妊娠期为 165 d 左右，年产 1 胎，每胎产 1 仔，偶有双胎，但存活率很低。哺乳期为 7~14 个月。寿命为 15~30 年。

2. 基本生理参数

猕猴正常体温白天为 38~39 ℃，夜间为 36~37 ℃。心率为（168±32）次/min，心率随年龄增长而减慢。收缩压为（16.00±3.47）kPa，舒张压为（11.20±1.60）kPa，年龄大、体重大的猕猴血压较高，雄性比雌性高 1.33~2.00 kPa。呼吸频率为 40（31~52）次/min，潮气量为 21.0（9.8~29.0）mL。通气率为 860（310~1 410）mL/min。饲料要求量为每只 100~300 g/d，发热量为 1 060.6~3 269.5 J/h，饮水量为 450（200~900）mL/d，排尿量为 110~550 mL/min，排便量为 110~300 g/d，红细胞为 5.2（3.6~1.8）×10^6/mm³，血红蛋白为 12.6（10~16）g/100 mL，白细胞为 10 100（5 500~12 000）/mm³，血小板为（21.72±1.79）×10^4/mm³，全血容量为 54.1（44.3~66.6）mL/kg 体重，血浆容量为 36.4（30~48.4）mL/kg 体重，血细胞比容为 39.6（35.6~42.8）%。

3. 血型

血型分两类：一类是与人类相似的 A、B、O 型和 Rh 同源的血型因子，但猕猴的 Rh 系统全是 Rh0（又叫 Rh1）；另一类是猕猴特有的 Lewis 型、MN 型、Hr 型等。在 ABO 血型系统中，恒河猴主要是 B 型；食蟹猴主要是 A、B 和 AB 型，少数为 O 型。这些血型抗原可产生同族免疫，在同种异体间输血时应做血型配合试验，但不会发生新生仔溶血和成红细胞增多症，不必考虑同群中雌雄血型配合的繁殖问题。猕猴的白细胞抗原（RhLA）是灵长类动物中研究主要组织相容性复合体基因区域的重要对象之一。同人的 RhLA 相似，猕猴的 RhLA 具有高度的多态性。猕猴 RhLA 的基因位点排列同人类有相似性。猕猴属各品种猴的染色体为 $2n=42$。

4. 体内缺乏维生素 C 合成酶

猕猴不能在体内合成维生素 C，所需维生素 C 必须从食物中获得。如果缺乏维生素 C，则内脏发生肿大、出血和功能不全。

二、非人灵长类常用品种（品系）

猕猴是猕猴属猴的总称，共有 12 个种系，猕猴属中作为实验动物的主要品种有：恒河猴、熊猴、红面短尾猴、四川断尾猴。其中，恒河猴分布最广，数量最多，应用最广。过去一般称恒河猴为猕猴，但由于猕猴是属名，此种称法不妥，容易混淆。

1. 恒河猴（*Macaca mulatta*，Rhesus monkey）

恒河猴最初发现于孟加拉国的恒河河畔，故得名（也称孟加拉猴）。恒河猴的分布由印度的北部往东，经过尼泊尔、缅甸、泰国、老挝、越南及我国西南、华南各省和福建、江西、浙江一带。在我国广西，这种猴很多，所以又俗称"广西猴"。恒河猴属于我国国家二级重点保护动物。

恒河猴体长 47~64 cm，体重 5.4~7.7 kg，是猴科动物中最为有名的一种。其身上大部分毛为黄棕色，体前部色较浅，腹部呈淡灰色，面部呈肉红色，尾长约为体长的1/2。恒河猴是目前在生理学、行为学、免疫学、药理学和毒理学等领域使用最为广泛的非人灵长类动物。

2. 食蟹猴（*Macaca fascicularis*）

食蟹猴又称长尾猴或爪哇猴，主要产于泰国、老挝、越南、柬埔寨、缅甸、马来西亚、印度尼西亚、菲律宾等，在东南亚许多小岛上均有分布，具有群栖性。野生猴长栖息于热带雨林、红树林沼泽、潮汐河流沿岸等热带岛屿、海滨，善游泳潜水，喜欢在退潮后到海边觅食螃蟹及贝类，故名食蟹猴。食蟹猴属我国国家二级重点保护动物。

食蟹猴体型较猕猴小。毛色为黄、灰、褐等，腹毛及四肢内侧毛色浅白；冠毛后披，面带须毛，眼围皮裸，眼睑上侧有白色三角区；耳直立，目色黑。身长不超过50 cm，尾长等于或大于体长。头上有小尖头毛或灰色腮须。被毛淡黄褐至深褐色，腹面的毛色较淡。冠毛从额部直接向后，有时在中线形成一条短嵴。颊毛在脸周围形成须，眼睑周围形成苍白的三角区。

食蟹猴性情温顺，便于实验操作。其对猴疱疹病毒（B 病毒）易感，与人的单纯疱疹病毒（HSV）感染变化相似，适宜对该病毒的研究。食蟹猴常应用于药理学、毒理学、药物安全评价等方面的实验研究。近年来，食蟹猴应用逐渐增多，与恒河猴用量相当。

3. 狨猴（*Hapale Jacchus*）

狨猴又名有绢毛猴，常见种有普通狨、银狨、倭狨和棉顶狨。狨科有 3 属 35 种之多，是产于中南美洲的小型低等猿类，特点是体小尾长，尾不具有缠绕性，头圆，无颊囊，鼻孔侧向。各种狨猴皆活泼、温顺、脆弱，易驯养。狨猴又称"囊猴"，因小狨猴可以放在衣袋或手笼中而得名。狨猴须经常食虫，否则难以长期存活。妊娠期为 146（140~150）d，性成熟期为 14 个月，有月经，性周期为 16 d。交配不受季节限制，可以在笼内人工繁殖，每胎 1~3 仔，双胎率约为 80%。狨猴主要用于生殖生理、避孕药物、甲型肝炎病毒和寄生虫病的研究。

4. 熊猴（*Macaca Assamensis*，Assamese monkey）

熊猴又称阿萨姆猴或蓉猴，分类所属同恒河猴，产于印度阿萨姆邦、缅甸北部及我国的云南和广西。熊猴和蓉猴是广西本地的叫法。熊猴形态和恒河猴很相似，身体比恒河猴稍大，面部较长；毛色较褐，腰背部的毛色和其他部分相同，缺少恒河猴那种橙黄色的光泽，毛也较粗，不如恒河猴细密；面部、两耳为肉色，老猴面部常生雀斑；头皮薄，头顶有旋，头毛向四面分开。雄猴身长约 65 cm，尾长为 23~25 cm，体重为 12~14 kg；雌猴较小。其成年猴不如恒河猴行动敏捷和活泼，小猴也不如恒河猴聪明易驯，叫声和恒河猴不同，声哑，有时如犬吠。

5. 红面断尾猴（*Macaca speciosa melli*，Stump-tailed monkey）

红面断尾猴分类所属同恒河猴。产于广东、广西、福建等地。模式亚种（*L. S. Speciosa*）产于泰国、缅甸、印度和我国云南等地。红面断尾猴又称华南断尾猴，土名叫黑猴和泥猴。本属各猴的尾巴有的已退化到几乎没有，有的已缩至仅占身体的 1/8~1/10 左右。毛色一般为黑褐色，但随年龄和性别稍有不同，有的几乎全黑，有的较褐，略似朱古力色。面部大多数发红，但红的深浅不同，这与发育有关，幼年不红，越接近成熟面色越红，到老年红色又渐消退，转为紫色或肉色，还有少数变成黑面的。雌猴乳头为红色，因为色素的关系，有时为一红一蓝。雄猴身长为 60~65 cm，尾长为 5~7 cm。红面断尾猴常用于眼科和行为学研究。

6. 四川断尾猴（*Macaca speciosa thibetana*）

四川断尾猴又称藏酋猴。是红面断尾猴的一个亚种，产于四川的西部、西藏的东部。毛色和红面猴差不多，也为乌黑色，但稍浅，褐色较多，没有纯黑色的，胸腹部浅灰色的毛很多，毛的长度也和红面猴差不多，但被毛比红面猴为厚。面色偶尔也有红色的，但较少，老年猿在两颊和颔下常生出相当长的大胡子。身体比红面猴略大，雄猴身长 70 cm 以上，尾长在 7~10 cm。聪明伶俐，可以驯养。

7. 其他

其他用于医学科学研究的猴的品种简介如下：

（1）台湾岩猴（*Macaca cyclopis*），产于我国台湾。肩毛长，有花纹，体大。

（2）平顶猴（*Macaca nemestrina*），日本称猪尾猴，主要产于东南亚各国。尾圆粗，4 岁性成熟，妊娠期为 170（162~168）d，哺乳期为 8~10 个月，雄猴体重为 10~14 kg，雌猴为 4.5~10 kg。

（3）日本猕猴（*Macaca fuscata*），体大，成年雄猴体重为 11~18 kg，雌猴体重为 8.3~16.3 kg，月经期为 28 d，妊娠期为 170~180 d；性成熟时，雄猴为 4.5 岁，雌猴为 3.5 岁。刚出生的仔猴重 400~500 g，哺乳期为 6~8 个月，每年 3~8 月为繁殖生育时间。

（4）头巾猴（*Macaca simica*），月经周期平均为 29.5 d，成熟雄猴体重为 4.5~8.5 kg，雌猴为 3.5~4.5 kg。

（5）戴帽猴（*Macaca radiata*），主要产于印度。月经周期平均为 31 d，妊娠期为 163（153~169）d，哺乳期为 8 个月，成年雄猴体重为 5.5~8.8 kg，雌猴为 3.4 kg，性成熟年龄为 3~4 岁，每年 1~4 月为繁殖生育期，初生仔猴体重为 330~370 g。

（6）狮尾猴（*Macaca silenus*），成年雄猴体重为 6.5～7 kg。

（7）叟猴（*Macaca sylvana*），又称蛮猴，主要产于摩洛哥和阿尔及利亚。月经期为 27～33 d，妊娠期为 210 d，成年雄猴体重为 11 kg。

（8）苏拉威西猴（*Macaca maurus*），又称圣猴，产于印度尼西亚。成年雄猴体重为 8.5～10 kg，雌猴为 5～5.5 kg。

（9）獭猴（*Loris tradigradus*），适于做视觉生理研究。

（10）夜猴（*Dmroucouli nachtaffe*），主要用于视觉研究和疟疾研究。

（11）松鼠猴（*Saimiri sciurea*），主要用于视觉、脑神经和药理学研究。

（12）金丝猴（*Rhinopithecus roxellanae*），又称黄金猿、皮氏瘴猴，主要产于我国四川、贵州、云南和陕西。

（13）巨大类人猿（Apes），主要有长臂猿、猩猩、马来西亚猩猩、大猩猩、黑猩猩、狒狒等，曾是艾滋病、甲肝、乙肝、丙肝疾病机制研究的模型。据报道，黑猩猩与人类基因组相似度超过了 99%，但是黑猩猩濒于灭绝，考虑到动物福利的限制，今后不大可能再用黑猩猩进行实验研究。

三、非人灵长类动物在生物医药研究中的应用

1. 传染病研究

猕猴能够感染人类所有的传染病，特别是其他动物不能复制的传染病。因此在研究人类传染性疾病方面，猕猴具有极重要的用途。

猕猴能复制其他动物不能复制的脊髓灰质炎和细菌性痢疾等。很多种猕猴对脊髓灰质炎具有易感性，以黑猩猩和猕猴属最为敏感。另外，猕猴也是研究麻疹、疱疹病、病毒性肝炎、腹泻、流感、上呼吸道库鲁病毒感染和艾滋病的动物模型。在制造和鉴定脊髓灰质炎疫苗时，猕猴是唯一的实验动物。

猕猴最易感染人的痢疾杆菌和结核分枝杆菌，因此在肠道杆菌病和结核病等的医学研究中是一种极好的动物模型。猕猴也是研究肺炎球菌性肺炎、野兔热、链球菌病、葡萄球菌病、立克次体病、组织胞质病、鼠伤寒、沙门菌病等的动物模型。

灵长类动物可用作人的疟原虫病、阿米巴脑膜炎、丝虫病和弓形虫病等寄生虫病的理想动物模型和筛药模型。但需要注意，猴的肝炎、结核病、痢疾、沙门菌病、疱疹及类人猿脑膜炎等会传播给人群。此外，灵长类动物还可用于职业性疾病和铁尘肺、肝损伤等的研究。

2. 生殖生理学研究

非人灵长类与人的生殖生理非常接近，是人类避孕药研究极为理想的实验动物，可用作宫颈发育不良、雌性激素评价、胎儿发育迟滞、子宫内膜生理学、淋病、妇科病理学、妊娠、肾盂积水、胎粪吸引术、妊娠毒血症、孪生、子宫肌瘤、前列腺发育及输精管切除术等模型，并用作配子发生过程的动物模型。

猕猴也适宜妊娠和避孕的研究，可作妊娠期和分娩后早期血流动力学与代谢变化的动物模型，因为胎儿在发育过程的生长发育和代谢，全靠母体进行相应的调节，否则就会发生胎儿早产、死产及胎儿夭折。猕猴也可作妊娠毒血症的动物模型，妊娠毒血症是

妊娠后期引起母体死亡的根本原因。

猕猴还是研究性周期的动物模型，如用于对整个性周期血浆中的促卵泡成熟激素、黄体激素、雌性激素等的研究。此外，猕猴还是用来研究性行为的动物模型，如各种内分泌因子对其性行为的作用，信息激素的嗅觉联系对性行为的影响等。

3. 营养、代谢和心血管疾病研究

灵长类动物在正常代谢、血脂、动脉粥样硬化疾病的性质和临床症状，以及各种药物的疗效等方面都与人相似。用添加胆固醇的饲料饲喂灵长类动物，可引发严重而广泛的粥样硬化症，且可产生心肌梗死，还会出现冠状动脉、脑动脉、肾动脉及股动脉的粥样硬化。因此，可利用其复制胆固醇代谢、脂肪沉积、肝硬化、铁质沉着症、肝损伤、维生素 A 和 B_{12} 缺乏症等的模型。

4. 药理学、毒理学研究

可用电极损伤制造猴震颤动物模型筛选抗震颤性麻痹的药物。猴对镇静剂的依赖性与人较接近，戒断症状较明显并易于观察，这已成为新镇静剂和其他新药进入临床前必须进行的实验。猴是药物新陈代谢研究的良好动物，在已研究的化合物中，71%的药物被证实在猴体内代谢和在人体内代谢的近似性高。猕猴和松鼠猴对中枢神经作用的药物反应无论在定性方面还是在定量方面都和人最相似，同时也是研究药物致畸实验的良好动物。猴还可以用来进行祛痰平喘药的疗效实验、抗疟药物的筛选实验。

5. 行为学和高级神经活动研究

猕猴可用作由麦角酸二乙基酰胺（LSD）、苯异丙胺诱发产生的精神病，以及因隔离关养而发生行为异常的模型，还可用作各种抑郁症、神经官能症、精神分裂症、药物引发的刻板型强迫行为的模型。利用猕猴建立了一个治疗方法，即将肾上腺内多巴胺生成细胞移植到患病动物大脑皮质内，该法取得了明显的疗效。

6. 口腔医学研究

猕猴是口腔医学实验研究的首选动物，特别是在口腔矫形学和口腔内科学研究中更为常用，如用于牙再植的效果观察、干槽症的组织病理变化研究，以及探讨各种治疗方法、治疗材料对组织的影响等，以求得最佳的临床治疗效果。猕猴的牙齿数目和人类一样，牙齿类似于人类，口腔内存在的许多微生物也与人类口腔中存在的微生物相同，如在猕猴的食物中加大糖的含量，喂食后可诱发乳牙和恒牙龋齿，发生的龋齿变化类似于人类，故可选用猕猴进行龋齿病因、发病和治疗等方面的研究。

7. 器官移植

非人灵长类动物是研究人类器官移植的重要动物模型。猕猴的主要组织相容性抗原（MHC）同人的 HLA 相似，有高度的多态性，是灵长类动物组织相容性复合体基因区域的主要研究对象，基因位点排列同人类的有相似性。

眼科研究主要集中在近视、白内障手术、异常角膜的激光矫正手术、角膜移植、紫外线对感受器和视网膜神经细胞的作用等方面。

8. 环境卫生学研究

猕猴可用作大气污染（如一氧化碳、二氧化碳、臭氧）、重金属类（如汞、铅、镉等）环境污染及农药和微生物产物的环境污染的动物模型。

第七节　小型猪

小型猪（*Sussa lvanius*，minipig）属于哺乳纲、偶蹄目、不反刍亚目、野猪科、猪属动物，是生物医学研究中应用最为广泛的非啮齿类大型实验动物之一。它具有不可替代的优越性，且为异种器官移植最可能的供本。从 20 世纪 70 年代初期开始，许多发达国家已将小型猪列为重要的实验动物。我国实验用小型猪的培育起始于 20 世纪 80 年代初期。目前，全国范围内已建立起多个广泛应用的品系。

一、生物学特性

（一）一般特性

1. 外貌

小型猪一般体形小而短、圆，皮毛多呈黑色或混杂色，毛密且有光泽，耳小、较薄并向两侧平伸或直立，鼻端呈粉红色或黑色，四肢细短，发育较慢，便于饲养管理。成年小型猪体重一般在 45~65 kg，微型猪在 25~35 kg。

2. 生活习性

（1）小型猪为杂食性动物，其采食行为包括采食与饮水，拱土觅食是猪采食行为的一个突出特性，猪生来就具有这种拱土的遗传特性。小型猪还喜欢拉扯诸如从天花板或饲养笼顶部垂吊下来的铁链等。

（2）猪对外界温、湿度变化敏感，具有热调节习性，既不耐炎热，也不耐严寒。猪汗腺不发达，皮下有脂肪层，使得体内热量散发较困难。其适宜温度为 20~25 ℃，在温度高于 38 ℃的环境下，热应激反应强烈。当温度在 5 ℃以下时，其生长发育受阻。

（3）猪一般喜清洁。猪不在吃、睡的地方排粪尿，并表现一定的粪尿排泄规律。生长猪在采食中一般不排粪，饱食后约 5 min 开始排泄 1~2 次。

3. 行为特点

（1）采食行为。

小型猪的采食行为具有选择性，特别喜爱甜食。颗粒料与粉料相比，猪爱吃颗粒料；干料与湿料相比，猪爱吃湿料，且花费时间也少。猪的采食有竞争性，群饲的猪比单饲的猪吃得多，吃得快，增重也多。仔猪吃料时饮水量与饲料之比为 3：1，成年猪的饮水量除取决于饲料组成外，很大程度上还取决于环境温度。

（2）群居行为。

小型猪的群居行为是指猪群中个体之间发生的各种交互作用。结对是一种突出的交往活动，猪群能够保持更多的身体接触与听觉信息的传递。在无猪舍的情况下，猪能够自我固定地方居住，表现为定居漫游的习性。猪在没有外界饮食或新个体引入的情况下极少自己主动活动；活动时它们惯于在饲养笼的四周运动，而较少在饲养笼中心活动。另外，小型猪不善于拐弯，易被饲养笼边缘刮伤。

（3）探究行为。

探究行为是指对环境的探索和调查，并同环境发生经验性的交互作用。小型猪大部分活动来源于探究行为，通过看、听、闻、尝、啃、拱等感官进行探究，表现出很发达的探究能力。仔猪对小环境中的一切事物都很"好奇"，对同窝仔猪表现亲近。猪在栏内能明显地区划睡床、采食、排泄的不同地带，这也是通过用鼻的嗅觉区分不同气味的探究行为而形成的。

仔猪探究行为的另一明显特点是用鼻拱、口咬周围环境中所有新的东西。用吻突来摆弄周围环境物体是猪探究行为的主要方面，其持续时间比群体嬉闹时间还要长。猪在觅食时，首先是拱掘动作，然后用鼻闻、拱、舔、啃，当食料合乎口味时，便开口采食，这种采食行为也是一种探究行为。

4．寿命

小型猪的寿命最长达 27 年，平均 16 年。

（二）解剖学特性

1．骨骼肌肉系统

小型猪骨骼含有大量的骨密质，这与支持其快速增长的体重的作用是相适应的。小型猪颈椎 7 块，胸椎 14 块，腰椎 5~6 块（荐椎 4 块），尾椎 21~22 块。小型猪拥有大块的肌肉，这与其最初作为肉食动物的特性是一致的。其肌肉组织含有较多的 ⅡB 型纤维和较少的 ⅡA 及 ⅡC 型纤维。小型猪由于骨骼、肌肉的这种特点，被广泛应用于颞下颌关节、骨愈合和移植技术等方面的研究。

2．消化系统

猪为杂食性动物，消化系统的解剖结构与人类存在差异，但是消化生理功能与人类十分相似。猪的上唇短厚，与鼻连在一起，构成坚强的鼻吻。猪好拱土觅食，能够掘食地下埋藏的饲料，对圈舍与放牧时的饲养地具有破坏性。小型猪有发达的门齿和犬齿，齿冠尖锐突出；臼齿也比较发达，齿冠有台面，上有横纹，齿式为 $2×（3\ 143/3\ 143）=44$。小型猪唾液腺发达，包括有成对的腮腺、下颌腺和舌下腺。腮腺导管进入口腔背侧的前臼齿和臼齿的结合点，下颌腺和舌下腺导管进入口腔的底部。小型猪在食管近口端有一扁圆锥形突起的憩室。食管的肌肉主要由平滑肌构成。胃为典型的单室混合型，贲门腺占胃的大部分，幽门腺比其他动物宽大。猪的消化系统还有一个典型的特点是在幽门括约肌附近有一块外翻的肌肉，称为幽门圆枕。

3．皮肤组织

猪和人的皮肤组织结构很相似，上皮修复再生性相似，皮下脂肪层和烧伤后内分泌与代谢的改变也相似。实验证明，2、3 月龄小型猪的皮肤解剖生理特点最接近人（表 4-2）。

表 4-2　人与 3 月龄小型猪皮肤各结构厚度或深度的比较

皮肤结构	人	小型猪
皮肤厚度/mm	2.0（0.5~3.0）	1.3~1.5
表皮厚度/mm	0.07~0.17	0.06~0.07
真皮厚度/mm	1.7~2.0	0.93~1.7
基底细胞层所处的深度/mm	0.07	0.03~0.07
表皮和真皮厚度的比例	1：24	1：24

4. 心血管系统

猪的心血管系统与人的情况极其相似，但是也存在一个显著的不同，就是小型猪心脏连接一条左奇静脉，该静脉由胸壁静脉主干，经肋间静脉流入冠状静脉窦；小型猪的主动脉像人类一样包含有滋养管，动脉对全身血液的分布与人类相似。小型猪的心脏重量约占体重的 0.5%，体重为 40~50 kg 的小型猪的心脏大小接近成人。小型猪颈外静脉与其颈椎外侧深度差不多，当将小型猪仰卧拉动其前肢时可以明显地看到其颈静脉沟。与其他种类的动物相比，小型猪外周血管较深地隐藏于组织内，然而，通过合适的注射器和熟练的技术操作，可以方便地经由耳缘静脉、腹前壁静脉、隐静脉和股静脉进行实验操作。小型猪的血流动力学与人类相似，但是不同品种、年龄的小型猪之间存在差异。小型猪心血管也可自发室间隔缺损、房间隔缺损、卵圆孔未闭、动脉导管未闭和三尖瓣发育不良等先天性畸形。

5. 生殖系统

雌性小型猪生殖系统为含有弯曲输卵管的双角子宫。成年雌性小型猪的输卵管与人类的直径相同，但长度更长。小型猪妊娠期为 114（109~120）d，经产母猪每年可产 2 窝，其腹部有 12~14 对乳头。雌性小型猪的胎盘类型属上皮绒毛膜型，没有母源抗体。雄性小型猪生殖系统与人类相似，阴囊和睾丸位于会阴区，但附性腺存在差异。附性腺包括泡状腺、前列腺、尿道球腺。前列腺和尿道球腺相对较小。阴茎的形状与包皮憩室使得雄性小型猪难于经尿道口进行导尿管插入，但可以在会阴部经皮进行导尿管插入术。小型猪的肾脏与其他动物相比在解剖结构和功能上与人类最为相似。膀胱壁薄，但功能与其他动物相似，神经分布来自 S2 神经。

（三）生理学特性

1. 嗅觉

猪的嗅觉灵敏，善于通过嗅觉发掘地下的食物和识别群内的个体。猪对气味的识别能力高于犬 1 倍，出生后的仔猪几个小时就能辨别气味，母猪通过气味来辨别自己的仔猪。这些都说明猪的嗅觉发达。猪的嗅觉之所以灵敏，是有一定的生理基础的，是因为猪的鼻筒较长，嗅区广阔，嗅黏膜的绒毛面积较大，分布在这里的嗅觉神经非常发达。

2. 听觉

猪的听觉器官发达，其耳型大，外耳腔深而广，如同扩音器的喇叭，搜索声音的范围广，即使很弱的声音都能觉察到。尽管猪的耳朵相对活动较少，但头部转动灵活，可以迅速判断声音的方向，并能够辨别声音的强度、音调和节律，通过口令训练可以迅速地建立起条件反射。

3. 视觉

猪的视觉很弱，视距较短，视野范围小，识别能力差，猪对事物的识别和判断，主要通过嗅觉和听觉来完成，其视觉只能起到辅助作用。

4. 温度调节

猪是恒温动物，猪正常体温为 39（38~40）℃，对外界温度和湿度变化敏感，适宜温度为 16~28 ℃，相对湿度为 40%~70%，毛白色、黑色、黑白色及褐色，汗腺不发达，幼猪和成年猪都不耐热。在正常情况下，外界温度发生变化，猪通过自身调节，维持体温不变，但是猪的体温调节能力差，对环境温度敏感，大型猪怕热，小型猪怕冷。年龄较大的猪，若处于 30~32 ℃，肛温开始升高，采食量开始下降，增重减慢，饲料利用率降低，当温度达到 40 ℃时易出现中暑死亡。

5. 繁殖

小型猪性成熟时间，雌猪一般为 4~8 月龄，雄猪为 6~10 月龄，为全年性多发情动物，性周期为（21±2.5）（16~30）d，发情持续时间为 2.4（1~4）d；排卵时间在发情开始后 25~35 h，最适交配期在发情开始后 10~25 h，妊娠期为 114（109~120）d；产仔数为 2~10 头。哺乳期为 60 d 左右，猪多胎高产，世代间隔短，周期快。就母猪本身的繁殖能力而言，生产还远远没有得到发挥，一头母猪的卵巢中卵原细胞数为 110 000 个，而繁殖利用年限内排卵数为 400 个左右，发情期排卵数为 12~20 个。一头公猪一次射精量为 200~400 mL，含精子总数为 200 亿~800 亿个，每毫升精液含精子 1 亿~3 亿个。

二、小型猪的常见品类

实验用小型猪品种有国内小型猪和国外小型猪。下面是目前常用的几种实验用小型猪的简况。

1. 明尼苏达-荷曼系小型猪（Minnesota-Hormel stain）

明尼苏达-荷曼系小型猪是 1943 年美国明尼苏达大学荷曼研究所在美国亚拉巴马州的古尼阿猪（Guineahog）、加塔里那岛（Catalina island）的野猪和路易斯安那州的毕尼乌兹野猪（Pineywoods）3 种猪的基础上，再导入加巴岛上的拉斯兰萨猪（Rasnlansa）培育而成的小型猪。其血缘成分分别含有上列 4 种的 15%、19%、46% 和 20%。明尼苏达-荷曼系小型猪的毛色有黑白斑，成年猪体重为 80 kg，遗传性状比较稳定，变异不大。

2. 毕特曼-摩尔系小型猪（Pitman-Moore strain）

毕特曼-摩尔系小型猪是由毕特曼-摩尔制药公司的研究室培育而成的小型猪。此猪以弗洛达野生的野猪为基础，由与加利夫岛的猪等交配后所得的后代培育而成。毕特曼-摩尔系小型猪以毛色有各种各样斑纹者居多。现在日本生物科学研究所也引入繁殖了该品种。

3. 海福特系小型猪（Hanford strain）

海福特系小型猪是海福特研究所做皮肤研究用的小型猪。1975 年，研究人员用白色种的帕洛斯猪（Palouse）和毕特曼-摩尔系小型猪交配改良，再导入墨西哥产的拉勃可种（Labco）育成该品种小型猪。成年猪体重为 70~90 kg，具有白皮肤。

4. 哥廷根系小型猪（Gottingen strain）

哥廷根系小型猪是德国哥廷根大学用明尼苏达-荷曼系小型猪与由缅甸输入的小型猪（Vietnamese）交配，再用白毛色的德国改良长白种猪导入显性白色因子培育成的小型猪。成年猪（24 月龄）体重为 40~60 kg。

5. 五指山小型猪

五指山小型猪又称老鼠猪，产于我国海南省的白沙县、东方市等偏僻山区。中国农业科学院畜牧所冯书堂教授等于1987年从原产地引种2头母猪、1头公猪至北京扩群繁育，迁地保种获得成功，并且开展了近交培育、胚胎移植等方面的工作。老鼠猪头小而长，耳小而直立，胸部较窄，背腰直立，腹部下垂，臀部不发达，四肢细长，全身被毛大部分为黑毛，腹部和四肢内侧为白毛。成年猪体重为30~35 kg，很少超过40 kg。

三、小型猪在生物医药研究中的应用

小型猪在解剖、生理、营养和新陈代谢等方面与人类有极高的相似性，是研究人类疾病的重要动物模型，特别是小型猪，已成为生物医学研究中最理想的实验动物之一。所以，在心脏功能、动脉硬化、牙科、消化道（胃溃疡）、营养、血液学、内分泌学、放射生物学及免疫学研究中，常用猪作实验动物。20世纪70年代，猪已成为广泛应用于医学科学研究的重要试验动物，为医学提供了重要而确切的比较医学知识。猪的皮肤、心脏血管、消化道、免疫系统、肾脏、眼球与牙齿等解剖和生理特性及营养代谢均与人类相似，加上许多小型猪和无菌猪的育成，便于供应实验室应用，这些大大促进了医学和兽医学之间的合作研究。我国从20世纪80年代开始开发小型猪资源，开展小型猪实验动物化的研究工作，目前已初步培育出几个品系，有些品系仍在纯化培育过程中。

小型猪在医学科学研究中常用于下述方面。

1. 皮肤烧伤的研究

烧伤和烫伤是临床上常见的皮肤损伤，由于猪的皮肤与人的皮肤非常相似，包括体表毛发的疏密、表皮厚薄、表皮具有的脂肪层、表皮形态和增生动力学、烧伤皮肤的体液和代谢变化机制等，故小型猪是进行实验性烧伤研究的理想动物。经特殊方法制作的冻干的猪皮肤作为烧伤或由其他原因造成的皮肤缺损或脱落的生物学敷料，比常用的液状石蜡纱布要好，既可缩短痊愈的时间，减少疼痛和感染，又无排斥现象，血管联合效果也好。

2. 肿瘤研究

猪可以作为研究肿瘤的模型，且具有无可比拟的、资源丰富的优点。经过选育后的一种美洲辛克莱小型猪，有80%可发生自发性皮肤黑色素瘤，其特点是发生于子宫内和产后自发的皮肤恶性黑色素瘤发病率很高，有典型的皮肤自发性退行性变特点，有与人黑色素瘤病变和传播方式完全相同的变化。这些黑色素瘤的细胞和临床表现很像人的黑色素瘤从良性到恶性的变化过程，故辛克莱小型猪可作为研究人类黑色素瘤的良好模型。

3. 免疫学研究

猪的母体抗体通过初乳传递给仔猪，刚出生的仔猪，体液内γ-球蛋白和其他免疫球蛋白含量极少，但可从母猪的初乳中得到γ-球蛋白。用剖宫产手术所得的仔猪，在几周内，体内γ-球蛋白和其他免疫球蛋白仍极少，因此其血清对抗原的抗体反应非常低。无菌猪体内没有任何抗体，所以在生活后一经接触抗原，就能产生极好的免疫反应。可利用这些特点进行免疫学研究。

4. 心血管研究

小型猪在老年病的冠状动脉病研究中特别有用，其冠状动脉循环在解剖学、血流动

力学方面与人类很相似，幼猪和成年猪可以自然发生动脉粥样硬化，其病变前期可与人相比，猪和人对高胆固醇饮食的反应是一样的。某些品种的老龄猪在饲喂人的残羹剩饭后能产生动脉、冠状动脉和脑血管粥样硬化病变，病变特点与人非常相似。饲料中加入10%乳脂即可在2个月左右得到动脉粥样硬化的典型病灶，若加入探针刺伤动脉壁可在2~3周内出现病灶。因此猪可能是研究动脉粥样硬化最好的动物模型。

5. 糖尿病研究

乌克坦小型猪（墨西哥无毛猪）是糖尿病研究中的一个很好的动物模型。只需一次静脉注射水合阿脲（200 mg/kg 体重），就可以在这种动物中产生典型的隐性糖尿病，其临床体征包括高血糖症、剧渴、多尿和酮尿。

6. 畸形学和产期生物学等的研究

产期仔猪和幼猪的呼吸系统、泌尿系统和血液系统与新生婴儿很相似。像婴儿一样，仔猪易患营养不良症，诸如蛋白质、铁、铜和维生素 A 缺乏症等，所以仔猪广泛应用于营养和婴儿食谱的研究。由于母猪泌乳期长短适中，一年多胎、每胎多仔，易管理和便于操作，仔猪的胚胎发育和胃肠道菌丛也很清楚，所以仔猪成为畸形学、毒理学、免疫学和儿科学的极易获得的、很有价值的动物模型。

7. 遗传性和营养性疾病的研究

猪可用于遗传性疾病如先天性红细胞病、卟啉病、先天性肌肉痉挛、先天性小眼病、先天性淋巴水肿等，以及营养代谢病如卟啉病、食物源性肝坏死等疾病的研究。

8. 其他疾病的研究

猪的病毒性疾病如病毒性胃肠炎，可作婴儿病毒性腹泻模型。猪的霉形体关节炎可作人的关节炎模型。双白蛋白血症，只见于猪和人，电泳上有两个白蛋白峰或带。已培育成的 Von Willbrand 猪专供血友病研究。猪还可进行十二指肠溃疡、胰腺炎等疾病的研究。猪的自发性人畜共患疾病有几十种，可作为人或其他动物的疾病研究模型。

9. 悉生猪和猪心脏瓣膜的应用

悉生猪和无菌猪可用于研究各种由细菌、病毒和寄生虫引起的疾病，以及血液病、代谢性疾病和其他疾病。利用猪的心脏瓣膜修补人的心脏瓣膜缺损或治疗其他疾患，在国外已十分普遍，每年可达几万例，我国临床上也已开始应用。

第八节 地鼠

地鼠（Cricetinae, hamster）又称仓鼠（图 4-1），广泛分布于欧亚大陆。地鼠是由野生地鼠驯养后进入实验室的动物，作为实验动物的地鼠主要有金黄地鼠和中国地鼠两种。中国地鼠又称黑线仓鼠，是我国黄河以北一些省份的优势鼠种，蒙古国及东欧、中亚也有分布。其中，生物医学研究中 80%以上使用金黄地鼠。仓鼠对可诱发肿瘤的病毒很敏感，肿瘤组织接种到口腔颊囊中易生长，也便于观

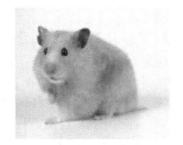

图 4-1　地鼠（仓鼠）

察，以及能够诱发胰腺癌等特点使之成为常用的实验动物之一。

一、生物学特性

（一）一般特性

1. 外貌

金黄地鼠成年体长 16~19 cm，尾粗短，耳呈圆形、色深，眼小而亮，被毛柔软。常见地鼠脊背为鲜明的淡金红色，腹部与头侧部为白色。由于突变，毛色和眼的颜色产生诸多变异，可有野生色、褐色、乳酪色、白色、黄棕色等，眼亦有红色和粉红色。中国地鼠呈灰褐色，体型小，长约 9.5 cm，眼大、呈黑色，外表肥壮、吻钝、短尾，背部从头顶直至尾基部有一道暗色条纹。

2. 生活习性

昼伏夜行，一般晚 8~11 点活动频繁，有嗜睡习惯；好斗；金黄地鼠初胎时有食仔的恶习。地鼠喜居温度较低、湿度稍高的环境。

3. 行为特征

地鼠行动迟缓、不敏捷，易于捕捉。雌性比雄性大而且凶猛，因此雄性常被雌性咬伤。其巧于营巢。由于牙齿尖硬，能把木头、稻草、纸和布等物品咬碎做成巢穴，也可咬断铁丝。受惊时会咬人，兴奋时可发出金属性音响。

4. 寿命

地鼠寿命为 2~3 年。

（二）解剖学特性

1. 骨骼系统

头骨较长，门齿终生生长，臼齿呈三棱形，齿式为 $2×(L1/1, C0/0, P0/0, M3/3) = 16$。脊椎为 43~44 节，其中颈椎 7 节，胸椎 13 节，腰椎 6 节，荐椎 4 节，尾椎 13~14 节。

2. 内脏

肺有 5 叶，右肺 4 叶，左肺 1 叶；肝分 7 叶，左右各 3 叶，中间叶很小；胃分前胃、腺胃两部分，胃小弯极小；十二指肠和空肠较长，回肠较短，盲肠较大，结肠长。小肠为体长的 3~4 倍，盲肠为体长的 60%，大肠为 2.5 倍。中国地鼠无胆囊，胆总管直接开口于十二指肠；大肠相对短，其长度与体长比值为金黄地鼠的一半。

3. 生殖器官

雄鼠睾丸特别大，为体重的 1/7~1/6，呈桑葚状，重约 2 g。雌鼠有乳头 6~7 对，子宫占体重的比值小于大、小鼠。中国地鼠的睾丸重量与体重比例明显高于金黄地鼠。

4. 颊囊

地鼠口腔内两侧各有一个颊囊，深为 3.5~4.5 cm，直径为 2~3 cm，一直延伸到耳后颈部，由一层薄而透明的肌膜构成，用以运输和贮藏食物，容量可达 10 cm³。颊囊缺少腺体和完整的淋巴通路，因此对外来组织不产生免疫排斥反应，是进行组织培养、人类肿瘤移植和观察微循环改变的良好区域。中国地鼠颊囊容易牵引翻脱。

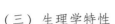

（三）生理学特性

1. 温度调节

金黄地鼠体温的高低与季节有关，夏季一般为（38.7±0.3）℃；一天内也有变化，晚上 9~10 点体温最高，从中午到傍晚较低，上午 3~5 点和 10 点，其体温上升。颊囊内的温度为（37±1）℃，雄鼠直肠温度和颊囊温度大体一致，雌鼠直肠温度比颊囊低 1~2 ℃。

2. 繁殖

金黄地鼠性周期开始出现年龄为 30~32 日龄，9 月龄后受孕率下降。妊娠期为 14~17 d，哺乳期为 21 d，每年可产 7~8 胎，每胎产仔 5~10 只。胚胎发育快，受精后 48~60 h 即可达桑葚胚期，3~5 d 形成胚胎腔和羊膜腔，可见到中胚叶的细胞，10~14 d 各系统都已分化成功，15 d 可形成完整的胎仔。初生仔鼠体重为 2~3.3 g，幼鼠生长发育很快，出生后 3~4 d 耳壳开始凸出体外，以后张开，4 d 长毛，12 d 可自行觅食，14 d 睁眼。离乳时体重可达 25~28 g，成年体重约为 150 g，雌鼠体重比雄鼠稍大。成年中国地鼠体重约为 35 g，雄鼠则比雌鼠大。中国地鼠 8 周龄性成熟，性周期为 4.5（3~7）d，妊娠期为 20.5（19~21）d，哺乳期为 20~25 d，乳头 4 对。

3. 循环系统

地鼠心率为 400 次/min，呼吸频率为 73.6（33~127）次/min，呼吸量为 60（33.3~82.8）mL/min。颈动脉血压，8~12 周龄时为 10.46~13.47 kPa（78~101 mmHg），13~17 周龄为 8.55~11.74 kPa（64~88 mmHg），18~24 周龄为 8.71~12.30 kPa（65~92 mmHg），24 周龄以上为 8.25~12.21 kPa（62~92 mmHg）。红细胞为（5.9~8.3）×10^{12}/L，血红蛋白为 148.5~162.0 g/L，白细胞为（7.2~8.5）×10^9/L。

4. 免疫

地鼠对皮肤移植的免疫反应特别强，封闭群内个体间皮肤移植常可存活，并能长期生存下来，但不同群体间移植则 100% 被排斥。这一现象正吸引着许多免疫工作者进行深入的研究。

二、主要品种和品系

地鼠在世界上共有 4 属 66 个变种或亚属。培育的近交品系有 38 个。常用的有 3 种。

1. 金黄地鼠（Golden hamster，*Mesocricetus auratus*）

金黄地鼠又称叙利亚地鼠，金黄色，体重 150 g，染色体有 11 对，1930 年自叙利亚引进，各实验室饲养有所不同，但遗传上比较一致，无大变异。该品种应用最多，主要分布在东欧、南欧和亚洲的少数地区。我国使用最多的是远交群的金黄地鼠。

2. 中国地鼠（Chinese hamster，*Cricetulus gviseus*）

中国地鼠或称条背地鼠和黑线仓鼠，灰色、体形小，染色体有 22 对，体重约 40 g，栖住于中国的东海岸至里海的东海岸这一地区。我国学者谢恩增于 1919 年最早引入实验室，用于肺炎链球菌的检定。张昌颖等于 1938 年最早进行人工繁殖，用激素调整其发情周期，在 2 年内繁殖了 5 代。1948 年，美国施文特克（Schwentker）从中国带走 10

对野生原种，采用笼养、人工昼夜逆转等办法繁殖成功。数年后，其后代遍及欧美及日本的主要实验室。

3. 欧洲地鼠（European hamster，*Cricetus cricetus*）

体形大，性凶猛，体重约 200 g，染色体有 22 对。

三、地鼠在生物医药研究中的应用

1. 肿瘤移植、筛选、诱发和治疗等研究

地鼠是肿瘤学研究中常用的实验动物，广泛应用于肿瘤增殖、致癌、抗癌、移植、药物筛选、X 射线治疗研究等。肿瘤组织接种于颊囊中易于生长，可利用颊囊观察被接种体对致癌物的反应。金黄地鼠对移植肿瘤接受性强，比其他实验动物易生长。地鼠对可以诱发肿瘤的病毒很易感，也很敏感，还能成功地移植某些同源正常组织细胞或肿瘤组织细胞等。这些方面甚至也能成功地反映一些非近亲品系的地鼠。因而，地鼠是肿瘤学研究中最常用的动物。

2. 细菌、病毒和寄生虫学的研究

此类研究对象包括溶组织内阿米巴（*Entamoeba histolytica*）、利什曼原虫（*Leishmania*）、旋毛虫（*Trichinella piralis*）、小儿麻疹病毒等。由于金黄地鼠对病毒非常敏感，已成为病毒研究领域的重要实验材料。

3. 生殖生理和遗传学研究

地鼠妊娠期短，仅 16 d，雌鼠出生后 28 d 即可开始繁殖。性周期比较准，约 4.5 d，适合于计划生育的研究。中国地鼠已在细胞遗传学、辐射遗传学等学科广泛应用，它的地理分布、生活习性和繁殖特点也成为进化遗传方面饶有兴趣的研究方向。

4. 老化、冬眠、行为等生理学方面的实验研究

此类研究如诱发冬眠，可研究冬眠时的代谢特点。

5. 内分泌学研究

内分泌学研究的对象包括肾上腺、脑下垂体、甲状腺等。中国地鼠的睾丸很大，为传染病学研究的良好的接种器官。

6. 糖尿病研究

中国地鼠是真性糖尿病的良好动物模型。

7. 营养学研究

营养学研究内容包括维生素 A、E 缺乏症，维生素 B_2 缺乏症（Riboflavin deficiency）的研究等。

8. 微循环和血管反应性的研究

常选用颊囊黏膜观察淋巴细胞和血小板的变化及血管反应性变化。

9. 药物学研究和心血管疾病的研究

此类研究包括药物毒性和致畸作用的研究等。

10. 组织移植研究和血液学研究

组织移植研究包括皮肤、胎儿心肌、胰腺等方面的研究，血液学研究包括血小板减少症等方面的研究。

11. 染色体畸变和染色体复制机制的研究

中国地鼠染色体大、数量少，且易于相互鉴别，这在小型哺乳动物中是难得的，故其为研究染色体畸变和染色体复制机制的极好材料。当前，地鼠被更多地应用于组织培养的研究，不仅在对各种组织细胞的体外培养中，易于建立保持染色体在二倍体水平的细胞株，而且在抗药性、抗病毒性、温度敏感性和营养需求的选择中，建立了许多突变型细胞株。

第九节　树鼩

树鼩（*Tupaia*，Tree shrew）在国际上被通俗地称为树仙（*Tupaia glis*）。树鼩常用于若干重要疾病如 HBV、HCV 感染及抑郁症模型创建。遗传学基础研究发现，树鼩拥有与人类非常接近的细胞色素 P450 超家族的组成结构和基因，使得树鼩能更好地用于药物分布、药物靶点、药代动力学及药物副作用方面的研究。它主要分布在热带和亚热带如我国云南、广西、广东、海南等地，以及东南亚如印度恒河北部、缅甸、越南、泰国、马来西亚、印度尼西亚和菲律宾等地。从经纬度来说，它分布在北纬 28°~南纬 9°、东经 35°~122°的地区内。

一、生物学特性

（一）一般特性

1. 外貌

树鼩体形似松鼠，尾部毛发达，并向两侧分散。成年体重在 120~150 g。体毛呈栗黄色，颌下及腹部为浅灰色毛。颈侧有条纹，是区别树鼩属种的重要标志。

2. 生活习性

野生树鼩多在丘陵、平原近农舍旁的灌木丘陵里活动，有时出入于农舍园宅。树鼩是杂食性动物，常以昆虫、小鸟、五谷野果为食，喜甜食如蜂蜜。常见雄性单个出没于丛林或村道、园内。雌性成对生活，不群居。树鼩多在土堆挖洞作穴，亦在树上筑巢。

3. 行为特性

树鼩行动灵活，雄性性情凶暴，两雄相处常互相咬斗，因此不宜将两只雄性同笼饲养。树鼩以黎明和黄昏时最为活跃，中午活动较少，实验室饲养的树鼩喜在笼内做翻滚蹿跳活动。

4. 寿命

树鼩寿命为 5~7 年。

（二）解剖学特性

1. 骨骼

耻骨与坐骨左右形成 1 cm 软骨接合部，鼓骨包已形成；犬齿细小，前臼齿宽大，齿式为 2×（2 133/2 133）= 36；胫骨与腓骨独立；眼窝与颞窝隔开。

2. 内脏

胃似人胃，形态简单，无明显的幽门管，在幽门孔括约肌形成一环状嵴，与十二指肠明显分开。小肠虽由十二指肠、空肠和回肠组成，但三者界限不明显。大肠包括盲肠、结肠和直肠。肝分 3 叶（右外侧叶、中央叶和左外侧叶），肝脏能合成维生素 C。胆总管和胰总管一起在幽门孔 6 mm 处开口于十二指肠。右肺分为上叶、中叶、下叶和奇叶，左肺分成 3 叶或 4 叶。肾在形态上如同一般哺乳动物。雌树鼩的子宫为双角子宫，可分为子宫角、子宫体和子宫颈 3 个部分。神经系统接近灵长类。

（三）生理特性

树鼩的繁殖和发育因地区和外界条件而异，发情周期也因种类不同而异，中缅树鼩（*Tupaia belangeri*）为 9~10 d。树鼩有产后发情期，产后 4~8 h 即可交配。树鼩为诱导排卵性动物，只有交配之后雌性才会排卵受精。妊娠期因品种不同而有差异，*Tupaia* 属的几个种为 41~45 d，笼养条件下无固定的出生季节。

仔树鼩出生时体重约 10 g，全身无毛，皮肤粉红，眼闭，只会蠕动，5~6 d 皮肤变黑，开始长毛，14~21 d 睁眼，4 周后开始出窝活动并觅食，5~6 周断奶而独立生活。3 月龄可达到成熟体重，4 月龄可出现交配行为。繁育年限约为 3 年，寿命为 5~7 年。不同种属树鼩的染色体数目不同，$2n=44~62$。中缅树鼩 $2n=62$。

二、树鼩的主要品种及产地

1. *Tupaia belangeri Chinensis*
该品种主要分布于我国云南的西部、南部及华南等地。

2. *Tupaia glis*
该亚种有 2 对乳头，60 条染色体，主要分布于马来西亚吉隆坡。

3. *Tupaia Chinensis*
该亚种有 3 对乳头，62 条染色体，体重为 120~250 g，主要分布于泰国曼谷、尼泊尔、缅甸及我国云南。

4. *Tupaia belangeri*
该亚种有人称为 *Tupaia Chinensis*，产于马来西亚北部及缅甸南部。

5. *Tupaia belangeri Yunalis*
该亚种产于我国云南东南部、内蒙古和广西壮族自治区。

6. *Tupaia belangeri Modesta*
该亚种产于我国海南。

三、树鼩在生物医学研究中的应用

由于树鼩是介于食虫目和灵长目之间的代表，所以从事动物学研究的学者把它作为食虫目演化为灵长目的代表加以认真研究。更多的学者则在生态学、形态学、神经生理学、寄生虫学、齿学及生理代谢关系等方面进行了多方面研究。树鼩大脑较发达，多用于神经系统方面的研究，如对大脑皮质的定位、嗅神经、纹状体颞皮质，小脑核团的形态，小树鼩的小脑发育、视觉系统、神经血管，神经节细胞识别能力，口腔黏膜感觉末梢，以及神经系统的多肽、应激等方面的研究。

树鼩在消化系统方面，用于进行胃黏膜、下颌牙床、胆石症的研究；泌尿系统方面，用于交感神经对肾小球结构的作用、肾功能衰竭等研究；神经递质方面，用于乙酰胆碱、五羟色胺、肾素、血管紧张素等方面的研究；病毒方面，用于隐性病毒如疱疹病毒、腺病毒方面的研究。树鼩在自然条件或实验室条件下能感染人的疱疹病毒。

我国对树鼩的研究早期见于教研学和动物学方面，应用于医学方面较晚。1975 年，最先用于代替恒河猴做脊髓灰质炎方面的试验未能成功。以后用于研究鼻咽癌 EB 病毒，初步取得某些结果，如将 EB 病毒注进肠系膜淋巴结能使淋巴组织增生。用树鼩鼻黏膜细胞做培养后接种 EB 病毒取得较好的结果。用树鼩作为甲型肝炎病毒和乙型肝炎病毒的肝炎模型，分别取得了一定的阳性结果。以树鼩作为轮状病毒的腹泻病理模型已获得成功。有些学者对树鼩 24 h 活动规律进行了观察。树鼩由于血中高密度脂蛋白成分占血脂总量的 60%~70%，比例较高，已用于探索抑制动脉粥样硬化发病机制的研究。此外，有研究发现高胆固醇膳食下，树鼩容易形成胆结石，为高脂血症时胆固醇排出途径提供客观依据。有人还用树鼩进行了化学的致癌，特别是黄曲霉毒素致肝癌的研究，以及计划生育的研究等。

总之，树鼩是一种体型小，繁殖快，易捕捉和饲育，进化程度高，新陈代谢比犬、鼠等动物更接近于人，大体解剖也近似于人，且较价廉的灵长类动物，医学生物学的用途很多，已受到广大学者的重视。但是使用中还存在一些问题，比较突出的是目前使用的树鼩大多数为野生捕捉的，年龄及健康情况不详。我国虽有人在实验室繁殖成功，但量太少，不能满足实验室的应用。因而，要把树鼩变为实验动物尚须做很大的努力，至于驯化、实验室大量繁殖，以及系统了解其正常生理指标、遗传背景及常见病的防治等还有待各个学科的共同努力。

第十节　斑马鱼

近年来，起源于东南亚太平洋中的一种小型热带鱼——斑马鱼（*Danio rerio*），因繁育能力强、产卵并体外受精、胚胎透明而成为发育生物学的理想研究材料。斑马鱼体侧具有像斑马一样纵向的暗蓝色与银色相间的条纹并因此而得名（图 4-2）。目前，印度、印度尼西亚、新加坡、美国等地有许多品种的斑马鱼。

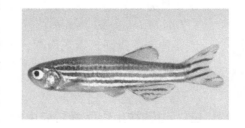

图 4-2　斑马鱼

一、生物学特性

（一）一般特性

成鱼体长 3~4 cm，略呈纺锤形，头小而稍尖，吻较短，身躯玲珑而纤细，其体侧具有像斑马一样纵向的暗蓝色与银色相间的条纹。雌雄鉴别较容易，雄斑马鱼鱼体修长，鳍大，蓝色条纹偏黄，间以柠檬色条纹；雌鱼的蓝色条纹偏蓝而鲜艳，间以银灰色条纹，臀鳍呈淡黄色，身体比雄鱼丰满粗壮，各鳍均比雄鱼短小，怀卵期鱼腹膨大明显，斑马鱼寿命为 3~5 年。

（二）解剖学特性

斑马鱼有较完整的消化、泌尿系统，泌尿系统末端是尿生殖孔，也是生殖细胞排出体外的通道。鱼的心脏只有一个心房和一个心室，单核-吞噬细胞系统无淋巴结，肝、脾、肾中有巨噬细胞积聚。

（三）生理特性

斑马鱼耐热性和耐寒性都很强，属低温低氧鱼。幼鱼约 2 个月后可辨雌雄，斑马鱼的繁殖周期约为 7 d，一般用 5 月龄鱼繁殖较好，其可常年产卵。一对成年斑马鱼每次可产卵 200~300 枚，卵子在体外受精，受精率通常在 70% 以上，斑马鱼每年可繁殖 6~8 次。孵出的斑马鱼约 3 个月可达性成熟。卵子和受精卵完全透明。

二、主要品种和品系

斑马鱼所得品系可归为三类：野生型、转基因型、突变型。经过 30 多年的研究应用和系统发展，已有约 20 个斑马鱼品系。

目前，研究中常用的斑马鱼野生型品系主要为 AB 品系、Tuebingen（Tu）品系、WIK 品系。斑马鱼基因组计划所用品系是 Tu。AB 品系是实验室常用的斑马鱼品系，由单倍体细胞经早期加压法获得。Tu 品系斑马鱼具有胚胎致死突变基因，用于基因组测序前敲除该致死突变基因。WIK 品系较 Tu 品系具有更多的形态多样性。此外，斑马鱼还保存有 3 000 多个突变品系和 100 多个转基因品系。这些品系资源对于利用斑马鱼开展各种科学研究起着很大的推动作用。

突变型：如 Albino 品系。

转基因型：如 Fli-1 品系（血管荧光）、MPO 品系（中性粒荧光）。

三、斑马鱼在生物医药研究中的应用

1. 在发育遗传学中的应用

斑马鱼作为发育生物学模式生物有很多优势，如胚胎透明可见。较完善的胚胎和遗传学操作技术在斑马鱼上可以像在低等模式动物如线虫、果蝇上一样，很方便地进行细胞标记和细胞谱系跟踪，也可像在爪蟾上一样做胚胎细胞移植。此外，斑马鱼还可用于单倍体培育及基因组倍增。1994 年 5 月，德、美两家实验室筛选出约 4 000 个斑马鱼突变体，发表了斑马鱼第一个基因连锁图，为脊椎动物发育分子机制储备了丰富的遗传资源。斑马鱼是迄今适用于饱和诱变的唯一的脊椎动物。

2. 作为人类疾病的研究模型

斑马鱼在基因水平上 87% 与人类同源，早期发育与人类极为相似，两者在基因和蛋白质的结构和功能上也表现出很高的保守性，因此斑马鱼是研究人类疾病发生机制的优良模式动物。迄今已鉴定的一些斑马鱼突变体，其表型类似于人类疾病。例如，sauternes（sau）突变体表现为血细胞小、血红蛋白含量低的贫血，它类似于人类

ALAS. 2 基因突变引起的先天性铁粒幼红细胞性贫血症；yqu 突变体因尿卟啉原脱羧酶（UROD）基因缺陷而在红细胞中积累过多的卟啉，表现为对光过敏，它与人的红细胞卟啉症类似；gridlock 突变体不能形成正常的动脉血管而导致血液循环受阻，类似人类先天性动脉血管收缩症；double bubble 突变体的表型类似于人类常染色体显性囊肾病的症状；belladonna 等突变体是人视网膜变性病的模型；sapje 突变体是人类肌无力症的模型。

3. 肿瘤模型

肿瘤是造成人类死亡的主要原因之一，斑马鱼同样可以用来制备肿瘤模型，因此，斑马鱼作为最有前途且最廉价的模式生物被广泛地应用。常用的方法是构建 GFP 融合蛋白，利用斑马鱼胚胎透明的特点，观察 GFP 融合蛋白的荧光分布情况，以此确定目的基因或目的蛋白的功能和表达特点。通过在斑马鱼的胸腺中过量表达小鼠的 c. Myc 基因可制备出白血病动物模型。在斑马鱼中抑癌基因 TP 突变后，易发生恶性周边神经鞘瘤。b-myb 基因突变后的突变体杂合体经 MNNG 致瘤剂处理后，比野生型鱼更易发生血管瘤、睾丸生殖细胞瘤等肿瘤。

此外，斑马鱼还应用于病毒学，如慢性病毒性实验、急性病毒性实验、蓄积病毒性实验及分子和细胞生态病毒性实验等。

第十一节　长爪沙鼠

长爪沙鼠（*Meiiones unguiculataus*，Milme-Edwauds）亦称长爪沙土鼠、蒙古沙鼠或黑爪蒙古沙土鼠、黄耗子、砂耗子等，分布在我国内蒙古及其毗邻省区，包括河北北部、山西、陕西、甘肃、宁夏、青海等地的草原地带。1935 年，长爪沙鼠由日本人在我国东北和蒙古国东部捕捉后开始进行驯化和实验动物化（1948），后由施文特克于 1954 年引入美国、英国和法国等地，并于 20 世纪 60 年代开始作为实验动物应用于医学研究领域。由于其具有独特的生物学特征，目前已经广泛应用于脑神经、寄生虫病、微生物感染、生殖、内分泌、营养、代谢及药理和肿瘤等诸多研究领域，实属多用途实验动物。

一、生物学特性

（一）一般特性

1. 外貌

长爪沙鼠是一种小型草食动物，体重介于大鼠和小鼠之间，成年体重为 77.9（30~113）g，雄性大于雌性，体长为 112.5（97~132）mm。耳壳前缘有灰白色长毛，内侧顶端毛短而少，其余部分裸露，背毛棕灰色，体侧与颊部毛色较淡，到腹部呈灰白色。尾较粗长，长度为 101.5（97~106）mm，后肢与掌部被以细毛，爪呈锥形。眼大而圆。沙鼠尾巴与大、小鼠几乎无毛的尾巴不同，长满被毛并常在尾尖部集中成毛簇。

2. 生活习性

长爪沙鼠喜居沙质土壤中的洞穴中，昼夜活动，午夜和下午 3 点左右为活动高峰期。不冬眠，一年四季活动。喜爱群居，有贮粮习惯。

3. 行为特性

长爪沙鼠性情温顺，有一定攀越能力，行动敏捷，善于掘洞。

4. 寿命

沙鼠寿命为 2~4 年。

（二）解剖学特性

沙鼠一个非常重要的解剖特征是脑底动脉环后交通支缺损，如单侧颈动脉结扎常发生脑梗死。沙鼠另一个有趣的腺体是副泪腺，它位于眼球之后，眼角内侧。沙鼠的肾上腺比较大，与体重相比，其肾上腺几乎为大白鼠肾上腺的 3 倍，其产生的皮质酮较多。

（三）生理学特性

鼠中腹部有一个卵圆形、棕褐色的无毛区域，称为腹标记腺或腹标记垫，雄性沙鼠的腹标记腺较雌性沙鼠大且出现得早。沙鼠在物体上摩擦腹标记腺时引起腺体分泌，作为用气味鉴别其活动地盘的方法。长爪沙鼠性成熟期为 10~12 周龄，性周期 4~6 d，为全年发情动物。雄性沙鼠副泪腺分泌的吸引素对于动情期雌性沙鼠有促进交配的作用。成年雌鼠繁殖以春秋季为主，妊娠期为 24~26 d，一胎产仔 5~6 只，最多可达 12 只，每年可产 3~4 胎，哺乳期为 21 d。初生仔鼠无毛，体重为 1.5~2 g，贴耳，闭眼。3~4 d 耳壳竖起，6 d 开始长毛，8~9 d 长出门齿，16~18 d 睁眼。生长发育较快，适配年龄从 3~6 月龄起。

二、长爪沙鼠在生物医药研究中的应用

长爪沙鼠在医学领域作为实验动物已有 20~30 年的历史。虽然其使用量较大鼠、小鼠、豚鼠和仓鼠少得多，但其一些独特的解剖学、生理学和行为学特征对于某些特殊研究具有重要价值，是大、小鼠无法比拟的。而且其应用范围也越来越扩大，事实证明长年爪沙鼠是一种"多能"性的实验动物，是具有非常重要开发价值的动物。主要在下面一些研究中得到应用。

1. 脑血管疾病研究

长爪沙鼠的脑血管有独特的解剖特征，脑底动脉环后交通支缺损，没有联系颈内动脉系统和椎底动脉系统的后交通动脉，因而不能构成完整的大脑动脉环（Willis 环）。利用此特征，结扎长爪沙鼠单侧或双侧颈总动脉均能造成不同程度的脑缺血，而用其他实验动物制备该模型时须同时结扎颈总和基底动脉，切断两个系统的供血途径，才能有效制备脑缺血模型。利用沙鼠制作脑缺血模型可进行药物评价和脑缺血损伤机制的研究。目前，沙鼠已经成为研究脑缺血或脑梗死后大脑各种基因激活与表达、神经递质代谢、大脑组织病理学变化及脑缺血或脑梗死治疗的理想模型。

2. 微生物学研究

长爪沙鼠对多种病毒、细菌敏感，如流行性出血热病毒、西方型马脑炎病毒、狂犬病毒、脊髓灰质炎病毒等；肺炎双球菌、布氏杆菌、结核分枝杆菌、炭疽杆菌、支气管

败血鲍特氏杆、鼠麻风杆菌、单核细胞增多性李氏杆菌、鼠伤寒沙门氏菌等。经浙江省防疫站实验证实，沙鼠对来自黑线姬鼠、褐家鼠或患者的流行性出血热病毒（EHFV）均敏感。与大鼠相比，沙鼠具有对 EHFV 敏感性高、适应毒株范围广、病毒在体内繁殖快、分离病毒和传代时间短等优点。故沙鼠成了研究流行性出血热病毒的理想的实验动物。沙鼠不仅对肺炎双球菌、流感嗜血杆菌及其他需氧菌和厌氧菌本身敏感，对其培养物也极为敏感。

3. 营养、代谢病研究

长爪沙鼠的脂类代谢尤其是胆固醇代谢十分特别。正常情况下，长爪沙鼠肝内的类脂质比大鼠高 3 倍，血清胆固醇大部分为胆固醇酯，且脂蛋白为低密度脂蛋白。沙鼠因脂肪合成酶的作用异常活跃而在血管中无脂肪沉积。血清胆固醇水平对饲料中胆固醇很敏感，饲料中添加 1% 胆固醇和 0.5% 盐酸就可引起血清胆固醇迅速而恒定的升高，但是长达 6 个月的高胆固醇饲养也不会引起动脉粥样硬化性改变。这种对抗饮食中高胆固醇的促动脉硬化特性，可用于研究高脂饮食下胆固醇的吸收和代谢，同时在高血脂、胆固醇吸收和食饵性胆固醇代谢中，长爪沙鼠是很有价值的模型动物。长爪沙鼠的糖类代谢也有特点。用普通的大、小鼠饲料喂养沙鼠，约有 10% 的动物出现肥胖现象，这种肥胖沙鼠的耐糖力很低，血中胰岛素的含量很高，而且胰脏还发生病理变化。

4. 生殖、内分泌研究

在内分泌学方面，沙鼠有固有的特征。繁殖的沙鼠肾上腺皮质固醇（主要是糖皮质固醇）分泌亢进，同时伴有高血糖和动脉硬化症等。这种现象在未交配过的雌、雄沙鼠中均未见到。长爪沙鼠睾丸激素的分泌很有特点，在促黄体素（LH）的作用下，不仅释放雄性激素，还释放孕激素，且两者呈明显正相关。当沙鼠处于不同的环境时，其肾上腺皮质激素和黄体酮分泌会增加，而醛固酮的分泌不受影响，故可利用长爪沙鼠研究雄激素对皮质腺发育和活动的影响，肾上腺、睾丸激素分泌的特点及代谢情况，以及动物性别形成控制机制。

5. 寄生虫病、传染病研究

长爪沙鼠对多种丝虫、原虫、线虫、绦虫和吸虫非常敏感，因此，它是研究这类寄生虫病的良好对象。特别是近年来国内外都认为长爪沙鼠是研究丝虫病的理想模型动物。国内已成功建立周期型马来丝虫、兰氏贾第鞭毛虫、细粒棘球蚴感染长爪沙鼠模型。长爪沙鼠对肺炎双球菌、流感嗜血杆菌等需氧和厌氧菌本身及其培养物极为敏感，可广泛用于细菌学研究。将细菌接种于长爪沙鼠中耳泡上腔内 5~7 d 引起中耳炎，因此，其可被用于制作细菌性中耳炎动物模型。

6. 癫痫模型

沙鼠在陌生环境中，易发生自发性癫痫。癫痫性发作最早始于 2 月龄，到 6~10 月龄发病率可达 40%~80%。敏感鼠间经过数代交配，90% 的后代将出现自发性发作，并持续到整个生存期，且雌雄无差异，与白昼活动有关，但与维生素缺乏和感染无关。中枢神经系统的去甲肾上腺素和多巴胺的水平增加将显著降低其严重性。利血平和硫喷妥钠可抑制其发作。这种特性是由沙鼠单一常染色体位点上至少一个等位基因遗传决定的。全面发作的遗传性癫痫不能用于癫痫治疗的研究。但是，这些模型在癫痫耐药机制研究上做出了巨大贡献。

7. 药理学研究

沙鼠也适合某些药理学的研究，可用于抗精神失常药物对中枢神经递质影响的研究。因为多巴胺拮抗氟哌啶醇和可乐定可增加沙鼠的超声信号（与一般活动有关）作用，多巴胺的拟似药阿扑吗啡可减少其超声信号的作用，而儿茶酚胺则有调节超声信号的作用。可乐宁可引起沙鼠行为的改变。这种行为改变可被抗抑郁药所对抗，但安定药和其他抗精神病药物则不能对抗这种作用。因此，沙鼠很适合用于抗抑郁药的筛选。目前，沙鼠也用作筛选抗丝虫药物的模型。

第十二节　其他实验动物

其他常用的实验动物包括：蟾蜍、猫、果蝇、线虫、鸡、鸽、雪貂、蝙蝠、旱獭、山羊、绵羊、马、鼠兔、棉鼠、九带犰狳等。

一、蟾蜍

蟾蜍（*bufo*，toad）属两栖纲、无尾目、蟾蜍科、蟾蜍属。蟾蜍品种很多，是脊椎动物由水生向陆生过渡的中间类型。蟾蜍在我国分布广泛，夏秋季各地均容易捕捉，也易养活。蟾蜍比青蛙在捕捉和饲养等方面更为简便，故在实验中用途较广。

（一）蟾蜍的生物学特性

蟾蜍身体背腹扁平，左右对称，头为三角状，眼大并凸出于头部两侧，有上、下眼睑和瞬膜及鼻耳等感觉器官。前肢有4趾，后肢有5趾，趾间有蹼，适于水中游泳。蟾蜍生活在田间、池边等潮湿环境中，以昆虫等幼小动物为食料。冬季冬眠，春天苏醒。其内部器官系统，也逐渐完善，反映出由水生向陆生过渡的特征。雄蛙头部两侧各有一个鸣囊，是发声的共鸣器（蟾蜍无鸣囊），雄蛙的叫声特别响亮。蟾蜍背部皮肤上有许多疣状突起的毒腺，可分泌蟾蜍素，尤以眼后的椭圆状耳腺分泌毒液最多。蟾蜍发情时间为4~28 d，每年2月下旬至3月上旬发情一次，发情后于4~7月间生产，卵生，体外受精，产仔1 000~4 000个，染色体数二倍体为26（精子内），单倍体为13（初级和次级精母细胞内）。幼体形似小鱼，用鳃呼吸，有侧线，叫作蝌蚪，以水中植物为主要食料。经过变态发育为成体，尾巴消失，回到陆地上生活，用肺呼吸，同时其皮肤分泌黏液，帮助呼吸。蟾蜍寿命为10年。

（二）蟾蜍在生物医药研究中的应用

蟾蜍和青蛙是医学实验中常用的动物，特别是在生理、药理实验中更为常用。蛙类的心脏在离体情况下仍可有节奏地搏动很久，所以常用来研究心脏的生理功能、药物对心脏的作用等。蛙类的腓肠肌和坐骨神经可以用来观察周围神经的生理功能，以及药物对周围神经、横纹肌或神经肌肉接头的作用。蛙的腹直肌还可以用于鉴定胆碱能药物。蛙还常用来做脊髓休克、脊髓反射和反射弧的分析实验，以及肠系膜上的血管现象和渗出现象实验，研究人员还常利用蟾蜍下肢血管灌注的方法观察肾上腺素和乙酰胆碱等药物对血管作用等。在临床检验工作中，还可用雄蛙做妊娠诊断实验。蛙所发生的吕克（Lucke）氏肾腺癌是研究较多的肿瘤，它是由至少 4 种病毒所引起的。两栖类动物光滑无毛的皮肤为皮肤肿瘤的发生和发展的研究提供了一个与人的情况更为接近的实验模型基础。

二、猫

猫（*Felis catus*，cat）和人类在一起已生活了很长时间，其祖先及演化史尚难下定论。猫自 19 世纪末开始用于实验，但直到今天大多数实验用猫仍来自市场。为提高实验用猫的质量，近年来不少国家开始以供实验使用为目的，进行专门的繁殖饲养。有的国家已经纯化和培育出了无菌猫、SPF 猫，我国也有个别单位专门培育饲养实验用猫。

（一）生物学特性

1. 一般特性

猫喜爱孤独而自由的生活，追求舒适、明亮、干燥的环境，有在固定地点大、小便的习惯，便后立即掩埋。牙齿和爪十分尖锐，善捕捉、攀登，经过驯养的猫比较温顺。每年春秋两季，各换体毛 1 次。喜食鱼、肉，能用舌舔附在骨上的肉。猫对环境变化敏感，有对良好食物和适宜生活环境的追求，经调教对人有亲切感。猫的眼睛与其他动物不同，它能按照光线强弱的程度灵敏地调节瞳孔，白天光线强时，瞳孔可以收缩成线状，晚上视觉敏锐，所以家猫在晚上出来捕食野鼠。寿命一般为 8~14 年。

2. 解剖学特点

猫的牙齿与其他动物不同，共有 30 颗牙齿，包括 12 颗不大的门齿（上、下颌各 6 颗），4 颗锐利的犬齿，其余为锐利的假臼齿和真臼齿。通常上颌的后假臼齿和下颌的第一真臼齿特点粗大，因而命名为食肉齿。舌上有无数突起的丝状乳头，被有较厚的角质层，成倒钩状，这个特点是猫科动物特有的。大脑和小脑发达，头盖骨和脑有一定的形态特征。猫眼和其他动物不同，能按照光线的强弱灵敏地调节瞳孔，白天光线强时瞳孔可收缩成线状，晚上瞳孔可变得很大，视力良好。口边有触须，具有感觉性能。爪发达而尖锐，呈三角钩形，能伸开缩回，趾垫间有少量汗腺。胸腔较小，腹腔很大。单胃，肠较短。盲肠小，肠壁较厚。大网膜非常发达，连着胃、肠、脾、胰，有固定作用和保护作用。猫的胃是单室胃，肠较家兔稍长，盲肠很细小，只能见到盲端有一个微小的突起。肝分 5 叶，即右中叶、右侧叶、左中叶、左侧叶和尾叶。肺分 7 叶，右肺 4 叶，左肺 3 叶。雌猫乳腺位于腹部，乳头有 4 对，子宫为双角子宫。雄猫的阴茎只在勃起时向前，所以在排尿时，尿向后方排出。

3. 生理学特点

猫正常体温为 38.7（38.0~39.5）℃，心率为 120~140 次/min，呼吸频率为 26（20~30）次/min，潮气量为 12.4 mL，通气量为 322 mL/min，耗氧量为 710 mm^3/g 活体重，食量为 113~227 g/d，饮水量为 100~200 mL/d，排便量为 56.7~227 g/d，排尿量为每千克体重 20~30 mL/d，收缩压为 120~150 mmHg，舒张压为 75~100 mmHg，红细胞为 8.0（6.5~9.5）×10^6/mm^3，血红蛋白为 11.2（7~15.5）g/100 mL，白细胞为 16（9~24）×10^3/mm^3，血小板为 25×10^4/mm^3，血量占体重的 5%，全血容量为

55.5（47.3~65.7）mL/kg体重，红细胞沉降率为 3 mm/h，循环血量为（57 ± 1.9）mL/kg体重。

猫对呕吐反应灵敏，在正常条件下很少咳嗽，但受到机械刺激或化学刺激后易诱发咳嗽。平衡感好，瞬膜反应灵敏。血压稳定，血管壁较坚韧。红细胞大小不均，边缘有一环形灰白结构，称红细胞折射体（RE），正常情况下占红细胞总数的10%。

猫和家兔属典型的刺激性排卵动物，只有经过交配的刺激，才能进行排卵。猫属于"季节性多次发情"动物。交配期每年有 2 次（春季和秋季），怀孕期为 63（60~68）d，哺乳期为 60 d，性周期为 14 d，产仔 3~5 只。适配年龄雄性为 1 周龄，雌性为 10~12 月龄。雄性育龄为 6 年，雌性育龄为 8 年。刚出生的小猫全身被毛，闭眼。

（二）主要品种

猫的品种繁多，但由于实验伦理上的问题，用于实验的猫很少。目前，虎斑猫是用于实验的主要品种之一。虎斑猫原产于美国，中国传统称花狸猫。特点：① 虎斑猫大部分毛色是黑色、灰色相互掺杂的条纹，和虎皮非常相似；② 繁殖力强；③ 惧怕寒冷的天气，抗病力差；④ 雄虎斑猫到了成熟期一般都有射尿行为，以固定自己的"领地"；⑤ 虎斑猫有非常独立的性格，爱运动、爱清洁、性格活泼；⑥ 对周围的环境改变表现十分敏感；⑦ 虎斑猫耳朵向后翻，由前看只能见到身背，表示恐惧及自卫。

（三）猫在生物医药研究中的应用

1. 中枢神经系统功能、代谢、形态研究

猫具有极敏感的神经系统，头盖骨和脑的形状固定，是脑神经生理学研究的绝佳实验动物。其常用于睡眠、体温调节、条件反射与周围神经和中枢神经的联系、去大脑强直、交感神经瞬膜和虹膜反应等研究。

2. 药理学研究

观察用药后呼吸、心血管系统的功能效应和药物代谢过程对血压的影响；猫血压恒定，血管壁坚韧，心搏力强，便于手术操作，能描绘完好的血压曲线，适合进行药物对循环系统作用机制的分析。例如，常用猫观察药物对血压的影响，进行冠状窦血流量的测定，以及阿托品解除毛果芸碱作用等实验。

3. 循环功能的急性实验

选用猫做血压实验的优点很多，如血压恒定，较大鼠等小型动物更接近于人体，对药物反应灵敏且与人基本一致；血管壁坚韧，便于手术操作和适用于分析药物对循环系统的作用机制；心搏力强，能描绘出完好的血压曲线；用作药物筛选试验时可反复应用等。需要特别指出的是，它更适合于药物对循环系统作用机制的分析，而且易于制备脊髓猫以排除脊髓以上的中枢神经系统对血压的影响。

4. 疾病研究和疾病动物模型

诊断炭疽病，进行阿米巴痢疾、白血病、血液恶病质的研究；用猫可复制很多疾病动物模型，如弓形虫病、克兰费尔特（Kinefelters）综合征、先天性吡咯紫质症、白化病、耳聋症、脊柱裂，病毒引起的营养不良、急性幼儿死亡综合征，以及先天性心脏病、草酸尿、卟啉病等。

三、果蝇

果蝇属节肢动物门（Arthropoda）、昆虫纲（Insecta）、双翅目（Diptera）、果蝇科（Drosophilidae）、果蝇属（Drosophila），学名为黑腹果蝇（*Drosophila melanogaster* Meigen）。这类果蝇的幼虫腹部一侧可见到黑色消化道，由此称为黑腹果蝇。黑腹果蝇是一种原产于热带或亚热带的蝇种。

（一）生物学特性

成年果蝇体长 2~3 mm，雄性较小，有深色后肢，以此与雌性区别。卵细胞大，参与胚胎发育早。果蝇生命周期短，2 周左右完成一次世代交替，果蝇的整个生命周期为 2~3 周。

果蝇的整个中枢神经系统大约分布了 300 000 个神经元，按照神经元所处位置又分为食管上神经节（supraoesophageal ganglion）、食管下神经节（suboesophageal ganglion）及胸腹神经节（thorax-abdominal ganglia）三部分，前两者又统称头节。除视叶（opti-clobe）以外的食管上神经节及食管下神经节组成了通常意义上的果蝇脑——中央脑（central-brain），其中包含了大约 50 000 个神经元。

果蝇的生活周期包括卵、幼虫、蛹和成虫四个完全变态的发育阶段，其中幼虫又分为一龄、二龄及三龄 3 个时期。果蝇个体很小，幼虫在三龄时达到最大，约 2 mm。从初生卵发育至新羽化的成虫为一个完整的发育周期，在 25 ℃、60%相对湿度条件下，大约为 10 d。通过控制养殖的温度，可以加速和减缓果蝇的发育。果蝇容易繁殖，生命周期短，新羽化的雌性成虫大约 8 h 之后即可进行交配，交配之后大约 40 h 开始产卵，4~5 d 出现产卵高峰。性成熟雌性果蝇生殖能力很强，产卵初期每天可达 50~70 枚，累计产卵可达上千枚。胚胎快速发育，前 13 次细胞核分裂只间隔 9 min，1 d 内形成能孵化的幼虫，是观察早期胚胎发生和躯体模式形成的绝佳材料。果蝇染色体数量少，只有 4 对，唾腺细胞中含巨大的多线染色体，基因组大约为 180 Mb，编码蛋白基因 13 600 个，约一半蛋白与哺乳动物蛋白有序列同源性，超过 60%的人类疾病基因在果蝇中有直系同源物。幼虫存在变态过程，是观察细胞增殖、凋亡等调控机制的理想模型。

（二）果蝇的品系

实验用果蝇的品系主要有以下两种。

1. 单雌品系（isofemale stock）

单雌品系始于一只受孕的果蝇，为其后代杂交而成。将野外采得的雌虫单独置于培养管中，已受精的果蝇会产卵于培养基上。每隔 2 d 将成虫移入新的培养基，共更换 6 次；再分 2 批调整生长周期使其同步化（synchronized），定期更换新培养基。这种情况下的后代杂交会造成基因多态性的迅速丢失和杂合子的减少。所以，一个比较好的单雌品系几乎全部是纯合子，整个单雌品系应该看作一个单独的基因组。

2. 遗传标记品系（genetic marker stock）

遗传实验中所用遗传标记品系大多是黄果蝇的，这些突变品系有些已在实验室建立数十年以上，经由以往的研究对其遗传性均有相当了解，也有一定的命名原则。全世界也有许多果蝇品系中心长时间维持这些品系，可以提供学者专家研究之用。遗传标记品系的饲养方式是分两批调整生长周期使其同步化，定期更换新培养基。

（三）果蝇在生物医药研究中的应用及前景

1. 遗传学和发育生物学的实验材料

先后有四位研究者因对果蝇的研究而获得诺贝尔奖。其中，前三位分别因果蝇白眼突变的性连锁遗传、X 射线对果蝇突变率的影响、果蝇基因—神经（脑）—行为之间关系等遗传学研究而成为诺贝尔奖获得者。

法国国家科研中心科学家最近通过实验发现，果蝇胚胎发育可能因外力的影响而改变。这一发现动摇了过去一直认为其发育只受基因影响的观点。该中心的一个研究小组经实验发现，果蝇胚胎细胞中某些控制发育的基因对外力非常敏感。当有机械性外力作用到胚胎细胞上时，这部分基因就无法正常"表达"，要么肌体发育早熟，要么某些器官发育不全。

2. 神经生物学研究模式动物

果蝇的神经系统相对于脊椎动物等其他物种来说相对简单，因而对其生理、生化及解剖的研究相对简单易行。但是它的神经系统又具有一定的复杂性，使得果蝇可以完成觅食、交配、求偶、学习记忆及昼夜节律等复杂行为。果蝇无论在蛋白质分子基础还是信号传导通路，无论是神经编码方式还是突触传递机制，以及神经疾病的发生和病症上，都与哺乳动物有高度的相似性。因此，以果蝇为模型，研究神经系统的一些基本问题，是一个简捷而有效的途径。

3. 人类疾病研究的模型

在利用果蝇研究的人类疾病中，目前研究较多的是神经退行性疾病，包括帕金森病、阿尔茨海默病、多聚谷氨酰胺病、脆性 X 综合征及药物成瘾等。

研究人员发现一种丝氨酸/苏氨酸基酶——Fused（Fu）能调控刺猬（hedgehog）信号通路，并与 Smurf 形成复合物，通过骨形成蛋白（BMP）应答系统操纵果蝇生殖干细胞的命运，而且研究人员在斑马鱼及人类干细胞中发现了类似的作用，这说明这一新机制具有广泛的保守性。美国斯坦福大学研究人员新培育出一种"糖尿病果蝇"，研究人员发现，果蝇的大脑中也存在着控制胰岛素产生的细胞。他们设法使一些果蝇幼虫大脑中此类细胞失去正常工作能力，结果培育出了"糖尿病果蝇"。"患病"的果蝇幼虫不仅个头异常小，发育速度明显减慢，而且幼虫体内血糖水平也出现升高。研究还显示，果蝇大脑中控制胰岛素产生的细胞会向果蝇心脏传递信号，然后再通过神经系统调节胰岛素进入果蝇循环系统，这与人类胰岛控制胰岛素进入血液的过程有些类似。

虽然果蝇与人类相差悬殊，但在果蝇身上开发出的帕金森病模型却能很好地重现人类帕金森病的主要特征。家族性帕金森病患者的 a-synuclein 编码基因发生突变，而在果蝇这一动物模型上产生的正是同样的基因突变。运用现代的基因技术新手段，人们可以通过对果蝇的研究加深对神经疾病的了解，并由此发现根治帕金森病的方法。

近一个世纪以来，果蝇遗传学在各个层次的研究中积累了十分丰富的资料。人们还将它应用于学习记忆和一些认知行为的研究。

四、线虫

秀丽隐杆线虫（*Caenorhabditis elegans*），属于线形动物门（Nemathehninthes）、线虫纲（Nematoda）、小杆线虫目（Rhabditida）、隐杆线虫属（Caenorhabditis），是一种体长 1 mm 左右、生活在土壤中、以细菌为食的小线虫，线虫家族中除蛔虫、绦虫外，绝大多数与人类的生活和健康关系不大。近 30 年来，秀丽隐杆线虫逐渐成为分子发育生物学、细胞生物学、神经生物学研究的模型。

（一）生物学特性

线虫个体小，成虫体长 1 mm 左右。身体细长、呈圆柱形，有口有肛门。生命周期短，一般为 3.5 d。线虫体细胞数量少，产出的幼虫含 556 个体细胞和 2 个原始生殖细胞，经过持续 3 d 的 4 次蜕皮分离的幼虫期。发育结束时，若是雌雄同体，成虫含有 959 个体细胞和 2 000 个生殖细胞；若是雄性成虫，则有 1 031 个体细胞和 1 000 个生殖细胞。神经系统由 302 个神经细胞组成，它们来自 407 个前体细胞，在发育过程中，有 105 个细胞发生了凋亡。母体和胚胎透明，染色体数很少，$2n = 12$，有 XX 性染色体，从外形和解剖学上看是雌性的，既可产生卵子，也可产生精子，自体受精。偶尔 XX 不分离，产生 XO 和 XXX 型，XXX 胚胎不能存活，XO 是雄性体，可与 XX 两性体交配。基因组为 97 Mb，编码 19 099 个基因，其基因量是人类的 1/5～1/3。线虫的胚胎发生是以一种精确、忠实重复、代代相传的物种遗传特异模式进行的。每个体细胞都可以重建其个体发生树，每个个体发育到相等数量细胞后终止。线虫的细胞分裂是不对称的，主要是细胞质成分不均等，因此最终的命运不同。秀丽隐杆线虫的性别为雌雄同体或雄性，绝大多数个体为雌雄同体，雄性仅占 0.2%。其性别可通过尾部的形态差异来鉴别：雌雄同体虫体尾端较细长；雄虫尾端则较短粗，显得比较钝圆。

（二）在生物医药研究中的应用

秀丽隐杆线虫、果蝇、小鼠的基因组测序是人类基因组计划的重要组成部分，研究秀丽隐杆线虫基因功能时，可以将绿色荧光蛋白（green fluorescent protein）作为报告基因与目的基因融合，导入到线虫体内，通过在显微镜下观察绿色荧光蛋白发出的荧光，可以推断与之紧密相连的目的基因的表达时间、表达部位和表达数量。自布伦纳（Brenner）开始，40 多年来，以秀丽隐杆线虫为模式生物的研究几乎涉及生命科学的各个领域并取得了重大突破，如 MAPK 信号传导、细胞程序性死亡、TGF-β 信号传递途径、RNA 干扰、脂肪代谢等。

1. 细胞凋亡及其作用机制

程序性死亡是多细胞动物发育过程中的一个基本特征，对于清除衰老和过剩的细胞、维持正常细胞的动态平衡起着决定性作用。细胞凋亡与人类健康密切相关，比如，虽然肿瘤发生和癌症可由多种因素诱发，但本质上均是由细胞凋亡受阻使细胞无限制增殖造成的。而神经退行性疾病，如帕金森病、阿尔茨海默病及亨廷顿舞蹈病等则是由神经元细胞的过度凋亡所致。因此，揭示细胞凋亡的调控规律，有助于治疗癌症和神经退行性疾病等严重疾病。秀丽隐杆线虫的一生中，有 12%（131/1 090）的细胞经程序性死亡而消失，其中多于 80%（113/131）的细胞凋亡发生在胚胎的发育阶段。正是在线虫的突变体中发现并验证了一系列凋亡因子和凋亡抑制因子，并且在哺乳动物中找到了对应基因，如线虫的 ced-9 和 ced-3 基因产物分别对应于哺乳动物中的凋亡抑制因子 Bel-2 和执行凋亡的一类酶——caspase。秀丽隐杆线虫细胞程序性死亡遗传调控机制的研究结果，与哺乳动物细胞凋亡的生化和细胞机制的研究成果相互印证、相互促进，极大地增进了人们对细胞凋亡这一重要生命现象的认识。细胞凋亡和 RNA 干扰均是以线虫为模型得以发现，并分别于 2002 年、2006 年获得了诺贝尔奖。秀丽隐杆线虫是人类第一次完成的多细胞动物基因组序列测定的动物，为后来测定果蝇、人类和小鼠等动物的基因组序列提供了基因技术实践和完善的机会，为科学家研究基因组的功能提供了一个强有力的工具。

2. RNAi 及其作用机制

RNAi 现象的发现始于 30 多年前，当时人们发现反义 RNA 可以抑制内源性 mRNA，并认为这是由于反义 RNA 与 mRNA 互补形成双链 RNA 干扰了 mRNA 的表达。1998 年，美国科学家法尔（Fire）等将正义和反义 RNA 混合物注射到秀丽隐杆线虫中，发现其对内源基因的抑制效果比注射单链正义或反义 RNA 还要显著，因而做出了双链 RNA 是基因沉默的诱因这一论断。此后，科学家们相继在植物中发现了 siRNA，在果蝇胚胎细胞 S2 中发现了 Dicer 及 RISC 复合体，这样 RNA 干扰的分子机制就逐渐变得清晰起来。除了 siRNA 之外，真核生物体内还存在一类内源性小 RNA，在细胞的多种生命活动中起着重要作用，这就是 miRNA。miRNA 也可通过降解 mRNA 来调控基因表达。RNAi 及 miRNA 的发现为疾病治疗提供了潜在的新手段。比如，用针对癌蛋白 BCR/ABL 融合位点的双链 RNA 转染 K562 白血病细胞，可以降低细胞内 BCR/ABL 融合基因的 mRNA 表达量，并诱导大量细胞凋亡。另外，RNA 干扰在抗病毒侵染方面具有很大的应用前景。已有研究表明，siRNA 可以有效抑制 HIV-1 在培养细胞中的复制。

3. 功能基因组学

秀丽隐杆线虫是第一个完成全基因组测序的动物。它的全基因组编码约 20 000 个基因，其中至少 40% 的基因在人基因组中有明显的同源物存在。将秀丽隐杆线虫的 18 891 个蛋白与可利用的人类 4 979 个蛋白进行比较分析后发现，人类的 4 979 个蛋白有 74% 在秀丽隐杆线虫中可找到对应蛋白，而秀丽隐杆线虫有 36% 的蛋白又可在现知的人类蛋白中找到相关蛋白。秀丽隐杆线虫是第一个几乎对所有基因都可以进行缺失功能分析的多细胞生物。其蛋白质相互作用网络也已初步建立，在此基础上，结合 RNAi 等反向遗传学手段，可以有效地开展功能基因组学和功能蛋白组学的研究。

延长人的寿命、延缓衰老是人们非常关心的问题。由于秀丽隐杆线虫生命周期短，只有 3 周左右，因此，在研究衰老和寿命上有很大优势。秀丽隐杆线虫的寿命是由 daf-16 基因编码的转录因子控制的。当 DAF-16 蛋白可以转运到细胞核中激活靶基因转录时，线虫的寿命就可延长，反之则缩短。而 DAF-16 的定位又受到胰岛素信号转导途径的控制。当上调胰岛素信号途径，DAF-16 不能进入细胞核中以激活其靶基因的转录，线虫的寿命就缩短了。通过研究线虫的衰老和寿命控制机制，并将其成果应用于哺乳动物，对延长人的寿命，提高人的生活质量有很大意义。

秀丽隐杆线虫与人在多种生命活动调控机制上具有相似性，因而可以用其作为动物模型进行药物筛选。美国有多家药物公司正在进行这一方面的研究。加拿大的研究人员利用秀丽隐杆线虫筛选了 14 100 种小分子化合物，找到一个叫 Nemadipine-A 的物质，它能够引起线虫形态和产卵异常。这种化合物与被广泛使用的抗压药 1，4-二氢吡啶（DHPs）非常相似，具有很好的临床应用前景。美国科罗拉多大学薛定（Xue Ding）实验室发现樟脑丸的一种代谢产物 1，4-萘醌（1，4-naphthoquione）可抑制线虫的促凋亡蛋白 CED-3 的活性，从而抑制细胞凋亡。这一发现表明，人们日常生活中使用的樟脑丸极有可能通过抑制细胞凋亡而引发癌症。这些研究表明，以线虫为动物模型进行药物筛选具有很高的可行性。

五、鸡

鸡（*Gallus gallus*，chicken）属于鸟纲、鸡形目、雉科，由原鸡长期驯化而来。它的品种很多，如来航鸡、白洛克、九斤黄、澳洲黑等。实验鸡近交程度很高，生产和饲养环境控制水平高，SPF 鸡和鸡胚是我国得到最广泛应用的 SPF 动物。

（一）生物特性

1. 一般特性

鸡仍保持鸟类某些生物学特性，如食性广泛，有翅膀，体表被覆丰盛的羽毛，但飞翔能力退化，习惯于四处觅食，不停地活动，怕热不怕冷。鸡听觉灵敏，白天视力敏锐，具有神经质的特点。鸡具有成群结队采食的习性，不同群体一般不出现争斗现象。

2. 解剖特性

有嗉囊，具有储存食物和软化饲料的作用，借助吃进砂粒、石砾以磨碎食物。胃分腺胃和肌胃。肺为海绵状，紧贴于肋骨上，无肺胸膜及横膈，肺上有许多小支气管直接通气囊，共有 9 个气囊。无膀胱，尿呈白色，为尿酸及不溶解的尿酸盐，呈碎屑稀粥状混于粪的表面，与粪一起排出。无汗腺，主要依靠呼吸散热。

3. 生理特性

鸡性成熟年龄为 4~6 个月，21 d 孵化，体温为 41.7（41.6~41.8）℃，呼吸频率为 12~21 次/min，潮气量为 4.5 mL，心跳频率为 120~140 次/min，血压（颈动脉压）为 150 mmHg，总血量占体重的 8.5%，红细胞为 335（306~344）×10^4/mm^3，白细胞为 32 600/mm^3，血小板为（13~23）×10^4/mm^3，血红蛋白为 10.3（7.3~12.9）g/100 mL，红细胞比重为 1.090，血浆比重为 1.029~1.034，血液 pH 为 7.42。

（二）在生物医药研究中的应用

鸡的凝血机制好，红细胞呈椭圆形，有大的细胞核，染色后细胞浆为红色，细胞核为深紫色。利用这个特点，在进行炎症的吞噬反应试验时，采用鸡红细胞作炎症渗出液内白细胞吞噬异物，效果很理想。将雄鸡睾丸手术摘除，可进行雄性激素的研究。这时可见雄性性特征退化，冠、须不发达、颜色干白，翼毛光亮消失，性情温顺安静，不再打斗，很少啼鸣，腿长也缩短等。鸡还可适用于肌肉营养不良等遗传学研究，霉形体病、马立克氏病、病毒病等传染病的研究，关节炎的研究，以及白血病等肿瘤的研究。

六、鸽

鸽（*Columbia livia*，pigeon）属鸟纲、鸽形目、鸠鸽科，又名鸽子、鹁鸽，是由野鸽（岩鸽）驯化而成的变种。为了适应飞行，家鸽身体结构上出现一系列的适应性变化。

（一）生物学特性

1. 一般特性

鸽具有流线型的体形，体表被覆丰盛的羽毛，前肢变为翅。鸽的视觉敏锐，听觉发达。

2. 解剖特性

鸽的牙齿、膀胱、大肠和一侧卵巢都已退化，也是利于飞行而减轻体重的适应性变化。脏器结构与鸡大致相似。鸽的大脑皮质发达，纹状体发达，而嗅叶不发达，但由中脑分化的视叶则很发达。小脑也很发达，上有横沟，中央有蚓部，两侧有小脑鬈。三个半规管也很发达。

3. 生理特性

性成熟年龄为 6 个月，寿命为 10 年，妊娠期 18 d，心跳频率为 140~200 次/min，总血量占体重的 7.7%~10.0%，颈动脉血压为 145 mmHg，呼吸频率为 25~30 次/min，潮气量为 4.5~5.2 mL。红细胞为 $3.2 \times 10^6/mm^3$，血红蛋白为 12.8 g/100 mL，白细胞为 $(1.4~3.4) \times 10^3/mm^3$。

（二）在生物医药研究中的应用

在生理学实验中常用鸽观察迷路与姿势的关系，当破坏鸽子一侧半规管后，其肌紧张协调发生障碍，在静止和运动时失去正常的姿势。鸽的大脑皮质并不发达，纹状体是中枢神经系统的高级部位。因此，单纯切除其大脑皮质影响不大，若将其大脑半球全部切除，则不能正常生活。实验中可用切除鸽大脑半球的方法来观察其大脑半球的一般功能。

七、雪貂

（一）生物学特性

雪貂（*Mustela putorius furo*，ferret）是食肉类动物，属于鼬科。雪貂缺乏盲肠，雄貂缺乏前列腺，它们有对称的分泌麝香的肛门腺。这对腺体是雪貂潜在的防御器官，雪貂如受到惊吓，就可以排空这些腺体。在雌貂动情期，麝香腺的主动分泌增加，通常雪貂的实验和繁殖期为 5~6 年，而整个寿命约为 14 年。雪貂体重的变化是相当大的，雄貂的体重是雌貂的两倍。季节原因的体重波动占总体重的 30%~40%，这是因为秋天雪貂皮下蓄积了大量脂肪，而到春天脂肪就逐渐被消耗。

（二）生物医学研究中的应用

雪貂是研究流感的最佳实验动物模型。早在 1933 年，雪貂就被应用于流感病毒感染动物模型的建立，之后被用于流感病毒的各个方面研究，为人类的医学事业做出了杰出的贡献。同时雪貂也是鼬鼠螺杆菌的自然宿主，并被认为是研究幽门螺杆菌感染的理想模型动物。雪貂在早期主要应用于病毒性疾病的研究，如犬瘟和人类流感、麻疹、疱疹性口炎，以及阿留申病和牛鼻气管炎等。目前，实验用雪貂已广泛应用于病毒学、生殖生理、药理学和毒理学等方面，也可作为小脑发育不全、流行性感冒等的理想模型动物来研究人类的相应疾病。

八、蝙蝠

（一）生物学特性和解剖生理特点

蝙蝠（*Chiroptera*，bat）属于真兽亚纲、翼手目，是善于在空中飞行的哺乳动物，口很宽阔，口内有细小而尖锐的牙齿，适于捕捉飞虫。它的视力很弱，但是听觉和触觉却很灵敏。翼是由皮膜形成的，翼上没有羽毛，这是与鸟类不同的地方。它的寿命较长约 20 年。蝙蝠是一类较小的、有月经周期的哺乳动物，体重为 10~100 g，个别达 1 kg，体温为 37~40 ℃，生理特点类似灵长类。雌蝙蝠的两侧卵巢在功能上往往是不对称的，某些种类只有一侧（多为右侧）排卵，也有些种类两侧卵巢均有功能，但交替排卵。蝙蝠的月经周期为22~26 d，平均（24.0±0.1）d，每个周期如不受精，则黄体退化并伴随子宫内膜相应的变化，最后坏死、脱落、月经来潮，其出血量虽很少，但与灵长类一样，是真正的月经。雌蝙蝠在夏季产仔，一年生一仔，仔体发育相当完全。吸血蝠的妊娠期为 90~120 d。可用于实验的蝙蝠有以下几种：颊髭蝠（*Myotis sodalis*）、兔蝠（*Plecotus auritus*）、伏翼（*Pipistrellus*）和大棕蝠（*Eptesicus fuscus*）。

（二）生物医学研究中的应用

在飞行的时候，蝙蝠喉内能够产生超声波，超声波通过口腔发射出来，当超声波遇到昆虫或障碍物而反射回来时，它能用耳朵接收，而且这种回声定位的精确性和干扰能力非常惊人，这对于医学工程研究具有重要价值。蝙蝠的真菌感染、寄生虫感染、生殖和狂犬病等和人类相似，因此其可用于生殖、生理、行为、寄生虫病、皮肤真菌病和狂犬病的研究。蝙蝠是冬眠动物，可进行冬眠和内分泌学研究。它还适合进行同种移植耐受性研究。

蝙蝠或在计划生育研究上有特殊用途。由于蝙蝠是在热带及夜间活动的动物，目前对它的饲养尚缺乏经验，另外蝙蝠在交配后约需半年时间，精子与卵子才实现受精，交配与分娩期的间隔很长，因此它能否作为一种比较理想的计划生育科学研究的动物模型有待进一步探索。

九、旱獭

（一）生物学特性和解剖生理特点

旱獭（*Marmota bobak*，marmot），又名土拨鼠，属于啮齿目、松鼠科、旱獭属动物。它是使用最广的野生哺乳动物之一，同时它又是冬眠动物，具有冬眠动物的特性，在内分泌与代谢功能、食欲、活动量和体重等方面每年都发生周期性的变化。

（二）生物医学研究中的应用

旱獭已广泛应用于肥胖症与能量平衡、内分泌与代谢功能、中枢神经系统调控机制及心血管疾病、脑血管疾病和瘤形成等方面的研究。自从 1978 年人类发现旱獭病毒

（WHV）以来，该病毒及它的宿主——旱獭，已被当作研究人乙型肝炎病毒（HBV）感染的最理想模型。由于 WHV 与 HBV 在形态学、基因组结构、基因产物、复制、流行病学、感染过程及其病程，甚至发展到肝细胞癌（HCC）等方面都极为相似，因此，旱獭也被用于 HBV 的免疫学发病机制、抗病毒药物和疫苗筛选等方面的研究。

十、山羊

（一）生物学特性和解剖生理特点

山羊（*Capra hircas*，goat）属哺乳纲、偶蹄目、牛科，是草食类反刍动物。雌雄皆有角，向后弯曲如弯刀状，雄性的角发达，角上有明显的横棱。山羊喜欢干燥环境，性急、爱活动，好斗角，但又生性怯懦，怕风吹、日晒、雨淋，有摩擦其角部的习惯，喜欢吃禾本科牧草或树木枝叶。山羊具素食性，拒食含有荤腥油腻的饲料。体温为 38～40 ℃，收缩压为 120（112～126）mmHg，舒张压为 84（76～90）mmHg，呼吸频率为 12～20 次/min，潮气量为 310 mL，通气率为 5 700 mL/min，耗氧量为 220 mm^3/g 活体重，血容量占体重的 8.3%，心率为 70～80 次/min，心输出量为 3 100 mL/min，静脉血比容为 24.3（18.5～30.8）%，红细胞为 16.0（13.3～17.9）×10^2/mm^3，红细胞比容为 33（27～34.6）%，白细胞为（5.0～14.0）×10^3/mm^3，血小板为 35（25～60）×10^4/mm^3。山羊性成熟年龄为 6 个月，繁殖适龄期为 1.5 岁，性周期为 21（15～24）d，为季节性（秋季）发情动物，发情持续 2.5（2～3）d，发情后 9～19 h 排卵，妊娠期 150（140～160）d，哺乳期 3 个月，产仔数 1～3 只，染色体数目二倍体为 60（精子内），单倍体为 30（初级和次级精母细胞内）。

（二）生物医学研究中的应用

由于山羊性情温顺，不咬人、踢人，适应性较强，饲养方便，颈静脉表浅粗大，采血容易，因此医学上的血清学诊断、检验室的血液培养基等都大量使用山羊血。山羊还适用于营养学、微生物学、免疫学、泌乳生理学研究，也可用于放射生物学研究和进行实验外科手术、制作肺水肿模型等。

十一、绵羊

（一）生物学特性和解剖生理特点

绵羊（*Ovis aries*，sheep）较山羊温顺，灵活性与耐力较差，不善于登高，不怕严寒，唯怕酷热，雄羊间常角斗，不喜吃树叶嫩枝而喜吃草，主要靠上唇和门齿摄取食物。绵羊上唇有裂隙，便于啃食很短的草。寿命为 10～14 年。绵羊的胰腺不论在消化期或非消化期都持续不断地进行分泌活动，胆囊的浓缩能力较差。体温为 38～40 ℃，心率为 70～80 次/min，心输出量为 3 100 mL/min，血容量占体重的 8.3%，呼吸频率为 12～20 次/min，潮气量为 310 mL，通气率为 5.7 L^3/min，耗氧量为 220 mm^3/g 活体重，血浆总蛋白为（7.5±0.1）g/100 mL，红细胞为 10.3（9.4～11.1）×10^6/mm^3，红细胞比容为 31.7（29.9～33.6）%，血红蛋白为 10.9（10～11.8）g/100 mL，白细胞为 7 800（5 000～10 000）/mm^3。

绵羊性成熟年龄为 7～8 个月，繁殖适龄期为 8～10 个月，性周期为 16（14～20）d，为季节性（秋季）多发情动物，发情持续 1.5（1~3）d，发情后 12~18 h 排卵，妊娠期 150（140~160）d，哺乳期 4 个月，产仔数 1~2 只。染色体数目二倍体为 54（体细胞内）。

（二）生物医学研究中的应用

绵羊是免疫学研究中常用的动物，如可用绵羊制备抗正常人全血清的免疫血清，利用此免疫血清可以研究早期骨髓瘤、巨球蛋白血症和一些丙种蛋白缺乏症。又如，绵羊的红细胞是血清学补体结合试验必不可缺的主要试验材料，由于补体结合试验目前仍广泛应用于若干疾病的诊断，因而绵羊是微生物学教学实习及医疗检验工作不可缺少的实验动物。绵羊还适用于生理学实验和实验外科手术，绵羊的蓝舌病还能够用于人的脑积水研究。

十二、马

（一）生物学特性

马（*Equns caballus*，horse）是单胃草食性动物，生性急躁，多属于神经容易兴奋的类型，易受惊吓。马性情比较暴烈，会为了自卫或是注射时由于疼痛而反抗。马会咬、拍、弹、踢，具有较好的记忆能力。马有特殊的消化系统，如容积较小的单胃，胃的贲门与幽门距离较近，有宽大如汽车内胎似的盲肠，有上升而又有 3 个急转弯的大结肠。体温为 37.5~38.8 ℃，呼吸频率为 11.9（10.6~13.6）次/min，血容量占体重的 6.7%，心输出量为 21.4 L/min，全血容量为 109.6（94.3~136）mL/kg 体重，血浆容量为 61.9（45.5~79.1）mL/kg 体重，收缩压为 98（90~104）mmHg，舒张压为 64（45~86）mmHg，血液 pH 为 7.32（7.20~7.55），红细胞为 9.3（8.21~10.35）×10^6/mm³，红细胞比容为 33.4（28~42）%，血红蛋白为 11.1（8~14）g/100 mL，白细胞为 5 000~1 100/mm³，血小板为 25×10^4/mm³。马性成熟年龄为 1~2 年，繁殖适龄期为 3~5 年，性周期为 21 d，多数为季节性多次发情，发情持续 3~5 d，发情后 3~6 d 排卵，妊娠期为 335 d，染色体数目二倍体为 64（体细胞内）。

（二）生物医学研究中的应用

由于马体型大、血量多，对若干抗原物质的反应又比较敏感，医学上对血清学的研究及生物制品在免疫血清方面的制造等通常是用马来进行的。例如，进行抗银环蛇毒马血清的研制，以及用于肝癌早期诊断的胎儿甲种球蛋白血清的研制工作，都是使用马来进行的。另外，马还用于生产特异性抗血清或抗生素，如抗白喉血清、破伤风抗血清等；用于传染病的研究，如以马传染性贫血研究人的溶血性贫血等；进行遗传性疾病的研究，如无虹膜症、小脑退化症、白斑病等疾病的研究。

十三、鼠兔

（一）生物学特性

鼠兔（*Ochotonidae*，pika）虽属兔目动物，但与普通兔科动物不同，属鼠兔科。鼠兔原产于阿富汗，在日本北海道的大雪山也有同族存在，在我国内蒙古、甘肃等地分布较多。其特点是体形小、耳短、眼黑、体毛呈茶褐色。鼠兔胆小，尤其怕惊扰，是典型的植食性动物。饲喂要供给足量的粗纤维及其他必要的营养成分。鼠兔妊娠期为 23～24 d，窝仔数 7（5～10）只，哺乳期 20 d。刚生仔鼠兔全身无毛，背部暗灰色，腹部肉红色，眼未睁，耳孔未开，而门齿已萌出，体重 7.6～9.7 g；生后第 3 天全身长出细软纤毛，能翻身滚地；第 5 天毛色加深呈淡褐色，能爬动但站立不稳，体重已达 12.7～18.7 g；第 7～8 天已开眼，耳孔微开，能站立走动，体重 17.1～26.0 g；第 11 天到处跑动，开始吃麦苗或鲜嫩苜蓿；第 14 天能啃食苹果、胡萝卜，行动敏捷，体重达 28.4～40.6 g；第 16 天动作形态几乎与成年鼠兔一样；第 20 天即可吃颗粒饲料，此时体重达 40～60.5 g；第 21～23 天可离乳，按雌雄分离；第 30 天后可单笼饲养完全独立生活，体重达 63.0～74 g；第 40 天体重达 82～86 g；第 50 天前后雄鼠兔即性成熟，追逐雌鼠兔交配，体重为 93～102 g。上述资料均来自从内蒙古蒙新区草原亚区捕来的野生鼠兔经实验室驯养后的观察结果。

分布在我国内蒙古、甘肃、青海、西藏等地的鼠兔有各种不同品种，如藏鼠兔（*Ochtona thibetana*）、东北鼠兔（*Ochotona hyperborea*）、达呼尔鼠兔（*Ochotona daurica*）、高原鼠兔（*Ochotona alpina* Pallas）、大耳鼠兔（*Ochtona macrotis* Gunther）等。

（二）生物医学研究中的应用

由于鼠兔体型小、性情温和，繁殖力较强，性成熟早，比家兔饲养更为经济，因此作为新发掘出来的实验动物已引起国内外重视，被实验动物化后用于药理、毒理及疾病模型等方面研究，主要用于自身免疫疾病、生殖生理学、计划生育、高山生理、畸形发生等研究。

1974 年，从法国国立毒性研究所引进鼠兔后，日本实验动物中央研究所对其特性进行了广泛的调查研究。1977 年，根据催畸形性实验结果，鼠兔被认为有实验价值，已用于畸形发生的研究。1981 年起，在经过是否可以作为自身免疫病理模型的探讨后，鼠兔终于被列为日本卫生部开发新药项目的实验动物之一。鼠兔是形成自然过剩排卵、过剩着床的动物，故其有希望成为生殖生理学研究领域中可用的模型动物。

十四、棉鼠

（一）生物学特性和解剖生理特点

野生棉鼠（*Sigmodon*，cotton rat）多数见于北美和南美北部。1972 年，由于瑞士弗兰德海姆（Friendheim）医生的赠送，棉鼠开始被引入我国上海，用于丝虫病的研究。目前，棉鼠分布于浙江、福建、广西、云南、山东、新疆等地饲养繁殖。

棉鼠（*Sigmodom hispidus*）外形似大白鼠，但体形稍小，有深褐色、刚硬和紧密的被毛，但也有白色的突变种，有人称为 "Snowball"，该种眼睛小，为黑色。棉鼠具有神经质的特点，喜欢安静环境，对声音敏感，易受惊吓。此鼠较其他鼠类更喜啃咬，行动敏捷，善于攀跳，有时可从站立的位置向上跳起近 50 cm 高度。雄鼠平均生存时间为214 d，最长为 507 d；雌鼠平均生存时间为 167 d，最长为 367 d，有时也可长达 2 年。

棉鼠的繁殖适龄为 10 周，体重 80 g 以下，一般情况下，棉鼠平均每 2 个月生产一胎。雌鼠性周期为 7 d，妊娠期为 27（23～28）d，哺乳期 21 d，离乳重 26.4 g。整个产程可达 3 h，仔鼠出生时约重 6.5 g；第 3 天可睁眼，身上出现红灰色细毛；第 6 天全睁眼，全身长黄灰色毛，体重为 11 g；第 8 天活动较灵活，已能爬出窝外，抓时能跳跃，灰褐色被毛已长全；第 14 天能自由活动、吃食，体重为 15.2 g；第 19 天有的母鼠拒绝哺乳，并表现出与仔鼠争食；第 21 天，仔鼠一般可离乳，动作敏捷，有的能向上跃起 30 cm 高，已不易捕捉，体重为 26.4 g；第 28 天体重为 42.2 g，第 35 天为 45 g，第 42 天为 58 g，第 49 天为 72.9 g，第 56 天为 74.9 g，第 63 天为 83 g。

（二）生物医学研究中的应用

棉鼠作为开发的实验动物已有 40 年历史，最早由阿姆斯壮（Armstrong）用于脑脊髓炎白质炎的实验，以后逐步应用于多种微生物感染实验、疫苗制造和寄生虫学的研究。

十五、九带犰狳

（一）生物学特性和解剖生理特点

九带犰狳（*Dasypus novemcinctus*）是一种初级哺乳动物，属于真兽亚纲、贫齿目，产于南美洲安第斯山脉一带，以及美洲中部和美国南部地区。成年犰狳重 3～5 kg，后腿短而有力，很适于掘穴。在身体的下面有粗毛，稀疏而成簇分布。身体的上部有革化的甲壳防护。甲壳主要分三部分：头、肩为一尖的屑壳所覆盖，大部分背部、胯、骨盆甚至尾亦覆有甲壳。头肩之间有一皮肤褶襞，背尾间亦存在。甲壳的中间部有 9 个可动带（以皮肤褶襞连接），所谓九带犰狳即因此而得名。每条带又由 50～75 块鳞甲组成，表现上看近似鱼鳞。鳞甲及带型常常发生变化，如出现双鳞片、异常带，或带的某部发生变化，或多生一带或部分带等。犰狳不冬眠，多在夜间活动，天然习性是食虫。犰狳的牙齿有 16 颗，生有下颏骨，发育不全，牙釉质很少，所以不能叮咬。雌犰狳有一泌尿生殖裂口的阴道及尿道；雄犰狳有睾丸，位于腹腔。其特性为低体温（30～35 ℃）；免疫反应弱，仅有原始免疫反应；对某些人的疾病易感；寿命较长，为 12～15 年。犰狳胎儿的肾上腺很大，类似人和灵长类。犰狳的红细胞小，骨髓细胞含有一个多叶核，血浆总蛋白、纤维蛋白原比人高，但血清电泳与人类似。红细胞内含钾量高，含钠量低，这点与人相同，但与犬、猫和某些绵羊相反。犰狳幼仔规律地产生于同一个受精卵，雌犰狳每年春季分娩一次。初夏雌雄交配，雌犰狳有一个延长的胚泡着床期（14～16 周），规律性地一胎四仔（同卵，单合子），有与人相似的单子宫；新生犰狳体重 50～150 g，从鼻到尾尖全长 25～30 cm。犰狳幼仔出生后，生长很快，且在出生的同时眼睛也随之睁开，能步行，身披软而完整的甲壳，甲壳随年龄增长变硬和革化。因为是同卵所生，各仔性别相同。

（二）生物医学的研究中的应用

犰狳主要用于制造麻风疫苗和人类瘤型麻风病、回归热、斑疹伤寒、鼠性斑疹伤寒、旋毛虫病、血吸虫病、非洲睡眠病、免疫抑制、畸胎的发生与遗传突变因素等研究。

犰狳对人的麻风杆菌易感，给犰狳腹部皮内、耳皮内、带间皮内、足垫或静脉接种 0.1 mL 麻风杆菌（含菌量约为 $8.9×10^7$ 个/mL，形态指数为 3%）即可引起发病。在接种部位可以出现结节性肉芽肿，为类瘤型麻风感染。因此，犰狳是研究人类瘤型麻风病和制造麻风疫苗的重要动物模型。因为犰狳是同卵动物，免疫反应很弱，排斥作用极小，所以在研究免疫抑制药物和免疫反应机制方面是一种有价值的动物。酞咪呱啶酮（Thalidomide）可致人类产生畸胎，但对大多数动物无致畸胎作用，对犰狳有致先天畸形作用，因此可选用犰狳来观察和研究畸胎的发生。犰狳的鳞片和带型的异常经常发生并可以遗传，这为研究引起这些变异的遗传突变因素提供了可能，可用于体细胞变化性研究。采用遗传学上相同的犰狳个体进行实验研究，实验结果的重复性好，尤其在一些物质（包括药物）如杀虫剂、乙醇等慢性中毒的研究中更有其重要价值，营养学研究亦是如此。因为人类麻风病能成功地移植到犰狳身上，所以用犰狳来研究抗麻风病药物的代谢是相当重要的。如已有实验证明，犰狳能将 DDS 乙酰化为 MADDS 和将 MADDS 水解为 DDS。

思考题

1. 小鼠有哪些生活习性？小鼠的每胎产仔数为几只？
2. 大鼠的常见毛色有哪几种？如何鉴别大鼠的性别？
3. 豚鼠的营养需要有什么特点？
4. 家兔有哪些解剖学特点？圆小囊在兔体内有什么作用？
5. 怎样根据犬的牙齿生长情况来判断犬的年龄？
6. 怎样判断雌性猕猴是否妊娠？
7. 小型猪在科学研究中有哪些应用？
8. 地鼠有哪些生理学特点？
9. 树鼩在生物医学研究中有哪些应用？
10. 斑马鱼日常管理的特点有哪些？
11. 长爪沙鼠有哪些生物学特性？
12. 简要介绍 2~4 种其他常用的实验动物的生物学特性和应用。

第五章　实验动物的选择

　　实验动物的选择是医学科学研究中首先要考虑的问题，实验动物选择恰当与否关系到课题质量的高低、经费开支的多少、研究途径正确与否及实验方法的简单与烦琐问题，甚至会影响课题的成败及研究结果的正确性。因此，首先必须从观念上将实验动物的选择看作如科技项目立项查新的文献检索一样，将其作为医学科研工作中的一个有机组成部分。其次，要了解实验动物学基本知识，这是正确选择实验动物的基本条件。为了保证动物实验结果的准确可靠和实验的可重复性，研究中首先碰到的问题是如何选择合适的实验动物，用它来模拟人类或另一种动物进行类比研究。实验动物的选择直接关系到实验的成败。

第一节　实验动物选择的基本原则

　　在生物医学研究中首先要从研究目的和实验要求来选择实验动物，进而考虑它是否容易获得，是否经济，是否容易饲养。一切实验动物应具备个体间的均一性、遗传的稳定性和容易获得三个基本要求。

一、根据对实验质量的要求选择标准化的实验动物

　　标准化动物是指遗传背景清晰或来源明确的，所携带的微生物、寄生虫受到控制的，模型性状显著且稳定的动物。现代生命科学研究要求动物实验结果精确可靠，重复性好并具有可比性，即不同的人在不同的时间、不同的空间，做相同的动物实验，能得到完全一样的实验结果，这就要求我们选用标准化的实验动物，在标准的条件下进行实验。

　　标准化实验动物质量包括遗传学质量和微生物学质量。对于实验中最常用到的啮齿类动物而言，需要有清晰的遗传背景，不同实验要求选择不同遗传学质量的近交系、封闭群或杂交群实验动物。来源不明的实验动物，其身上携带的致病菌也不明确，有的呈隐性感染，一般不导致死亡，但却影响机体正常免疫功能状态，或与其他病原体产生协同、激发或拮抗作用，严重影响实验研究与结果。此类实验动物不仅对饲养环境有污染的可能，致病菌也会有很大的风险传染给其他的实验动物。

　　选择何种遗传群动物，应根据不同的课题内容而定。近交系动物由于遗传纯合度高，个体差异小，特征稳定，可排除遗传上不一致、个体反应不一致等因素对实验的影响。而且，不同品系具有各自独特的特性，可以适合不同课题的研究需要。以群体为对象的研究课题，如人类遗传研究、药物筛选和毒性试验中，要选择与人群基因型及表型

相似的动物类别，则封闭群动物更为合适。许多基因突变系动物具有与人类相似的疾病模型特征，如自然发生高血压的大鼠、青少年型糖尿病大鼠、缺少 T 细胞的裸大鼠、裸小鼠、裸豚鼠、肌肉萎缩症小鼠等，是研究人类疾病的精确工具。转基因小鼠、可调控基因表达的小鼠、基因敲除小鼠、基因定点整合小鼠、特定组织或器官基因敲除小鼠等遗传工程小鼠是遗传精密度更高的实验动物。随着 21 世纪生命科学的发展，这些遗传工程小鼠将会逐渐取代常规实验动物，成为生物医药研究的首选动物。

实验动物微生物学质量的选择也取决于实验要求。一般而言，普通动物用于研究所获得的实验结果的反应性差，故主要用于生物医学示教或为某项研究进行探索方法的预试验。无特定病原体动物是理想的健康动物，用它来研究，可排除疾病或病原的干扰，适用于所有科研实验、生物制品生产及检定，是国际公认的标准实验动物。涉及具有国际交流意义的重大课题，最好选用无特定病原体动物。无菌动物是一种非常规动物，仅适用于特殊研究目的，如微生物与宿主、微生物间的相互作用，免疫发生发展机制，以及放射医学等方面的研究。无菌动物由于体内无任何可检出的微生物，可使实验简洁明确，给课题研究带来极大方便。在精确试验中，鉴于动物体内外的寄生虫与微生物会干扰试验的结果，最好选择无菌动物或悉生动物，至少也应使用无特定病原体动物。此外，还应考虑所选用的动物类别或级别要与实验条件、实验技术、方法及试剂等相匹配。既要避免用高精密度仪器、先进的技术方法、高纯度的试剂与低品质、非标准化、反应性能低的动物相匹配，又要防止用低性能的测试方法、非标准化的实验设施与高级别、高反应性能的动物相匹配，从而造成不必要的资源浪费。

二、尽量选择研究对象的功能、代谢、结构及疾病性质与人类相似的动物

医学研究的根本目的是要探索人类疾病发病机制，寻找预防及治疗方法。因此，动物的物种进化程度在选择实验动物时应该是优先考虑的问题。在可能的条件内，应尽量选择在结构、功能、代谢方面与人类相近的动物做试验。由于实验动物和人类的生活环境不同，生物学特性存在许多相同和相异之处，研究者在选择动物用于实验之前，应充分了解各种实验动物的生物学特性，通过实验动物与人类之间特性方面的比较，做出恰当的选择。组织解剖结构的相似性、基因组的相似性，以及进化上和人类的亲缘关系是选择人类疾病模型动物的重要依据。

一般来说，动物所处的进化阶段愈高，其功能、结构、反应也愈接近人类，如猩猩、猕猴、狒狒等非人灵长类动物是最类似于人类的。他们是胚胎学、病理学、解剖学、生理学、免疫学、牙科学和放射医学研究的理想动物。我国南方和印度生产的猕猴有很多特性与人相似，可用于细菌、病毒和寄生虫病的研究，如脊髓灰质炎、麻疹、疱疹病毒感染、弓形虫病、阿米巴脑膜炎、南美锥虫病、间日疟和恶性疟，以及自发性类风湿因子、诺卡菌病、病毒性肝炎等，其对痢疾杆菌和结核分枝杆菌也较敏感。猕猴的生殖生理非常近似于人，月经周期也是 28 d，可用于生殖生理、计划生育及避孕药研究。但实际中，一方面，非人灵长类动物属稀有动物，来源很少，又需要特殊饲养，选择上有很大困难；另一方面，也并非只有非人灵长类动物与人具有相似性。许多哺乳类实验动物在某些功能、代谢、结构及疾病特点方面也与人类近似。

三、选用解剖、生理特点符合实验目的要求的实验动物

选用解剖生理特点符合实验目的要求的实验动物做实验，是保证实验成功的关键。实验动物具有的某些解剖生理特点，为实验所要观察的器官或组织等提供了很多便利条件。

大、小鼠性成熟早，8~10 周龄时已交配繁殖，且繁殖周期短，孕期（20±2）d，产仔多，适用于避孕药物、雌激素的研究，也可用于畸胎学及胚胎学的研究。

小鼠体型小，性情温顺，易于饲养管理、操作和观察。对外来刺激、多种毒素和病原体均很敏感，所以，各种药物的毒性实验，微生物、寄生虫的研究，半数致死量的测定都选用小鼠。

大鼠无胆囊，不能用于胆囊功能的研究，但适合用于胆管插管收集胆汁等方面的研究。肝脏枯否细胞 90% 有吞噬能力，即使切除肝叶 60%~70% 后仍能再生，常用于肝脏外科的研究。

中国地鼠易产生真性糖尿病，血糖可比正常高出 2~8 倍，胰岛退化适合于糖尿病的研究。

豚鼠体内缺乏合成维生素 C 的酶，因而对维生素 C 的缺乏很敏感，适合于维生素 C 的实验研究。豚鼠易致敏，适用于过敏性的研究。

家兔颈部的交感神经、迷走神经和减压神经是分别存在、独立行走的，但人、马、牛、猪、犬、猫的这些神经不单独行走，而是混合行走于迷走交感干或迷走神经之中，如观察减压神经对心脏的作用，则必须选用家兔。这 3 类神经中，白色、最粗者为迷走神经，切断迷走神经，可立即形成肺水肿的动物模型。家兔的胸腔结构与其他动物不同，当开胸和打开心包胸膜暴露心腔进行实验操作时，只要不弄破纵隔膜，家兔便不需要人工呼吸，这给实验操作带来很多方便，因此家兔很适于开胸和心脏实验。此外，家兔体温变化十分灵敏，最易产生发热反应且反应典型、恒定，而小鼠、大鼠的体温调节不稳定，所以，我们选择家兔进行发热和检查致热原的实验研究。

犬的甲状旁腺位于两个甲状腺端部的表面，位置比较固定，而家兔的甲状旁腺比较分散，位置不固定，因此甲状旁腺摘除实验选犬而不用家兔，而甲状腺摘除实验则选家兔更合适。犬是红绿色盲，不能以红绿色信号作为条件刺激来进行条件反射试验。

鸽子、犬、猴和猫呕吐反应敏感，适于呕吐实验；家兔、豚鼠等草食动物呕吐反应不敏感，小鼠和大鼠无呕吐反应，故不宜选用。

大多数实验动物，如猴、犬、大鼠、小鼠等是按一定性周期排卵，而家兔和猫属典型的刺激性排卵动物，只有经过交配刺激，才能排卵。因此，家兔和猫是避孕药研究的常用动物。

四、根据不同品种、品系的特点选择实验动物

自然选择形成的动物和人类的相似度有限，所以研究人员根据特定需求培育了不同品种和品系的实验动物，如封闭群、近交系、杂交 F_1 代，以及突变动物和转基因动物等，这些动物具有人为创造或保留的和人类相似的特性，从而丰富了人们选择动物的

来源。

如果实验结论只针对某一品系，则使用一个品系；如果实验结论要适用于整个物种，则须使用多个不同来源的品种、品系。一般对多物种进行实验时，应先选小型动物，再推广到大型物种；实验结论只有建立在对多个物种进行实验的基础上，才能推广到人类，也称动物实验外推。常用顺序为小鼠、大鼠、家兔、犬、猴。

（一）不同种系对同一致病因素的易感性不同

不同种系实验动物对同一因素的反应有其共同的一面，但有的也会出现特殊反应。如何充分利用这些特殊反应，选用对实验因素最敏感的动物，对实验研究也十分有价值。例如，在猪瘟细胞苗的效力检验中，白兔比灰兔敏感，而长毛兔的反应最敏感，发热反应最典型；应选用土种鸡（仙居鸡）做鸡新城疫 I 系疫苗安全合格检验，而不宜选用纯种肉鸡、蛋鸡，因其注射后不仅反应严重，而且会发生死亡。

（二）不同种系对药物反应敏感性不一样

值得引起注意的是，不同药物或化合物在不同种系动物中引起的反应存在很大差异。例如，雌激素能终止大鼠和小鼠的早期妊娠，但不能终止人的妊娠；吗啡对犬、家兔、猴和人的主要作用是中枢抑制，而对小鼠和猫则是中枢兴奋；家兔对阿托品极不敏感；苯胺及其衍生物对犬、猫、豚鼠和人产生相似的变性血红蛋白等病理变化，对家兔则不易发生，在大、小鼠等啮齿类动物中则完全不发生。这些在选择实验动物时必须加以注意。

（三）同种不同品系的动物对同一刺激的反应差异大

C57BL 小鼠对肾上腺皮质激素的敏感性比 DBA 及 BALB/c 小鼠高 12 倍；DBA 小鼠对音响刺激非常敏感，闻电铃声可出现特殊的阵发性痉挛，甚至死亡，而 C57BL 小鼠根本不会出现这种反应。DBA/2 及 C3H 小鼠对新城疫病毒的反应和 DBA/1 小鼠完全不同，前者引起肺炎而后者引起脑炎。C57BL 小鼠各种肿瘤的发病率低，但 A 系小鼠 80% 的繁殖母鼠均患乳腺癌；津白 1 系小鼠为低癌系，而津白 2 系为高癌系。小鼠对仙台病毒的敏感性也不同，DBA 系与 C57BL/6J 系相差百倍。地鼠的一个品系（LHC/LAK系）对慢病毒感染敏感，绵羊痒病、疯牛病、传染性貂脑病和人类的克罗伊茨费尔特-雅各布病都能在此系动物群里传播。

五、实验动物选择的一般原则

（一）年龄与体重

年龄是一个重要的生物量，不同年龄实验动物的解剖生理特征和对实验的反应性有明显不同，相应地，给药剂量和给药浓度也会有很大差别，对实验数据采集也具有较大影响。一般而言，幼龄动物较成年动物敏感，而老龄动物的代谢、各系统功能较为低下，反应不灵敏。因此，动物实验一般应选用成年动物。但不同实验对年龄要求不尽相同，须根据课题的内容而定。一些慢性实验因周期较长，可选择幼龄动物。有些特殊实验如老年病学的研究，则考虑用老龄动物。

实验动物年龄与体重一般呈正相关性，可按体重推算年龄。常见成年动物的年龄、体重和寿命比较见表 5-1。但体重大小常受每窝哺育仔数、饲养密度、营养、温度等环境条件所限，有时不一定准确，提供部门应留存动物出生日期的记录以备核查。一般来说，选择的实验动物年龄、体重应尽可能一致，相差不得超过10%。若相差悬殊，则易增加动物反应的个体差异，影响实验结果的正确性。

表 5-1　常见成年动物的年龄、体重和寿命比较

	小鼠	大鼠	豚鼠	家兔	犬
成年日龄/天	65~90	85~110	90~120	120~180	250~360
成年体重/克	20~28	200~280	350~600	2 000~3 500	8 000~15 000
平均寿命/年	1~2	2~3	>2	5~6	13~17
最高寿命/年	3	4	6	13	34

资料来源：何诚. 实验动物学［M］. 2版. 北京：中国农业大学出版社，2013。

（二）动物性别

不同性别的动物对同一药物的敏感程度是有差异的。例如，在猪瘟疫苗的效力实验中，雌兔比雄兔表现出更好的热反应，雌性小鼠对四环素毒素的耐受力低于雄性。又如，激肽释放酶能增加雄性大鼠血清中的蛋白结合碘，减少胆固醇；而对雌性大鼠，它则使碘减少。雌性动物还常常受性周期、怀孕和哺乳的影响。在实验研究中，如对性别无特殊需要，一般选用雌雄各半。

（三）动物数量

一般来说，动物实验中使用动物数量越多，实验结果准确性越高。但考虑到动物福利、实验经费等其他诸多方面因素，实验动物使用数量在满足生物学实验统计的要求后应尽可能地少。

（四）生理状态与健康状况

动物处于不同生理状态如怀孕、哺乳时，对外界刺激的反应常有所改变，如无特殊目的，一般应从实验组中剔除，以减少个体差异。但是，研究药物对妊娠产后的影响时，就必须选用这类动物。健康动物对各种刺激的耐受性比患病的动物要高，如豚鼠缺乏维生素C时对麻醉药很敏感，营养不良的家兔复制动脉粥样硬化模型不易成功。实验时应剔除瘦弱、营养不良的动物。

（五）实验条件

实验条件对动物实验结果有很大影响，应给相应级别的动物提供对应的环境条件，寒冷、炎热、通风不良、噪声或营养不良均会造成动物的应激干扰。在研究开始前，必须了解动物的应激经历，包括运输、换笼、混群、分组、饲育环境和操作人员的变更等，筛除机体应激水平过高的动物，确保动物的"应急本底"尽可能低。

六、经济性原则

经济性原则是指尽量选用容易获得、价格便宜和饲养经济的动物。实际工作中，选择实验动物还必须考虑课题经费有限性这一因素。在不影响整个实验质量的前提下，尽量做到方法简便和降低成本。这就涉及选用易于获得、经济和易饲养管理的实验动物。

　　许多啮齿类实验动物，如小鼠、大鼠、地鼠、豚鼠等，繁殖周期短，具多胎性，饲养容易，遗传和微生物控制方便。而且这些动物的年龄、性别、体重可任意选择，量大价廉，来源充足。但要注意的是，如使用近交系动物进行实验研究，结果易于重复且能进行定量比较，但不同品系具有各自不同的敏感特性，近交系育成过程中所产生的近交衰退与人体的正常生理条件差异很大，所以对近交系动物的使用要慎重，避免因滥用动物而在人体上出现失误。猴、狒狒、猩猩等非人灵长类动物，进化程度高，与人类最接近，在许多疾病研究方面有着不可替代的优越性。但由于来源稀少，加之繁殖周期长，饲养管理困难，不能得到普及使用。除非不得已或某些特殊的研究需要，应尽量避免选择此类动物。

七、不同模型的相互验证

　　医学研究中，动物模型、动物实验都是为人服务的，一切动物模型和动物实验结果都要外推到人体上去，因为动物与人到底不是同一种生物，在动物身上无效的药物不等于临床无效，而在动物身上有效的药物也不等于临床有效。加之不同的动物有不同的功能和代谢特点，所以，使用一种动物所获得的结果总是有限的，最好采用两种及以上的动物进行比较观察。所选的实验动物中可一种为啮齿类动物，另一种为非啮齿类动物。

八、实验动物的选择应用应注意有关国际规范

　　国际上普遍要求动物实验达到实验室操作规范（good laboratory practice，GLP）和标准操作规程（standard operating procedure，SOP），这些规范对实验动物的选择和应用、实验室条件、工作人员素质、技术水平和操作方法都要求标准化。所有药物的安全评价试验都必须按规范进行，这是实验动物选择和应用总的要求。

　　目前，国际上广泛宣传 3R 原则：Reduction（减少），要求提高实验动物的质量，尽可能减少实验动物的数量，以获取同样多的信息，如在几个实验中合用动物或通过改进统计法以减少动物的使用量；Refinement（优化），要求尽可能改进实验程序，减少动物在实验过程中的痛苦或不安，如使用新的、有效的镇静剂；Replacement（替代），要求通过使用其他方法或模型来替代动物的使用。美国政府每年将 25%～50% 的科研经费用于动物替代的研究项目。目前，这类非动物的研究模型大致包括：物理化学技术、计算机和数学模型、微生物系统和细胞组织培养。要求每个科研工作者尽可能地用这些开发成熟的模型来替代实验过程中应用的动物。3R 反映了实验动物科学由技术上的严格要求转向人道主义管理，提倡实验动物福利与动物保护。

第二节　肿瘤学研究中实验动物的选择

一、肿瘤学研究中实验动物的作用

　　研究肿瘤的病因学、发病学、肿瘤细胞的生物学特性、肿瘤和宿主的相互关系、肿瘤的诊断预防和治疗等总称为肿瘤学，可分为临床肿瘤学和实验肿瘤学。其中，实验肿

瘤学主要以实验室手段来进行肿瘤的病因、发病机制、抗癌药筛选及防治方法的研究，而实验动物是其主要的研究对象和材料。比如，向小鼠受精卵中插入癌基因培育转基因小鼠，可在整体水平上研究癌基因对正常细胞分化、分裂的影响。用致癌物处理仓鼠的脸颊袋，可以有效模仿人类口腔鳞状细胞癌的发展。动物实验推动了肿瘤学的研究，为肿瘤的防治开辟了广阔的前景。

二、实验动物的肿瘤学特点

（一）不同种属动物

1. 灵长类动物

从种系发育上看，非人灵长类实验动物与人类的亲缘关系最近，它们也会发生各种形态上和生物学性质上与人的肿瘤相似的病变。一般来说，它们的肿瘤发病率与动物的种属、性别、年龄及捕养的时间有关。在实验室条件下，猕猴的自发性肿瘤发病率最高。在老年灵长类动物中，以上皮性肿瘤和恶性淋巴瘤最为常见。原生灵长目动物对肿瘤性疾病的敏感性，特别是对化学致癌物的敏感性，比类人猿种属高。

2. 大型实验动物

大型实验动物包括家畜。这些动物的肿瘤发病率随种属而异，如雌犬常发生乳腺肿瘤，母牛则少见。但雌犬所发生的此种乳腺肿瘤与人乳腺肿瘤的表现不同，往往表现为混合型，不仅包含上皮成分，还包含有骨和软骨等组织。猪常发生肾母细胞瘤，马、羊、牛等则少见。马倾向于发生阴茎癌，羊和牛则会发生肝癌等。

3. 小型实验动物

小型实验动物主要是指啮齿类实验动物。小鼠是继人类基因组序列测定后第一类被测序的哺乳动物，其测序结果揭示了跨物种基因组的相似程度，从而大大增加小鼠作为动物模型研究癌症的价值。小鼠的肿瘤，无论是在组织发生、临床过程，还是在组织形态学上，都与人类的肿瘤有相似之处。研究人员在实验中已广泛应用各种高癌和低癌品系小鼠进行研究。随着近年来基因修饰技术的发展，大鼠也被广泛应用于肿瘤研究的许多领域。它们体形较大，供给组织较多，便于进行手术、注射等实验操作，但大鼠的自发性肿瘤的总体发病率低于小鼠。

4. 鸟类

这一类动物所发生的肿瘤以其病毒病因引人注目，特别是造血系统和间叶组织的肿瘤。鸡群中所发生的由疱疹类病毒引起的马立克氏病（鸡白血病），可与人类的 Burkitt 淋巴瘤、猴的淋巴瘤等相类比。

（二）不同类型的实验动物

1. 近交系动物

近交系动物的应用，主要是基于此类实验动物在肿瘤方面的遗传性状。不同近交品系动物有着不同的遗传性状，其自发性肿瘤的发病率有明显的不同，对同一致癌物质的敏感性也往往不同。因此，为了不同的肿瘤研究的需要，可以选用在肿瘤学上具有不同的遗传性状特点的近交系动物进行研究。

近交系动物的自发性肿瘤的发病率高低不等，有一些高癌系小鼠，只要活到一定的时间，无需任何外加的处理，几乎可以 100% 地自发发生白血病、肺癌或乳腺癌等恶性肿瘤，从而证明癌症是可以遗传的。同样，也可以通过遗传学的方法培育出对致癌因子敏感度或高或低的动物品系，说明诱发性肿瘤的发生在相当程度上也取决于动物的遗传组成。这些高癌品系或低癌品系的动物是实验肿瘤学研究的有用工具。

在实验肿瘤学研究的各个领域中，如果以实验动物为对象，绝大多数都以使用近交系动物为宜，这样可便于实验设计，保证实验结果的准确性、重复性。实验肿瘤学研究中使用得最多的是近交系小鼠和大鼠。

2. 无菌动物和悉生动物

无菌动物和悉生动物与常规带菌动物在结构和功能上有较大的差异，独具一些特点，如心、肝和肺脏较小，基础代谢率、心输出量及组织的血供量较低，免疫系统发育不良，肠蠕动和小肠上皮细胞的脱落缓慢，盲肠巨大，结肠内容物和粪便稀软等。在利用无菌、悉生动物进行肿瘤实验时，要根据这些特点安排实验并预估它们对实验的影响。

在无菌、悉生小鼠和大鼠中，某些类型的癌的发病率下降了。而在普通大鼠中极为少见的前列腺癌，在无菌大鼠中却很常见。无菌大鼠和小鼠所发生的恶性肿瘤几乎全部发生在内分泌系统或受激素作用的组织中。无菌动物几乎不发生内分泌系统和造血系统以外的肿瘤。这充分说明，存在着环境致癌因子的作用，而采用系统的无菌手术可以除去这些因子，形成防护屏障，使有机个体不受这些因子的危害。

癌的病毒病因学说可以应用无菌动物来予以检验。在化学致癌过程中，实验动物体内的菌群能影响致癌过程。此种影响包括：产生或破坏致癌物，干扰机体对致癌物的解毒功能，改变致癌物的分子结构从而影响它们被机体吸收的过程，以及加快肠道的排空速度而影响致癌物的吸收等。人的结肠癌的发生与环境因素密切相关。因此，肠道菌群与进入肠道的环境中的物质的关系值得研究。比如，口服苏铁素，对无菌大鼠无致癌性，而普通大鼠对这一物质的反应则相反，这是由于普通大鼠肠道中的菌群能将这一物质转变为致癌物，从而引起结肠炎和其他类型的癌。

3. 无胸腺裸小鼠和大鼠

裸鼠已在肿瘤移植术、癌的病因学、癌的实验治疗学、癌的免疫学、癌病毒学及化学致癌研究等实验肿瘤学研究的许多领域得到广泛应用。

裸小鼠的主要特征表现为无毛和无胸腺，细胞免疫功能缺陷，对异体移植物几乎无免疫排斥反应，可接受异系、异种肿瘤移植等。随着鼠龄增加，其皮肤变薄、头颈部皮皱褶、发育迟缓。由于无胸腺，裸小鼠仅有胸腺残迹或异常上皮，这种上皮不能使 T 细胞正常分化，缺乏成熟 T 细胞的辅助、抑制及杀伤功能，因而细胞免疫力低下。裸小鼠 B 细胞正常，但功能欠正常，免疫球蛋白主要是 IgM，只含少量 IgG。成年裸小鼠（6~8 周龄）较普通鼠有更高水平的 NK 细胞活性，但幼鼠（3~4 周龄）的 NK 细胞活性低下。裸小鼠粒细胞比普通小鼠数量少。由于背景品系不同，不同品系的裸鼠往往具有不同的生物学特征。随着裸小鼠年龄增长或有关因素的影响（如病毒感染），裸鼠体内正常的 T 细胞会增加，故接种肿瘤实验一般采用 4~8 周龄小鼠。

裸大鼠的一般特征似裸小鼠，但躯干部仍有稀少被毛，头部及四肢毛较多，繁殖方法与裸小鼠相同。裸大鼠易患呼吸道疾病（溃疡性气管支气管炎及化脓性支气管肺炎，病因可能与仙台病毒感染有关）。裸大鼠的发现及人癌异种移植成功，给肿瘤免疫研究增添了一个新的手段。以裸大鼠代替裸小鼠，具有移植肿瘤大，取血量多，可行某些外科小手术等优点。因此，裸大鼠比裸小鼠有一定优越性，其缺点是维持经费比裸小鼠更高。

三、抗肿瘤研究中动物肿瘤模型的选择

实验肿瘤学对肿瘤的病因、发病机制、抗癌药筛选及防治方法的研究，都有着非常重要的意义。研制新的高效低毒抗癌药物，是人类攻克肿瘤性疾病的主要手段之一，在新的抗癌药物的研制中，除了常用的大鼠和小鼠外，还可用豚鼠、仓鼠、猪、家兔、鸟、鱼及灵长类等动物。即便是小鼠，也有封闭群、近交系、突变系、遗传工程小鼠等不同类型。抗癌药物研究中动物模型的选择有以下4种类型。

（一）自发性肿瘤模型

这是一类不经人工处置而自然发生的动物肿瘤模型，其发病类型、发病率均随实验动物的品种、品系等不同而不同。常见大、小鼠自发性肿瘤模型见表5-2。

表 5-2　常见大、小鼠自发性肿瘤模型

动物品系	模型特点
AKR 小鼠	高发白血病品系，淋巴性白血病发病率雄性为 76%~90%，雌性为 68%~90%
C3H 小鼠	对致肝癌因子敏感，10 月龄小鼠乳腺癌发病率为 97%，14 月龄雄性小鼠肝癌发病率为 85%；对狂犬病毒敏感，对炭疽杆菌有抵抗力，补体活性高，较易诱发免疫耐受，红细胞及白细胞数较少
CD2F1 小鼠	自发乳腺癌系，出生后 10 个月可见明显肿瘤，自发性肿瘤发病率可达 70%，11 月龄左右死亡
SHN 小鼠	自发乳腺癌系，短时间内发病率高，在出生后 4 个月症状开始出现，生长至 12 个月时，乳腺肿瘤的发病率高达 100%
BALB/c 小鼠	肺癌发病率雌性为 26%、雄性为 29%
C58 小鼠	高发白血病，淋巴性白血病发病率为 95%
129/ter Sv 小鼠	睾丸畸胎瘤发病率为 30%，多发于怀孕第 12~13 天
ACI 大鼠	雄性自发性肿瘤发病率，睾丸肿瘤为 46%，肾上腺肿瘤为 16%，脑肿瘤为 11%
LOU/C 大鼠	8 月龄以上，自发性浆细胞瘤发病率雄鼠为 30%、雌鼠为 16%
F344 大鼠	乳腺癌发病率雌鼠为 41%、雄鼠为 23%；脑下垂体肿瘤发病率雄鼠为 36%、雌鼠为 24%；睾丸间质细胞瘤发病率为 85%，甲状腺瘤为 22%，单核细胞白血病为 24%，雌鼠乳腺纤维瘤为 9%，多发性子宫内膜肿瘤为 21%
M520 大鼠	大于 18 日龄时，子宫癌发病率为 12%~50%，肾上腺髓质瘤为 65%~85%，脑腺垂体瘤为 20%~40%，未交配雄鼠间质细胞瘤为 35%

资料来源：秦川. 实验动物学［M］. 北京：中国协和医科大学出版社，2016。

应用自发性肿瘤模型作为肿瘤研究对象，有以下几个优点：① 肿瘤发生学及细胞

动力学与人类肿瘤更相似，实验结果更易外推于人，是病因学研究治疗的理想模型；② 便于进行慢性治疗试验，对药物敏感性较移植瘤低，疗程长，便于进行综合治疗；③ 肿瘤发生条件自然，有可能发现新的环境致癌因素或其他致癌因素。缺点在于动物自发性肿瘤的发生在时间上参差不齐，所需动物数量较多。此外，肿瘤生长速度差异较大，很难在限定时间内获得大量生长均匀的荷瘤动物，此模型难以用来进行药物治疗效果的评价。

（二）诱发性肿瘤模型

诱发性肿瘤模型指在实验条件下使用致癌物诱发动物肿瘤模型，在肿瘤病因学研究或者预防性药物研究方面有重要意义。常用实验方法有经口给药法、涂抹法、注射法、气管灌注法、穿线法、埋藏法等。诱发动物肿瘤模型基本要求包括：① 方法应简便易行，可重复。② 选择对特定致癌剂敏感的动物种系，如用多环芳烃诱发皮肤癌选用小鼠，以亚硝胺诱发食管癌则用大鼠，因用小鼠仅能诱发前胃癌。③ 模拟人肿瘤的诱发，应要求其部位、形态结构和组织类型与人类肿瘤类似。④ 为提高成模比例，致癌剂剂量使用应适当，既要保证动物的存活，又要使其诱发期较短。使用新的致癌剂或不熟悉的被试物时应先做剂量试验。⑤ 诱发肿瘤的动物要有良好的饲料条件。有时需要特殊营养条件，如用 DAB（二甲基黄）诱发大鼠肝癌时，饲料内维生素 B_2（核黄素）不应超过 2 mg/kg，以免抑制肿瘤的发生。高脂肪饲料对诱发皮肤肿瘤、肝肿瘤有加强作用。

用化学致癌物质、物理因子，如 γ 射线及某些病毒均可在某种动物中诱发出不同类型的肿瘤，其中最常用的是化学药物诱导法：二甲基苯蒽（DMBA）和甲基胆蒽可诱发乳腺癌，二苯苄芘可诱发纤维肉瘤，黄曲霉素 B_1 及 DAB 可诱发大鼠肝癌，甲基硝基亚硝基胍（MNNG）可诱发大鼠胃癌，二乙基亚硝胺（DEN）可诱发小鼠肺癌。这些都已用于实验肿瘤的研究，并且对新的防治肿瘤药物的研究也是有帮助的。

在使用化学致癌剂致癌时，应注意各类致癌剂在实验动物体内的致癌特点。

1. 芳香族或偶氮类的致癌特点

① 需要长期大量给药；② 其本身常为前致癌物，须在体内经某些酶的作用，如 P450 等活化才变成致癌物；③ 有明显的种属差异，不同致癌物对不同种属动物的致癌能力有明显的不同，而且会在不同部位产生不同的肿瘤；④ 致癌作用受营养及激素等的影响。

2. 亚硝胺类致癌的特点

① 致癌性强，有时小剂量一次给药即可致癌；② 对多种动物的不同部位及器官均能致癌，甚至可透过胎盘使仔代致癌；③ 一些亚硝胺类化合物对某些器官有明显的亲和性。

3. 黄曲霉素 B_1 的致癌特点

① 毒性极强，只需亚硝胺剂量的几十分之一即可致癌；② 能诱发多种动物肿瘤。

诱发性肿瘤模型的缺点在于诱导时间通常很长，个体的潜伏期差异很大，成功率通常达不到100%。此外，肿瘤细胞形态特征变化也很大，有些病毒又可诱发多部位肿瘤，因此诱发性肿瘤模型作为抗癌药物筛选模型用得较少。但从病因学角度分析，自发性肿瘤与人体肿瘤较为相近，因而此模型常用于特定的研究，而且该类型肿瘤由于生长较慢，与人类肿瘤细胞动力学特征相近，常用于综合化疗或肿瘤预防方面的研究。

（三）移植性肿瘤模型

移植性肿瘤模型指将一个动物的肿瘤模型移植到另一个或另一种动物体内连续传代而形成的肿瘤模型。肿瘤类型分为同种动物移植性肿瘤和异种动物移植性肿瘤两大类。

1. 同种动物移植性肿瘤

这是目前抗癌药筛选和药效学研究中使用最多的一类动物肿瘤模型。该类型肿瘤最初大多是诱发或自发性肿瘤，经不断移植而形成特定的动物模型。移植方法通常是接种一定数量的肿瘤细胞（皮下、腹腔、静脉、颅内等），甚至是无细胞滤液（病毒性肿瘤），使一群动物在几乎相同的时间内患同样的肿瘤。其成功率接近100%。该类模型肿瘤的形态、发病率和对药物的敏感性、死亡时间等非常相近，所以作为药物筛选的模型是非常合适的。

现在全世界保种的瘤株有500种以上，但是经常用于筛选及药效学试验的大概只有40种，其中大多数是小鼠肿瘤，少数为大鼠或仓鼠的肿瘤。至于豚鼠，虽有报道，但很少应用。在抗癌药的筛选程序中，经常出现的肿瘤瘤株如下：小鼠白血病P388和L1210（宿主为DBA/2小鼠），Lewis肺癌及B16黑色素瘤（宿主为C57BL/6小鼠），结肠癌Colon26、Colon38（宿主为BALB/c小鼠），以及Erlish腹水癌、肉瘤180（S180）、白血病L5170、Friend白血病、腺癌755、Ridaway骨肉瘤、小鼠肝癌2HAC、肉瘤37、脑瘤22、小鼠宫颈癌、白血病615及大鼠的肿瘤W256、吉田肉瘤等。这些肿瘤大多数生长较迅速，倍增时间短，对抗癌药物的敏感性较高。通常一个好的筛选程序漏筛率应是很低的。这些肿瘤模型，对于当前在临床上经常应用的数十种抗癌药物的发现起了重要的作用。但是这些模型由于生长速度远比癌症患者的发展速度快，且转移率较低，因此，作为筛选模型有它固有的不足。

2. 异种动物移植性肿瘤

前面所述同种移植动物模型复制简便，肿瘤和荷瘤动物较一致，接种成活率高。但是，动物肿瘤毕竟不是人体肿瘤，同时，不同的肿瘤如肺癌和肝癌，应该看作是各有特点的两种疾病，它们的敏感药物也是不同的。所以，应用多种人体肿瘤动物模型进行抗癌药物的筛选，特别是疾病定向性筛选是寻找抗实体瘤新药的又一个重要途径。

早期人体肿瘤动物异种移植模型，主要利用动物的一些免疫防御功能缺乏的部位，如鸡胚、动物的眼前房、地鼠的颊囊等。虽然也有一定的成活率，但是肿瘤生长缓慢，肿块又小，难以传代，所以应用上受到许多限制。自1966年发现胸腺缺失、T细胞免疫缺陷裸鼠后，科研工作者成功建立了多种人肿瘤动物模型。但此类模型多以皮下移植为主，无转移发生或转移率很低。裸小鼠之后，又有重度联合免疫缺陷（severe combined immunodeficiency，SCID）小鼠及三联免疫缺陷小鼠培育成功。NOD-SCID小鼠为T细胞、B细胞、NK细胞三种细胞功能缺陷的动物，这种三联免疫缺陷动物与两种细胞或单一细胞功能缺陷的免疫缺陷动物比较，其免疫力更低下，因而也更容易接受异种移植。然而，这种模型也存在一定的缺陷，因为连续传代的肿瘤细胞适应了外界培养皿的环境，缺乏肿瘤微环境如非肿瘤基质细胞、细胞外基质、肿瘤微环境因子等，在这种情况下原位移植战略将肿瘤动物模型推入了一个新的阶段。原位移植是指将人类肿瘤接种到与肿瘤原发部位相对应的移植宿主器官组织内，使其获得与人体肿瘤相似的微环境。因此，人源肿瘤异种移植模型（patient derived tumor xenograft，PDX）登上了肿瘤模型的舞台。PDX 根据移植部位主要分为皮下移植、肾包膜下移植、原位（肿瘤的原发部位）移植。皮下移植是最为常用的方法，但是该方法建立的动物模型肿瘤一般局限于皮下，很少出现转移。对此而言，肾包膜下移植人来源肿瘤成功率达 95% 以上，但是肾包膜下移植对实验操作人员的要求较高，手术损伤较大，操作容易失败。因此，原位移植是人来源肿瘤异种移植最理想、最贴近肿瘤微环境的移植方式，但是该方法也有局限性，如消化道肿瘤不能用此方式，另外该种模型肿瘤生长速度快，增值率比较高，体积倍增时间短，这是与人体肿瘤显著的不同点。

3. 移植性肿瘤几种常用接种方法

（1）腹水瘤接种方法。

抽取接种后第 5~6 天的小鼠腹水 0.1~0.2 mL，即从下腹腔部注入，接种于腹腔，注意勿损及内脏。针头穿过皮肤后，将针往前推进少许，再穿过腹壁，以免注入的液体外溢。一代接种使用 3~5 只动物。如要进行较大数量的动物接种，则将腹水取出后，先加入相当于腹水量的 1/10 的 1% 枸橼酸钠水溶液抗凝。用白细胞计数瘤细胞数后，按比例加入生理盐水，配成 0.2 mL 中含 400 万个瘤细胞的腹水稀释液。接种时注意避免瘤细胞聚集于注射器的一侧，如果一个瘤源不够，可使用两个同代的瘤源。

（2）实体瘤的传代接种方法。

悬液接种法：在无菌操作下选择实体瘤外围的半透明鱼肉样的瘤组织，剪成小块，放入研磨器中研制成 1:10 的瘤细胞生理盐水悬液。用注射器吸取 0.1~0.2 mL 注入实验动物的腋窝中部外侧皮下，注意不要注射到腋窝的深部，以免瘤体在生长过程中侵入颈部或胸廓内，引起动物早期死亡。每次传代用 3~5 只动物即可。

小块接种法：从瘤源选出外围生长良好的瘤组织、剪成 0.2~0.3 mm³ 的小块备用。然后按常规消毒后剪开被接种动物的皮肤，为便于分离皮下组织，可先使该处形成一个三角形"皮袋"，再将 3~5 块瘤组织用镊子置入"皮袋"底部。部位以腋窝或腹股沟部为好，因该处血管丰富，容易成活，同时，该处皮肤松弛，容易检查接种效果，且肿瘤有生长余地，不至于侵犯邻近器官，可延长宿主寿命。此外，还有利用套针接种的方法，即将瘤组织块先从套针轴心穿过套针，再将瘤组织推入皮下。

瘤组织匀浆接种法：将选好的瘤组织，用组织研磨器研成匀浆（不加生理盐水），用较粗大的针头吸取，做皮下或肌肉注射。本法适宜接种较大的动物，如家兔、犬等。为了保证较高的成活率，注射时可适当加大剂量。

（四）遗传修饰小鼠肿瘤模型

遗传修饰小鼠肿瘤模型是指利用基因修饰技术对肿瘤相关基因进行修饰而建立的肿瘤动物模型。随着人们对癌基因及抑癌基因在肿瘤发生发展中的作用认识更加深入，以及精细调控突变技术应用的发展，人们建立了大量与肿瘤相关的基因修饰动物模型，研究它们在肿瘤发生发展中的作用。

第三节　基础医学实验研究中实验动物的选择

一、药理学研究中的选择

（一）一般药理研究

一般药理研究指主要药效作用以外广泛药理作用的研究。常选用的动物包括小鼠、大鼠、犬、猫等，性别不限，但观察循环和呼吸系统时一般不宜用小鼠和家兔。

（二）作用于神经系统的药物研究

促智药研究一般使用健康成年的小鼠和大鼠。除非特定需要，一般不选用幼鼠或老年鼠。镇静催眠药研究一般选用健康成年小鼠，便于分组实验。抗痛药研究一般选用健康成年小鼠或大鼠，且以雄性为宜。

镇痛药研究均须在整体动物上进行，常用成年小鼠、大鼠、家兔，必要时也可用豚鼠、犬等。一般雌雄兼用，但在热板法或是跖刺激法试验中，不用雄性动物，因为雄性动物的阴囊部位对热敏感。中枢性肌松药研究一般选用小鼠和猫，猫的神经反射极敏感。

解热药研究首选家兔，因为家兔对热原质极敏感。当然，家兔的品种、年龄、实验时室温、动物活动情况等不同，都对发热反应的速度和程度有明显影响，应按中国药典中有关规定进行。此外，也可用大鼠进行试验。

对神经节传导阻滞影响的药物研究时，首选动物是猫，最常用的部位是颈神经节，因其前部和后部均容易区分。研究药物对神经肌肉接点的影响时，常用动物是猫、家兔、鸡、小鼠和蛙。对影响副交感神经效应器接点的药物进行研究时，首选动物是大鼠。

（三）作用于心血管系统药物的研究

抗心肌缺血药物研究可选用犬、猫、家兔、大鼠和小鼠。抗心律失常药物研究可用豚鼠，因小鼠不便操作不宜选用。用犬试验时，应注意试验药物不能用吐温助溶。降压药物研究一般选用犬、猫、豚鼠，也可用家兔，一般不宜用大鼠，因为它对强心苷和磷酸二酯酶制剂的强心反应不敏感。调血脂药物研究一般选用大鼠、家兔，尤其对于遗传性高脂血症（WHHL），家兔是良好的模型动物。抗动脉粥样硬化药物研究目前缺乏理想的模型动物，一般可选用家兔、鹌鹑。这两种动物对高脂日粮诱发脂代谢紊乱极为敏感，极易形成动脉粥样硬化。但是，家兔是草食性动物，鹌鹑属鸟类，其动脉粥样硬化发病部位及病理改变情况与人类不一致。抗血小板聚集药物研究一般选用家兔和大鼠，个别试验选用小鼠。为避免动物发情周期影响，宜用雄性动物。抗凝血药物研究常用大鼠和家兔，也可用小鼠、豚鼠或沙鼠等，也以雄性动物为宜。在研究药物对心脏的作用时，可选择青蛙和蟾蜍，因为它们的心脏在离体情况下仍会有节律地搏动很久。

（四）作用于呼吸系统的药物研究

镇咳药筛选的首选动物是豚鼠，因为豚鼠对化学刺激或机械刺激都很敏感，刺激后能诱发咳嗽，刺激其喉上神经亦能引起咳嗽。猫在生理条件下很少咳嗽，但受机械刺激或化学刺激后易诱发咳嗽，故可选用猫用于刺激喉上神经诱发咳嗽，在初筛的基础上进一步肯定药物的镇咳作用。犬不论在清醒或麻醉条件下，化学刺激、机械刺激或电刺激其胸膜、气管黏膜或颈部迷走神经均能诱发咳嗽。犬还对反复应用化学刺激所引起的咳嗽反应较其他动物变异小，故特别适用于观察药物的镇咳作用持续时间。家兔对化学刺激或电刺激不敏感，刺激后发生喷嚏的概率较咳嗽高，故家兔很少用于筛选镇咳药。小鼠和大鼠给以化学刺激虽能诱发咳嗽，但打喷嚏和咳嗽动作很难区别，变异较大，特别是反复刺激时变异更大，实验可靠性较差。尽管目前也有人用小鼠氨水或二氧化硫引咳法来初筛镇咳药，但应尽量少用。

支气管扩张药物研究最常用的动物是豚鼠，因其气管平滑肌对致痉剂和药物的反应最敏感。药物引喘时，选用体重不超过 200 g 的幼龄豚鼠效果更佳。大鼠某些免疫学和药理学特点与人类较接近，如大鼠的过敏反应由 IgE 介导，大鼠对色苷酸钠反应较敏感。因此，大鼠气管平滑肌标本亦常被选用。另外，大鼠气管平滑肌对氨酰胆碱也较敏感，但对组胺不敏感。

祛痰药研究一般选用雄性小鼠、家兔或猫，来观察药物对呼吸道分泌的影响。在观察药物对呼吸道黏膜上皮纤毛运动影响的试验中，可采用冷血动物蛙和温血动物鸽。家兔因气管切开时容易出血，会影响实验结果，不宜采用。

（五）作用于消化系统的药物研究

胃肠解痉药物研究可用大鼠、豚鼠、家兔、犬等，雌雄均可。催吐或止吐药一般选用犬、猫、鸽等，而不选用家兔、豚鼠、大鼠，因为这些动物无呕吐反射。

（六）作用于泌尿系统的药物研究

利尿药物或抗利尿药物的研究一般以雄性大鼠或犬为佳，小鼠尿量较少，家兔为草食动物，实验结果都不尽如人意。

（七）作用于内分泌系统的药物研究

肾上腺皮质激素类药物研究可选用大鼠、小鼠，雌雄均可。但做有关代谢试验时，宜选用雄性动物，便于收集尿样。H_1 受体激动药物或阻断药物研究首选动物是豚鼠，其次为大鼠，雌雄各半。

（八）计划生育药物研究

终止中期妊娠药物或子宫收缩药物的研究常选用雌性大鼠、豚鼠、家兔、猫，并根据实验要求选择适当性周期和妊娠状态的动物。女用避孕药常选用雌性大鼠、地鼠、家兔及猕猴，且尽可能选用近交系动物。男用避孕药研究常选用雄性近交系大鼠或猕猴。

（九）精神药物研究

抗焦虑药研究一般选用成年健康小鼠、大鼠、家兔等。长期实验以选用雄性动物为好，因为雄性动物耐受性强。抗抑郁药可选用小鼠、大鼠，其次为犬、猪。

二、生殖生理学研究中的选择

科学工作者曾用多样化的动物种类进行生殖生理学研究，获得不少人类生殖病理生理方面的知识。然而，在生殖生理研究中，有关动物模型的选择还是有限的，因为人类具有一些独特的生殖特征，如月经周期、缓慢的妊娠期、人体直立姿势及生殖后缓慢的恢复期。对于这些特征的表达，非人灵长类动物出现的情况与人的比较接近，尽管在不同种类的猴中，其生理上有明显的差异。小鼠、大鼠、豚鼠、家兔、猫、犬及不少其他家畜动物可以用于人类生殖生理中某些方面的研究，如妊娠试验、胚胎的畸形起源等。

三、微生物实验研究

微生物实验研究可选用的动物种类很多，包括小鼠、大鼠、沙鼠、豚鼠、地鼠、家兔、犬、猴、猫等。C58 小鼠对疟原虫有抵抗力，而 C57 小鼠对感染疟原虫敏感性一致，SMMC/C 小鼠对疟原虫敏感。裸鼠很容易感染细菌、病毒和寄生虫，因此，也是研究这些感染免疫机制的良好工具。120～180 g 的幼年豚鼠对钩端螺旋体、旋毛虫敏感。猫是寄生虫弓形属的宿主，故常选猫做寄生虫病研究。猫也可用于阿米巴痢疾的研究。猫还是病毒引起的发育不良、聋病等人类很多疾病的良好模型动物。中国地鼠对溶组织内阿米巴、利什曼原虫、旋毛虫等敏感，常用于这方面的研究。地鼠的睾丸是传染病学研究的良好接种器官，地鼠的肾脏也可用于组织培养、病毒接种，如制造流行性乙型脑炎疫苗、狂犬病疫苗等。金黄地鼠对病毒非常敏感，是病毒研究领域中重要的实验材料，如进行小儿麻疹病毒研究首选金黄地鼠。A 系小鼠对麻疹病毒高度敏感。家兔对许多病毒和致病菌非常敏感，常用于狂犬病、天花、脑炎等研究。猴常用于人类的疟原虫、疱疹病毒、弓形虫病、阿米巴脑膜炎、南美锥虫病、间日疟和恶性疟、自发性类风湿因子、奴卡菌病、病毒性肝炎等的感染研究。

四、休克试验研究

失血性休克试验研究大多用犬或山羊作为模型动物，也有报道用猫，因其年龄差别对实验结果影响不大，肝脏和肠道反应与人类近似。家兔、啮齿类动物效果较差。也有研究者用猴，猴虽与人类更为近似，但成本太高，来源困难，不易推广。

在感染性休克试验研究中，应注意不同实验动物对感染的反应差异很大。例如，家兔对注射大肠杆菌内毒素的反应极不稳定，有时 3 μg/kg 便能致死，有时 2 mg/kg 仍可存活。犬对大肠杆菌内毒素则颇敏感，表现为有规律的反应，但猫和啮齿类动物常有较强的耐受性。有些动物因年龄不同，对内毒素的敏感程度亦有不同。例如，幼龄兔的耐受力可为成年兔的 50 倍，豚鼠的耐受力也随其年龄增加而增加。总的看来，用犬制作感染性休克模型，优点较多。当然，犬不如非人灵长类动物更为相近于人类，但非人灵长类动物由于供应较少，难以实际应用。

创伤性休克试验研究与失血性和感染性休克试验的情况不同。复制创伤性休克模型时，所用刺激不便定量，需要使用较多数目的动物，以满足统计需要。所以，选择啮齿类等中小型动物较为适宜，一般常用大鼠、家兔、犬等，大型动物只偶尔使用。

五、免疫试验研究中的选择

免疫系统是由免疫组织、免疫器官、免疫细胞和免疫性因子组成的，在抵御外源微生物侵袭，保护机体健康中发挥巨大作用。根据效应和功能，免疫应答可分为体液免疫应答和细胞免疫应答。由免疫应答异常导致的疾病称为免疫性疾病。免疫性疾病主要分反应性疾病，是免疫系统对外界抗原物质过度免疫应答而导致为以下几大类：① 主疾病，是免疫系统对自身成分发生异常免疫应答而导致的疾病，的疾病。② 自身动物模型见表 5-3。③ 免疫缺陷病，是免疫系统发育异常而导致的常见自身免疫性免疫缺陷病和获得性免疫缺陷病。疾病，主要

表 5-3　常见自身免疫性疾病动物模型

疾病名型	动物种属	模型特征
ZW F1	小鼠	自发性模型，淋巴细胞异常，脾增大，抗核抗体增多，免疫复合物沉积并介导的狼疮肾炎，雌性发病
RL/lpr	小鼠	自发性模型，抗核抗体及类风湿因子增多，自发性 Fas 基因突变，循环免疫复合物增多，T 细胞异常，雌性发病
BXSB	小鼠	自发性模型，抗核抗体增多，中度免疫复合物介导的狼疮肾炎，淋巴细胞异常，雄性发病
B6×129	小鼠	自发性模型，抗核抗体增多，T 细胞异常，雌性发病
降质烷诱导	小鼠	诱导性模型，自身抗体增多，中度免疫复合物介导的狼疮肾炎，关节炎症状
cGVHD	小鼠	B 细胞多克隆活化，自身抗体增多，狼疮肾炎
Apcs 基因敲除	小鼠	抗 dsDNA 抗体升高
类风湿关节炎　DR4	小鼠	转基因模型，需瓜氨酸化的蛋白诱导，关节肿胀，脾增大，抗瓜氨酸化抗体升高
K/BxN	小鼠	TCR 转基因模型，关节肿胀，抗 GPI 抗体升高
Ⅱ型胶原诱导	小鼠、大鼠	关节肿胀，类风湿因子升高
佐剂诱导	小鼠、大鼠	关节肿胀，炎性细胞因子升高
多发性硬化病　EAE[①]	小鼠、家兔	脑部结构改变，大脑灰质受损，运动能力缺失，炎性髓鞘脱失
TMEV[②]感染	小鼠	炎性髓鞘脱失
干燥综合征　NOD	小鼠	唾液腺和泪腺异常淋巴细胞浸润
MCMC 感染	小鼠	唾液腺和泪腺上皮细胞受损，免疫反应异常

资料来源：秦川. 实验动物学［M］. 北京：中国协和医科大学出版社，2016。

注：① EAE 为实验性变态反应性脑脊髓炎。

　　② TMEV 为脑脊髓炎病毒。

由于很多研究无法在人体上进行，实验动物对研究人类免疫系统的组成和功能发挥着越来越重要的作用。人类与小鼠在基因水平上的相似度达到 99% 以上，因此，在免疫性疾病的研究中，小鼠作为主要的实验动物得到广泛的应用。C3H 系小鼠补体活性高。AKR 系小鼠具有 Thy-1.1 抗原。CBA/N 系小鼠免疫力较低，伴有免疫缺陷，对某些抗

原缺乏反应。裸鼠无胸腺，缺乏 T 细胞免疫。Scid 小鼠重度联合免...疫和体液免疫。这些具有特殊免疫性能的小鼠常被选用于免疫学研...兔、豚鼠和猪等实验动物也作为特定的疾病模型在免疫学中发挥了很...

过敏性哮喘研究常选用大鼠、豚鼠和犬。犬的哮喘与人类过敏性...IgE 介导。因此，应用该模型动物观察药物有无抗过敏作用，与临床颇为...

中国地鼠颈部的颊囊是缺少组织相容性抗原的免疫学特殊区，适用...研究。

豚鼠易于致敏，对组织胺反应十分敏感，适用于过敏性实验研究和平喘...胺药的筛选。动物对变态反应的程度各不相同，动物接受致敏物质反应的灵敏...为豚鼠、家兔、犬、小鼠、猫、青蛙。豚鼠是评价免疫抑制药和抗风湿药的有...选用豚鼠作为过敏性脑脊髓炎模型动物的优点是该模型较稳定，观察指标明确、且不需特殊的条件。而且，在该模型发病过程的不同阶段用药，可以观察药物的防...用。不足之处是，豚鼠对该模型的敏感性不如 Lewis 近交系大鼠。HsFs/N 小鼠对组...易感因子敏感。

家兔常常被用作制备各种免疫血清的原材料。兔体温反应灵敏，对发热反应较性...定，适合于发热、解热和检查致热源、筛选解热药的研究。但是，家兔在 1 d 内的体温...常有波动，故应在实验前 2~3 d 的同一时间观察兔体温波动情况，并选择合格的家兔。室温的变化能明显影响发热反应的速度和程度，故实验时应使室温保持基本恒定。青紫兰兔后肢腘窝部有一个粗大的淋巴结，在体外易触摸和固定，适用于淋巴结内注射药物或通电，进行免疫功能研究。

绵羊在免疫学中的使用很广泛。以绵羊为原材料，制备抗正常人血清的免疫血清，利用此免疫血清可以研究早期骨髓瘤、巨球蛋白血症和一些丙种球蛋白缺乏症。绵羊的红细胞还是血清学补体结合反应中不可替代的试验材料。

仔猪皮由于结构与人类的接近，且比其他动物皮毛囊稀疏、质地柔软，制取断层皮片操作较为方便、来源丰富等，常用作人烧伤后的敷盖物，比常用的液体石蜡纱布要好，排斥现象少。但是，必须注意猪不宜过大，体重应在 25 kg 以内。否则，皮下脂肪过厚会影响手术的速度和质量。猪的心脏瓣膜也可以直接移植于人体。

六、微循环试验研究中的选择

进行外周微循环试验观察时，常选用小鼠耳廓、金黄地鼠颊囊、家兔眼球结膜和耳廓透明窗、蝌蚪和金鱼的尾、青蛙的舌和蹼、蝙蝠和小鸡的翅、蜜蜂的眼、鼠背透明小室，以及家兔的眼底、虹膜、鼻黏膜、口唇、牙龈、舌尖和鼓膜，还有大鼠的气管及肩胛肌、提肌和猫的缝匠肌等进行实验。

选用小鼠的耳廓做微循环试验，可以避免手术，简化观察程序。这是因为小鼠的耳廓是薄片状器官，表皮较薄，血管呈平面分布，故不需要特殊处理，只须麻醉，在落射光下即可观察微循环，很适宜慢性实验观察。在观察全身性疾病对微循环的影响，尤其是慢性疾病需要长期连续观察微循环的改变时，其优越性更为明显。

选用金黄地鼠观察微循环时，动物不宜过大，体重应在 90~120 g。由于其颊囊盲端由两层透明组织构成，囊壁组织薄而颜色淡，透光性好，微血管清晰，且颊囊可耐受储存谷物的摩擦等经常性刺激，伸缩性也很大，容量可由 1~2 mL 扩大到 5~6 mL，操作中一般较大的牵拉刺激对微循环的影响不大，这些对试验都非常有利。又因其颊囊是双侧对称的，可在同一动物身上进行自身对照，故而可利用金黄地鼠颊囊作为观察微循环的部位，了解在感染、创伤、移植性肿瘤等造成的病理状态下的变化情况，既可做急性试验，也可做慢性连续性观察试验。

进行内脏微循环试验观察时，常选用青蛙、大鼠、小鼠、豚鼠、家兔、猫和犬的肠系膜、大网膜和肠壁，也可利用脏器"开窗"手术做慢性实验，如进行头颅、腹腔或胸膜开窗术，观察脑、肺、心脏的微循环。用家兔的眼部做微循环试验时，必须选用白色兔，因其眼球结膜色白，微血管清晰可见，而灰色或黑色兔，眼球结膜色深，微血管不易辨认。

肠系膜是内脏的一部分，其血液供应和内脏一致，它的变化接近内脏。因此，常以该处微循环变化作为内脏微循环变化的标志。在选择动物时，应尽量选择脂肪组织少、微血管分布多、菲薄透明并有小淋巴管的部位进行观察。若选用大鼠，体重应不超过300 g，这样可直接观察肠系膜。回盲部的肠系膜是最好的微循环观察区，因为该区域小而局限，没有肠蠕动，取出时不易损伤，且脂肪组织少。另外，观察前让动物饥饿4 h，可以减少肠系膜上的脂肪，特别在进行大鼠胰腺微循环试验时，术前要禁食，使胃排空，否则会影响手术视野。

犬的血液循环系统很发达，适合用于微循环的试验研究，如失血性休克、实验性弥漫性血管内凝血等。猴、猫与人类的循环系统相似，且较发达，血压稳定，血管壁较坚韧，对药物有与人类一致的灵敏反应，便于手术操作和适于分析药物对循环系统的作用机制。猫还有较强的心搏力，能描绘完好的血压曲线，更适合用于药物对循环系统的作用机制分析。

第四节　药物安全性评价试验中实验动物的选择

药物安全性评价是指通过动物实验，评价药物的毒性及潜在危害，以决定该药物能否进入市场或阐明安全使用条件，从而最大限度地减小其副作用，保护人类健康。为了保证所获结果的正确、可靠，许多国家政府都制定了实验室管理准则（GLP）和标准操作规范（SOP），以保证新药的安全性评价试验在高标准、统一规范下进行。近年来，药物安全性评价研究发展了许多体外试验，如微生物基因突变（Ames）试验、体外细胞染色体畸变试验等。尽管如此，预测药物毒副作用的整体动物实验在药物安全性评价中仍是最重要的，也是不可取代的。新药的安全性评价试验对实验动物提出了较一般生物试验更为严格的要求，这种严格要求是合理的，没有高品质的实验动物，动物所反映的药物毒性的质和量均无法判断，结果也不可信。

对药物在动物身上表现出来的毒性要有正确认识。如果动物表现出药物毒性反应，通常认为，至少在一部分人群中将会出现毒性；如果动物不表现出药物毒性反应的结果，并不能保证药物在临床上不会出现毒性反应。

药物安全性评价试验包括急性毒性、长期毒性、生殖毒性、致突变、致癌、刺激过敏等。不同的试验要用不同的实验动物，试验要求也不完全一致。

一、急性毒性试验

急性毒性试验通常会观察一次给药后所产生的急性毒性反应和死亡情况，如果仔细观察，常能发现该药的可能靶器官及其特异性作用。急性毒性试验的结果可作为后续毒理研究剂量选择的参考，也可提示一些后续毒性研究需要重点观察的指标，不少药物须做 LD_{50} 的测定实验。

药物 LD_{50} 的测定常用小鼠和大鼠，最常用的是封闭群的动物，如 ICR 或 KM 小鼠、SD 或 Wistar 大鼠。不少试验也有用其他非封闭群动物，甚至近交系动物及非啮齿类动物的。

急性毒性试验通常受到动物的健康状态、年龄、性别、遗传因素、体重及药物吸收、分布、代谢、排泄等的影响，未成年的动物药酶活性一般较低，对于经代谢后减毒的药物表现毒性较强。而且，年幼动物药物代谢功能和敏感度较易发生变化，性别间的特性也尚未确立，因此口服毒性试验通常使用刚性成熟的动物。

近年来，为了减少动物的使用和动物保护，新药安全评价和化学品急性毒性试验已逐步采用观察动物毒性反应的固定剂量法（fixed-dose procedure）或阶梯法等。

二、长期毒性试验

该试验的目的是通过观察连续给予受试物后，受试物由于积蓄而对机体产生的毒性反应及其严重程度，提供毒性反应的靶器官及其损害是否可逆等信息，确定无毒反应的剂量，为拟定人用安全剂量提供参考。

由于长期毒性试验持续时间一般较长，而且实验动物的高、中剂量组是给予中毒剂量的药物，如要获得真正的药物毒性作用结果，就必须保证动物的生存质量和适宜的环境。

长期毒性试验需要两种以上的动物，才能比较正确地预示受试药物在临床上的毒性反应。常用的动物一类是啮齿类，另一类是犬、猴或小型猪等。啮齿类常用 SD 或 Wistar 大鼠等封闭群动物，试验期在 3 个月以内者，宜用 6~8 周龄大鼠，超过 3 个月者宜用 5~6 周龄大鼠。大型动物首选比格犬，因为这种犬温顺，无须长期专门训练，即可长期给药，且这种犬体型较小，能节约药物的用量；同时，其多为纯种，对药物的反应较一致，且四肢较长，静脉给药容易。通常根据试验的长短选用 4~12 月龄的比格犬。

三、生殖毒性试验

20 世纪 60 年代的沙利度胺（反应停事件）是典型的药物安全事故。反应停在小鼠和大鼠身上试验没有发现明显副作用，便被正式推向市场用于治疗妊娠呕吐。进入市场的短短数年间，全世界 30 多个国家和地区报道了相关婴儿畸形病例。以后，人们开始关注药物对胎儿的潜在毒性影响，各国药政机构均规定了药物要做生殖毒性试验。

生殖毒性试验包括 3 个独立的试验。

第一，一般生殖毒性试验，目的是判断雄性、雌性动物连续用药后，一般生殖行为和生育力的变化，观察雄性的特征和生育力，雌性的交配力及受孕率，死胎、活胎数及胎仔外观、内脏、骨骼的变化。

第二，致畸敏感期毒性试验，目的是判断在胚胎器官形成前、后所给的药物对胚胎的毒性和致畸性，观察黄体数、吸收胎数、死胎数、活胎数及胎仔的外观、内脏、骨骼的异常。

第三，围产期毒性试验，目的是判断雌性动物在产前（妊娠后期）及产后（至哺乳结束）给药对子代的影响，观察分娩期的长短，泌乳情况，仔代的生存、生长、发育和行为，以及生殖功能。

不同种属动物，对药物的敏感性是不同的，如抗代谢药硫唑嘌呤，对大鼠并不产生致畸效果，但是对家兔，则是很强的致畸药物；因此，在生殖毒性实验时，至少要应用两种动物，通常选用年轻、性成熟的成年动物，雌性动物未经生产。啮齿类可用小鼠、大鼠、仓鼠等。大鼠使用性好，与其他试验结果的可比性高，并已经积累了大量的背景资料，可作为生殖毒性试验首选的啮齿类动物。非啮齿类可用家兔、犬、雪貂及灵长类。其中，家兔和大鼠一样，具有很高的繁殖力，一胎产多仔，妊娠期短，一年多次发情，自发畸胎率低，而且胎仔较大，便于实验操作。但是，有些药物的生殖毒性试验，需要应用食肉动物，则有时用雪貂及犬，偶尔用灵长类动物。有人应用低等动物，如用水螅来代替高等动物进行生殖毒性试验，但是尚未为药政机构所认可。

四、致突变及致癌试验

哺乳动物致突变试验是耗费大、时间长、设施要求很高的试验，所以各国科学家均致力于一些替代试验，这些替代试验主要有鼠伤寒沙门氏菌突变株进行回复突变试验（Ames 试验）、培养细胞（常用中国仓鼠肺细胞）染色体畸变试验及体内（首选 NIH 小鼠）的微核试验。药物的致癌性是通过检测药物对动物的致癌作用，以预期人体长期用药所产生的致癌风险。致癌试验通常包括一项啮齿类动物（大鼠）长期致癌试验、一项短期或中期啮齿类动物致癌试验或第二种啮齿类动物（小鼠）长期致癌试验。

长期致癌试验对实验动物的要求甚高，通常用 F344 大鼠及 A 系小鼠，但是供应的大、小鼠繁殖场必须提供 5 年内该品系大、小鼠的癌自发率的数据，否则，致癌试验的数据难以进行可靠的比较，很难得出正确的结果。基因剔除小鼠，如抑癌基因 p53，或抑癌基因 lats 剔除小鼠，对致癌物质更敏感，作为长期致癌试验的实验动物将有更大的应用前景。

长期致癌试验的另一个困难是对环境的要求特别高。因为致癌试验须长达 2~3 年，如果没有严格的 SPF 条件，很难想象这样的实验能进行到底，因为如果不是在这样的条件下饲养大、小鼠，它们的生命期尚不及致癌试验所要求的周期。

长期致癌试验的另一个困难在于要排除一切其他致癌因素，因此对饲料的成分、饮水的净化程度及空气的净化程度都有严格的要求。所以，致癌试验从实验动物角度来说，是对实验动物遗传品质、健康品质及环境维护能力的真正考验。

五、药物依赖性试验

目前，许多镇痛药或镇静、催眠药物，经长期使用，有的甚至仅使用 1~2 次，即会产生严重的依赖性。这种对药物的依赖性在临床用药中应尽量避免，若应用不当，很容易使机体因对药物的依赖性而产生由中断用药引起的戒断状态，其临床症状可以非常严重，甚至会威胁生命。为此，许多作用于中枢神经系统的药物，就必须做药物的依赖性试验。

药物的依赖性试验观察期一般都较长，观察项目也较多，一般实验室进行此类试验有一定的难度。但是，就实验动物的选择来说，对于身体依赖性试验，无论是自然戒断试验、替代试验或者诱导试验，都采用大、小鼠及猴；而诱导试验一般只选用大、小鼠，不采用猴。至于精神依赖性试验，通常只要求大鼠即可。

六、药物代谢动力学研究

进行临床前药物代谢动力学研究，目的在于了解新药在动物体内的吸收、分布、代谢、排泄和毒性等动态变化的规律及特点，为临床合理用药提供参考。所以，选择动物时，必须选用成年健康的动物，常用的有大鼠、小鼠、家兔、豚鼠、犬等。首选动物及其性别应尽量与药效学或毒理学研究所用动物一致。进行药物动力学参数测定时，最好使用犬、猴等大型动物，这样可在同一动物上多次采样，而使用小型动物可能要采用多只动物的合并样本，因此应尽量避免。进行药物分布试验时，一般选用大鼠或小鼠较为方便。进行药物排泄试验时，一般也首选大鼠，其胆汁采集可采用在乙醚麻醉下以胆管插管引流的方式。但由于实验动物和人的物种差异，不能简单地将动物实验数据外推至人。人源化小鼠模型的出现，为解决上述问题带来了契机。通过人源化的嵌合体小鼠来预测药物的体内分布、代谢和毒性是目前的热点之一。

七、其他毒性试验

药物毒理试验的原则之一是给药途径必须与将来的临床给药途径相一致，如果受试药物将来要作为外用药或者栓剂通过阴道或直肠给药，则做毒理试验时，也必须采取外用或阴道、直肠给药。因此，实验动物的选择和应用也必须做适当的调整，以适应实验的需要。

当受试物是一种外用药，通过皮肤给药时，无论是皮肤急性毒性试验，还是长期毒性试验，一般均选用家兔、豚鼠或大鼠。通常选用较年轻的动物（家兔为 2 kg、豚鼠为 300 g、大鼠为 200 g），背部脱毛，脱毛面积相当于体表面积的 10% 左右。同时，必须采用适宜的方法固定，保持受试物与体表接触的时间，使药物能通过皮肤充分吸收，方能观察到药物的毒性及中毒的靶器官。外用药通常还须进行刺激和过敏试验。过敏性试验是观察动物接触受试物后是否会产生全身或局部过敏反应，常选择豚鼠。刺激性试验是观察动物血管、肌肉、皮肤、黏膜等部位接触受试物后是否引起红肿、充血、渗出、变性或坏死等局部反应。选择与人类皮肤、黏膜等反应比较相近的动物，如家兔、豚鼠和小型猪等。动物一般要求雌雄各半。

滴鼻剂或吸入剂，也是参照临床给药途径，用大鼠、豚鼠和家兔进行试验，而眼科用药的刺激试验，则以家兔较为适宜。

前面介绍药物安全性试验中实验动物选择和应用的一般原则。事实上，有些药物，特别是一些生物制品或生物工程产品，由于有较为严格的种属特异性，如果按照一般原则选用实验动物，则可能会出现临床上表现为较强毒性的药物，在动物的安全性试验中却不能得到充分体现。这种情况下安全性评价的意义就不大了。为此，有时不得不做多种动物的预试验，从中选择敏感动物，以便为临床用药找到根据。

第五节　临床医学研究中实验动物的选择

一、传染性疾病研究中的选择

人类开展动物实验防御各种传染病的历史可追溯至 18 世纪。1798 年，英国医生琴纳在研究牛、马和猪的痘疹时，经过细致观察，并与人类的天花相比较，发现奶牛乳房的牛痘和挤奶工人手部接触的关系，从而提出用牛痘来给人接种以预防天花，并取得了良好的免疫效果。法国生物学家巴斯德用鸡做实验，制备出鸡霍乱疫苗，随后又发明了犬与人狂犬病疫苗。1882 年，科赫证明结核病由结核杆菌引起，并提出了可能的治疗方案。后来，研究者发现许多动物，包括牛、马、猴、家兔和豚鼠都能患结核病，但所能感染的结核杆菌菌型不同，凑巧的是人的结核分枝杆菌可以感染豚鼠。2020 年爆发的新型冠状病毒感染，对全球造成了重大公共卫生威胁。转基因小鼠模型和恒河猴模型，以及雪貂动物模型对于新型冠状病毒感染和发病机制、传播途径及药物和疫苗评价十分关键。

理想的传染病动物模型，应能全部或基本上拟似人类疾病的临床表现、疾病过程、病理生理学变化、免疫反应等疾病特征。应根据不同的研究目的，来选择并运用合适的动物模型。

二、心血管系统疾病研究中的选择

心血管系统疾病是心血管疾病和脑血管疾病的统称，在人类中普遍发生，给人类带来严重的危害。由于在患者体内进行各项试验研究是十分受限的，而且对病变的广度和深度也无法进行活体定量检测，因此，人们广泛利用相应的动物模型进行研究。近年来，心血管疾病动物模型的建立方法主要包括基因修饰，环境、手术或食物、药物诱导，还有先天、遗传性心血管疾病模型。

（一）动脉粥样硬化症研究

动脉粥样硬化指大、中动脉内出现含胆固醇、类脂肪等黄色物质，可引起动脉壁增厚、弹性下降等，多由脂肪代谢紊乱、神经血管失调引起，常导致血栓形成、供血障碍等。有关动脉粥样硬化症研究，早期选用的实验动物是鸟类（鸡、鸽等）和家兔。鸡和鸽能自发发生主动脉粥样硬化，主要是形成脂纹期病变。在短期饲喂胆固醇后，可有主动脉的可预测区域病变发生。因而，这类动物在研究与病变发生有关的早期代谢变化方面具有重要价值。目前，已有多种实验动物被应用于动脉粥样硬化症研究，包括大鼠、鸽、猪、小鼠、犬、火鸡、非人灵长类动物等。其中非人灵长类动物，特别是恒河猴，可发生广泛的主动脉粥样硬化，在心冠、脑、肾和股等处的动脉发生粥样硬化症，而且它还是心肌梗死常发的少数动物之一。在病变研究方面，该类动物是动脉粥样硬化研究的良好的模型动物。但是，非人灵长类动物来源困难，不易获得，野外捕获的动物遗传背景不清晰，人工繁殖的动物每胎只产一仔，饲养管理困难，成本高。家兔对外源性胆固醇的吸收率高达 75%~95%，而对高血脂清除力低，致血中胆固醇很快升高，主动脉斑块生成率可达 100%，其所产生的动脉粥样硬化的病变又与人体相似，仅 3~4 个月的饲喂即可产生明显的动脉粥样硬化。但是高脂饲料易使家兔内脏脂质沉着，抵抗力下降，以致死亡。观察冠状动脉粥样斑块的部位，家兔主要出现在心脏的小动脉，而人主要在冠状动脉的大分支，且家兔为草食动物，与人类的胆固醇代谢不完全一致，所以一般不选用家兔作为模型。

小型猪可自发动脉粥样硬化，给其喂食高胆固醇、高脂肪的饲料可加速动脉粥样硬化的形成。小型猪在生理解剖和动脉粥样硬化病变的特点方面接近于人类，病变主要分布在主动脉、冠状动脉和脑动脉，由增生的血管平滑肌细胞、少量泡沫细胞、胆固醇结晶、纤维帽和灶性钙化组成。如果用 X 射线损伤冠状动脉，则可获得伴发心肌梗死的闭塞性冠状动脉粥样硬化病变。小型猪心血管的解剖和生理类似于人，其体型也便于实验研究，是动脉粥样硬化最理想的模型。当然，该动物也存在饲养管理麻烦、成本高、试验数目受限、不便进行遗传分析等缺点。

（二）高血压研究

高血压发病与遗传因素及后天环境均密切相关，是多种因素导致正常血压调节机制失代偿所造成的，但具体机制仍不清楚。

1. 急性实验性高血压模型

这类模型适用于筛选迅速降压的药物。一般可用电刺激大鼠及猴的中枢神经系统或电刺激犬的喉上神经或迷走神经中枢端，造成反射性高压。将儿茶酚胺或血管紧张素等注射给大鼠、猫、犬、家兔，也可引起急性血压升高，这对探索降压药物的作用机制是颇为有用的，如果注射前将动物两侧肾脏摘除，则动物对注射加压药物的敏感性大大提高。

2. 肾动脉狭窄型高血压模型

这类模型动物常选用大鼠、犬或家兔，手术使一侧肾动脉狭窄或双侧肾动脉狭窄，均可产生持续性高血压。若采用肾门结扎型，也可造成高血压模型。

3. 自发性高血压模型

自发性高血压大鼠（SHR）是良好的模型，因它和人类的自发性高血压有很多相似之处。具体表现在以下方面：① 遗传因素占主要地位；② 在高血压早期无明显器质性改变；③ 病程相似，血压升高随年龄增加而加剧，到 6 个月时，上升到最高水平；④ 紧张刺激和大量食盐等环境因素加重高血压的发展；⑤ 血压上升早期或高血压前期有高血流动力的特征，即血压波动、心率加快、心输出量增加、左心室压力变化速率增加、肾血流量减少等；⑥ 发生继发性心血管损害，出现心脑肾合并症。降压治疗，可防止或减轻病变的进展和合并症的发生。除自发性高血压大鼠外，现在还培育出许多类型的高血压大鼠模型，如遗传性高血压大鼠（GH）、易卒中自发性高血压大鼠（SHR-SP）、自发性血栓形成大鼠（STR）、Dahl 盐敏感大鼠（DS）、米兰种高血压大鼠（MHS）、蒙斯特种高血压大鼠、里昂种高血压大鼠（LH）及 DOCA 盐敏感的以色列种高血压大鼠（SBH）。

（三）心肌缺血试验研究

心肌缺血指心脏血液灌注减少，导致心脏供氧减少，心肌能量代谢异常，不能支持心脏正常工作的一种病理状态。动脉粥样硬化、炎症、痉挛及结缔组织病等是心肌缺血常见病因。无论是对冠心病还是心肌梗死的研究，犬、猪、家兔、大鼠和猫都可用做冠状动脉阻塞实验。

犬是心肌缺血试验良好的模型动物。犬心脏的解剖与人类近似，占体重的比例很大，冠状血管易于操作，心脏抗心律失常能力较强。此外，犬较容易驯服，可供慢性观察。

猪心脏的侧支循环和传导系统血液供应类似于人的心脏，侧支循环不如犬丰富，易形成心肌梗死，室颤发生率高。例如，左冠状动脉前降支在起点 1~2 cm 处部分闭塞，则约有 1/3 的动物发生室颤；如完全闭塞，则约有 1/2 的动物发生室颤。

家兔开胸进行冠状动脉结扎时不需要人工呼吸，这使试验所用动物数目不受限。但由于将动脉伴行的静脉一起结扎，不能从冠状静脉取血做生化测定，这是家兔用于心肌缺血试验的缺点。

测试心肌耐缺氧试验时，大鼠优于小鼠和家兔。小鼠和家兔离体心脏耐缺氧试验的特异性虽然高，但不能同时测定心脏的各种血流动力学变化，如心输出量、血压、静脉压、心房压等，难以分析耐缺氧与血流动力学改变的关系。而大鼠心肺灌流测定心肌耐缺氧，可以克服以上缺点。大鼠心肌梗死后存活率较低，结扎大鼠左冠状动脉死亡率为 42%。

猫耐受心肌梗死能力较强。

（四）心律失常试验研究

心律失常指心脏冲动的起源部位、心搏频率和节律及冲动传导的任一项异常，可由各器质性心血管病、药物中毒及电解质失调等引起。试验研究常用大鼠、豚鼠、家兔、猫、犬、猴、猪等动物。

大鼠、豚鼠、家兔及猫等动物的心脏较小。这些动物的心室纤颤有自发恢复的可能，因为冲动在短的通路中，可能在仍处于不应期的区域内消失。异常兴奋波将不可能形成环形运动。大鼠来源较易、较常用，但应注意大鼠对强心苷不敏感。豚鼠和家兔的心脏适宜作离体标本，豚鼠心脏对心血管药物的感受性与人类近似。兔耳静脉注射给药方便，故其宜在不麻醉的条件下进行实验；此外，因对用于心脏的药物感受性较好，还宜用于开胸手术、固定电极等试验。

犬、猴及猪等动物的心脏较大。这些动物的心室颤很难自然恢复。如研究心律失常的病因学，用犬很合适。犬对引起心律失常的刺激很敏感，比人类更易发展成纤颤。在

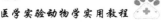

进化上比犬更高级的猴，使用效果更好，但价格昂贵，应用受到限制。猪的冠状血管系统与人类的很相似，因而现在越来越多地选用小型猪，以结扎冠状动脉的方法形成心律失常。

若进行开胸和心脏试验，家兔是首选动物，因家兔的胸腔结构和其他动物不同。其胸腔中央有一层薄的纵隔膜将胸腔分为左右两半，互不相通，心脏又有心包胸膜隔开。当开胸和打开心包胸膜，暴露心脏操作时，只要不弄破纵隔膜，动物不需要做人工呼吸。

大、小鼠的心电图中没有 S-T 段，甚至有的导联也不见 T 波，实验时应加以注意。豚鼠的血管反应敏感，出血症显著，适宜观察出血和血管通透性变化的实验。用犬、家兔、豚鼠、小鼠、大鼠及鸡等多种动物的胚胎及新生或成年动物的心肌进行细胞培养，可形成各种有自发节律的细胞，并保留其固有的生物学特性，可以建立心肌损伤及节律失常等实验模型。

三、消化和呼吸系统疾病研究中的选择

在进行消化系统疾病的研究时，选择实验动物的正确性，直接关系到实验结果的准确性，如家兔、羊、豚鼠等动物均属草食动物，与人类的消化系统迥然不同，故不能选用。

犬有发达的消化系统，且有与人类相似的消化过程，适用于消化系统的慢性实验，如作唾液腺瘘、食道瘘、胃瘘、胆囊瘘等观察胃肠运动、吸收、分泌等的变化。犬的胃小，作胃导管容易，便于进行胃肠道的生理学研究。犬还有与人类极为相似的消化器官，如进行牙齿、部分小肠移植等研究，可选择该动物。

幼猪的呼吸、泌尿及血液学系统与人的新生儿相似，适于研究营养不良症，如铁、铜缺乏等。猪的病毒性胃肠炎，可用来研究婴儿的病毒性腹泻。

猕猴对人的痢疾杆菌病最易感，是研究人的痢疾杆菌病最好的模型动物。若选择犬，则须通过改变生活条件降低其机体抵抗力，并加大投菌量，才可复制成犬菌痢模型。

一般动物均有胆囊，而大鼠和马没有，试验需要收集胆汁时，只适合从胆总管收集。大鼠的肝脏枯否细胞 90%有吞噬能力，肝脏再生能力强，切除大部分（70%左右）肝叶，仍有能力再生，很适合做肝切除术。

老龄 NIH 小鼠多自发慢性十二指肠溃疡。牛、犬也易发消化道溃疡。猪以胃的食管端溃疡为多。

自发性牙病研究，可选择绒猴，因绒猴对该病敏感性高。由于绒猴价格昂贵，难以获得时，可用猪代替。

胰腺炎研究，可选用幼年雌性小鼠造成胆碱缺乏，诱发出血性胰腺炎。猫、犬等中年以上的肥胖动物常会自发慢性胰腺炎。犬的胰腺很小，适用于胰腺摘除手术。大鼠的胰腺十分分散，位于胃和十二指肠弯曲处。

甲状旁腺功能研究，宜选择家兔。因家兔的甲状旁腺和甲状腺分布在不同部位，如甲状腺周围、主动脉弓附近，故摘除甲状腺后仍能保留甲状旁腺。犬的甲状旁腺位置较

固定，位于甲状腺的表面，适宜做甲状旁腺切除手术，从而保留甲状腺的功能。

甲型肝炎病毒研究，可选择红面猴，因该病毒可在红面猴中增殖。尽管黑猩猩和绒猴对甲型肝炎病毒具有易感性，人工感染可使其发病，而且在感染的肝细胞浆中也能检出病毒颗粒，但是，它们会自粪便中排出病毒颗粒，应十分小心。

乙型肝炎病毒研究，黑猩猩是理想的模型动物。黑猩猩与长臂猿、狒狒等其他非人灵长类动物相比，对人的乙型肝炎病毒更易感。但该动物价格昂贵，且不易获得，不可能进行大批量的动物实验。树懒对人的乙型肝炎病毒感染率较高，且可形成一定的肝脏病理改变，但是却不能长期携带该病毒。与上述两种动物相比，豚鼠具有一定的实用价值。豚鼠可作为研究乙型肝炎慢性化和免疫耐受机制、整合病毒基因在肝细胞癌发生过程中的作用、Delta 联合感染和重叠感染的机制、乙肝疫苗防治和抗病毒化疗药物的筛选等的模型材料。这些研究在人体中须观察 20~30 年，在豚鼠中仅需 2~4 年。

鸭肝炎病毒在鸭体内所产生的病理过程和预后，与人的乙型肝炎相似，所以现在广泛利用鸭肝炎作为人乙型肝炎的模型，进行药物筛选和药效学研究。但是，鸭毕竟是鸟类，与哺乳动物相距甚远，所以进一步寻找合适的模型是当今重要的课题。

现在，已使用携带有乙肝病毒的肝癌细胞株在裸鼠身上传代，乙肝病毒能在肝癌细胞中继续繁殖，故可以作为抗乙肝病毒药物的筛选模型。

美国已把美洲旱獭提供给医学实验，用作乙型肝炎的动物模型，我国也从喜马拉雅旱獭成功地分离到类人乙型肝炎病毒，当然这些模型作为研究是有广阔前景的，但是作为乙型肝炎类药物的筛选模型，尚有待进一步完善和证实。

呕吐试验研究，常选用猫、犬、雪貂、鸽、猴等。应注意草食动物不易发生呕吐反射，不能使用。

对维生素 C 的研究，一般选用豚鼠，因为豚鼠体内缺乏合成维生素 C 的酶。

慢性支气管炎研究，猴很合适，因为猴的气管腺数量较多，且至三级支气管中部仍有存在。大鼠、小鼠和豚鼠的气管和支气管腺不发达，只在喉部有气管腺，支气管以下即无，选用这些动物进行慢性支气管炎或去痰平喘药物疗效观察就不合适。豚鼠对结核分枝杆菌、白喉杆菌很敏感，适用于结核和白喉的研究。大鼠可用于实验性肺纤维化、硅肺和肺水肿的研究。

四、神经系统疾病研究中的选择

神经系统试验中实验动物的选择，应根据动物神经系统方面的特性而进行。

DBA/2N 小鼠在 35 日龄时，听源性癫痫的发病率为 100%，是研究癫痫病的良好模型。C3H/HeN 小鼠对脊髓灰质炎病毒 Lan-sing 株敏感。C57BL/KalWN 小鼠有先天性脑积水。

沙鼠是研究脑梗死所呈现的中风、术后脑贫血及脑血流量的良好的实验材料，因为它的脑血管不同于其他动物，即脑椎底动脉环后交通支缺损。结扎沙鼠的一侧颈总动脉，数小时后，就有 20%~65% 的沙鼠出现脑梗死。另外，沙鼠还具有类似人类自发性癫痫发作的特点。

高原鼠兔对吗啡不敏感，可用于神经系统方面的研究。研究吗啡对人的中枢作用，应注意吗啡对小鼠和猫主要表现为中枢兴奋，而对犬、家兔、猴、大鼠与人类一致，表现为中枢抑制。

豚鼠对实验性变态反应性脑脊髓炎较家兔、大鼠、小鼠、羊、猫、猴敏感，该病与人类的脱髓鞘病相似。因此，豚鼠常用来作为脱髓鞘病研究的模型动物。

家兔颈部的交感神经、迷走神经和主动脉减压神经是独立行走的。如果观察减压神经对心脏等的作用，就必须选用家兔。

犬与猫具有发达的神经系统，是神经研究的良好模型。其中，猫在研究冲动传导、知觉，以及机体各系统对接触化学刺激因素（如药物、工业废料）的各种反应等方面使用普遍。犬是红绿色盲，因而以红色刺激进行的条件反射实验不能选择犬。不过，灵活型和迟钝型的神经实验常选用犬。

绵羊的蓝舌病和人的脑积水相似，适宜于脑积水研究。

青蛙和蟾蜍的腓肠肌和坐骨神经很容易获得，且制作方便，适于观察药物对外周神经、横纹肌或神经肌肉接头的作用。蛙的大脑很不发达，可用来做简单的神经反射弧实验。

树鼩是地球上幸存下来的灵长类动物原型之一。在给树鼩施行脑外科手术过程中，即使不用任何麻醉，树鼩也能忍受切割皮肤、肌肉、硬脑膜等组织引起的疼痛，除大量流涎外，无异常行为，也很少挣扎。有趣的是，如用滴管给它喂牛奶，它依然能贪婪地吮吸。这些现象在大鼠等实验动物上是很少见的。正由于树鼩在进化上处于这样一种独特的地位，从神经生物学的角度来看，它是一种很好的实验材料。

黑猩猩的智力发育和人类幼儿及智力低下的成年人相近，从黑猩猩学习行为所取得的数据，可应用于人类幼儿教育，对智力低下的成年人的教育也有参考价值。猴的高级神经活动发达，常用于行为学的研究。研究小儿麻痹症，猴也是优选动物。

神经退行性疾病是神经系统疾病中较常见的一种，是一组以原发性神经元变性为特征的慢性进行性神经系统疾病，主要影响患者的认知功能和运动功能。建立能模拟神经退行性疾病的动物模型对其发病机制和治疗策略的研究具有重要意义。中枢神经系统疾病主要包括阿尔茨海默病、帕金森病、亨廷顿舞蹈病和肌萎缩侧索硬化等。目前对于中枢神经系统疾病的研究较为广泛和深入，用于中枢神经系统疾病研究的动物主要有小鼠、大鼠和恒河猴等。

五、泌尿和生殖系统疾病研究中的选择

老年 A 系小鼠肾脏病多发。6~10 个月的 SWR 系小鼠常发多尿症。这对相关疾病研究都具有利用价值。

家兔和猫都是刺激性排卵的动物，利用这一特点，可进行生殖生理和避孕药物的研究。哥廷根小型猪易诱发胎儿畸形，适合研究畸形学。雄鸡头上有很大的红鸡冠，这是雄鸡的重要性征，故其适于做雄激素的研究。

六、放射学实验研究的选择

放射学实验研究常选大鼠、小鼠、沙鼠、犬、猪、猴等实验动物进行研究。不同动物对射线敏感程度差异较大。家兔对放射线十分敏感，照射后常发生休克样反应，并常

伴有不久或立即死亡现象，而且照射量越大，动物休克和死亡数就越多，故不能选用家兔进行放射医学研究。大鼠、小鼠几乎完全没有全身性的初期反应，造血系统的损伤出现早，很少见有出血综合征。辐射损伤常用小鼠品系有 C57BL、LACA、C3H、RF、SJL。犬和猴的全身性初期反应非常明显，造血障碍的特点发展缓慢。出血综合征在犬中表现相当显著，猴为中等。

七、皮肤病学研究中实验动物的选择

皮肤病学研究中最常用的实验动物是裸鼠、近交系的大小鼠及小型猪等。

裸鼠对麻风杆菌高度敏感，麻风杆菌如被接种于裸鼠足垫后能大量繁殖，并扩散至全身，引起瘤型麻风，给研究麻风病提供了十分有利的条件。裸鼠能接受异种组织的移植，包括正常的和牛皮癣皮肤。裸鼠也是人类恶性黑色素瘤适宜的动物模型，有利于人类恶性黑色素瘤的研究和治疗。裸鼠用于真菌感染实验相当合适，特别是对新型隐球菌高度易感。同时，还可通过将人类皮肤移植于裸鼠来研究化学制剂通过人类皮肤的穿透力。

近交系小鼠 CFW 常被选来建立鼠麻风足垫感染模型，在筛选抗麻风药物、验证耐药菌株、判断细菌活力、开展实验化疗等方面也常被应用。NZB 小鼠出生后 4~6 个月，大多数可发生自身免疫性溶血性贫血。这种自身免疫性疾病与人的系统性红斑狼疮病变十分相似，是研究人类红斑狼疮性疾病的极好模型。近交系大鼠 Lewis、Fisher 等常用来进行郎格罕氏细胞 Iα 抗原及 ATP 酶的研究。

辛克莱小型猪有自发性恶性黑色素瘤，且与人类的相应肿瘤有许多共同点，为探索人类恶性黑色素瘤提供了很好的动物模型。

八、老年病研究中实验动物的选择

目前，用于老年医学研究的实验动物以哺乳动物为主，有小鼠、大鼠、豚鼠、家兔、犬、猪、猴等。其中，大鼠使用最多，并广泛应用于各项研究，以细胞生化学、消化器、激素、酶等的研究为主。小鼠的使用数虽比大鼠少，但用途广泛，以放射线、消化器、免疫、酶等的研究为主。鸟类的使用率不高，但涉及的研究项目却很广。鱼类、两栖类、爬虫类及无脊椎动物等，绝大多数被用于比较生物学的研究。

非哺乳动物在老年医学研究中也被选用，如果蝇、沙蚕、蚯蚓、轮虫、线虫、水螅、原虫等。

老年医学研究中实验动物选择应符合以下标准：

（1）寿命期限明确，且变化很小。

（2）实验动物对传染病具有抵抗力，尤其是对死亡率高或发病率高的传染病具有抵抗力。

（3）动物与人类之间有解剖学、生理学上的相似性，尤其是在疾病的相似性中具有实际的参考价值。

（4）实验动物的食谱和营养要求类似于人类。

（5）染色质组型、干细胞、免疫系统的资料已经很清晰。

（6）动物来源容易，便于管理，维持费用低。

（7）从实验动物获得的资料可以推断到人类。

九、口腔医学研究中实验动物的选择

猕猴是口腔医学实验研究的首选动物，特别是在口腔矫形学和口腔内科学的研究中更为常用，如用于再植牙效果的观察、干槽症组织病理变化的研究，以及探讨各种治疗方法、治疗材料对组织愈合的影响等。猕猴的牙齿数目和人类一样，牙齿的排列类似于人类，口腔内存在的许多微生物也与人类口腔中存在的微生物相同，可诱发乳牙和恒牙的龋齿，发生的龋齿变化类似人类。狨猴的牙周组织对一般的代谢改变极为敏感。老年狨猴的牙周膜改变极为类似于老年人的牙周膜改变，另外，狨猴牙周炎的发生过程及组织病理学改变也类似于人类，所以可作为牙周疾病研究的理想动物。

家兔颈部和颌面部的血管分布类似于人类。人类颈面部的手术常需要结扎颈外动脉，对于结扎后产生的一系列问题，可选用成年兔来研究。唇裂俗称兔唇，兔是研究唇裂和腭裂病因与其他先天缺陷关系的极好动物。兔下颌骨突出，引起突出的原因与人相似。因此，家兔可以用于下颌骨突出原因的研究，以及下颌骨突出纠正措施的探讨。家兔是观察牙髓阿瑟氏（Arthus）炎症反应（实验性局部过敏反应）的敏感动物，也是建立口腔黏膜溃疡病的模型动物。同时，家兔还适用于口腔整形材料的毒性实验。

犬在口腔医学研究中应用很广泛，常用作干槽症的动物模型。犬的牙周膜的组织学、牙周炎的组织病理学及牙周病的流行病因与人的相似，所以犬作为牙周病动物模型是极为理想的。

大鼠腭黏膜下含有大量腭腺，导管开口于黏膜表面，可通过手术成功地诱发下颌骨的骨肉瘤。大鼠舌部涂抹 DMBA 可诱发白斑的形成，且潜伏期短，比例高。大鼠还是念珠菌性白斑变化的适宜动物。

小鼠的唇裂和腭裂与人的相似，故其适合于作唇裂和腭裂的动物模型。

鼠类牙齿的釉质厚度较人类薄，而且鼠类无制龋功能，另外，鼠的门齿是不断生长的，因此，其门齿不适宜于龋齿的研究。

不同品系小鼠对牙周病的感受性不同。如 STR/N 小鼠对牙周病易感，而 DBA/2A 小鼠对牙周病有抵抗力。

小鼠和大鼠的唾液腺较为发达，可用来复制唾液腺疾病的动物模型。

第六节　中医中药研究中实验动物的选择

中国医药学有着几千年悠久的历史，对中华民族的繁荣昌盛做出了巨大的贡献，对世界医学的发展也有着深刻的影响。中医药学领域内的动物实验是中药学与中医学科学研究中重要的组成部分，中医药学的研究成果最终要用动物实验加以综合检验，才能进入临床实践。

中医证型的动物模型大致有阳虚、阴虚、脾虚、脉微欲绝、血虚、血瘀、肝郁、寒

证、热证、温病及里实 11 种。其造型的思路和方法除个别情况外，均是选择一些造成与临床证型相仿的致病因素，作用于动物机体使其产生类似临床某些证型的模型，而致病因素不外乎物理、化学、生物及某些内脏损伤或切除等，其造型所用动物主要还是小型动物（大、小鼠），也可用金黄地鼠、家兔和猫等。给药途径除胃饲外，还可采用肌肉、皮下、腹腔及耳缘静脉注射的方法。

卫气营血、血瘀模型可选用家兔、大鼠；寒证、热证模型常选用雌性大鼠；血虚、脾虚模型常选用雄性大鼠或小鼠；肝郁模型常选用大、小鼠；阳虚、阴虚模型常选用雄性小鼠；脉微欲绝模型常选用猫；气虚模型可选用家兔，通过人工慢性贫血来造型；里实模型常选用犬来进行。

第七节　其他研究中实验动物的选择

一、行为学研究中实验动物的选择

人类的行为是十分复杂的，并受许多因素所影响，因此人们对于人体异常行为的研究大多采用调查的方法进行研究。但是，近来已经开始应用相应的实验动物模型进行研究，最后推及人类的行为，并取得一定成效。利用动物模型进行研究时，动物模型与人类行为之间必须具有合理性，至少在实验中，其所发生的反应有能引起我们所需要研究的行为。当研究的过程可以清楚地解释并使反应限于特定的课题时，就认为所采用的动物模型是最佳的，这在生物医学研究中或在某些行为的研究中，是经常遇到的。

在行为遗传学中，小鼠有着广泛的应用。小鼠中，行为上有差异的品系之间的杂交通常产生一种介于双亲之间的后代（F_1）。有时第一代的品质比其双亲中的任何一个都好，表现了杂种优势。在突变基因和行为的研究中，小鼠也是很有用的动物。在小鼠身上，能对毛色、形态或行为产生明显作用的，可以鉴别出来的基因就有 300 种以上。同一种动物中，不同的品种、不同的品系对于相同的处置常有不同的反应。特别是近交品系在遗传上的相似性，实际上与同卵孪生仔一样。小鼠寿命短，传代时间短，常用于老年病的研究。

大鼠的大脑比小鼠大，是神经系统疾病研究的重要模型动物，行为表现多样，情绪反应敏感，有一定的变化特征，常用于研究各种行为和高级神经活动的表现；可利用相关行为学检测大鼠的学习能力、记忆判断能力、回避惩罚能力，用于成瘾性药物的行为学研究及进行性神经功能症、抑郁性精神病、脑发育不全或迟缓等疾病的行为学研究。大鼠是在行为学研究中，应用最为普遍而又最多的一种啮齿动物。除了来源容易、便于管理、大小适宜之外，其性情温顺，对新环境适应性强；在营养、腺体及神经学上均与人类相似，尤其是在行为作用中的探索趋向。因此，大鼠常用于迷津学习、身体特征和心理特征之间的功能关系及母性行为等方面的研究。

对于行为学的实验研究，猫是一种潜在的实验材料，常可用于行为的发展和比较的评价、推断所提出问题的行为学评价研究。

在行为学研究中，犬是应用很广泛的一种实验动物。用犬作为实验对象，优点是易于操作，便于管理，而且犬是高度进化的种类，也是高度群居性的动物，富有行为的表现。同时，它可与实验者之间形成亲密的友好关系，从而形成具有促进因素或奖赏的评价。

使用非人灵长类动物进行行为学研究，特别是异常行为的研究，具有比其他动物更显著的优点，因为它们在各个方面都更接近于人类。

二、遗传学研究中实验动物的选择

在遗传学研究中，有关动物遗传性疾病领域的研究有比较明显的进展。无论是精确的模型，还是类似于人类疾病的仿效性疾病，都是如此。在各种实验动物中，小鼠、大鼠、豚鼠、家兔、犬、羊、牛、马、猴等都有各种各样的遗传性疾病发生，其中一些可以作为人类遗传性疾病的模型。尽管还有不少遗传疾病的机制尚未清楚，但是，所有这些异常的根本原因是以遗传传递为特征的。开发、利用动物的先天性疾病研究遗传性疾病的过程，对人类遗传病患者的护理和治疗都是十分有用的。

三、实验动物在环境污染研究中的选择

环境污染物的研究与影响人类正常健康的各种物理、化学、微生物病原体等因素的测定有关。实验动物已经大量地用于这些污染物可能危害的各种试验中。

啮齿类动物，尤其是大、小鼠及豚鼠，广泛应用于对空气污染评价的试验。在重金属环境污染物的研究中，除大鼠、犬、猫等动物外，某些野生动物种类和鱼类可以作为良好的动物模型。在农药环境污染研究中，小鼠、大鼠、豚鼠、犬及某些鸟类是常用的实验动物。在微生物环境污染研究中，各种动物包括家畜、啮齿动物、非人灵长类、犬、鱼类、昆虫、鸟类等都得到广泛应用。

四、营养学研究中实验动物的选择

动物营养的研究在很大程度上与人类饮食的需要有关。因此，对于营养缺乏疾病及其与传染病、免疫反应之间的相互作用的研究，利用适当的动物模型，可以比较系统地阐明相当广泛的、近似人体的营养代谢及其特性。例如，通过豚鼠抗坏血酸（Vc）营养价值的早期研究，人们认识到人体粗皮病的预防因素。对于抗坏血酸的研究，动物种类的选择是相当重要的。例如，在犬中，相似的粗皮病是黑舌；在大鼠中，大多数情况下无典型的粗皮病，尽管如此，大鼠皮肤表面还是形成异常。对大鼠粗皮病的研究又导致人们对色氨酸和烟碱酸及其黄色粗皮病病因学之间相互关系的认识。这充分说明利用动物模型进行人体营养缺乏及其代谢等研究的重要意义。但是，必须注意到每一种动物在其营养需要及代谢方面，都存在有自身独有的特性。

在人体营养与代谢特性及感染、免疫反应的研究中，常用的实验动物种类有非人灵长类动物、犬、猪、豚鼠及大鼠等。已有不少利用实验动物进行生命早期大脑发育的研究，并且对蛋白质缺乏的各种结果已有叙述；在生长发育与代谢过程中，维生素、矿物质或氨基酸缺乏的影响，以及食谱的变化对碳水化合物、脂肪、蛋白质代谢的影响也有研究；面对营养与疾病特异性的相互作用的研究还比较少。对于特有的遗传特征的研究

和了解，可以更加恰当地解释各种结果，并且建立起可以测定的个别反应的食物效应基础，如体积大小的特征、食物的摄入、体积的测量（长、围长、皮褶等）、脏器重量、肝脏的成分、自发的活性、血与机体的组成，以及随动物品系、年龄、性别的不同，其肾功能的变化。例如，马歇尔（Marshall）（1971）报道，在 5 个品系的大鼠中，对限定碳水化合物饮食的反应差异比较显著。其中，有一品系在营养研究中比较重要，它可提示对生存的营养要求的个体变化是什么，认识到不管哪一种要求都是遗传因子所致或归于长期确定的食谱实际形成的个体代谢模型适应性变化的差异。

另外，无菌动物及悉生动物在营养代谢研究中有着独特的作用。使用无菌动物和普通动物进行比较研究，所得到的胃肠道微生物在营养代谢和利用中的作用是非常有价值的资料。

五、糖尿病中实验动物选择

糖尿病是由相对或绝对缺乏胰岛素，继而导致高血糖的一种代谢性疾病。近年来，中国糖尿病患病率急剧增加，已成为全球糖尿病患者人数最多的国家之一。糖尿病动物模型的建立是糖尿病研究的基础。中国地鼠易产生自发性糖尿病，易培育成糖尿病品系，用于糖尿病研究。从糖代谢的特点来看，长爪沙鼠也可作糖尿病研究的病理模型。C57BL/KSJ 及 KK 近交系小鼠也易发糖尿病。BB Wistar 大鼠是糖尿病研究的良好模型，因其糖尿病与人类的极为相似，表现为高血糖、糖尿症、酮尿症、酮症、胰岛素缺乏、高血糖素亢进、体重下降等，发病后也需要用胰岛素维持。Yucatan 小型猪容易被人工诱发出糖尿病，也适合糖尿病研究。猴类的自发性糖尿病的临床特征与人类的十分相似，是进一步研究异常碳水化合物代谢的有价值的模型动物。

目前，糖尿病模型的制备主要有试剂、手术和基因动物等方法。

糖尿病模型主要有两种类型：1 型糖尿病动物模型和 2 型糖尿病动物模型。因此对糖尿病的研究尤为迫切，而理想糖尿病模型是糖尿病研究的前提。

（一）1 型糖尿病动物模型

1. 化学诱导 1 型糖尿病

目前，国内主要方法还是以化学药物注射诱导为主，常采用腹腔注射链脲佐菌素（streptozotocin，STZ）进行造模，常用动物有小鼠、大鼠、家兔和犬。链脲佐菌素的参考剂量为 50～150 mg/kg，链脲佐菌素性质不稳定，在注射前应尽量现配现用。

2. 自发性 1 型糖尿病

绝大多数的该动物模型采取有自发性糖尿病（diabetes mellitus，DM）倾向的近交系纯种动物，如 NOD（non-obesity diabetes）小鼠、BB（biobreeding）大鼠、秋田小鼠等动物造模。目前，实验室以 NOD 小鼠为主要动物模型。NOD 小鼠是一种自发性非肥胖 DM 小鼠，其发病年龄和发病率有着较为明显的性别差异，雌鼠发病年龄较雄鼠明显提早，发病率远高于雄鼠。此种小鼠伴发 DM 是遗传、免疫和自由基损伤多因素综合作用的结果，这些特点与 1 型糖尿病患者相似，故而该种小鼠是研究关于 1 型糖尿病遗传学、免疫学、病毒学特征及其预防和治疗等方面的良好动物模型。

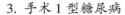

3. 手术1型糖尿病

该模型主要指胰腺切除术建立的糖尿病模型，主要针对猪、犬或者非人灵长类动物。全部切除胰腺，除可引起高血糖外，还可致动物酮症酸中毒和死亡，故一般切除70%~90%实验动物的胰腺，但保存胰十二指肠动脉吻合弓。如果连续2 d血糖值超过11.1 mmol/L或者葡萄糖耐量试验120 min时的血糖值仍未恢复到注射前水平，则认为DM造模成功。

（二）2型糖尿病动物模型

1. 肥胖型2型糖尿病

由于2型糖尿病与肥胖关系密切，大多数2型糖尿病动物模型有肥胖的特点。这种肥胖可自然发生，或者由突变、高脂饲料喂养引起。这些模型包括 Lep$^{ob/ob}$ 小鼠、Lepr$^{db/db}$ 小鼠、肥胖型 Zucker 大鼠和 Leptin$^{-/-}$ 大鼠。

2. 高脂饲养2型糖尿病

高脂饮食可导致 C57BL/6 小鼠肥胖、高胰岛血症和葡萄糖体内平衡的改变。与正常饮食的小鼠相比，高脂肪喂养的小鼠1周以内就能表现出体重的增加，几周的高脂饮食诱导能更显著增加体重。该模型小鼠体重增加与胰岛素抵抗和胰岛 β 细胞缺乏代偿导致的糖耐量受损有关。

3. 转基因2型糖尿病

胰岛素信号转导是一个复杂的过程，将胰岛素信号通路中的某个基因敲除或用 Cre/loxP 系统与基因打靶技术相结合，可以得到组织或细胞特异性靶基因被敲除的动物模型。

4. 其他2型糖尿病

大型实验动物模型在2型糖尿病研究中也有使用。猫的2型糖尿病模型发病于中年，与肥胖和胰岛素抵抗及 β 细胞损失相关。除此之外，非人灵长类动物能很好地模拟人类糖尿病过程，是非常有用的模型。另外，猪的几个品系和人类2型糖尿病也有着相似的过程。

1型糖尿病动物模型的发病时间和可预见性都不一样，选择动物模型主要考虑自身免疫是否需要。2型糖尿病动物模型中，高血糖的潜在机制及其是否与研究相关是需要主要考量的。这些潜在机制包括胰岛素抵抗性或细胞衰竭。应选取合适的糖尿病动物模型服务于不同的研究内容。

思考题

1. 在医学实验研究中，实验动物的选择依据和标准是什么？
2. 诱发性肿瘤动物模型的类型有哪些？用于肿瘤学的研究的缺点？
3. 动物实验在免疫性疾病研究中的应用有哪些方面？
4. 药物安全性评价中生殖毒性实验包括哪几部分？
5. 临床医学研究包括哪些实验动物模型？
6. 糖尿病动物模型如何分类？分别是什么？

第六章　动物实验的设计与组织

　　动物实验是开展生命科学相关学科教学和科研必不可少的手段。离开了动物实验，就没有生命科学的进步和发展。在开展动物实验之前，从业人员应该具有一定的学科背景，应有实验动物相应培训记录，应了解所使用实验动物的特点，熟悉动物实验基本程序和步骤，以人道的原则，配合科学与专业知识，来开展动物实验。

第一节　动物实验的选题和设计原则

　　进行科学研究特别是动物实验，选题与设计十分重要，良好的选题和周密的设计对动物实验研究来说可取得事半功倍的效果。

一、选题的一般原则

　　1. 科学性

　　选题应具有明确的理论意义和实践意义，符合科学性原则。应当在理论学习、技能掌握、文献检索、研究积累的基础上提出假说，设计新的实验。

　　2. 创新性

　　创新性是科学的灵魂，选题应能够探索生命科学中的未知事物或未知过程，或能揭示已知事物中的未知规律，或提出新见解、新技术、新方法。

　　3. 可行性

　　选题应切合研究者的学术水平、技术水平，具备开展实验的条件，能够顺利得以实施。

　　4. 伦理原则

　　实验动物同样是生命体，也需要考虑伦理问题。动物实验设计应按照 3R 原则进行评估和设计。在满足研究需要的前提下，尽可能少用实验动物，或寻找替代方法；实验应当在动物没有痛苦的条件下进行，需要进行手术或其他损伤性实验时，应当给动物麻醉或镇静。实验后的动物应给予很好的护理。

　　5. 统计学考虑

　　动物实验设计时应充分考虑统计学原则，即对照、随机、重复的原则。在分组、例数、采用的指标等方面，都应事先考虑研究结束后的数据统计方法，以及采用这些方法在设计时需要注意的问题。

二、实验设计的几个要素

在实验研究计划和方案中，必须对实验研究中涉及的各种基本问题做出合理安排。按照专业思路去确定实验技术路线和方法，体现创造性的科学思维，控制实验误差，改善实验有效性，保证专业设计的合理性和实验结论的可靠性。设计中要注意以下几个要素。

1. 处理因素

人为施加不同实验条件（给受试对象以各种物理、化学或生物刺激），以揭示生物体的内在规律。控制处理水平（如剂量、时间、强度、频率等）在合理的范围。

2. 实验对象

选择合适的实验动物或动物组织和细胞等。必须保证实验对象的一致性，实验对象应当对处理因素敏感，并且反应稳定。

3. 实验效应的观察

采用适当的观察指标，包括定量指标、定性指标和半定量指标，观察动物对各种实验施加因子的反应。选择指标时应当考虑到指标的关联性、客观性、灵敏度和可用性，以提高效应观察的敏感性和特异性。

三、实验设计的原则

1. 对照性原则

实验研究一般都把实验对象随机分设对照。对照可以分为：同体对照，即同一动物在施加实验因素前后所获得的不同结果和数据各成一组作为前后对照，或同一动物施加实验因素的一侧与不施加实验因素的另一侧作为左右对照；异体对照，即实验动物均分为两组或多组，一组不施加实验因素，另一组或几组施加实验因素。对照性原则就是要求在实验中设立可与实验组比较的、消除各种非实验因素影响的对照组。没有对照组的实验结果往往是难以令人信服的。对照应在同时、同地、同条件下进行。

对照的方法可分为空白对照、实验对照、标准对照、配对对照、组间对照、历史对照及正常值对照等。正确运用对照，对实验结果的正确分析与判断是非常重要的。

2. 一致性原则

一致性原则是指在实验中，实验组与对照组除了处理因素不同外，非处理因素基本保证均衡一致。这是处理因素具有可比性的前提。在动物实验中，研究者应采用合理的设计方案，除了实验组与对照组之间的实验处理因素有所不同外，实验对象、实验条件、实验环境、实验时间、药品、试剂、仪器、设备、操作人员等均应力求一致。要在动物品系、体重、年龄、性别、饲料和饲养方式等方面保持一致；要使实验室温度、湿度、气压、光照时间等环境条件保持一致；要在仪器种类、型号、灵敏度、精确度、电压稳定性、操作步骤及实验者的熟练程度等方面保持一致；要使药物厂商、批号、纯度、剂型、剂量、配置浓度、温度、酸碱度及给药速度、途径、时间、顺序等方面保持一致。

3. 重复性原则

重复性原则是指同一处理要设置多个样本例数。重复的作用是估计实验误差，降低实验误差，增强代表性，提高精确度。重复的目的就是要保证实验结果能在同一个体或不同个体中稳定地再现。为此，必须有足够的样本数。样本数过少，实验处理效应将不能充分显示；样本数过多，又会增加工作量，也不符合减少实验动物用量的原则。

4. 随机性原则

随机性原则就是按照机遇均等的原则来进行分组。其目的是使一切干扰因素造成的实验误差尽量减少，避免由实验者的主观因素或其他偏性误差造成的影响。

5. 客观性原则

客观性原则是指所选择的观测指标尽可能不带有主观成分。所有观测指标尽可能便于定性定量，结果判断要以客观数据为依据。

第二节　动物实验的申请与伦理审查

近年来，生命探索、医学研究、药物研发等领域快速发展，实验动物作为基础而重要的科研资源，在科学研究中的重要性愈发突出。随着人类文明的进步和科技的发展，善待实验动物，维护实验动物的福利伦理等问题成为各级政府、科学家和社会公众所关注的一个热点问题，并影响着生物医学研究成果的社会性和公众认可程度。

经过 30 多年的发展，我国在实验动物福利、动物实验伦理审查等方面的管理逐步走向法治化和规范化，目前已经形成了以《实验动物管理条例》为核心，以各省、市实验动物管理条例为基础的实验动物法规体系。2006 年，《关于善待实验动物的指导性意见》第一次明确规定，实验动物生产及使用单位应设立实验动物伦理委员会。近年来，我国相关部门更加重视对动物福利及伦理的审查。2018 年，国家自然科学基金委员会发布《关于进一步加强依托单位科学基金管理工作的若干意见》，要求"建立完善科研伦理和科技安全审查机制，防范伦理和安全风险"。2019 年，科技部和财政部发布《关于进一步优化国家重点研发计划项目和资金管理的通知》，其中第十条"加强科学伦理审查和检查"也要求有关单位及科研工作者遵守伦理准则，规范伦理行为，申报的科研项目都需要提供本单位伦理审查通过的批件或者报告并加强对科研活动的伦理监管力度。

遵循实验动物福利法规，把握实验动物福利原则，严格履行动物实验伦理审查制度，才能维护实验动物福利，规范伦理行为，确保科学研究中的科学性、真实性、准确性及可信性。

一、实验动物伦理审查的机构

1. 机构设置

审查机构是由本级实验动物主管部门或从业单位负责组建并进行人员聘任同时独立开展审查工作的专门组织。可使用"实验动物福利和伦理委员会""实验动物管理和使

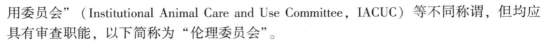

用委员会"（Institutional Animal Care and Use Committee，IACUC）等不同称谓，但均应具有审查职能，以下简称为"伦理委员会"。

2. 伦理委员会的要求

伦理委员会依照实验动物法律、规定和质量技术标准，独立审查和监管权限范围内从业单位的实验动物相关福利和伦理，受理相关的举报和投诉。每半年对从业单位的管理规范、执行情况进行检查，包括事前、实施过程中、项目结束时的检查及违规、违法现象的调查。此外，还须负责出具审查和检查报告，向主管部门和上级主管机构报告工作。

3. 伦理委员会的组成

伦理委员会至少应由实验动物专家、实验动物医师、实验动物管理人员、使用动物的科研人员、公众代表等不同方面的人员组成。来自同一分支机构的委员不得超过3人，公众代表应为公正利益第三方，与审查及监管对象无任何利益关系。伦理委员会每届任期3~5年，设主席1名，由组建单位负责聘任、培训、解聘和补充成员。

4. 伦理委员会的管理

伦理委员会应制定各项完善的规章制度、专业培训计划等，负责向上级管理机构报告工作。伦理委员会的决定实行少数服从多数的原则，少数人意见应记录在案。

二、动物实验伦理审查的原则

1. 必要性原则

实验动物的饲养、使用和伤害必须有充分的科学意义和必须实施的理由，禁止滥养、滥用、滥伤害实验动物。禁止无意义的重复实验。

2. 保护原则

对确有必要进行的项目，应遵守3R（替代、减少、优化）原则，对实验动物给予人道的保护。

3. 福利原则

尽可能保证善待实验动物，实验动物生存周期包括运输中尽可能多地享有动物5项福利自由，保障实验动物的生活自然、健康和快乐。

4. 伦理原则

尊重动物生命和权益，遵守人类社会公德。实验动物项目应符合人类公认的道德伦理价值观和国际惯例，保证从业人员和公共环境的安全。

5. 利益平衡性原则

兼顾动物和人类利益，在全面、客观地权衡动物所受的伤害和人类由此可能获得的利益基础上，负责任地出具实验动物项目福利伦理审查结论。

6. 公正性原则

审查和监督应确保公正性、独立性、科学性等，不受政治、商业和自身利益的影响。

7. 合法性原则

被审对象如存在项目目标、动物来源、设施环境、人员资质、操作方法等各个方面的任何违法违规行为，则一票否决。

8. 符合国情原则

审查应遵循国际公认准则和我国的传统文化及国情，反对各类激进理念和极端做法。

三、动物实验伦理审查的内容与要求

1. 人员资质

实验动物从业单位应根据实际需求制订专业培训计划并组织实施，实验动物从业人员应熟悉实验动物福利伦理有关规定和标准，并通过专业技术培训，获得相关资质和技能。

2. 设施条件

实验动物生产和使用设施条件、实验动物笼具、垫料质量等均应符合《实验动物环境及设施》（GB 14925—2010）和实验动物福利相关标准，满足动物各项福利需求，不伤害动物。伦理委员应对设施现场条件进行每半年至少一次的定期检查。

3. 实验动物医师

实验动物项目的审查、实施和检查应有实验动物医师或实验动物专业医护人员参加，实验动物医师代表动物福利诉求，须获得相应的资质和培训，负责动物福利伦理执行情况的日常检查、监管和相关技术咨询。

4. 动物来源

动物来源应明确、合法，禁止使用来源不明的动物，动物都应有单独标识和集体标识，标识应可靠、对动物伤害最小、便于检查，如必须使用野生动物或濒危物种动物，应采用合法渠道和人道技术捕获，并考虑人类及动物的健康、福利和安全。

5. 技术规程

动物的饲养管理、设施管理、各类动物实验操作，包括仁慈终点的确定和安乐死、实验环境的控制和各类实验动物项目的实施，应有符合实验动物福利伦理质量标准、管理规定和规范性的操作规程（SOP），并提供伦理委员会予以审查和实施监督。

6. 动物饲养

从业人员应悉心照料动物，定期对动物进行观察，给予足够饲料和清洁饮水，保证饮食、饮水的安全卫生，满足动物食性和营养需求。此外，还应充分满足不同实验期、患病、妊娠、分娩、哺乳期、术后恢复期的特殊照料。

7. 动物使用

符合 3R 原则，科学保定、有效麻醉、仁慈终点和安乐死。

8. 职业健康与安全

人员的健康安全、动物实施的安全、公共卫生的安全制度和技术保障情况。

9. 动物运输

运输人员从业资质、运输前计划和方案、运输全过程的动物安全和福利、运输后条件差异的适应性照料。动物不宜运输情况如疾病、术后未愈期、临产期等的审查。

四、动物实验伦理审查的程序

1. 申请材料的提交

申请福利伦理审查项目负责人应提交审查申请表和相关举证材料。

2. 实施方案审查

伦理委员会主席指定委员进行初审，参加审查的委员不得少于半数。委员会应尽可能采取协商一致的方法做出决议，如无法协商一致，应根据少数服从多数的原则做出决议，由主席或授权副主席签发后生效。

3. 实施过程检查

经审查通过的项目，应按照原批准的方案实施。伦理委员会对批准项目的实际执行情况及偏差进行日常检查，发现问题时应提出整改意见，严重的应立即做出暂停实验动物项目的决议。尤其是涉及危险化学品/毒麻药品的实验项目，应对其进行随机检查。

4. 终结审查

项目结束时，项目负责人应向伦理委员会提交该项目伦理回顾性终结报告，接受项目的伦理终结审查。

五、动物实验伦理审查的规则

1. 通过审查

未发现违反本标准规定的，即通过审查。

2. 不通过审查

严重违反实验动物福利伦理有关法规、规定的，不通过审查。

3. 申诉和答复

对审查结果有异议时，可以补充新材料或改进后申请复审，或向上一级伦理委员会申诉。伦理委员会应在 10 个工作日内给予书面答复。

六、档案管理

（1）伦理委员会应有专人负责文件的收发和档案管理工作。所有审查的证明材料和报告均应归档。审查报告应有参加审查或检查的委员签字。

（2）伦理委员会的所有文档，在项目结束后还应至少保留 3 年。

第三节　动物实验前的准备

动物实验前要进行一系列的准备工作，主要包括理论准备、条件准备、预实验等。动物实验前的准备工作为完成动物实验提供必备的理论基础、物质条件和方法探索，对圆满完成动物实验十分重要。

一、动物实验前的理论准备

首先，动物实验人员应掌握实验动物科学基本知识，熟悉常用实验动物的生物学特性和解剖生理特点，熟练掌握动物实验基本操作技能。其次，欲利用实验动物开展实验，还必须了解国家、省、市及所在单位实验动物机构有关实验动物和动物实验的管理法规和制度，并能够切实遵照执行。

二、动物实验前的条件准备

动物实验设计完成且课题确立之后，必须进行动物实验条件的准备。主要包括实验场所、仪器、药品、试剂和实验动物的准备。条件准备的要求是尽可能使实验手段、方法、环境标准化。

1. 实验场所

实验场所是从事具体实验操作及实验后的动物饲养、观察、护理的场所。该场所必须有实验动物使用许可证，必须有标准化的条件、规范化的管理。一般来说，高等医学院校、大的科研院所都有健全的实验动物管理机构、完善的动物实验设施。实验者应与实验动物中心联系，提交实验设计，取得支持和配合，落实实验计划。如本单位不具备实验条件，则应到有条件的动物实验室去开展实验。

2. 仪器、药品、试剂

仪器、药品和试剂是医学科学研究必不可少的要素，准备要充分。仪器要校准，易操作；药品、试剂要提前预订，按照说明书进行配制，特别注意的是，生物试剂要在确认有合格的实验动物和其他条件都具备的情况下才可配制；各种实验器械要消毒、配套。

3. 伦理审查

动物实验开展前 1~2 周，应向实验动物管理机构提交伦理审查表，根据伦理委员会意见进一步开展工作。伦理审查要点参考以下几点：

（1）申请使用动物的理由和目的。

（2）明确申请动物的种类和数量，遵循 3R 原则。

（3）明确参与实际操作的人员具有足够的训练和经验。

（4）须有适当的镇静、镇痛和麻醉措施。

（5）减少实验项目不必要的重复。

（6）对实验动物应采取安乐死的处理方式。

（7）对动物实验后的相关材料采取规范的处理方式。

4. 实验动物

实验动物是特殊的材料，是有生命的物质。实验前应了解实验动物品种、品系、等级、许可证、动物质量合格证情况，进一步提交详细的使用计划。对本单位不能提供的实验动物，则必须到其他具有实验动物生产供应资质的单位购买。购买时应遵循下列原则：

（1）提出外购申请，经实验动物中心负责人同意。

（2）事先与供应单位联系并确认能够提供实验动物，再进一步确认动物品系、等级、价格、包装、供应方式、可供应日期。

（3）如果系慢性实验，则必须先与实验动物中心签订好动物实验室的使用和代养观察协议，办妥相关手续。

（4）购买时要索取实验动物质量合格证、生产许可证复印件和其他相关资料。

（5）选择最快、最安全、最有效的运输方式。

（6）遵守动物运输检验检疫法。

（7）如需要实验动物中心协助，应事先支付足额费用。

5. 实验人员

实验人员是实验成败的关键因素。是否取得动物实验相关培训，对实验内容是否熟悉，实验操作是否熟练，时间安排是否有保证，都关系到实验能否顺利进行，必须事先准备充分，做好周密安排。

三、预备实验

预备实验也称预实验、初试实验，是动物实验开始之前的初步实验。其目的在于检查各项准备工作是否完备，实验方法和步骤是否切实可行，测试指标是否稳定可靠，同时熟悉所用动物的生物学特性及饲养管理要求。预实验可初步观察动物是否适于本项目的研究，了解实验结果与预期结果的距离，从而为正式实验提供补充、修正、完善的意见和经验，是动物实验的重要环节。预实验应使用少量动物进行，其他条件都应跟正式实验一样。预实验可以避免失误和损失，应予高度重视。

第四节　动物实验数据的采集与整理

动物实验数据是指在动物实验过程中对动物采取某种（或多种）处理的观察记录或采用物理、化学的方法检测而获得的原始资料或者数据。原始资料包括图片、照片和视频记录等。

对实验数据进行记录、储存、分类和整理，可以使得研究资料系统化，便于后期对实验数据进行统计处理。可以说，实验数据的收集与整理是实验结果分析和评判的基础，也是动物实验最重要的工作内容之一。

一、实验数据的记录与储存

实验数据来自动物实验过程中获取的原始资料或各种数据。

该项工作包括：做好实验数据的记录；设计记录实验数据的表格；准确记录实验数据；保存仪器设备的原始数据；实验数据的储存，一般记录的介质有实验专用记录本，计算机的硬盘、光盘、U盘等，同时做好必要的数据备份。

二、实验数据的检查与核对

检查和核对原始资料的目的在于确保原始资料的完整性和正确性。完整性是指原始资料无遗缺或重复。正确性是指原始资料的测量和记载无差错或未进行不合理的归并。特别注意特大、特小和异常数据；有重复、异常或遗漏的资料，应予以删除或补齐；有错误、相互矛盾的资料应进行更正，必要时复查。资料的检查与核对工作虽然简单，但却是一项非常重要的步骤，只有完整、正确的资料，才能真实地反映出调查或实验的客观情况，继而经过统计分析得出正确的结论。

三、数据缺项与差错的处理

出于多种原因，在一些研究资料中经常可以看到缺项的存在，缺项的存在严重影响资料的完整性。通过检查发现研究资料中的差错也是十分必要的，应对研究数据做认真的检查。通常用到的检查方法有专业检查、统计检查、人工检查及计算机检查等。在周密实验设计指导下获得的实验数据不应该随意舍弃，否则实验结果的真实性与完整性就会受到破坏。对于可疑的处理，在该数据指标服从正态分布的前提下，可用统计方法检查个别"可疑值"是否应当舍弃。当 $n > 10$ 时，可以用"$\overline{X} \pm 3S$"作为舍弃可疑值的准则。当 $n \leqslant 10$ 时，可以采用狄克逊（Dixon）检验法或格鲁布斯（Grubbs）检验法，进行测量值的一致性检验，从而判断是否剔除可疑值。

四、实验数据的分类与整理

应先区别原始数据是数量性状资料还是质量性状资料。不同类型的数据采用不同的整理方法。

1. 数量性状资料

（1）计数资料：指用计数方式而获得的资料。这类资料每个变量或变数（variable）必须以整数表示，在两个相邻的整数间不允许有带小数的数值存在，如产仔数、成活数、雌雄数等。

（2）计量资料：指通过直接计量而得来的以数量为特征的资料，系用度量衡等计量工具直接测定的，如体重、血压、肺活量、脏器重量等。

2. 质量性状资料

质量性状资料指一些能观察到而不能直接测量的性状资料，又称属性性状资料，如毛色、性别、生死等。对于质量性状资料的分析，必须将质量性状数量化。其方法有：

（1）统计次数法：根据动物的某一质量性状的类别统计其次数，以次数作为质量性状的数据。在分组统计时，可按质量性状的类别进行分组，再统计各组出现的次数。

（2）评分法：对某一质量性状，因类别不同，分别给予评分或用数字划分等级，如动物对某一病原的感染程度，可分为 0（免疫）、1（一过性感染）、2（顿挫性感染）、3（致死性感染）。病理组织坏死情况可分为：无（−），25% 以下坏死（＋），25%～50% 坏死（＋＋），50%～75% 坏死（＋＋＋），75% 以上坏死（＋＋＋＋）。这样就可将质量性状资料量化，以利于进一步统计处理与分析。

第五节　动物实验结果的统计分析

与物理、化学试验可精细定量分析不同，动物是一个非常复杂的生命体，生命现象的特点是具有变异性（个体之间存在差异）、随机性（变异不能准确推算）和复杂性（影响因素众多，有些是未知的），如一组动物接受同一处理后得到的反应数据是各不相同的，但大多以平均数为中心作正态分布。用常规的数学方法不能进行分析，只能依靠生物统计学方法用概率进行分析。

生物统计学处理数据的方法很多，最常用的统计学方法有：各组间计量资料的比较用方差分析法（F 检验），各组间计数资料的比较用卡方检验（χ^2 检验），通过概率计算得出各组间差异是否具有显著性意义。一般认为，两组数据之间差异概率 $P<0.05$ 时具有显著性意义；$P\leqslant0.01$ 时具有极显著性意义，这表明两组数据之间的差异不是抽样误差，而是处理因素作用所致。

现在一般实验数据的统计学处理有专用软件，如 SPSS、SAS、SYSTAT、GraphPad Prism 等。

生物医学实验对实验对象（动物）进行干预后测定的观测指标通常有以下类型：一是连续性数据，即测定结果表现为有数字大小和单位的数据，统计上称定量资料，如生理、生化指标，体重值，器官重量等；二是分类数据，即测定结果表现为按某属性划分的定性类别，统计上称为定性资料，具体又可以分为二值资料、多值名义资料和多值有序资料，如某反应为出现或不出现，个体死亡或未死亡、有畸形或无畸形，病理损害的严重程度为无、轻度、中度、重度等。

一、描述性统计学

描述性统计学（或归纳统计学）是对样本观察/测量数据频率分布的定量研究，描述性统计的目的在于对测量值或观察值进行归纳浓缩，用统计量、统计图或统计表的形式表现，以估计总体分布的参数。

对于某一测量指标，一般应从文献资料中了解其分布类型。如果没有判断概率分布的理论基础，应重复以大样本测定，绘制样本的频数分布图（理论上样本量要大于100），并经统计学检验拟合其分布。

二、数据的描述统计量

（1）连续性数据的频数分布：通过对样本资料编制频数分布表或作茎叶图，确定资料分布的类型、频数分布的集中趋势和离散趋势，估计总体参数，也便于发现离群值。

（2）中心位置的描述统计量：描述数据分布的集中趋势，常用指标为算术均数、中位数、众数、几何均数等。

（3）离散程度的描述统计量：描述数据分布的离散趋势，常用指标为标准差和方差、极差和四分位数间距、变异系数和离散系数等。

（4）统计学图表：统计图包括连续性数据分布的直方图、茎叶图，表示数据中心位置和离散程度的点杆图（作图时表示均数和标准差）和盒须图（作图时表示中位数、极差、四分位数间距），描述构成比数据资料的百分条图、饼图，描述经时变化趋势的线图，以及预测和检验分布类型的概率–概率图（P–P 图）等。统计表具有简单、明了、易于理解、便于比较的优点。编制统计表时原则上应当重点突出、层次分明、避免层次过多或结构混乱。一般的统计表应为三线表，表中只有横线，无竖线和斜线。统计表的标目应层次清晰，不宜过于复杂。

生物医学动物实验中最常见的情况是给予不同受试物后进行组间比较，通过统计学中的假设检验说明受试物的作用。在做假设检验时，应注意以下问题。

1. 检验方法的选用依据

（1）资料的类型和变量的数目：不同类型的资料（定量、定性）的组间比较应采用不同的统计检验方法。单变量、多变量的统计检验方法也各不相同。

（2）实验设计类型：应该根据实验设计的具体类型选择对应的统计检验方法，以便得到处理组效应的真实结论。

（3）检验方法的前提条件：选用假设检验方法前，应了解所分析的数据资料是否满足相应检验方法的前提条件，如 t 检验和方差分析等参数检验方法要求数据满足正态性和方差齐性，χ^2 检验要求样本含量大于 40 且理论频数大于 5。

2. 正态性检验及拟合优度检验

统计学假设检验须判定样本的频数分布是否符合某一理论分布，如符合要求就可按此理论分布来进行统计学处理。对正态分布可采用正态性检验，其他分布可用拟合优度检验。通常可通过查阅文献，了解实验参数符合何种理论分布。

3. 方差齐性检验

连续性数据未达到参数法统计分析前提的第二种原因为方差不齐。一般而言，数值愈大，其固有的变异性也愈大。例如，若某组动物的平均反应值为 100，其数值范围可能为 80~120；而另一组动物的平均反应值为 300，其数值范围可能会扩大至 240~360。

解决方差不齐的措施是进行数据转换。若数据的标准差与平均值成正比，在统计分析前宜将数据转换为对数值之后再进行分析，据此，不仅数据的变异度与平均值大小无关，同时还可确保其更符合正态分布。若数据变异度增加幅度与平均值的关系不太明显，采用平方根转换则更易使数据的变异度与平均值大小无关。某些数据经对数或平方根转换后可能仍存在方差不齐，此时宜采用非参数检验。

4. 单侧检验与双侧检验

检验假设选择单侧检验或双侧检验，应事先根据专业知识做出选择。一般而言，若研究目的仅为了解是否存在组间差异，实验者无法预测组间变化的方向，或实验者希望获得正、负两方面的结果，则应采用双侧检验。若事先可预测组间差异的变化方向，实验者仅对某一方面的重要性感兴趣，或实验者仅希望了解与对照组差异或正或负一个方向的结果，则应采用单侧检验。此外，剂量设计预试验中应采用双侧检验，正式试验在了解相关信息后可采用单侧检验。

5. 多重比较及多重性问题

生物医学实验经常在处理组和对照组之间做多个变量的比较。即使不存在真正的实验效应，也有可能纯粹由于偶然性而有一个或多个变量在 5% 检验水平出现显著性差别。除了上述均数多重比较导致 I 类错误概率增加的多重性问题之外，其他的多重性问题还包括多次的中期分析、关注多个结局、亚组间的多重比较。处理多重性问题的原则包括：① 预先计划进行多重比较；② 限制比较的次数；③ 多重比较时采用更严格的界值标准；④ 多重比较具有生物学方面的依据。

6. 观察值或实验对象的独立性

许多统计检验方法要求比较的观察值或实验对象相互独立，如二项分布的率检验、t 检验和方差分析等。但是，有的生物医学实验中观察单位并不独立。例如，生殖和发育研究中就存在窝效应——由于遗传因素、宫内的发育环境和药物的代谢环境相似，与异窝胎仔相比，同窝胎仔之间对毒性效应的反应概率趋于系统，即同窝内数据为聚集性数据，这就是一种常见的非独立数据。在统计学分析时，忽略数据的窝内相关性具有潜在的风险；因同窝母鼠所产 k 个胎仔的观察值存在共性，其所提供的信息不及 k 个独立的来自不同母鼠所产胎仔所提供的信息，窝内相关性愈大，其信息量愈少。聚集性数据的均数标准误小于独立的数据，因此，若基于观察值独立的统计分析方法，就会增加犯 I 类错误的概率，即假阳性的风险增加，降低实验的有效性。

7. 历史对照数据的应用

某些情况下，尤其是在发生率较低的情况下，单项研究可能提示处理可影响肿瘤发生率，但无法得出明确的结论。可能想到的分析办法之一是将处理组的数据与来自其他研究的对照组动物相比较。虽然历史对照数据具有重要意义，但值得强调的是，众多原因可导致不同研究之间的变异度大于研究之内的变异度。动物来源、饲料及饲养条件、研究期限、研究中的动物死亡率、读片的病理人员水平等均可能影响最终的肿瘤发生率。因此，忽视这些差异，将处理组的肿瘤发生率与合并的对照组发生率相比较，可能得出严重错误的结果，并进而明显夸大统计显著水平。

第六节　动物实验的标准化

动物实验是医学研究必需的，是实验手段之一，使用标准的实验动物并在标准的环境条件下进行实验是保证研究质量的重要条件。

动物实验规范化首先要求研究者在实验动物的选择时注意以下几点：

（1）医学研究目的在于探索人类疾病的发病机制，寻找预防及治疗方法。通过动物实验，研究者可对人类的疾病、病理生理进行推断和探索。实验动物和人类的生活环境不同，生物学特性存在许多相同和相异之处，因而选择实验动物时，应充分了解各种动物的生物学特性，并与人类之间的特性进行比较，以充分利用相似之处做出恰当的选择。在可能的情况下，尽量选择结构、功能、代谢及疾病特征方面与人类相近的动物。

（2）选用解剖生理特点符合实验目的要求的实验动物，是保证实验成功的关键。

（3）注意人与动物对同一刺激的反应差异，选用具有明显反应的动物。各实验动物在基因型、组织型、代谢型、易感性等方面存在着差别。不同种动物对同一因素反应虽然有相似性，但也会出现特殊的反应，有共同性亦有特殊性。实验中应选用对实验因素最敏感的动物作为实验对象。

（4）根据课题研究的目的、内容、水平、技术条件、实验方法等选用相适应的标准化动物。

（5）根据各微生物级别的动物特点、应用范围和课题水平，选择相匹配的微生物级别动物。动物级别还要与实验条件、实验技术、方法、试剂等相匹配。

（6）充分查阅与本课题相关的实验动物与动物实验两方面的文献，了解本领域、本项目以往的研究结果和使用动物情况，要充分利用前人的成果，避免重复，并进行必要的预实验，确定深入的研究计划，使研究更简洁，有效，更具有特色和创新。应强化查阅文献和加强与实验动物工作者交流，充分有效地利用既有研究成果，从而使实验动物选择及应用更有效、更准确，更好地使实验动物为自身课题服务。

（7）注意经济性原则，在不影响实验质量的前提下选择易获得、经济、易饲养管理的动物，尽量做到方法简便、成本低廉。同时，动物实验的规范化还应注意有关国际规范的落实和执行，如遵照国际上公认的动物实验室操作规范和标准操作程序，即要求实验动物选择和应用、实验室条件、工作人员素质、技术水平和操作方法都标准化。只有这样，实验结果准确性、规律性、重复性才能得到保证。

实验动物被称为"活的分析天平"和"活的生化试剂"，那么这个"活的生化试剂"就要保证它的遗传和微生物背景的纯洁度，就需要建立一个标准化的操作规程，来规范实验动物的使用和繁殖，这样才能在世界各地保持实验动物这一"生化试剂"都尽可能有一样的背景，从而保证实验结果的可重复性，也可以通过标准化来保证实验结果排除了其他的外来干扰，使实验数据、实验结论有更强的说服力。

医学研究中，动物模型、动物实验都是为人服务的，一切动物模型和动物实验结果都要外推到人身上去，这就是动物实验结果的外推。因为动物和人毕竟不是同一种属，在动物身上无效的药物不等于临床无效，而在动物身上有效的药物也不等于临床有效，加之不同的动物有不同的功能和代谢特点，所以一个实验结果最好采用两种以上的动物进行比较观察。所选的实验动物，一类为啮齿类动物，另一类为非啮齿类动物。常用的实验序列是小鼠、大鼠、犬、猴、小型猪。

目前，人们愈来愈重视实验动物的标准化问题。实验动物的标准化是指对实验动物从微生物质量和遗传学质量进行控制。由于实验动物在不同种类、不同品系之间遗传特性存在差异，其实验反应也存在差异，这些差异必然对实验结果产生影响。同时，还要对实验动物生产过程中的环境和营养进行控制，动物饲料中蛋白质、脂肪、钙、磷、氨基酸、维生素等各类营养物质含量应符合各种实验动物品种品系的生理需要，含有的有害物质及污染物质不能超过最大安全限量标准。除了要选用合格的符合标准的实验动物外，还需要使用符合要求的饲料与垫料。只有实现实验动物的标准化，研究者才可根据课题研究的目的和要求选择适当级别的动物，才可在相应等级的实验条件下完成实验研究，才能证明实验结果是可信的、科学的。

思考题

1. 动物实验的选题原则是什么？
2. 在进行动物实验前需要做哪些准备工作？请举例说明。
3. 什么是实验数据的完整性与正确性？
4. 什么是描述性统计学？数据的描述性统计学可以用哪些形式表现？
5. 请简述做假设检验时应注意哪些问题。
6. 动物实验结果的外推的概念及其意义是什么？

第七章　动物实验基本操作技术

　　动物实验是医学研究的基本手段，是药物安全性评价的必经途径。娴熟的动物实验操作技术和技巧，是顺利完成动物实验并取得准确、可靠的结果和动物反应重复性的保证。对实验动物饲养管理人员和兽医技术人员来说，动物不会讲话，具有自卫本能，动物在受到威胁的情况下可能会攻击工作人员，在未经过系统驯化的情况下，也不会主动地服药和接受必要的检查和治疗，这无疑给平时的饲养管理和兽医治疗工作增添了不少麻烦。所以无论是饲养人员还是动物实验人员，都必须熟练掌握常规的和一些特殊的实验动物学技术，才能科学合理地养好实验动物，规范熟练地开展动物实验，有效地对患病动物进行检查、诊断和治疗，从而确保动物和人员健康及动物福利。

第一节　实验动物的抓取与固定

一、大、小鼠的抓取固定法

（一）小鼠的抓取固定方法

　　先用右手抓取鼠尾并提起（图7-1），置于鼠盒的笼盖或实验台上向后拉，在其向前爬时，用左手拇指和食指抓住小鼠的两耳和颈部皮肤，用左手小指钩起鼠尾，中指和无名指抵住其背部即可（图7-2）。此抓取方法适宜做灌胃及皮下、肌肉、腹腔注射等实验操作。可以根据实验的要求，选择其他的固定方法，比如专用的固定工具。

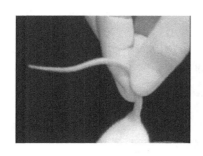
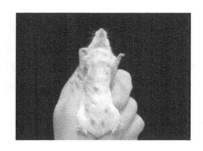

图7-1　小鼠的抓取方法（一）　　　图7-2　小鼠的抓取方法（二）

（二）大鼠的抓取固定方法

　　基本上与抓取小鼠相同，轻轻抓住鼠尾根部，将大鼠提起置于鼠盒笼盖上，迅速用左手拇指和食指捏住鼠耳后下方，固定其头部，不得让其转动，余下二指紧捏鼠背皮肤，置于左掌心，右手即可进行腹腔、肌肉、皮下注射与灌胃或各种实验操作。在接触动物的时候需要轻柔一些，不要突然快速抓取大鼠，否则易被咬伤。在实施手术和心脏采血等侵袭性较强的操作前，需要麻醉动物，取背卧位，再用细绳活结或其他合适工具将鼠前后肢分别固定在保定架上。尾静脉注射或采血时，可用鼠静脉注射固定架或者塑料保定袋固定。如使用固定架，先选择合适的固定架，打开鼠筒盖，将鼠尾提起，鼠身放入固定架，露出尾巴，盖好筒盖，即可进行尾静脉注射或尾静脉采血等操作。

二、豚鼠的抓取固定法

豚鼠的抓取固定法基本上与大鼠相同，只是由于豚鼠较胆小，易受惊，所以抓取时必须稳、准和迅速。可先用一手迅速抓住鼠背肩胛上方，稍用力下压固定后，以拇指和食指环握颈部，用另一只手托住臀部即可。

三、家兔的抓取固定法

抓取家兔一般用左手抓住兔颈部的毛皮，并提起，用右手托其臀部，让其身体重量的大部分集中在右手上。注意不能用手抓双耳，以免损伤动物。

家兔的固定分为盒式、台式两种。如进行兔耳血管注射和兔耳采血，可用盒式固定；如做呼吸、血压测定试验和手术，则可用台式固定。其方法是将家兔固定在兔台上，四肢用粗棉绳活结绑住，拉直四肢，将绳绑在兔台四周的固定栓上，头用固定夹固定，或用一根粗棉绳兜住兔的切齿绑在兔保定台铁柱上。台式固定方法对动物应激较大，建议对动物进行麻醉后实施。此外，有机构使用毛巾或者特制的保定布，对动物进行包裹，进行口服给药。

四、犬的抓取固定法

比格犬一般会主动配合实验人员，不会攻击人。抓取杂种犬时，为了防止其咬人，最好首先请饲养员帮助绑住犬嘴；或先轻轻抚摸其颈背部皮毛，然后用布带迅速兜住犬的下颌，绕到上颌打一个结，再绕回下颌打第二个结，然后将布带引至头后，颈项部再打两个结，这样就将犬嘴捆绑住了，注意松紧要适宜。

简单的采血等操作可以在饲养笼中实施；也可以使用商品化的保定架，将动物的四肢放在保定部的4个洞中，根据需要对四肢进行绑定，然后实施相关的操作。对于非常暴躁的动物或操作本身会对动物造成伤害时，可以在麻醉状态下实施相关的操作。

第二节　性别鉴定

动物实验中，经常要涉及雌雄动物的鉴别。性成熟后的哺乳动物的性别一般易于区分，因为雄性个体睾丸已从腹腔下降至阴囊内，雌性动物的阴道也已开口。除了生殖器官本身外，在某些动物中还可以根据第二性征来判断。但是，对于新生动物来说，性别鉴定就较为困难。下面介绍一些常用的区分方法。

一、哺乳类

一般情况下，哺乳动物的性别依据动物的肛门与外生殖器（阴茎或阴道）之间的距离加以区分，雄性要比雌性的距离更长。

（一）啮齿目

大鼠、小鼠、沙鼠等可用肛门生殖器间距离加以区分。成年大、小鼠性别极易区别。雌性生殖器与肛门之间有一无毛小沟，距离较近。雄性可见明显的阴囊，生殖器突起较雌性大，肛门和生殖器之间长毛。幼年鼠则主要靠肛门与生殖器的距离远近来判别，近的为雌性，远的为雄性。但这种方法对豚鼠和地鼠则用处不大。豚鼠和地鼠用手压迫会阴部，雄鼠有阴茎突起，雌鼠则无，但可见阴道口呈"V"形。另一种方法可以通过乳头的出现来区分大、小鼠性别。雌性小鼠 2～13 日龄可见乳头的出现。雌性大鼠 3 日龄就可见乳头，12～15 日龄更明显。此后两种鼠的乳头就被毛遮掩。对于成年豚鼠，在其肛门和生殖器之前施加轻微压力便可使阴茎伸出。雌性豚鼠有阴道关闭膜（一种除了发情和分娩外，关闭阴道口的细胞结构），用拇指和食指压迫生殖脊两侧使其上面部位轻轻张开，则该膜能暴露出来。当放松时，此膜可在肛门和尿道之间形成浅"U"形皱褶。发情高潮期，阴道关闭膜呈开孔状。

（二）兔形目

与豚鼠区分方法相同。对初生仔兔及开眼仔兔，可观察其阴部孔洞形状和距离肛门远近：孔洞扁形、大小与肛门相同，距肛门近者为雌性；孔洞圆形而略小于肛门，距肛门远者为雄性。对幼兔，可用右手抓住兔的颈背部皮肤，左手以食、中指夹住尾巴，大拇指轻轻向上推开生殖器，局部呈"O"形、下为圆柱体者是公兔；局部呈"V"形、下端裂缝延至肛门者为母兔。对成年兔，可看有无阴囊。3 月龄以上家兔，只要看一眼有无阴囊，便可区分公母。

（三）食肉目

新生食肉目动物可用肛门-生殖器距离加以区分。成年公犬睾丸下降于阴囊中，悬于会阴部下方，阴茎由耻骨下缘朝腹部方向延伸，至后腹壁开口。母犬的尿生殖道开口于肛门下方，较易观察识别。公猫的阴茎方向是向后的。

（四）灵长目

区分灵长类动物雌雄较为困难。首先应检查其尿道开口，许多雌性动物有较大的阴蒂，其腹侧形成沟状通向尿道口，而雄性动物的尿道开口在阴茎头上。触摸阴囊内是否有睾丸是确定灵长类动物性别的最可靠方法。

二、鸟类

鸟类在第二性征（肉冠、羽毛、发声）出现前，区分性别极为困难，但可通过孵出 24 h 内外翻泄殖腔鉴别。雄性中可观察到在微小而能勃起的孔突上有输精管开口，但此法通常要有丰富的经验，且准确性常难以保证。对于有羽色伴性遗传的鸟类，可通过其孵出时的羽色加以区分。

三、鱼类

许多鱼从外形上不易区分性别，但可通过繁殖期的颜色及第二性征加以区分。例如，麦穗鱼平时体侧呈灰黄色，到了生殖期雄性变成暗黑色。雄性马口鱼一到生殖季节，体色变为红蓝条相间。鱼类的第二性征是珠星（又称追星），是一种灰白色结节状的皮肤衍生物，用手抚摸感觉粗糙。珠星一般在繁殖季节出现，雌性机体上出现较多且粗壮，雄性少而小。珠星大多分布在头部吻端或胸鳍上。四大家鱼（草鱼、青鱼、鲢鱼、鳙鱼）的珠星分布在胸鳍上。

第三节　年龄判断

一、小鼠

（一）根据形态鉴定日龄

小鼠出生后不同日龄的外观形态特征见表 7-1。

表 7-1　小鼠出生后不同日龄的外观形态特征

日龄/d	外观形态特征
1	仔鼠裸体鲜红
3	耳壳露出表皮
4	脐带疤痕脱落
5	能翻身
8	能爬行
10	能听到声音
9~11	全身被白毛，门齿长出
13~15	眼皮张开，能跳跃，能抓取东西
≥18	能自行采食，独立生活

（二）根据体重鉴定日龄

小鼠出生后体重与日龄相关，不同品系间有一定差异。以 KM 小鼠为例，不同日龄的体重情况见表 7-2。

表 7-2　不同日龄小鼠的体重情况

日龄	出生	5 d	10 d	15 d	20 d	25 d	30 d
体重/g	1.8	4.0	6.0	11.0	15.0	21.0	21.0

二、大鼠

18 日龄以前大鼠的形态特征与小鼠基本一致，可根据形态特征来判断年龄。在无可靠记录资料的情况下，可根据体重来判断大致日龄。普通 SD 大鼠不同日龄的体重情况见表 7-3。需要指出的是，同一品系大鼠的生长发育受窝产仔数、雌鼠哺乳能力、饲料营养水平、管理水平及个体差异等多种因素的制约，年龄与体重的关系不是绝对的。

表 7-3　不同日龄 SD 大鼠的体重情况

日龄	出生	10 d	20 d	30 d	40 d	50 d	60 d	70 d	80 d
体重/g	6~7	17~25	35~50	55~90	100~150	150~210	170~240	210~270	240~320

注：1 月龄后，雄鼠取上限，雌鼠取下限。

三、豚鼠

一般老年豚鼠牙齿和趾爪长，被毛稀疏无光泽，眼神呆滞，行动迟缓。而年轻豚鼠牙齿短白，爪短软，眼睛圆亮，行动敏捷，被毛有光泽，且紧贴身体。同样，也可根据体重来推断其大致年龄（表 7-4）。同日龄豚鼠，雌性体重略高于雄性。与大鼠一样，其体重受多种因素的制约。实验对年龄要求比较严格时，必须由卡片记录提供准确年龄。

表 7-4　豚鼠体重与年龄的关系

日龄	出生	7 d	20 d	30 d	60 d	90 d	120 d	180 d
体重/g	60~80	100~120	150~200	170~220	240~300	330~400	400~470	520~600

四、家兔

家兔的门齿和爪随年龄增长而增长，是年龄鉴别的重要标志。青年兔门齿洁白，短小，排列整齐；老年兔门齿暗黄，厚而长，排列不整齐，有时破损。白色家兔趾小，基本呈红色，尖端呈白色。1 岁家兔红色与白色长度相等；1 岁以下，红多于白；1 岁以上，白多于红。还可根据趾爪的长度与弯曲度来区别。青年兔趾爪较短，直平，隐在脚毛中，随年龄的增长，趾爪露出于脚毛之外，而且爪尖钩曲。另外，皮薄而紧、眼神明亮、行动活泼的为青年兔；皮厚而松、眼神颓废、行动迟缓的为老年兔。

五、犬

犬的年龄主要以牙齿的生长情况、磨损程度、外形颜色等情况综合判定。成年犬有 42 颗牙齿。齿式：$2×（I3/3 \ C1/1 \ Pm4/4 \ M2/3）=42$。仔犬在出生后十几天即开始生出乳齿，2 个月以后开始按门齿、犬齿、白齿的顺序逐渐更换为恒齿，8~10 个月齿换齐。但犬齿需要 1.5 岁以后才能生长坚固。饲养场饲养的品种犬，可以根据记录，明确了解年龄，而收购的杂种犬就无法知道确切年龄。实际应用中，可根据犬齿更换和磨损情况，估计犬的年龄（表 7-5）。

表 7-5　不同年龄犬齿更换和磨损情况

年龄	犬齿更换和磨损情况
2 个月以下	仅有乳齿（白、细、尖）
2~4 个月	更换门齿
4~6 个月	更换犬齿（白，牙尖圆钝）
6~10 个月	更换臼齿
1 岁	牙长齐，洁白光亮。门齿有尖突
2 岁	下门齿尖突部分磨平
3 岁	上下门齿尖突大部分磨平
4~5 岁	上下门齿开始磨损呈微斜面，并发黄
6~8 岁	门齿磨成齿根，犬齿发黄、磨损
9~10 岁	唇部、胡须发白
10 岁以上	门齿磨损，犬齿不齐全，牙根黄，唇边、胡须全白

第四节　妊娠检查

妊娠（pregnancy），又称"怀孕"，是哺乳动物所特有的一种生理现象，是自卵子受精开始到胎儿发育成熟后和附属膜共同排出母体的复杂生理过程。雌性哺乳动物排卵后，卵子与精子结合受精形成合子，雌性的发情周期即被妊娠期所代替。妊娠期（gestation period）是指受精后到分娩当天新生命在母体内的生活阶段。

雌性动物妊娠后会发生一系列的复杂变化。为了在配种以后能及时掌握雌性动物是否妊娠、妊娠的时间及胎儿和生殖器官的异常情况，采用临床和实验室的方法进行检查，称为妊娠检查，又称妊娠诊断（pregnancy diagnosis）。通过妊娠检查可以及时地对雌性动物加强护理或再次配种，以保护母体和胎儿正常发育，避免胎儿早期死亡和流产及减少繁育时间的损失。妊娠检查不但要求准确，且及早确诊更为重要。

目前妊娠诊断的方法，基本上分为临床检查法和实验室检查法两大类。临床检查法可分为：① 检查由内分泌变化所派生的及与怀孕有关的母体变化，如试情法（观察动物是否返情）、阴道检查法（阴道是否有妊娠变化）、腹部检查法（观察雌性动物腹部变化）、子宫检查法（直肠触诊子宫）等。② 直接或间接检查是否有胎儿、胎膜和胎水存在，如直肠检查法、腹壁触诊法、听诊（胎儿心音）法、超声检查法、X 射线检查法等。实验室诊断法可分为：① 检查与妊娠有关的母体激素变化，如血液（乳）孕酮的测定等。② 检查由内分泌变化所派生的母体变化，如检查子宫颈和阴道黏液的理化性状、利用外源激素检查雌性动物是否产生某种特有反应等。③ 检查由于胚胎出现而产生的某种特有物质，如激素水平检测。④ 检查由于妊娠雌性阴道上皮出现的细胞学变化，如阴道活体组织学检查等。

一、外部检查法

雌性动物交配后若妊娠，一般会表现为发情周期停止、食欲增进、体重逐步增加、腹部逐渐膨大。这些现象越到妊娠后期越明显，早期的体重增加和腹部膨大应与生长和腹脂沉积相区别。此外，也可采用试情法，如在雌兔配种后第 5 天，将其放入雄兔笼中，让雄兔追逐、爬跨母兔，若母兔不愿接受交配夹尾缩伏在一角，说明有妊娠可能。配种后第 16 天再进行一次试情，同时结合观察动物的食欲、体重等变化加以确诊。此法过于消耗时间，且不能肯定，因而对其外形观察只用于后期检查以供参考。

二、摸胎法

摸胎法是通过触摸雌性个体腹部子宫内胎儿的存在来进行妊娠诊断的方法，适用于家兔、犬、猫及较小的非人灵长类动物。家兔在配种后 1 周即可进行检查。将雌性兔站立固定，兔头朝向术者胸部，右手做"八"字形自前向后轻轻沿腹壁后部两旁摸索，腹部柔软如棉，则没有妊娠。若摸到花生米样大小（直径为 8~10 mm）能滑动的肉球（交配 10~12 d 为小核桃大小，15 d 为鸡蛋黄大小），则可做妊娠判断。但在 7~10 d 时，应与圆形（多为扁椭圆形）指压无弹性、不光滑且分布面积广而不规则的粪球相区分。摸胎时动作要轻，以免造成流产。犬、猫一般在配种后，用手在最后 2 对乳头上方的腹壁外前后滑动，看是否有硬物，若妊娠则能摸到早期胎儿（呈卵圆形），若呈弥漫感则未妊娠。犬在 20~35 d、猫在 18~30 d 易触诊。

三、阴道检查法

阴道检查法与发情周期鉴定的方法相同。观察雌性动物的发情周期是否消失，结合观察阴道黏膜的色泽、干湿状况、黏液性状等加以判定。但此法易与假孕及雌性动物不正常发情相混淆，一般仅用阴道涂片作为对啮齿类动物妊娠诊断的参考。

为了某些研究目的，有时须确切地知道雌性动物何时发生了交配。对此除了采用人工交配外，在实验动物中常用阴道涂片法，以观察雌性动物阴道内是否存在精子，从而确定是否交配过。但这仅能说明雌雄动物已交配，不能证明动物已受孕。大、小鼠可以采用阴道栓检查法。大鼠和小鼠一般在交配后 2~4 h，在雌鼠的阴道内即有明显可见的栓状物。阴道栓多在阴道内停留 12~24 h 即排出，排出物一般很小，呈圆锥状，奶油色，底面大小为 3~5 mm^2。检查时一般在大鼠笼的网状底板下放一张干净的纸，于第 2 天检查是否有阴道栓。若发现有阴道栓说明已发生了交配。若检查有阴道栓存在，则大鼠和小鼠的受孕概率较高。豚鼠交配后会在阴道内留有精子和阴道栓。金黄地鼠在交配后第 5 天和第 9 天检查雌性阴道分泌物，若没有观察到奶油色、不透明、能拉长的黏膜分泌物存在，则可判断已交配。

四、直肠检查法

直肠检查法适用于较大的实验动物。其方法是将食指或中指通过直肠伸入雌性动物体内，触摸动物的子宫以检查胎儿的有无与大小，从而判定是否妊娠。例如，在猕猴交配后1个月左右，由助手将猴固定，用右手的中指（戴上医用手套，涂凡士林油膏）轻轻伸入直肠，隔着肠壁按摩子宫，左手托住下腹部。可依据子宫的大小、形状和软硬度确定是否妊娠。未孕猴子宫较软，呈扁平状，体重为4.5~5 kg的恒河猴子宫大小约为1.5 cm×1.5 cm。受孕后30 d左右子宫由较硬转为很软。

五、超声检查法

超声检查法是利用超声可以在机体内定向传播和遇到不同声阻抗的组织界面时能产生反射的原理，将妊娠早期的胎囊、少量胎水、胎体及胎心搏动检测出来（A型超声）；或利用多普勒效应的原理，将子宫动脉、胎儿动脉及胎心的搏动和血流检测出来（D型超声）；或通过断层扫查将子宫和胎体的切面，以图像显示出来（B型超声）。这是直接检查，诊断可以早而准。目前较多使用的为B型超声，简称"B超"。其检查分为三步：动物固定、探查部位的确定和处理及探查。探查所选用的超声频率一般为2.5~5 MHz。以下介绍B超仪探查几种动物的方法。

1. 家兔

取仰卧固定位，探查部位在耻骨前缘1~2 cm、腹中线两侧1~2 cm、最后乳头外侧或后方1 cm处，以最后乳头后方1 cm处为佳。不必剪毛，只要将毛分开，露出皮肤，涂布耦合剂，即可检查。妊娠第6天可见充满液体的子宫，妊娠第9天诊断准确率达100%，第18天可见胎儿脊柱和胎心搏动。预测胎数误差为±2。用9.0 MHz探头检查，第10天可见胎儿。

2. 猫、犬

取自然站立、人工扶持或躺卧固定，让动物保持安静，查探后肋部、乳房边缘，或下腹部脐后3~5 cm处，除长毛犬外，其他犬无须剪毛，将毛分开涂耦合剂进行探查。有机械扇扫或线阵两种体外探查方法。使用超声频率为3.5~5.0 MHz。犬发情后2~3 d能探到卵泡，卵泡停止增长后即排卵。妊娠23 d前探不到妊娠子宫图像，首次检出妊娠子宫、胎儿、胎动、体腔和胎心的日期分别在妊娠第24天、30天、40天、48天。妊娠第24~30天，可以计算怀胎数。

3. 豚鼠

探查部位在后肋部，局部涂耦合剂，不需要剪毛。B超仪探查（5.0 MHz）时，最早检出充满液体的子宫在妊娠第16天，第18天检出率为83%，第19天检出率达100%，第25天可见胎儿，第34天检出胎儿脊柱和胎心搏动，可判断胎儿的死活。

六、孕酮含量测定法

雌性动物配种后，若未妊娠，则血浆孕酮含量因黄体退化而下降；若出现妊娠，则血浆孕酮含量保持不变或上升。测定一般采用外周血孕酮含量，测定方法采用放射免疫测定法（RIA）和酶联免疫测定法（ELISA）。例如，绵羊配种后20~25 d，血浆中孕酮含量大于1.5 ng/mL，不孕准确率为100%，妊娠准确率为93%。家兔用放射免疫测定法测得血浆孕酮浓度大于7 ng/mL为妊娠评判标准，人工授精后第6天即达此标准。

七、青蛙试验

青蛙试验适用于判断猴的妊娠。受孕猴的尿中含有绒毛膜促性腺激素，能刺激青蛙的睾丸排出大量的精子。试验前应检查确定青蛙的尿液中不含有精子。取被检猴清晨的尿液，过滤后取 3~5 mL，注入青蛙的背部或腹部的皮下，经 2~4 h，检查青蛙尿液中有无精子（因雄性青蛙的精管与肾脏相连，所以排精后能在尿液中查到精子）。此法也可用蟾蜍进行。

除上述一些妊娠诊断方法外，还有免疫学诊断、X 射线检查、PMSG 生物学检查、子宫颈-阴道检查、激素反应、眼球巩膜血管检查、腹腔镜检查、尿液雌激素检查、胎儿心电图检查等方法。应根据具体实际情况选择适合的方法进行妊娠检查。

第五节　分组与编号

动物实验之前，必须对实验动物进行随机分组和编号标记，这是做好实验和实验记录的前提。

一、随机分组

进行动物实验时，通常采用随机分组的方法。随机分组的方法很多，如抽签、拈阄等形式，但最好的方法是使用随机数字表或计算器。随机数字表上所有数字是按随机抽样原理编制的，表中任何一个数字出现在任何一个地方都是完全随机的。计算器内随机数字键所显示的随机数也是根据同样原理产生的。

随机数字表使用简单。假设从某群体中要抽 10 个个体作为样本，那么，可以先闭目用铅笔在随机数字表上定一点。假定落在第 16 行 17 列的数字 76 上，那么可以向上（向下、向左、向右均可），依次找 42、22、98、14、76、52、51、86，把包括 76 在内的这 10 个号的个体按号作为样本，来作为研究总体的依据。

使用计算器产生随机数时，每当按下 2ndF（第二功能键）和 RND（随机数字键）时，随机数就产生。产生的随机数值是 0.000~0.999。显示的数前两个小数位用作一个样本个体，如输入 2ndF RND 显示为 0.166，表明第 16 个数据作为一个样本个体，重复按键操作，直到产生所需的样本大小。由于随机数是随机产生的，所以，绝对不会产生相同的数目。

随机数产生后，随机分组要根据组数来进行，具体较为复杂。以下示例介绍使用随机数字表进行随机分组的方法。

（一）当分为二组时

例：设有雄性 Wistar 大鼠 12 只，按体重大小依次编为 1、2、3……12 号，试用完全随机的方法，分为甲、乙两组。

分组方法：假设所产生的点是随机数字表上第 21 行第 31 列的 78，则从 78 开始，由上向下抄 12 个随机数。具体如下：

动物编号： 1　 2　 3　 4　 5　 6　 7　 8　 9　 10　 11　 12

随机数字： 78 38 69 57 91 0　 37 45 66 82 65 41

组　　别： 乙 乙 甲 甲 甲 乙 甲 甲 乙 乙 甲 甲

现在以随机数字的奇数代表甲组，偶数代表乙组，则编号为 3、4、5、7、8、11、12 号分入甲组，而 1、2、6、9、10 号分入乙组。因两组数字不等，继续用随机方法将甲组多余的一只调整给乙组，从上面最后一个随机数字 41，接下去抄一个数为 62，以 7 除之（因甲组原分配 7 只）得 6，即把原分配在甲组的第 6 个甲（即 11 号大鼠）调入乙组。如果甲组多两个，则接下去抄两个数。分别以 8、7 除之，余数即指要调入乙组的第几个甲，以此类推。最后各组的鼠数就相等了，调整后各组鼠的编号为：

组别　　　鼠的编号

甲组　34　 5　 7　 8　　 12

乙组　12　 6　 9　 10　 11

（二）当分为三组时

例：设有雄性的 SD 大鼠 12 只，按体重大小依次编为 1、2、3……12 号，试用完全随机的方法，分为 A、B、C 三组。

分组方法：假设所定的点是随机数字表第 40 行、第 17 列的 08，则从 08 开始，自左向右抄 12 个随机数字：

动物编号： 1　 2　 3　 4　 5　 6　 7　 8　 9　 10　 11　 12

随机数字： 08 2　 701 50 15 29 39 39 43 79 69 10

除 3 余数： 2　 0　 1　 2　 0　 2　 0　 0　 1　 1　 0　 1

组　　别： B C A B C B C C A A C A

调整组别：B

以 3 除各随机数字，若余数为 1，即该鼠归 A 组；余数为 2，归入 B 组；余数为 0，归入 C 组。结果 A 组为 4 只，B 组 3 只，C 组 5 只。C 组多 1 只应调入 B 组，方法同上。仍采用随机方法，从 10 后面接着抄，为 61。61 除以 5，余数为 1，则将第一个 C，即第 2 号鼠调入 B 组，调整后各组鼠的编号如下：

组别　鼠的编号

A 组　3　 9　 10　 12

B 组　1　 2　 4　 6

C 组　5　 7　 8　 11

将动物随机分为 4 组或更多组的原理基本一致。

（三）当每只动物一组时

例：设有 A、B、C、D、E、F 代表的 6 只家兔，试用完全随机法将其每只分为一组。

分组方法：从随机数字表上用铅笔任指一点，若为第 21 行、第 17 列的 33，则从 33 向左抄 6 个数，然后分别以 6、5、4、3、2、1 除之。凡除不尽的，即将余数写下；凡除尽的，写余数时即将其除数写下。具体如下：

随机数字： 33　 46　 9　 52　 68　 7

除　　数：6　5　4　3　2　1
余　　数：3　1　1　1　2　1
随机排列：C　A　B　D　F　E

上列第 1 个随机数字余数为 3，意即将 6 个字母中列在第 3 位的字母 C 写在该数下，第 2 个数字的余数为 1，即将剩下的 5 个字母中列在第 1 位的 A 写在该数字下面，依此类推。

二、编号标记方法

实验动物分组后，为了区分，观察并记录每个个体的反应情况，必须给每只动物进行编号标记。具体可根据不同的动物、观察时间的长短等选择合适的标记方法。良好的标记方法应有标识清晰、持久、简便、易认和适用的特点。常用的有以下几种方法。

（一）体表颜料着色法

一般对短期实验的白色动物可用颜料涂搽被毛的方法标记。常用的涂染化学药品有：

红色：0.5%中性红或品红溶液。

黄色：3%~5%苦味酸溶液或 80%~90%苦味酸乙醇饱和溶液。

咖啡色：2%硝酸银溶液。

黑色：煤焦油乙醇溶液。

用毛笔或棉签将苦味酸或中性红涂在动物体表的不同部位，以小鼠为例，各个部位所表示的号码如图 7-3 所示。编号的原则是先左后右，从前到后，即左前腿上部为 1，左腰部为 2，左后腿为 3，头部为 4，背部为 5，尾部为 6，右侧从前至后依次为 7、8、9。

用黄色表示个位数，红色表示十位数。此方法可编 1—99 号，适用于白色大小鼠、豚鼠和家兔。

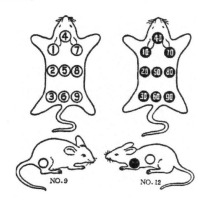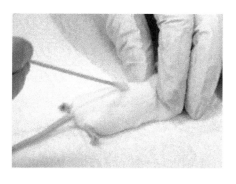

图 7-3　体表染色标记法

对于大、小鼠，也可在其尾巴上用记号笔画线标记的方法进行编号（图 7-4）。

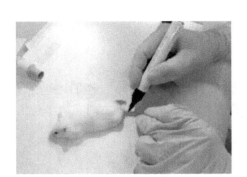

图 7-4　尾巴画线标记法

（二）个体耳号标记法

用耳号钳在耳上打洞或用剪刀在耳边缘上剪缺口，以右耳孔洞或缺口为个位数，右耳前缘孔洞为 1，上缘为 2，下缘为 3；右耳前缘缺口为 4，上缘为 5，下缘为 6。以左耳孔洞或缺口为十位数，左耳前缘孔洞为 10，上缘为 20，下缘为 30；左耳缺口依次为40，50，60。依据不同缺口和孔洞位置的组合，可编码 1—99 号。啮齿类动物和猪的编号常用此法（图 7-5）。

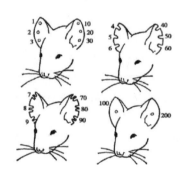
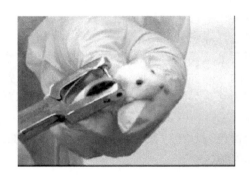

图 7-5　耳号标记法

（三）个体断趾标记法

新生仔鼠可根据前肢 4 趾、后肢 5 趾的切断位置来标记，后肢从左到右表示 1—10号，前肢从左到右表示 20—90 号，11—19 号用切断后肢最右趾加后肢其他相应的 1—9号来表示。切断趾时，应断其一段趾骨，不能只断指尖，以防伤口痊愈后辨别不清。此法亦可编成 1—99 号，多用于大、小鼠。

（四）耳号钳标记法

此方法是用市场所售的专用耳号钳进行标记。耳号钳有两种：一种是号码针加墨，另一种是固定耳号牌。前者多用于兔、犬的编号，后者多用于犬、猫、猪、羊等动物。使用时，在耳内侧无血管的部位用乙醇或碘酒消毒，所编号码调整好并加墨后，夹刺耳内侧（图 7-6）。耳号牌用专用耳钳穿夹到耳上。

（五）挂牌法

制作印有不同数字标记的金属（多为铝质材料）标牌，固定于犬、羊的项链上，鸟类为铝条号码固定于翅膀上。此法清楚，便于观察，但要防止弄伤动物或标牌丢失（图7-7）。

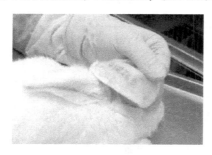

图7-6　兔耳号

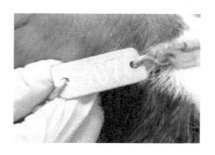

图7-7　犬标牌

（六）耳标法

该方法多用于农用实验动物，比如猪、羊。一般使用商品化的耳标，使用耳标钳将其固定在动物耳朵上，通过识别耳标上的动物编号数字来识别动物。

（七）电子芯片法

采用商品化的电子芯片标识，植入动物颈背部皮下位置，可以通过配套的电子芯片阅读器扫描读取动物的标识信息。

第六节　常规采血方法

实验研究中，经常要采集实验动物的血液进行常规检测、细胞学实验或生物化学分析，故必须掌握正确采集血液的技术。采血方法的选择，主要取决于实验的目的和所需血量及动物种类。

不同动物采血部位与采血量的关系见表7-6。

表7-6　不同动物采血部位与采血量的关系

采血量	采血部位	动物品种
取少量血	尾静脉 耳静脉 眼底静脉丛 舌下静脉 腹壁静脉 冠、脚蹼皮下静脉 颌下静脉	大鼠、小鼠 家兔、犬、猫、猪、山羊、绵羊 家兔、大鼠、小鼠 家兔 青蛙、蟾蜍 鸡、鸭、鹅 小鼠
取中量血	后肢外侧皮下小隐静脉 前肢内侧皮下头静脉 耳中央动脉 颈静脉（窦） 心脏 断头 翼下静脉 颈动脉	犬、猴、猫 犬、猴、猫 家兔 犬、猪、猫、家兔、大鼠 豚鼠、大鼠、小鼠 大鼠、小鼠 鸡、鸭、鸽、鹅 鸡、鸭、鸽、鹅

采血量	采血部位	动物品种
取大量血	股动脉、颈动脉 心脏 颈静脉（窦） 摘眼球	犬、猴、猫、家兔 犬、猴、猫、家兔 马、牛、山羊、绵羊、猪 大鼠、小鼠

常用实验动物的最大安全采血量与最小致死采血量见表7-7。

表 7-7 常用成年实验动物的最大安全采血量与最小致死采血量

动物品种	最大安全采血量/mL	最小致死采血量/mL
小鼠	0.2	0.3
大鼠	1	2
豚鼠	5	10
家兔	10	40
狼犬	100	500
猎犬	50	200
猴	15	60

注：该表格的数值为建议采血量。实际安全采血量，可以参考2周内的血液采集量不得超过体重的1%。

一、大、小鼠的采血方法

（一）大、小鼠大血管采血

大、小鼠可从颈动（静）脉、股动（静）脉或腹主动脉等大血管采血。在这些部位采血应先将大、小鼠麻醉，仰卧固定，然后做动（静）脉分离手术，使动（静）脉明显暴露，用注射器沿大血管平行方向刺入，抽取即可。也可用镊子将分离好的动（静）脉挑起来，用剪刀切断，直接用注射器吸取或试管收集流出的血液，要注意的是在切断动脉时，要防止血液喷溅。

（二）大鼠锁骨静脉采血

将大鼠麻醉后，取背卧姿势，腹部朝上，头部朝向操作者。用手指触摸胸骨与锁骨交接处有一凸点，以此为中心在左、右两侧水平位置约0.6 cm各有1根静脉。采血时，用4.5号针以与气管15°角向前述位置处进针，见有血液流出即可抽取，取血量可达1 mL。该方式也可以在非麻醉状态下，由保定者借助保定台固定动物的四肢，直接采血。抽完血后要用棉球在抽血部位压迫片刻，以防皮下血肿。用此方法可在左右两侧连续多次采血（图7-8）。

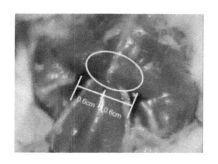
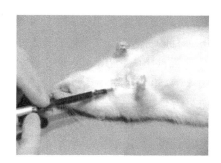

图 7-8　大鼠锁骨静脉采血

（三）小鼠后肢隐静脉采血

将小鼠腿部被毛剃去，用针尖刺破隐静脉，再吸取流出的血液（图 7-9）。也可借用毛细管吸取流出的血液。

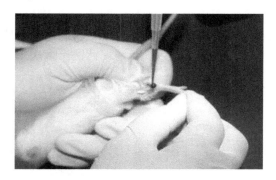

图 7-9　小鼠后肢隐静脉采血

（四）大、小鼠心脏采血

将大、小鼠麻醉，仰卧固定，剪去心前区部位的毛，并用碘酒、乙醇消毒皮肤，在左侧第 3、4 肋间，心跳搏动最强处用注射器的针头垂直刺入心腔，血液可借助血压自动进入注射器（图 7-10），也可切开胸部，用针头直接刺入心脏抽取。另外，可将小鼠麻醉，仰卧，用乙醇消毒皮肤，从剑状软骨下端身体中线稍偏左的位置进针，针与身体中线水平，与胸骨成 15°~25° 角（图 7-11）。

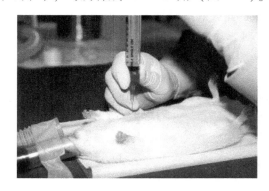
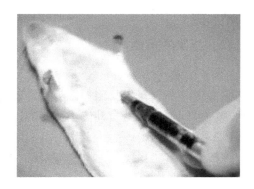

图 7-10　大鼠心脏采血　　　　　　　　**图 7-11　小鼠心脏采血**

（五）大、小鼠尾部采血

尾部采血有两种方法。一种方法是将大、小鼠尾尖剪掉 1~2 mm，用手自尾根部向尖端按摩，血就自尾尖流出，但尾尖不能剪去过多，否则会不出血（图 7-12）。操作前如将鼠尾用 45~50 ℃热水浸泡片刻，或用乙醇、乙醚等擦拭，促使血管扩张，再剪去尾尖，采血可方便些。另一种方法是采用交替切割尾静脉方法取血，每次采血时，用一锋利的刀片在鼠尾切破一段静脉，静脉血即由伤口流出，每次可取 0.3~0.5 mL，3 条尾静脉可交替切割，并自尾尖渐向尾根方向切割。此法在大鼠采血时，可以在较长的一段时间内连续取血，采血量较多。

（六）大、小鼠眼眶采血

鼠类大量采血时可用摘眼球法。采血时，一手固定好动物，压迫颈部，使眼球充血突出，另一手用眼科镊迅速摘除眼球，眼眶内很快流出血液，用玻璃器皿等收集血液（图 7-13）。此法适于一次性采血。如须重复多次采血，可采用眼眶后静脉丛采血法。采血时，先将动物麻醉，左手拇指及食指抓住鼠两耳后的皮肤使鼠固定，并轻轻压迫颈部两侧，使眼球充血突出。右手持玻璃毛细管或细塑料管沿眼角插入眼底静脉丛，血可自然从毛细管中流出。采血结束后，消毒、止血。此法可多次采血。

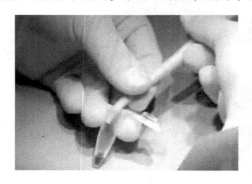

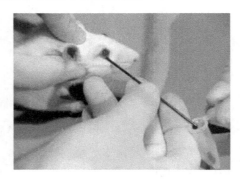

图 7-12　剪尾采血　　　　　　　　　　图 7-13　眼眶采血

（七）大、小鼠断头取血

剪掉鼠头，立即将鼠颈向下，提起动物，鼠血很快滴出，用容器收集。该方法需要本机构的实验动物伦理委员会审核批准后，方可实施。

如果是采血浆或全血，收集血的容器内须预先放好抗凝剂。

二、豚鼠的采血方法

（一）耳缘剪口采血

将豚鼠耳廓消毒后，用刀或刀片割破耳缘，在切口边缘涂抹 20%柠檬酸钠溶液，阻止血凝，血即从切口处自动流出，用容器收集。

（二）心脏采血

方法同大、小鼠。

（三）股动脉采血

方法同大、小鼠。

（四）后肢背中足静脉取血

先固定动物，将豚鼠右或左后膝关节伸直并朝向术者，术者用乙醇消毒豚鼠脚背面，找出背中足静脉后，以左手的拇指和食指拉住豚鼠的趾端，右手持注射针头刺入静脉，拔出针头后即出血。采血后用纱布或棉球止血。反复采血时，两后肢交替使用。

三、家兔的采血方法

（一）心脏采血

将家兔麻醉后仰卧固定在兔台上，用手触摸到心脏搏动处，在第 3-4 肋间隙、胸骨左缘约 3 mm 处，用注射针垂直刺入心脏，血液即随心脏收缩而进入注射器内（图 7-14）。此法每次取血不超过 25 mL，取血须迅速，缩短针头留在心脏内的时间，以防止血液在注射器内凝固。

（二）耳中央动脉采血

将家兔固定好，在兔耳中央可见一条较粗、颜色较鲜红的中央动脉。操作者左手固定兔耳，右手持注射器，在动脉末端，沿动脉平行地向心方向刺入动脉，血即流入注射器中，此法一次抽血可达 15 mL；取血完毕，用棉球压迫止血（图 7-15）。

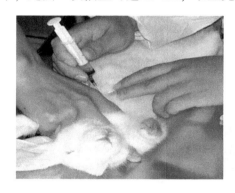
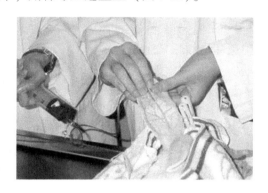

图 7-14　家兔心脏采血　　　　图 7-15　家兔耳中央动脉采血

由于兔耳中央动脉易发生痉挛性收缩，故抽血前必须先让兔耳充分充血，在动脉扩张、未发生痉挛性收缩之前，立即进行抽血。抽血针头不宜太细，一般用 6 号针头，针刺部位从动脉末端开始；不要在近耳根部取血，因耳根部软组织厚，血管游离度大，易刺透血管造成皮下出血。

（三）耳静脉采血

本法为最常用的取血法之一，常用于反复取血，因此，保护耳缘静脉发生栓塞特别重要。

取血前先将家兔的头部固定（采用固定盒或由助手固定都可以），选耳静脉清晰的一侧，将耳静脉部位的毛剃去，用 75% 的乙醇局部消毒，用手指轻轻摩擦兔耳，使静脉扩张，用连有 5 号针头的注射器在耳缘静脉末端刺破血管，待血液漏出后取血或将针头逆血流方向刺入耳缘静脉取血，取血完毕用棉球压迫止血。建议先从远心端采集，这样可以增加动物的采血次数。

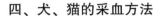

四、犬、猫的采血方法

（一）后肢外侧跗外静脉、内侧隐静脉、前肢内侧皮下头静脉采血

将犬（猫）固定好，在后肢跗关节外侧剪毛，找到跗外静脉或在大腿内侧找到隐静脉，用碘酊、乙醇消毒皮肤，术者用左手拇指和食指握紧剪毛区的上部，使下肢静脉充盈，右手用连有 6 或 7 号针头的注射器迅速刺入静脉，左手放松，将针固定，以适当速度抽血，一般每次可采血 10~20 mL。

采集前肢内侧皮下的头静脉血时，操作方法基本同后肢静脉采血。

（二）股动脉采血

将犬（猫）固定在解剖台上，使后肢向外伸直，暴露腹股沟三角，在动脉搏动的部位剪去被毛，消毒后，用左手中、食指探摸股动脉跳动部位并固定好血管，右手取连有 5 或 6 号针头的注射器直接刺入血管。若刺入动脉，一般可见鲜红血液流入注射器；若未见血，则须微微转动一下针头或上下移动针头，方可见鲜血流出。待抽血完毕，迅速拔出针头，用干棉球压迫数分钟止血。

（三）心脏采血

同大、小鼠心脏采血。

（四）耳缘静脉取血

同兔耳缘静脉采血。

五、猪、羊、猴的采血方法

（一）猪的采血方法

猪的采血方法分为 3 种：一是体重 50 kg 以上的肥猪和大型种猪，采用耳静脉采血；二是体重 25~50 kg 的架子猪，以前肢腋（臂）静脉采血为主，耳静脉采血为辅；三是体重 25 kg 以下的仔猪，以前腔静脉采血为主，耳静脉、腋静脉采血为辅。前腔静脉采血时，可采取仰卧保定方式或者至于保定架上俯卧位。一名助手抓握两后肢，尽量向后牵引，另一名助手用手将下颌骨下压，使头部贴地，并使两前肢与体中线基本垂直。此时，两侧第一对肋骨与胸骨结合处的前侧方呈两个明显的凹陷窝。消毒皮肤后，采血人员持装有 9 号针头的一次性注射器，向右侧凹陷窝处，由上而下，稍偏向中央及胸腔方向刺入，见有回血，即可采血。采血完毕，左手用乙醇棉球紧压针孔处，右手迅速拔出采血针管。为防止出血，应压迫片刻，并涂擦碘酒消毒（图 7-16）。

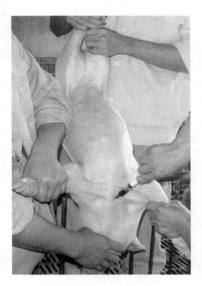

图 7-16　猪前腔静脉采血

（二）羊的采血方法

羊的采血常采用颈静脉取血的方法，也可在前后肢皮下静脉取血。颈静脉粗大，容

易抽取，而且取血量较多，一般一次可抽取 50~100 mL。将羊蹄捆缚，按倒在地，由助手用双手握住羊下颌，向上固定住头部。在颈部一侧外缘剪毛约 2 inch（1 inch = 3.33 cm），用碘酒、乙醇消毒。用左手拇指按压颈静脉，使之怒张，右手取连有粗针头的注射器沿静脉一侧以 39°的倾斜角度由头端向心方向刺入血管，然后缓缓抽血至所需量。取血完毕，拔出针头，采血部位以乙醇棉球压迫片刻。

（三）猴的采血方法

常用方法有以下几种：① 毛细血管采血。需血量少时，可在猴拇指或足跟等处采血。采血方法与人的手指或耳垂处的采血法相同。② 静脉采血。最宜部位是隐静脉或头静脉。剔除采血部位的毛，隐静脉采血时助手压迫后肢膝部或膝部上部，头静脉采血时助手压迫肘部或肘关节的上部，按压静脉使血管膨胀清晰可见。采血时，采血部位尽量选择后肢远心端或前肢的近心端。将针头的斜面朝上，以 20°~30°的角度进针。使用真空采血针采血时，用 6 或 7 号真空采血针的外针刺入真空采血管内，确认有回血时再将另一端插入真空采血管收集血液。采用注射器采血时，在进针后回抽活塞，确认有回血后慢慢回抽活塞采集所需的血量，完毕后拔出针头立即用棉球或纱布对采血部位进行压迫止血。此外，也可在肘窝、腕骨、手背及足背选静脉采血，但这些静脉更细，易滑动，难穿刺，血流出速度慢。③ 动脉采血。取血量多时常被优先选用，手法与犬股动脉采血相似。此外，肱动脉与桡动脉也可用。

第七节　麻醉方法

实验动物的麻醉就是用物理或化学的方法，使动物全身或局部暂时痛觉消失或痛觉迟钝，以利于进行实验。在进行动物实验时，虽然用清醒状态的动物更接近生理状态，但实验时各种强刺激（疼痛）持续地传入动物大脑，会引起大脑皮质的抑制，使其对皮质下中枢的调节作用减弱或消失，致使动物机体发生生理功能障碍而影响实验结果，甚至导致休克或死亡。同时，许多实验动物性情凶暴，容易伤及操作者，也需要实施麻醉。此外，从人道主义角度，麻醉也是动物保护所必须采取的措施。

一、麻醉类型与麻醉方法

实验动物的麻醉可分为全身麻醉和局部麻醉两种类型。两种类型麻醉的方法各不相同。

（一）全身麻醉的方法

全身麻醉的方法常用的主要有吸入麻醉和非吸入麻醉。

1. 吸入麻醉

吸入麻醉是将挥发性麻醉剂或气体麻醉剂，由动物经呼吸道吸入体内，从而产生麻醉效果的方法。吸入麻醉药物常见的有二氧化碳、氟烷、异氟烷、甲氧氟烷、安氟醚等。

小型动物实验可使用麻醉瓶或者商品化的麻醉机设备进行麻醉。麻醉瓶可按以下方法制作：用密封透明的玻璃容器，在麻醉前放入麻醉剂、棉球即可。犬和猪等大型动物在做用时长的实验时，可用麻醉机以气管插管法吸入安氟醚麻醉。吸入麻醉过深可能发生窒息，应暂停吸入，等呼吸恢复后再继续吸入。使用吸入麻醉剂时，应特别注意实验人员的安全，保持麻醉场所的良好通风，增加通风罩或者将麻醉废气接入外排管道，可以有效避免麻醉气体对操作人员造成影响。

2. 非吸入麻醉

非吸入麻醉是一种既简单方便，又能使动物很快进入麻醉期，而且无明显兴奋期的方法。非吸入麻醉常采用注射的方法，如静脉注射、肌肉注射、腹腔注射等。静脉注射、肌肉注射，多用于较大的动物，如家兔、猫、猪、犬等。腹腔注射多用于较小的动物，如小鼠、大鼠、沙鼠、豚鼠等。静脉注射的部位是：家兔、猫、猪由耳缘静脉注入，犬由前肢臂头静脉或后肢隐静脉注入，小鼠、大鼠由尾静脉注入。肌肉注射的部位多选臀部、腿部或背部肌肉丰富的地方，腿部注射须避开坐骨神经。腹腔注射的部位约在腹部后 1/3 处略靠外侧（避开肝和膀胱）。由于各种动物麻醉剂的作用长短及毒性的差别，注射时一定要控制药物的浓度和注射量。给药几分钟后动物倒下，全身无力，反应消失，表明已达到适宜的麻醉效果，是手术最佳时期。接近苏醒时，动物四肢开始抖动。这时如果手术还没完成，就要及时将麻醉瓶放在动物口、鼻处，给予辅助吸入麻醉。手术中如果发现动物有抽搐、不自主排尿、呼吸抑制等情况，说明麻醉可能过深，应立刻进行急救。做完手术后，要注意动物的保温，促使其清醒。

3. 注意事项

（1）麻醉前准备：① 动物宜禁食，大型动物禁食 8～12 h。② 不能使用泻剂。因为泻剂可降低血液的碱度，从而增加血流和组织的酸度，在麻醉和失血状况下，易发生酸中毒，从而降低损伤组织的抗感染能力。③ 根据需要，用犬做长时间实验前 1 h 进行灌肠，以排除积粪。④ 检查麻醉剂质量、数量、保质期是否满足要求，麻醉固定器具是否有破损（漏气或堵塞），对过深麻醉的急救器材、药品，也要准备齐全。⑤ 准确计算麻醉剂量。由于动物存在个体差异，对药物的耐受性不同，体重与所需剂量并不成正比，所以常用的剂量仅供参考使用。⑥ 应考虑麻醉剂的纯度。麻醉剂的纯度直接影响麻醉效果，使用时须考虑麻醉剂不同品种与不同批次的差异。

（2）操作麻醉时要注意的问题：静脉注射必须缓慢，同时观察动物肌肉紧张性、角膜反射和对皮肤疼痛的反应。当这些活动明显减弱或消失时，要立即停止注射，并根据情况进行抢救。

（3）动物麻醉后须注意的事项：① 采取保温措施。在麻醉期间，动物的体温调节功能受到抑制，会出现体温下降，进而影响实验结果。② 必须保持动物气道的通畅和组织（眼球、舌、肠等器官）的营养，如使用人工泪液等眼表润滑剂。③ 密切监护动物情况，出现麻醉过深情况时，应立刻采取抢救措施。

（二）局部麻醉的方法

局部麻醉的方法常用的是浸润麻醉。浸润麻醉是将麻醉药物注射于皮肤、肌下组织或术部的深部组织，以阻断用药局部的神经传导，使痛觉消失。

进行局部浸润麻醉时，首先把动物固定好，然后沿手术切口线皮下注射或深部分层注射局部麻醉药，阻滞神经末梢。可以根据实验操作要求的深度，按皮下、筋膜、肌肉、腹膜或骨膜的顺序，依次注入麻药，以达到麻醉神经末梢的目的。局部麻醉方法可分为直线浸润、菱形浸润、扇形浸润、基部浸润和分层浸润。

二、麻醉药物与麻醉剂用量

动物实验中常用的麻醉药物有两类，即挥发性麻醉剂、非挥发性麻醉剂。

（一）挥发性麻醉剂

挥发性麻醉剂包括二氧化碳、氟烷、异氟烷、甲氧氟烷、安氟醚等。

（二）非挥发性麻醉剂

1. 全身麻醉剂

（1）巴比妥类：巴比妥类药物由巴比妥酸衍生物的钠盐组成，是有效的镇静及催眠剂。巴比妥类药物很多，根据作用的时限可分为长、中、短、超短时作用 4 大类。长、中时作用的巴比妥类药物多用于动物临床和抗痉挛药或催眠剂，作为实验麻醉所使用的则属于短、超短时作用的巴比妥类药物。巴比妥类药物的主要作用是阻碍冲动传入大脑皮质，从而对中枢神经系统起到抑制作用。应用催眠剂量，对呼吸抑制影响很小，但应用过量却影响呼吸，因为过量可导致呼吸肌麻痹甚至死亡，同时也抑制末梢循环，导致血压降低，并影响基础代谢，导致体温降低。

巴比妥钠是最常用的一种动物麻醉剂，其麻醉潜伏期短，维持时间较长，既可腹腔注射，又可静脉注射。用该药麻醉时，中型动物多为静脉给药，小型动物多为腹腔给药。一般给药应先一次推入总量的 1/3 ~ 1/2，然后观察动物的行为，若已达到所需的麻醉深度，则不一定全部给完所有药量。动物的健康状况、体质、年龄、性别也影响给药剂量和麻醉效果，因此，实际麻醉动物时应视具体情况对麻醉剂量进行调整。

（2）氯胺酮：本品为苯环己哌啶（phencyclidine）的衍生物，其盐酸盐为白色结晶粉末，溶于水，微溶于乙醇，pH 3.5 ~ 5.5。该麻醉剂注射后很快使动物进入浅睡眠状态，但不引起中枢神经系统深度抑制，一些保护性反射仍然存在，所以，麻醉的安全性相对高，是一种镇痛麻醉剂。它主要阻断大脑联络径路和丘脑反射到大脑皮质各部分的路径，一般多用于犬、猫等动物的基础麻醉和啮齿类动物的麻醉。本品能迅速通过胎盘屏障影响胎儿，所以用于妊娠期的动物时必须慎重。

（3）水合氯醛：作用特点与巴比妥类药物相似，能起到全身麻醉作用，是一种有效的镇静催眠药。其麻醉剂量与中毒致死剂量相差很小，所以安全范围小，使用时要注意。水合氯醛首先抑制大脑皮质的运动区，使动物运动失调，但对感觉区（尤其痛觉）影响较迟，因而常出现兴奋不安的现象。其不良反应是对皮肤和黏膜有较强的刺激作用。另外，水合氯醛能降低新陈代谢，抑制体温中枢，尤其与氯丙嗪合并应用时，可显著降低体温，因此麻醉时和麻醉后都要注意保温。

2. 局部麻醉剂

（1）普鲁卡因：为对氨苯甲酸酯，是无刺激性的局部麻醉剂，麻醉速度快，注射后 1 ~ 3 min 就可产生麻醉，可以维持 30 ~ 45 min。普鲁卡因对皮肤和黏膜的穿透力较弱，需要注射给药才能产生局麻作用，它可使血管轻度舒张，易被吸收入血而失去药效。为了延长其作用时间，常在溶液中加入少量肾上腺素（每 100 mL 加入 0.1% 肾上腺素 0.2~0.5 mL）以使麻醉时间延长 1~2 h。常用 1%~2% 盐酸普鲁卡因溶液阻断神经纤维传导，剂量应根据手术范围和麻醉深度而定。猫、犬的局部麻醉用 0.5%~1% 盐酸普鲁卡因注射。普鲁卡因的不良反应：在大量药物被吸收后，表现出中枢神经系统先兴奋后抑制。这种作用可用巴比妥类药物预防。

（2）利多卡因：常用于表面、浸润、传导麻醉和硬脊膜外腔麻醉。利多卡因的化学结构与普鲁卡因不同，它的效力和穿透力比普鲁卡因强两倍，作用时间也较长。阻断神经纤维传导及黏膜表面麻醉浓度为 1%~2%。

（3）丁卡因：丁卡因化学结构与普鲁卡因相似，能穿透黏膜，作用迅速，1~3 min 发生作用，持续 60~90 min。其局麻作用比普鲁卡因强 10 倍；吸收后的毒性作用也相应加强。

（三）常用麻醉剂的用量与用法

常见实验动物的全身麻醉剂用量与用法见表 7-8。

表 7-8　常见实验动物的全身麻醉剂用量与用法

小鼠麻醉剂量表		
药物	剂量	途径
麻醉前给药		
Atropin	0.02~0.05 mg/kg	IV，IM，SC
	1.2 mg/kg	IP
镇静剂		
Acepromazine	0.75 mg/kg	IM
Diazepam	5 mg/kg	IP
Ketamine	20 mg/kg	IM
注射麻醉剂		
Ketamine	22~44 mg/kg	IM
	100 mg/kg	IP
	25 mg/kg	IV
Pentobarbital （以生理盐水稀释 10 倍）	15 mg/kg （40~80 mg/kg）	IV （IP）
Thiopental	25 mg/kg	IV
	50 mg/kg	IP
Thiamylal	25~50 mg/kg	IV
Tribromoethanol （Avertin）（1.2% solution）	0.2 mL/10 g （240 mg/kg）	IP （IP）

续表

小鼠麻醉剂量表

药物	剂量	途径
混合注射麻醉剂		
Ketamine+Xylazine	50 mg+15 mg/kg	IM，IP
	90~120 mg+10 mg/kg	IM，IP
Ketamine+Acetylpromazine	100 mg+2.5 mg/kg	IM
吸入麻醉剂		
Carbon dioxide	50%~70%和20%~50%氧混合	吸入
Halothane	1%~4%	吸入
	0.5%~1.5%（维持）	吸入
Isoflurane	1%~4%	吸入
Methoxyflurane	0.5%~3%	吸入
止痛剂		
Meperidine	20 mg/kg q2~3h	IM，SC
	4 mg/kg	IP
Butorphanol	1~5 mg/kg q2~4h	SC，IM
Pentacozine	10 mg/kg q2~4h	SC，IM，IV
不推荐使用的药物		
Chloroform	—	—
Ether	—	—
Chloral Hydrate	370~400 mg/kg	IP
Carbon tetrachloride	—	—
Chlorpromazine	—	—

大鼠麻醉剂量表

药物	剂量	途径
麻醉前给药		
Atropin	0.02~0.05 mg/kg	IV，IM，SC
镇静剂		
Acepromazine	5 mg/kg	IM，SC
Diazepam	2.5 mg/kg	IP
Xylazine	13 mg/kg	IM
Ketamine	22 mg/kg	IM
	20 mg/kg	IP

大鼠麻醉剂量表

药物	剂量	途径
注射麻醉剂		
Ketamine	44 mg/kg	IM
	40~160 mg/kg	IP
	50 mg/kg	IV
Fentanyl-droperidol	0.2~0.6 mL/kg	IP
Pentobarbital	30~40 mg/kg	IV
	30~50 mg/kg	IP
Urethane	1 000 mg/kg	IP
混合注射麻醉剂		
Ketamine+Xylazine	40~80 mg+（5~10）mg/kg	IM，IP
Ketamine+Pentobarbital	44 mg+25 mg/kg	IM，IP
Ketamine+Acetylpromazine	75~80 mg+2.5 mg/kg	IM，IM
吸入麻醉剂		
Carbon dioxide	50%~80%和 20%~50%氧混合	吸入
Halothane	1%~3%	吸入
	0.5%~1.5%（维持）	吸入
Isoflurane	1%~5%	吸入
Methoxyflurane	1%~3%	吸入
Enflurane	3%~4%	吸入
止痛剂		
Meperidine	20 mg/kg q2~3h	IM，SC
Butorphanol	1~5 mg/kg q2~4h	SC
Pentacozine	10 mg/kg q2~4h	SC
不推荐使用的药物		
Chloroform	—	—
Chloral Hydrate	300~450 mg/kg	IP
Chlorpromazine	—	—
Tribromoethanol	300 mg/kg	IP

家兔麻醉剂量表

药物	剂量	途径
麻醉前给药		
Atropin	0.2~0.3 mg/kg	IV, IM, SC
镇静剂		
Acepromazine	0.5~2 mg/kg	IM
Diazepam	1 mg/kg	IV
	5~10 mg/kg	IM
Xylazine	3 mg/kg	IV
	4~6 mg/kg	IM
Ketamine	22 mg/kg	IM
注射麻醉剂		
Ketamine	44 mg/kg	IM
	15~20 mg/kg	IV
Fentanyl-droperidol	0.15~0.44 mL/kg	IM
Pentobarbital	30~50 mg/kg	IV, IP
Thiopental (1%)	15~30 mg/kg	IV
Urethane	1 000 mg/kg	IP, IV
Thiamylal	25~30 mg/kg	IV
混合注射麻醉剂		
Ketamine+Xylazine	30~40 mg+ (3~5) mg/kg	IM
	10 mg/kg+3 mg/kg	IV
Ketamine+Diazepam	25 mg+5 mg/kg	IM
Ketamine+Acetylpromazine	40 mg+ (0.5~1) mg/kg	IM
吸入麻醉剂		
Halothane	3%~4%	吸入
	0.5%~1.5% (维持)	吸入
Isoflurane	1.5%~5%	吸入
Methoxyflurane	0.5%~3%	吸入
Enflurane	3%~4%	吸入
止痛剂		
Meperidine	5~10 mg/kg q2~3h	IM, SC

续表

家兔麻醉剂量表

药物	剂量	途径
Butorphanol	0. 1～0. 5 mg/kg q2～4h	IM，IV，SC
Pentacozine	5～10 mg/kg q2～4h	IV，IM
Phenylbutazone	10 mg/kg	IV
不推荐使用的药物		
Chloroform	—	—
Chlorpromazine	—	—
Promazine	—	—

犬麻醉剂量表

药物	剂量	途径
麻醉前给药		
Atropin	0. 03～0. 1 mg/kg	IV，IM，SC
镇静剂		
Acepromazine	0. 5～2 mg/kg	IM，IV，SC
Diazepam	1～2. 5 mg/kg	IV
Xylazine	1 mg/kg	IV
Xylazine	1～4 mg/kg	IM
Ketamine	5 mg/kg	IV
Ketamine	10 mg/kg	IM
注射麻醉剂		
Ketamine	20 mg/kg	IM
Ketamine	10 mg/kg	IV
Fentanyl-droperidol	0. 1～0. 2 mL/kg	IM
Fentanyl-droperidol	0. 05 mg/kg	IV
Pentobarbital	25～35 mg/kg	IV
Thiopental（1%）	20～30 mg/kg	IV
Alpha-chloralose（1% solution）	40～100 mg/kg	IV
Thiamylal	9～18 mg/kg	IV
混合注射麻醉剂		
Ketamine+Xylazine	10 mg+（2～4）mg/kg	IV，IM
Ketamine+Diazepam	7～10 mg+0. 4 mg/kg	IV

续表

犬麻醉剂量表		
药物	剂量	途径
Ketamine+Acepromazine	10 mg+0. 1 mg/kg	IV
吸入麻醉剂		
Halothane	3% ~ 4%	吸入
	0. 5% ~ 1. 5%（维持）	吸入
Methoxyflurane	0. 3% ~ 3%	吸入
Enflurane	1% ~ 4% to effect	吸入
止痛剂		
Meperidine	0. 5 ~ 1 mg/kg	PO，IM，SC
Butorphanol	1 ~ 2 mg/kg	IM，IV，SC
Pentacozine	0. 2 mg/kg	PO，IM
Phenylbutazone	22 mg/kg	PO sid
Xylazine	0. 1 mg/kg	IM，IV bid
Flunixin	1 mg/kg	IV sid
不推荐使用的药物		
Alphaxalone-Alphadolene	—	—
灵长类麻醉剂量表		
药物	剂量	途径
麻醉前给药		
Atropin	0. 04 ~ 0. 1 mg/kg	IV，IM，SC
镇静剂		
Acepromazine	0. 25 ~ 1 mg/kg	IM，SC
Diazepam	1 mg/kg	IM，IV
Xylazine	0. 5 ~ 2 mg/kg	IM
Ketamine	7 ~ 14 mg/kg	IV
	5 ~ 15 mg/kg	IM
注射麻醉剂		
Ketamine	5 ~ 40 mg/kg	IM
	28 ~ 45 mg/kg	IV
Fentanyl-droperidol	0. 05 ~ 0. 1 mL/kg	IM，IV

续表

灵长类麻醉剂量表

药物	剂量	途径
Pentobarbital	20~33 mg/kg	IV
	30~35 mg/kg	IP
Thiopental（1%）	15~20 mg/kg	IV
Thiamylal	15~30 mg/kg	IV
Xylazine	6 mg/kg	IM
混合注射麻醉剂		
Ketamine+Xylazine	11 mg+（0.5~1）mg/kg	IM
Ketamine+Diazepam	10 mg+7.5 mg/kg	IM
Ketamine+Acetylpromazine	4 mg+0.4 mg/kg	IM
吸入麻醉剂		
Halothane	3%~4%	吸入
	0.8%~1.5%（维持）	吸入
Methoxyflurane	0.3%~3%	吸入
Enflurane	1%~4%	吸入
止痛剂		
Meperidine	2~4 mg/kg q4h	IM，IV
Butorphanol	0.1~0.2 mg/kg q12~48h	IM
Pentacozine	1.5~3 mg/kg	SC，IM
不推荐使用的药物		
Chlorpromazine	—	—
Phencyclidine	—	—

资料来源：HRAPKIEWICK K. *Clinical laboratory animal medicine* ［M］. Iowa：Iowa State University Press，1998。

注：IM，肌肉注射；IV，静脉注射；SC，皮下注射；IP，腹腔注射。

三、复苏与抢救

实验过程中，由于过量麻醉，应及时采取复苏和抢救措施。

（一）呼吸停止

呼吸停止可出现在麻醉的任何时刻。如在兴奋期，呼吸停止具有反射性质。在深度麻醉期，呼吸停止是延髓麻醉的结果，或为麻醉剂中毒时组织中血氧过少所致。

1. 临床症状

呼吸停止的临床主要表现是胸廓呼吸运动停止、发绀、角膜反射消失或极低、瞳孔散大等。呼吸停止的初期，可见呼吸浅表、频数不等且间歇。

2. 治疗方法

必须停止供给麻醉药，先打开动物口腔，拉出舌头到口角外，应用5%二氧化碳和60%氧气的混合气体间歇人工呼吸，同时注射温热葡萄糖溶液、呼吸兴奋药、心脏急救药。

3. 呼吸兴奋药

此类药物作用于中枢神经系统，对抗因麻醉过量引起的中枢性呼吸抑制，常用的有尼可刹米、戊四氮、贝美格等。

（1）尼可刹米：尼可刹米又名可拉明，人工合成品，直接兴奋呼吸中枢，安全范围较大，适用于各种原因引起的中枢性呼吸衰竭。每次用量0.25~0.50 g，静脉注射。大剂量可致血压升高、心悸、心律失常、肌颤等。

（2）戊四氮：戊四氮为延髓兴奋药，能兴奋呼吸及血管运动中枢，对抗巴比妥类及氯丙嗪等药物过量所致的中枢性呼吸衰竭。每次用量0.1 g，静脉注射或心内注射。可以重复使用，但大剂量可导致惊厥。

（3）贝美格：贝美格与戊四氮相似，作用较短，安全范围较戊四氮宽。主要对抗巴比妥类和水合氯醛中毒。每次用量50 mg，静脉缓慢注射。过量使用可引起肌肉抽搐和惊厥。

（二）心跳停止

在吸入麻醉时，麻醉初期出现的反射性心跳停止，通常是由于剂量过大。还有一种情况，就是手术后麻醉剂所致的心脏急性变性，心功能急剧衰竭。

1. 临床症状

呼吸和脉搏突然消失，黏膜发绀。心跳停止的发生可能无预兆。

2. 治疗方法

心跳停止应迅速采取心脏按压，即用掌心（小型动物用指心）在心脏区有节奏地敲击胸壁，其频率相当于该动物正常心脏收缩次数。同时，注射心脏抢救药。

3. 心脏抢救药

（1）肾上腺素：肾上腺素用于提高心肌应急性，增强心肌收缩力，加快心率，增加心脏排血量。该药用于心跳骤停急救，每次0.5~1 mg，静脉注射、心内或气管内注射。肾上腺素也有一定的复跳作用，用于治疗窦缓、室颤等。氟烷麻醉中毒禁用。

（2）碳酸氢钠：碳酸氢钠是纠正急性代谢性酸中毒的主要药物。首次给药用5%碳酸氢钠，按1~2 mL/kg注射。对于心脏停搏的动物，可于首次注射肾上腺素以后立即静脉给药，因为酸中毒的心肌对儿茶酚胺反应不良。

第八节　给药途径与方法

在动物实验过程中，应根据不同的实验目的、动物种类、药物类型来决定动物的给药途径与方法。动物的给药方法主要分为注射法和投入法两种，不同方法按给药途径又分为很多具体类型。注射法分为：皮下注射、肌肉注射、腹腔注射、脑膜下注射、脑内注射、胸腔内注射、腰椎内注射、静脉注射、关节腔注射和心内注射。投入法可分为：鼻腔内投入、胃腔内投入、肠管内投入、气管内投入和经口腔投入。以下对各种动物的主要给药途径和方法进行介绍。

一、啮齿类动物的给药途径和方法

（一）小鼠的给药途径和方法

1. 灌胃（IG）

左手固定小鼠，腹部向上。右手持灌胃器，沿体壁用灌胃针测量口角至最后肋骨之间的长度，作为插入灌胃针的深度。然后经口角插入口腔，与食管成一直线，再将灌胃针沿上腭壁缓慢插入食管 2~3 cm，通过食管的膈肌部位时略有抵抗感。如动物安静呼吸无异常，即可注入药液；如遇阻力应抽出灌胃针重新插入（图 7-17）。一次灌注药量为 0.1~0.3 mL/10 g 体重。操作宜轻柔，防止损伤食管，如药液误入气管内，动物可能会立即死亡。

灌胃给药的注意要点：① 动物要固定好；② 头部和颈部保持平展；③ 进针方向正确；④ 一定要沿着口角进针，再顺着食管方向插入胃内；⑤ 决不可进针不顺就硬向里插。灌胃针可用商品化的灌胃针（建议使用软针），或用 12 号注射针头自制，如图 7-18 所示。磨钝针尖（有条件的话，在针尖周围点焊成圆突），再稍弯曲，即成灌胃针，针长 5~7 cm，直径 0.9~1.5 mm，连接于 1~2 mL 的注射器上即成灌胃器。

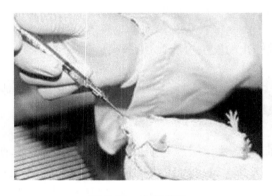

图 7-17　小鼠灌胃

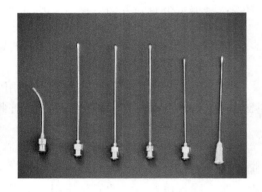

图 7-18　大、小鼠灌胃针

2. 皮下注射（SC）

小鼠皮下注射时，通常选用颈背部皮肤。操作时，先用消毒棉球消毒需要注射部位的皮肤，再将皮肤提起，使注射针头与皮肤成一定角度刺入皮下。进针时，先沿体轴从头部方向刺入皮下，再沿体轴方向将注射针推进 5~10 mm。把针尖轻轻向左右摆动，容易摆动则表明已刺入皮下。然后轻轻回抽，如无回流物就缓慢注射药物。注射完毕后，缓慢拔出注射针，稍微用手指压一下针刺部位，以防止药液外漏（图 7-19）。

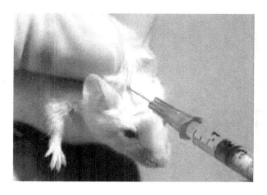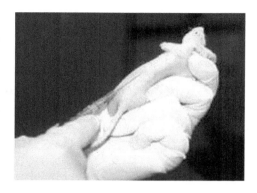

图 7-19　小鼠皮下注射

还有一种注射方法，熟练者可把小鼠放在金属网上，一只手拉住鼠尾，由于小鼠以其习惯向前方移动，在此状态下，易将注射针刺入背部皮下，进行注射。这种方法可用于大批量动物注射。小鼠皮下一次注射量为 0.1~0.2 mL/10 g 体重。

3. 皮内注射（ID）

此法常用于观察皮肤血管的通透性变化及观察皮内反应，多用于接种、致敏实验等。皮内注射通常选用背部脊柱两侧的皮肤。操作时，先将注射部位及其周围的被毛剪去，用乙醇棉球消毒局部。然后用左手将皮肤捏成皱襞，右手持有 5 号针头的注射器，使针头与皮肤成 30°角刺入皮下，然后将针头向上挑起并稍刺入，即可注射。注射后，可见皮肤表面鼓起一小丘。注射结束拔出针头后须轻轻按压注射位点以免漏液。通常小鼠皮内一次注射量不超过 0.05 mL/10 g 体重。雄性动物皮肤紧实，皮内注射时较雌性动物难度大，这一点实验者应予以注意。

4. 肌肉注射（IM）

因小鼠肌肉较少，一般不做肌肉注射。如实验必须做肌肉注射，由助手抓住小鼠两耳和头部皮肤并提起。操作者用左手抓住小鼠一侧后肢，右手取连有 6 号针头的注射器，将针头刺入大腿外侧肌肉，将药液注入。小鼠一侧给药量不超过 0.1 mL/10 g 体重。

5. 腹腔注射（IP）

左手用拇指和食指紧紧抓住颈部背侧的松弛皮肤，手掌成杯状紧握鼠背使得腹部皮肤伸展，同时用小指压住尾根，固定好动物，使小鼠腹部抬高，右手将注射器的针头（5 号）刺入皮肤。进针部位是距离下腹部腹中线稍向左或右 1 mm 的位置。针头到达皮下后继续向前进针 3~5 mm，然后以 45°角刺入腹肌，针尖通过腹肌后抵抗力消失。固定针尖与注射部位，避开重要组织（如肠）。缓慢回抽针栓，确保无回血，保证进针正确。如有回血，拔针重新进针。若回抽有液体，拔出并废弃原来的针头，重新进针。注射时应以稳定的速度推注，以避免损伤组织。如有必要，尽可能按压注射部位，以减少漏液（图 7-20）。为避免刺破内脏，可将动物头部放低，尾部抬高，使脏器移向横膈处。小鼠的一次注射量为 0.1~0.2 mL/10 g 体重。

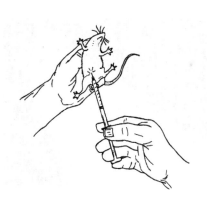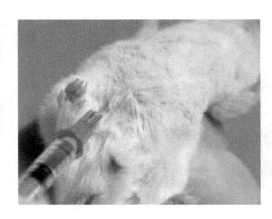

图 7-20　小鼠腹腔注射

6. 静脉注射（Ⅳ）

小鼠一般采用尾静脉注射法。小鼠尾部血管在背、腹侧及左右两侧均有集中分布，每侧均有数对伴行的动、静脉组成的血管丛。在这些血管中有 4 根血管十分明显：背部和两侧各有一根静脉，腹侧有一根动脉。两侧尾静脉比较容易固定。操作时，先将动物恰当地保定，使尾巴外露，必要时尾部用 45～50 ℃ 的温水浸泡数分钟或用乙醇擦拭使血管扩张，并可使表皮角质软化，然后将尾部向左或向右拧 90°，使一侧尾静脉朝上，以左手食指和中指捏住鼠尾上下，使静脉充盈，用无名指从下面托起尾巴，以拇指和小指夹住尾巴的末梢，右手持注射器（连 5 号细针头），使针头与静脉平行（小于 30°），从尾下 1/4 处（距尾尖 2～3 mm）进针，针头刺入后，慢慢回抽注射器，如有回血，表明针头已进入静脉内，可注入药液。先缓注少量药液，如无阻力，表示针头已进入静脉，可继续注入。一般推进速度为 0.05～0.10 mL/s，一次注射量为 0.1～0.2 mL/10 g 体重。注射完毕后把尾巴向注射侧弯曲以止血。如须反复注射，应尽可能从尾末端开始，以后向尾根部方向移动注射。

7. 脑内注射

此法常用于微生物学动物实验，将病原体等接种于被检动物脑内，观察接种后的各种变化。给小鼠脑内注射时，先将其额部消毒，操作者用左手拇指及食指抓住鼠两耳和头皮并固定好动物，用右手持套有塑料管、针尖露出 2 mm 长的 5 号针头，直接由额部正中刺入脑内，注入药液或接种物。

另一种注射方法是，将小鼠麻醉，使注射器和额顶颅骨大约保持 45° 角，在中线外侧 2 mm 处刺入注射针。因该部位颅骨较薄，故插入注射针毫不费力。脑内一次注射量为 0.02～0.03 mL/只。

8. 涂布给药

小鼠常采用浸尾方式经尾皮给药，用以定性地判定药物或毒物经皮肤的吸收作用。给药前先将小鼠放入特制的固定盒内，露出尾巴。然后将小鼠尾巴穿过小试管软木塞小孔，插入装有药液或受检液体的试管内，浸泡 2～6 h（视药物或毒物的毒性及毒理作用效果而定），并观察其中毒症状。如是毒物，实验时要特别注意防止中毒。因此，要将试管的软木塞塞紧（必要时可用凡士林或蜡封，亦可在受检液体表面加上一层液体石蜡）。尾巴通过的小孔也应绝对严密。还可在通风橱的壁上钻一个相当于尾根部大小的小孔，将受检液体置于通风橱内，动物尾巴通过该小孔，进行浸尾实验，整个尾巴长度的 3/4 浸入药液中，而身体部分仍留在通风橱外。实验过程中小鼠尾部应用胶布或其他办法予以固定。

9. 呼吸道给药

呈粉尘、气体、蒸气或雾等状态存在的药物或毒物，均须通过呼吸道给药。小鼠呼吸道给药时，用一个体积为 20~25 L 且具磨口瓶塞的广口瓶，将小鼠放入瓶内（每只小鼠肺通气量为 2.5 L/h，接触 2 h，每瓶可放 5 只小鼠）。然后在瓶中悬挂一滴药装置（由 3 层滤纸串在一起），在第一层滤纸上滴上规定量的药物或毒物，迅速盖上瓶盖，并用蜡封口，摇匀。接触 2 h，并观察记录小鼠的药物反应或中毒症状。

10. 脚掌注射

小鼠脚掌注射时一般取后脚掌，因前脚掌要用以取食。注射时，先将小鼠需要注射的脚掌消毒，然后将针尖刺入脚掌约 5 mm，推注药液。一次最大注射量为 0.25 mL。注意不要使用弗氏完全佐剂，因为弗氏完全佐剂注入脚掌后会使脚掌部严重肿胀、溃烂、甚至坏死。

（二）大鼠的给药途径和方法

1. 灌胃

左手按徒手固定方式固定大鼠，使大鼠伸开两前肢，手掌握住大鼠背。右手持灌胃器，沿体壁用灌胃针测量口角至最后肋骨之间长度，约为插入灌胃针的深度。操作时灌胃针从大鼠口角插入口腔内，压其舌部，使口腔与食管成一直线，再将灌胃针沿上腭壁轻轻插入食管。注入药液前应先回抽注射器，证明未插入气管（无空气逆流）方可注入药液，为保险起见，可以先注入少量药液，观察动物是否有明显挣扎的情况；若没有，说明未插入气管，再注入药液。一次灌胃量为 1~2 mL/100 g 体重。大鼠灌胃的注意要点：① 抓牢动物后使其头部和颈部保持一直线；② 一定要沿着口角进针，再顺着食管方向插入胃内；③ 决不可进针不顺就硬向里插，否则会造成动物死亡。

大鼠灌胃器可用 5~10 mL 的注射器接长 6~8 cm、直径 1~2 mm 的灌胃针制成。液体药物和流汁药物灌胃时，可用前端点焊成圆突的灌胃针。粉状药物灌胃时，可用前端装有胶囊套管的灌胃针。灌胃前，先将粉状药物装入胶囊，然后将装有药物的胶囊塞入套管中灌胃。

有些情况下也可用灌胃管，如图 7-21 所示。慢性试验需要长期给药，或手术后不能主动进食的动物，可手术装置胃管插管，即以一根 1.27 cm 长的 4.5 号不锈钢针头，一端连接鼻饲管，经鼻孔插入胃中，另一端以手术方法埋于鼻梁皮下，延伸至额部连接一橡胶管后由皮内穿出，供注入药物或食物用。该装置也可用于抽取胃液。

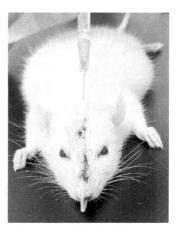

图 7-21 大鼠灌胃管

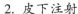

2. 皮下注射

大鼠皮下注射时，通常选在左侧下腹部或后腿皮肤处。操作时，先用乙醇棉球消毒需注射部位的皮肤，再将皮肤提起，用注射针头穿刺入皮下。一般先沿纵轴方向刺入皮肤，再沿体轴方向将注射针推进 5~10 mm。若左右摆动针尖很容易，则表明已刺入皮下。然后轻轻抽吸，若无回流物，即可缓缓注入药物。注射后，缓慢拔出注射针，稍微用手指压一下针刺部位，以防止药液外漏。一次注射量不超过 0.5 mL/100 g体重。

3. 皮内注射

大鼠皮内注射通常选用背部脊柱两侧的皮肤。操作时，先将动物注射部位及其周围的被毛用去毛剂去除，乙醇棉球局部消毒。然后用左手将皮肤捏成皱襞，右手持装有 4 号针头的注射器，将针头与皮肤成 30°角刺入皮下，然后使针头向上挑起并稍刺入，即可注射。注射后，可见皮肤表面鼓起一个小丘。注射结束拔出针头后，须轻轻按压注射位点以免漏液。大鼠一次注射量为 0.1 mL/100 g 体重。大鼠皮内注射通常选择雌性大鼠进行，因雄性大鼠比雌性大鼠皮肤紧实，注射难度较大。

4. 肌肉注射

由助手固定大鼠，操作者用 5 号针头的注射器，将针头刺入大腿内侧或外侧肌肉，将药液注入。大鼠一侧用药量不超过 0.2 mL/100 g 体重。肌肉注射一般选择股二头肌肉注射，但应避免伤及坐骨神经，否则会导致后肢瘫痪。

5. 腹腔注射

腹腔注射时，用左手的大拇指和食指从大鼠的前肢和头部后面抓住大鼠皮肤，其余手指抓住其背部皮肤，同时以小指和无名指夹住尾根部，使腹部朝上，头部低于尾部。右手持注射器（用 5 号针头）在距下腹部腹中线稍左或右 1 mm 的位置将针头刺入皮肤。针头到达皮下后再向前进针 3~5 mm，然后以 45°角刺入腹腔，针尖通过腹肌后抵抗力消失。固定针尖不动，缓缓注入药液。大鼠的单次建议注射量为 0.5~1.0 mL/100 g 体重。

6. 静脉注射

（1）尾静脉注射：大鼠尾部血管与小鼠情况类似，在背、腹侧及左右两侧均有集中分布，每侧均有数对伴行的动、静脉组成的血管丛。在这些血管中有四根血管十分明显：背部和两侧各有一根静脉，腹侧有一根动脉。两侧尾静脉比较容易固定。大鼠尾部皮肤常呈鳞片状角质化，因而将大鼠固定露出尾巴后，需先用乙醇棉球强擦，使血管扩张，并可使表皮角质软化。然后，将尾部向左或向右拧 90°，此时尾部表面静脉怒张，以左手拇指和食指捏住鼠尾两侧，用中指从下面托起尾巴，以无名指和小指夹住尾巴的末梢，右手持注射器（带 5 号针头），使针头与静脉接近平行，从尾下 1/5（约距尾尖 3~4 mm）处进针，此处皮薄易于刺入。先缓注少量药液，如无阻力，可继续注入。一般推进速度为 0.05~0.1 mL/s，一次注射量为 0.3~0.5 mL/100g 体重。如需反复注射，应尽可能从末端开始，以后向尾根部方向移动注射（图 7-22）。

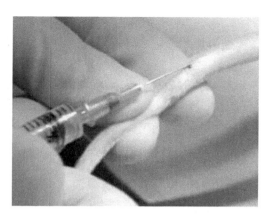

图 7-22　大鼠尾静脉注射

（2）阴茎静脉注射：这是目前大鼠静脉输液、给药的一种常用方法。将雄性大鼠麻醉后仰卧或侧卧，翻开包皮，拉出阴茎，背侧阴茎静脉非常粗大、明显，沿皮下直接刺入。

（3）浅背侧跖静脉注射：进行左后肢的浅背侧跖静脉注射时，让助手用左手抓住大鼠的颈背部呈仰卧位（拇指按住右前肢，中指按住左前肢，食指抓住头颈部背侧皮肤，小指、无名指和手掌抓住背部皮肤），用右手的拇指和食指夹住大鼠的左后肢的大腿部，同时用右手的中指和无名指夹住动物的尾部。操作者用乙醇棉球清洗、消毒左后肢，用注射针对准扩张的浅背侧跖静脉血管刺入注射。

（4）舌下静脉注射：大鼠舌下静脉粗大，可用于给药。注射时，先麻醉好动物，再拉出舌头，找到舌下静脉，直接注入药液。

此外，大鼠、豚鼠等小型动物，以及家兔、犬、猫等中型动物的静脉注射，快速给药可用注射器人工推注药液；而缓慢给药或连续给药，可用微量注射泵进行。微量注射泵具有定时、定量、定速等功能，使用方便，操作简单。微量注射泵国内有生产，型号也有多种。

7. 脑内注射

此法常用于微生物学研究，将病原体等接种于被检动物脑内，观察接种后的各种变化。注射时，用左手固定动物，对其额部消毒；用右手持套有塑料管、针尖露出 2 mm 长的 6 号针头，直接由额部正中刺入脑内，注入药物或接种物。也可将大鼠用乙醚轻度麻醉，消毒额部后，使注射器和额顶颅骨大约保持 45°角，在中线外侧 2 mm 处刺入注射针。此部位颅骨较薄，插入注射针较容易。脑内注射一次注射量为 0.02 ~ 0.03 mL/只。

8. 涂布给药

大鼠涂布给药采用浸尾方式经尾皮给药。给药前先将大鼠放入特制的固定盒内，露出尾巴。然后将大鼠尾巴穿过小试管软木塞小孔，插入装有药液或受检液体的试管内，浸泡 2~6 h（视药物或毒物的毒性及毒理作用效果而定），并观察其药物反应。操作方法同小鼠。

9. 呼吸道给药

将大鼠置于装置中，由瓶口用气泵输入带有药物的空气，气体由瓶体上部排出。

10. 鼻内给药

将大鼠麻醉后，用左手食指和拇指抓住大鼠双耳部，翻转大鼠身体置于左手掌中，使其鼻尖朝向操作者。右手持注射器，将接种物逐滴滴入大鼠鼻内。一次给药量为0.05~0.1 mL/只。

（三）豚鼠的给药途径和方法

1. 经口给药

（1）固体药物的投入：给固体药物时，把豚鼠放在实验台上，用左手从背部向头部握紧并固定动物，以拇指和食指压迫左、右口角使其口张开。实验者把药物放在豚鼠舌根处，使动物迅速闭口而自动咽下。

（2）液体药物的投入：由助手用左手将豚鼠腰部和后腿固定，用右手固定前腿。实验者将灌胃管沿豚鼠上腭壁插入食管。也可用木制开口器把导尿管经开口器中央孔插入胃内。这两种方法都要先回抽一下注射器，如注射器内有气泡说明灌胃管或导尿管插在气管内，必须拔出重插。证实回抽注射器无空气后，再慢慢注入药液。最后注入生理盐水 2 mL，将管内残留的药液冲出，以保证投药量的准确。灌胃管或导尿管插入深度一般为 5 cm，一次灌胃量为 1.6~2.0 mL/100 g 体重。

2. 皮下注射

豚鼠皮下注射一般是选用大腿内侧面、背部、肩部等皮下脂肪少的部位，通常在豚鼠大腿内侧面注射。操作时，由助手将豚鼠固定在手术台上，操作者左手固定注射侧的后肢，并充分提起皮肤。右手持注射器（带有 6 号针头）以 45°角刺入皮下。确定针在皮下后缓缓注入药液。注射完毕后，用手指压住并轻揉刺入部位少许时间。

3. 皮内注射

豚鼠皮内注射一般选用背部脊柱两侧皮肤。进行注射前应先剪毛，然后用硫化钡或除毛霜除毛，间隔 1 d 以后进行注射。注射时，先用左手将除毛的皮肤提起，右手持带有 5 号针头的注射器，使针头与皮肤成 30°角，沿皮肤浅表层刺入皮肤内，缓缓注入药液。豚鼠一次注射量为 0.1 mL/只。

4. 肌肉注射

注射部位一般选择后肢大腿外侧肌肉，注射时先让助手将豚鼠放在实验台上，左手掌将豚鼠从颈部向头部蒙住头颈部，右手固定后肢。实验者用乙醇棉球将注射部位消毒后，用 5 号针头进行肌肉注射。豚鼠一侧用药量不超过 0.5 mL/只。

5. 腹腔注射

腹腔注射时，先固定好豚鼠使其腹部向上并伸展。右手持注射器（用 5 号针头）将针头刺入皮肤。其部位是从下腹部稍偏左或右处进针。针头到达皮下后再向前进针 5~10 mm，然后以 45°角刺入腹腔，针尖通过腹肌后抵抗力消失。固定针尖不动，缓缓注入药液。为避免刺破内脏，可使动物头部稍低，让脏器移向头部方向。豚鼠腹腔一次注射量不超过 5.0 mL/只。

6. 静脉注射

常用豚鼠静脉注射部位有耳缘静脉和外侧跖静脉。

（1）耳缘静脉注射：用固定器将豚鼠固定好。然后由助手用拇指和食指夹住其耳翼并压住豚鼠的头部，右手按住豚鼠腰部。操作者清理注射部位的毛，用乙醇棉球涂擦耳部边缘静脉，并用手指轻弹或搓揉鼠耳，使静脉充血。然后用左手食指和中指夹住静脉近心端，拇指和小指夹住耳边缘部分，以左手无名指、小指放在耳下作垫，待静脉充分暴露后，右手持注射器（带有6号针头）尽量从静脉末端顺血管平行方向刺入1 cm。刺入静脉后回抽注射器，见有血后，放松对耳根处血管的压迫，固定针头缓缓注入药物。注射后用棉球压迫针眼数分钟，以防流血。一次注射量不超过5.0 mL/只。

（2）外侧跖静脉注射：由助手将豚鼠固定好。操作者从后膝关节抓住动物肢体，压迫静脉，让腿呈伸展状态。剪去注射部位的毛，乙醇棉球消毒后，可见粗大的外侧跖静脉，用6或7号针头沿向心方向刺入血管注射。

7. 脑内注射

给豚鼠脑内注射时，在两耳连线及两眼连线的中间偏一侧，即两眼窝上缘连线偏中线颅骨部位剪毛并消毒皮肤，把皮肤向一方拉紧，用手术刀切开长度为1~2 mm的切口，用穿颅钢针在头盖骨的注射部位打一小孔。钻孔后用注射器针头垂直刺入5 mm左右，缓慢注入药物。注射速度一定要慢，避免引起颅内压急骤升高。注射完毕后，涂上碘酊消毒。由于该操作是把皮肤向一侧拉紧切开的，注射后放松皮肤可覆盖头盖骨的小孔，防止污染。一次注射量为0.02~0.03 mL/只。

8. 涂布给药

豚鼠经皮肤给药的部位常选用脊柱两侧的背部皮肤。选定部位后，用脱毛剂脱去被毛，然后洗去脱毛剂。将豚鼠放回笼内，待24 h后才可使用。脱毛过程中应特别注意不要损伤皮肤。次日，仔细检查处理过的皮肤是否有刀伤或过度腐蚀的切口，以及有无炎症、过敏等现象。如有，应暂缓使用，待动物完全恢复。如皮肤准备合乎要求，便可将动物固定好，在脱毛区覆盖一面积相仿的钟形玻璃罩，罩底用凡士林、胶布固定封严。用移液管沿罩柄加入一定剂量的药物，塞紧罩柄上口。待受检液与皮肤充分接触并完全吸收后解开（一般2~6 h），然后将皮肤表面仔细洗净。观察时间视实验需要而定。如果是一般的药物（如软膏、化妆品）可直接涂在皮肤上，药物与皮肤接触的时间根据药物性质和实验要求而定。

9. 脚掌注射

由助手固定好豚鼠，使其脚掌面向操作者。用棉签蘸水将脚掌洗净，特别是脚趾之间，再用乙醇棉球消毒。用7号针头刺入脚掌约10 mm，缓慢注入药液。一次注射量不超过0.25 mL/只。

10. 眼角膜注射

由助手抓住豚鼠，在其左眼角滴入麻醉剂（一般使用2%盐酸可卡因）。5 min后，助手将已麻醉的豚鼠平卧桌面，左眼向上，头部面对操作者，固定好动物。操作者手持注射器，针头由眼角巩膜连接处的眼球顶部斜刺入，用力刺入约3 mm深后停止（由于眼球的转动，角膜可能转到下眼睑内）。待眼球恢复原状后，再用力刺入，达到实验要求的深度后缓缓推注药液。一次注入量为 5 μL。若针头刺入恰当，注入的药液应在角膜上形成直径 2~3 mm 的浑浊区域。拔出针头后无须做任何处理。

二、家兔、猫、犬的给药途径和方法

（一）家兔的给药途径和方法

1. 灌胃

给家兔灌胃需要两人合作。助手就座，将家兔的躯体夹于两腿之间，左手紧紧抓住双耳固定头部，右手抓住两前肢固定前躯。操作者将开口器横放在家兔上下颌之间，固定于舌之上，然后将 14 号导尿管经开口器中央孔，沿上腭壁慢慢插入食管 15~18 cm，如图 7-23 所示。在给药前先检验导尿管是否正确插入胃中，可将导尿管外口端放入清水杯中，如有气泡逸出，应抽出重插；如无气泡逸出，证明已完全插入胃中，可注入药液。为保证管内药液全部进入胃内，药液推完后再注入清水 10 mL，随后捏闭导尿管外口，抽出导尿管，取出开口器。家兔一次的最大灌胃量为 80~150 mL/只，开口器如图 7-24 所示。

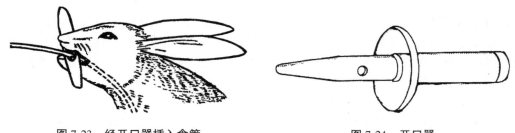

图 7-23　经开口器插入食管　　　　　　　　图 7-24　开口器

另一种灌胃方法是将家兔固定在木制的固定盒内，左手虎口卡住并固定好兔嘴，右手取 14 号细导尿管，由右侧唇裂（避开门齿），将导尿管慢慢插入。如插管顺利，动物不挣扎。导尿管插入约 15 cm 时，已进入胃内，将药液注入。

2. 皮内注射

在给家兔进行皮内注射时，一般选用背部脊柱两侧的皮肤。注射前一天先用剪毛剪将注射部位的被毛剪除，再用除毛剂除毛。第二天用乙醇棉球清洗消毒注射部位，然后用左手将皮肤捏成皱襞，右手持带 6 号针头的注射器，使针头与皮肤成 30°角，沿皮肤表浅层刺入皮肤内。进针要浅，避免进入皮下。随之慢慢注入一定量的药液，注射时会感到有很大阻力。当药液进入皮内时，可见到注射部位皮肤表面马上会鼓起，形成小丘疹状隆起的小包，同时因注射部位局部缺血，皮肤上的毛孔极为明显。此小包如不很快消失，则证明药液注在皮内，注射正确。注射结束拔出针头后，须轻轻按压注射位点以免漏液。家兔一次注射量约 0.1 mL/kg 体重。

3. 皮下注射

家兔的皮下注射一般选用背部和腿部皮肤。注射时，先用乙醇棉球消毒需要注射部位的皮肤，然后用左手拇指及中指将需要注射部位的皮肤提起使之成一皱褶，并用食指压皱褶的一端，使之成三角形，以增大皮下空隙。右手持注射器，用 6 号针头自皱褶下刺入。证实在皮下时，松开皱褶，将药液注入。家兔一次给药量为 0.5～1.0 mL/kg 体重。

4. 肌肉注射

家兔的肌肉注射一般适用臀部肌肉。注射时，助手右手抓住两前肢，左手抓住两后肢，固定好家兔。操作者将臀部注射部位被毛剪去，乙醇棉球消毒后，右手持带 6 号注射针的注射器，使注射针与肌肉成 60°角，一次刺入肌肉中。注射药液之前，要先回抽针栓，如无回血则可注入药液（图 7-25）。

5. 腹腔注射

家兔进行腹腔注射时，让助手固定好家兔，使其腹部朝上、头低腹高。操作者用乙醇棉球消毒注射部位，右手持注射针（5 号）在距家兔后腹部的腹白线左侧或右侧 1 cm 处刺入皮下，然后再使针头向前推进 5～10 mm，再以 45°角穿过腹肌，固定针头，缓缓注入药液。

6. 静脉注射

家兔一般采用耳缘静脉注射。注射时，由助手固定好家兔，操作者将注射部位的毛拔去并用乙醇棉球涂擦。用左手食指和中指夹住静脉近心端，拇指绷紧静脉远端，无名指及小指垫在下面，再用右手指轻弹或轻揉兔耳，使静脉充分暴露。然后用右手持装有 6 号针头的注射器，从静脉远心端刺入血管内。如推注无阻力、无皮肤隆起发白，即可移动手指固定针头，缓慢注入药液（图 7-26）。拔出针头时要用棉球压迫针眼并持续数分钟，以防出血。

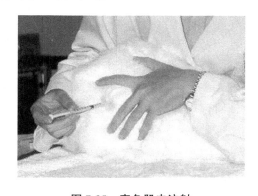

图 7-25 家兔肌肉注射

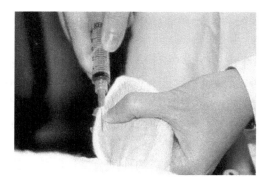

图 7-26 家兔耳缘静脉注射

7. 脑内注射

给家兔脑内注射时，先将动物用乙醚麻醉，剪去额部注射部位的毛并消毒皮肤，然后将皮肤向一方拉紧，用手术刀切开长度为 1～2 mm 的切口，用穿颅钢针在头盖骨的注射部位开一小孔。再用 7 号注射针头垂直刺入 5 mm 左右，缓慢注入药物。注射速度一定要慢，避免引起颅内压急骤升高。注射完毕后，涂上碘酊消毒。家兔脑内给药一次注射量为 0.2～0.3 mL/只。

8. 椎管内注射

将家兔麻醉后取自然俯卧式，尽量使其尾向腹侧屈曲。用剪毛剪剪去第 7 腰椎周围被毛并用3%碘酊消毒。干后再用75%乙醇将碘酊擦去（操作者的手也应消毒）。用腰椎穿刺针头（6号注射针）插入第7腰椎间隙（第7腰椎与第1荐椎之间）。当针头到达椎管内时（蛛网膜下腔），可见到家兔的后肢颤动，即证明穿刺针头已进入椎管。这时不要再向下刺，以免损伤脊髓。若没有刺中，不必拔出针头，以针尖不离脊柱中线为原则，将针头稍稍拔出一点，换个方向再刺，当证实针头在椎管内，固定针头，将药液注入。一般注射量为0.5~1.0 mL/只。

9. 关节腔内注射

给家兔关节腔内注射时，将家兔麻醉后仰卧位固定于兔固定台上。剪去关节部位被毛，消毒后用左手从下方和两旁将关节固定，在髌韧带附着点外上方约0.5 cm处进针。针头从上前方向下后方倾斜刺进，直至针头阻力变小为止，然后将针头稍后退，以垂直方向推到关节腔中。针头进入关节腔时，通常有好像刺破薄膜的感觉，表示针头已进入关节腔内，即可注入药物。

10. 椎动脉给药

给家兔椎动脉注射时，先麻醉家兔，在其剑突上6 cm处从胸骨左缘向外做长4~5 cm的横向切口，分别切断胸大肌、胸小肌，找出锁骨下静脉后进行双线结扎，于两线间剪断静脉。分离出锁骨下动脉，沿其走向分离出内乳动脉、椎动脉、颈深支、肌皮支动脉。除椎动脉外，分别结扎锁骨下动脉分支及其近心端。于椎动脉上方结扎锁骨下动脉远心端，在结扎前选择适当位置（靠近肌皮支动脉处为宜）剪一小口，插一腰椎穿刺针直至椎动脉分支前，结扎，固定，给药。

11. 直肠给药

操作时，用灌肠用的胶皮管或14号导尿管，在导尿管或胶皮管头部涂上凡士林，由助手使兔蹲卧在实验台上，以左臂及左腋轻轻按住兔头及前肢，以左手拉住兔尾，露出肛门，并用右手轻握后肢。操作者将胶皮管或导尿管对准肛门，缓慢插入。深度为7~9 cm。如为雌性，注意不要误插阴道，肛门紧挨尾根。橡皮管插好后，将注射器与橡皮管套紧。药物灌入后，需抽吸生理盐水将导尿管内的药液全部冲入直肠内。药液灌完，将导尿管在肛门内保留一会，然后再拔出。

12. 涂布给药

家兔经皮肤给药的部位为脊柱两侧的背部皮肤，居于躯干的中部，面积视动物大小而定，一般两侧均为2~2.5 cm^2。操作方法与豚鼠的情况一致。选定部位后，用弯剪小心地剪去长毛，继之用脱毛剂均匀地涂在脱毛区上，过10~15 min后，用扁玻棒轻轻刮去细毛，并用蘸水棉签轻轻拭擦，洗去脱毛剂，然后放回笼中待24 h（或过夜）后使用。脱毛过程中应特别注意不要损伤皮肤。次日，开始使用前，应仔细检查处理过的皮肤是否有刀伤或过度腐蚀的切口。若皮肤准备合乎要求，便可将动物固定在特制的固定架上，然后在准备好的脱毛区皮肤上，覆以大小与脱毛区面积相仿的钟形玻璃罩，罩底四周用凡士林、胶布或万能胶固定封严。继之，用移液管沿罩柄上口加入受检液，待受检液与皮肤充分接触并完全吸收后解开玻璃罩（一般为2~3 h），然后将皮肤表面仔细洗净、观察。如是一般的药物，不一定加盖玻璃罩，可直接涂布于皮肤。药液与皮肤接触的时间根据药物性质和实验要求而定。

（二）猫的给药途径和方法

1. 经口给药

（1）液体药物的投入：常用灌胃方法。猫的灌胃可使用商品化的灌胃管或导尿管，配以开口器（纺锤状，正中开一小孔）。灌胃时，将动物固定好，将开口器放入上、下腭之间，此时动物自然会咬住开口器，操作者用左手抓住动物嘴，只要稍加用力即可达到固定开口器的目的，然后右手取灌胃管（14号），由开口器中央小孔插入。灌胃管经口沿上颌后壁慢慢送入食管内。插时动作要轻，防止插入气管。灌胃管插入后，用一根动物羽毛或棉花在灌胃管外口试一下有无呼吸气流；如无，即表示灌胃管已进入胃内。或可注射少量生理盐水，观察动物有无特别的反应。推动灌胃管管口处连接的装有药液的注射器，慢慢将药液灌入胃内。

（2）固体药物的投入：可使用商品化的喂食器进行投喂。对较为驯服的猫可直接徒手给药。掰开猫上下颌，将药片置于其舌根，让其自动吞咽。对凶悍的猫，可将药混入饲料中，让其自选吞服或配制成液体灌胃。

2. 皮下注射

猫的皮下注射方法基本同家兔。拉起颈背部或臀部皮肤，把注射针刺入皮肤与肌肉之间，注入药液。如注入的药液量较大，可分多点注入。

3. 肌肉注射

猫的肌肉注射一般选用臀部或后肢肌肉。注射前让助手将猫放在操作台上，右手抓住两前肢，左手抓住两后肢，将猫固定，使其腹部朝上，后肢对着操作者。注射时，可根据实际需要将注射部位被毛剪去，用乙醇棉球消毒后，右手持注射器使注射针头与肌肉成60°角，一次刺入肌肉中。然后回抽针栓，如无回血，则可缓慢注入药液。一侧注射量不超过0.8 mL/只。

4. 静脉注射

（1）前肢内侧头静脉注射：注射前，将动物侧卧固定，剪去注射部位的被毛，用胶皮带扎紧或用手抓紧静脉近心端，使血管扩张，从静脉远心端水平刺入注射药液。注射前，也可根据需要，选用留置针进行给药。

（2）后肢外侧小隐静脉注射：注射前准备同前肢内侧头静脉注射。注射姿势如图7-27所示。

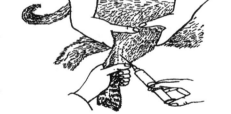

图7-27　猫后肢隐静脉注射

5. 腹腔注射

猫的腹腔注射部位同家兔。让助手抓住并固定动物，使其腹部向上、头向下，在后腹部约1/3、腹中线略靠外侧（避开肝和膀胱）处将注射针头（5号）刺入腹腔，然后将针筒回抽，观察是否插入脏器或血管，确定已插入腹腔后，固定针头，进行注射。

6. 椎动脉给药

猫的椎动脉给药同家兔。不必开胸，麻醉动物后，在颈后部切口找出右颈总动脉，向下追踪至右锁骨下动脉。结扎其上覆盖的颈外静脉，在其向内转弯处向下分离，可见发自右锁骨下动脉的右侧椎动脉向上经肌层进入椎体腔内，插管给药。

（三）犬的给药途径和方法

1. 经口给药

（1）液体药物的投入：一种方法是用开口器经口灌胃。犬的开口器可选用商品化开口器，或用木料制成长方形木块，长 10~15 cm，宽度应适合犬嘴，为 2~3 cm，中间钻一小孔，孔的直径为 0.5~1.0 cm。灌胃时将开口器放于动物上下门牙之间，用绳将其固定于犬嘴。将带有弹性的橡皮导管（如导尿管），经开口器上的小圆孔插入，沿咽后壁插入食管，注药前应检查灌胃管是否正确插入食管。可将导管外口置于一盛水的烧杯中，如没有气泡，则认为灌胃管已插入胃内；也可用注射器注入少量生理盐水，观察动物有无异常反应，若无，则将药液注入。

另一种方法是在固定台上将犬的头部固定好，嘴用纱布带绑好（如较驯服的犬可不用绑嘴）。实验者用左手抓住犬嘴，右手取灌胃管（一般用 12 号十二指肠管或导尿管代替，也可用内径 0.3 cm、长 30 cm 的软胶皮管。软胶皮管比导尿管要好，灌胃时对咽喉壁刺激较小）。用温水湿润灌胃管后，用右手中指将犬右侧嘴角轻轻翻开，摸到最后一对大臼齿，齿后有一空隙，中指固定在此空隙下，不要移动；然后用右手拇指和食指将灌胃管插入此空隙，并顺食管方向不断送入。如遇灌胃管送入不顺或犬剧烈挣扎，不要再向里插，可拉出再插；如送入很顺利，则当灌胃管插入约有 20 cm 时停止插入，因已进入食管下段胃内。先用装有温水的注射器由灌胃管口试注一下，若水不从犬嘴流出，注射又很通畅，即可将药液经灌胃管慢慢灌入。若插管插入较短，在食道上端时，灌注药液可见到犬有吞咽动作，一次灌药量不能超过 200 mL，不然会引起动物恶心、呕吐。

（2）固体药物的投入：片剂、丸剂、胶囊给药时，常采用徒手经口给药的方法。给药时，掰开犬的上下颌，用镊子将固体药物送入犬的舌根部，合起上下颌，使犬咽下。可用生理盐水或动物饮用水进行送服。

2. 皮下注射

犬的皮下注射，一般选用颈部及背部皮下，将注射针头直接刺入颈部或背部皮肤与肌肉之间。此外，也可注入四肢和腹部的皮下，但这些部位由于犬的躺卧容易污染，注射前建议先进行消毒。

3. 肌肉注射

一般选用臀部或大腿部的肌肉。注射时，根据需要将被毛剪去、消毒，然后将注射针头（6 号）以 60°角插入肌肉中。回抽针栓，如无回血，即可将药液慢慢注入。注射完毕后，用手轻轻按摩注射部位，帮助药物吸收。

4. 腹腔注射

进行犬腹腔注射时，让助手抓住动物，使其腹部向上。在其脐后腹白线左侧或右侧 1~2 cm 处，将注射针头（5 号）垂直刺入腹腔，回抽针栓观察是否插入脏器或血管。在准确判定已插入腹腔时，可固定针头，进行注射。

5. 静脉注射

常用犬静脉注射部位有：前肢内侧头静脉、后肢外侧小隐静脉、前肢内侧正中静脉、后肢内侧大隐静脉、舌下小静脉和颈外静脉。

（1）前肢内侧头静脉注射：此静脉在前肢内侧面皮下，靠前肢内侧外缘行走，比后肢小隐静脉还粗一些，而且比较容易固定。因此一般做静脉注射或取血时常用此静脉。注射方法同前述的后肢小隐静脉注射方法。

（2）后肢外侧小隐静脉注射：此静脉在后肢胫部下 1/3 的外侧浅表的皮下。由前侧方向后行走，注射前使犬侧卧，由助手将其固定好，将注射部位被毛剪去，用碘酊、乙醇消毒皮肤。用胶皮带绑在犬股部，或由助手用手握紧股部，可明显见到此静脉。右手持连有 6 号针头的注射器，将针头向血管旁的皮下先刺入，而后与血管平行刺入静脉，回抽针筒，如有回血，放松对静脉近心端的压迫，并将针尖顺血管再刺进少许，然后注射者一手固定针头，一手慢慢将药物注入静脉。此法注射关键是要很好地固定静脉，因为此静脉只隔一层皮肤，浅而易滑动，注射时针头刺入不可深，方向一定要与血管平行。

（3）前肢内侧正中静脉注射：此静脉在前肢内侧面皮下，正中位置，向上延伸至肱静脉。此血管位置偏深，注射时有时需要切开皮肤。

（4）后肢内侧大隐静脉注射：后肢内侧大隐静脉和小隐静脉一样，也属于浅层静脉。位于后肢内侧皮下，正中位置，向上延伸至股部中段归于股静脉。

（5）舌下小静脉注射：将犬四肢固定于手术台上。注射前，将犬嘴打开，用包着纱布的舌钳把舌头拉出来并翻向背侧，即可清楚见到很多舌下小静脉，找一根较粗的血管做静脉注射。注射完将针头拔出时，应立即用棉球压迫止血，或用淀粉海绵等外用止血粉止血。因舌下小静脉周围都是软组织，且血管分布很丰富，如针孔太大，则不易止血，因此尽量选用细针头。

（6）颈外静脉注射：将犬固定好，用左手大拇指压迫颈外静脉入胸部位的皮肤，使之怒张，然后将注射针头朝头的方向刺入。略回抽筒塞，看有无血液回流，如有即说明已插入血管，如无则宜前后将针头抽动，这时仍无血，则应另选适当部位，检查针头是否堵塞后，再刺入。插入血管之后，松开左手拇指，徐徐将筒塞向前推进，将药液注入血管。若需要连续给药，可装置血管留置针。

6. 小脑延髓池注射

小脑延髓池注射通常是在动物麻醉情况下进行。用 3% 戊巴比妥钠（30 mg/kg）将犬麻醉后，使犬头尽量向胸部屈曲，用左手摸到其第一颈椎上方的凹陷（枕骨大孔），固定位置，右手取 7 号针头（将针头尖端磨钝），由此凹陷的正中线上，顺平行犬嘴的方向，小心地刺入小脑延髓池。进针必须在凹陷正中，偏刺易伤及两侧脑膜皱襞上的根静脉引起出血。进针不能过深，一般不超过 2 cm，否则容易损毁延髓生命中枢或刺破第四脑室顶上的脉络从而引起颅内出血，造成死亡。当针头正确刺入小脑延髓池时，会感到针头行进无阻力，同时可以听到很轻的"咔嚓"一声，即表示针头已穿过硬脑膜进入小脑延髓池，此时可抽出清亮的脑脊液。注射药物前，先抽出一些脑脊液，抽取量根据实验需要注入量决定，即注入多少药液则抽取多少脑脊液，以保持原来脑脊髓腔内的压力。但也不能抽出或注入过多，一般可抽出 2~3 mL，然后再注入等量的药液。注射要点：① 取位正确，穿刺垂直正中；② 进针不宜过深。

7. 脑内注射

犬进行脑室内注射时，必须先用穿颅钢针穿透颅骨，再用注射针头刺入脑部，再徐徐注入被检物。注射速度一定要慢，避免引起颅内压急骤升高。

要注意各类实验动物的注射量不能超过不同给药途径的最大给药量，详见表7-9。

表 7-9 常用实验动物不同给药途径注射量

注射途径	小鼠 （mL/10 g）	大鼠 （mL/100 g）	豚鼠 （mL/只）	家兔 （mL/kg）	犬 （mL/只）
皮下	0.1~0.2	0.3~0.5	0.5~2.0	0.5~1.0	3.0~10.0
肌肉	0.05~0.1	0.1~0.2	0.2~0.5	0.1~0.3	2.0~5.0
腹腔	0.1~0.2	0.5~1.0	2.0~5.0	2.0~3.0	5.0~15.0
静脉	0.1~0.2	0.3~0.5	1.0~5.0	2.0~3.0	5.0~15.0

三、猴、猪及非哺乳类动物的给药途径和方法

（一）猴的给药途径和方法

1. 经口给药

（1）液体药物的投入：液体药物在麻醉或不麻醉状态下均可进行。给药方法类似于犬、猫，一般经鼻和口腔插入胃管灌胃，但猴凶猛、力大，打开猴嘴时，需要特别注意安全。经口给药时，先将猴嘴掰开，把外径为 5~7 mm 的橡皮管插入食管。经鼻给药时，托起猴子下颌使其嘴紧闭，从鼻孔将外径 1.5 mm 的塑料管（用生理盐水或动物饮用水湿润）慢慢插入食管内，特别注意不要插入气管。给药前，可先注射少量生理盐水或动物饮用水，观察动物有无异常反应。

（2）固体药物的投入：一般在非麻醉情况下投予片剂或胶囊。给药方法类似于犬、猫，但非麻醉情况下，需要特别注意安全。操作时，事先由助手固定好猴，实验者把左掌贴在猴的从头顶部到脑后部的部位。用拇指及食指压迫猴的左右面颊，使其上下腭的咬合处松开，然后用右手拿长镊把固体药物送入猴的舌根部。迅速抽出镊子，把猴下腭向上一推，使猴嘴闭合，让其自己咽下即可。

2. 皮下注射

猴的颈后、腰背皮肤疏松，可大量注射。上眼睑、大腿内侧上 1/3 处及臂内侧皮内也可进行皮下注射。注射时，先用乙醇棉球消毒需注射部位的皮肤，然后用左手拇指及中指将背部皮肤提起使成一皱褶，并用食指压皱褶的一端，使成三角形，增大皮下空隙。右手持注射器，自皱褶下刺入。证实在皮下后，松开皱褶，将药液注入。使用 6 号针头，一次给药量为 1.0~3.0 mL/只。

3. 肌肉注射

猴常选用前肢肱二头肌和臀部肌肉进行肌肉注射。注射时，固定动物勿使其活动，右手持注射器，使注射器与肌肉成 60°角，一次性刺入肌肉中。为防止药物进入血管，在注入药液之前应回抽针栓。如无回血，则可注药。注射完毕后，用手轻轻按摩注射部位，帮助药液吸收。

4. 静脉注射

猴静脉注射常选用前肢桡静脉或后肢隐静脉。注射方法同犬。

（二）猪的给药途径和方法

灌胃给药时，可预先做好一块矩形小木块，中间有洞，让小猪咬住后，将其固定，然后再由此洞插入胃管。此种操作较为简便。猪的皮下注射通常选取耳根部皮下。仔猪选取股内皮下，穿过皮肤注入皮下的结缔组织中。猪的皮内注射一般选取耳壳外面或腹侧皮肤厚的部位注射。猪的腹腔注射通常选取自脐至两腰角所划的三角区内，距白线左或右 4~5 cm 的部位。注射时，注意不要伤及内脏。猪的静脉注射常选耳缘静脉进行。注射方法同家兔，猪耳缘静脉比家兔的更粗大，更易于注射。猪的脑内注射常选取前额部两眼的连接线的中央，距中线 1~2 cm 处为注射部位。注射时，先将注射部位皮肤切开，再用电钻穿孔，然后注射。注射后术部须消毒缝合。

（三）鸟类的给药途径和方法

鸟类包括鸽、鸡等，经口灌胃给药，可由助手将其身体用毛巾裹住固定好。实验者用左手将动物头向后拉，使其颈部倾斜，用左拇指和食指将动物嘴撬开，其他 3 只手指固定好动物头部，右手取带有灌胃针头的注射器，将灌胃针头由动物舌后插入食管。不要像其他动物灌胃时插得过深，如动物不挣扎，插针头又很顺利，即可将药液经口或食管上端灌入胃内。灌入速度要慢。

鸟类肌肉注射常选取胸肌或腓肠肌，方法同大、小鼠。静脉注射常选取翼下静脉注射。皮下注射通常选取翼下部位，一次可注射药液 0.3~0.5 mL/只。鸽类皮肤弹性差，注射液有时从针口流出。

四、人与动物及不同种类动物间用药剂量的换算方法

（一）人与动物间用药剂量的换算

人与动物对同一药物的耐受性差别是很大的。一般说来，动物的耐受性要比人高，也就是单位体重的用药剂量动物比人要多。人的各种药物的用量在很多书上可以查得，但动物的用药剂量可查的书较少，而且动物用的药物种类远不如人用的那么多。因此，必须将人的用药剂量换算成动物的用药剂量。一般可按下列比例换算：人的用药剂量为 1，小鼠、大鼠为 25~50，家兔、豚鼠为 15~20，犬、猫为 5~10。

此外，可以采用人与动物的体表面积计算法来换算。

1. 人的体表面积计算法

计算人的体表面积时，一般认为许文生氏（Stevenson）公式较为适用，即：

体表面积（m^2）= 0.006 1×身高（cm）+0.012 8×体重（kg）−0.152 9

例：某人身高 168 cm，体重 55 kg，试计算其体表面积。

解：0.0061×168+0.012 8×55−0.152 9＝1.576（m^2）

2. 动物的体表面积计算法

动物的体表面积计算法有许多种，在需要由体重推算体表面积时，一般认为 Meeh-Rubner 公式较为适用，即：

$$A（体表面积，以 \text{m}^2 计算）= K×\frac{W（体重，以 \text{g} 计算）^{2/3}}{10\ 000}$$

式中的 K 为常数，随动物种类而不同：小鼠和大鼠 9.1、豚鼠 9.8、家兔 10.1、猫 9.0、犬 11.2、猴 11.8、人 10.6（上列 K 值不同资料来源略有出入）。应当指出，这样计算出来的表面积还是一种粗略的估计值，不一定完全符合于每个动物的实测数值。

例：试计算体重为 1.50 kg 的家兔的体表面积。

解：$A = 10.1×\dfrac{1\ 500^{2/3}}{10\ 000}$

$\log A$（体表面积，以 m^2 计算）$= \log 10.1 + \dfrac{2}{3}\log 1\ 500 - \log 10\ 000 = 1.121\ 8$

$A = 0.132\ 4$（m^2）（体重为 1.50 kg 的家兔的体表面积）

（二）不同种类动物间用药剂量的换算

1. 直接计算法

直接计算法即按 $A = K×\dfrac{W^{2/3}}{10\ 000}$ 计算。

例：某利尿药大鼠灌胃给药时的剂量为 250 mg/kg，试粗略估计犬灌胃给药时可以试用的剂量。

解：实验用大鼠的体重一般在 200 g 左右，其体表面积（A）为：

$$A = 9.1×\frac{200^{2/3}}{10\ 000} = 0.031\ 1（\text{m}^2）$$

250 mg/kg 的剂量如改以 mg/m^2 表示为：

$$\frac{250×0.2}{0.031\ 1} = 1\ 608（\text{mg/m}^2）$$

实验用犬的体重一般在 10 kg 左右，其体表面积（A）为：

$$A = 11.2×\frac{1\ 000^{2/3}}{10\ 000} = 0.519\ 8（\text{m}^2）$$

于是 $\dfrac{1\ 608×0.519\ 8}{10} = 84（\text{mg/kg}）$（犬的适当试用剂量）。

2. 按 $\text{mg/kg} - \text{mg/m}^2$ 转移因子计算

例：同上。

解：按 $\dfrac{用药剂量（\text{mg/kg}）×甲物转移因子}{乙物转移因子}$ 计算出犬的适当试用剂量。mg/kg 的相应转移因子可由表 7-10 查得，即为按 mg/m^2 计算的用药剂量。

$\dfrac{250×6（大鼠的转移因子）}{19（犬的转移因子）} = 79（\text{mg/kg}）$（犬的适当试用剂量）。

3. 按每千克体重占体表面积的相对比值计算

不同种类动物"每千克体重占体表面积的相对比值"（简称"体表面积比值"）见表 7-10。

$$250\times\frac{0.16（犬的体表面积比值）}{0.47（大鼠的体表面积比值）}=85（mg/kg）（犬的适当试用剂量）。$$

4. 根据不同种类动物间按体表面积折算的等效剂量比值计算

不同种类动物间按体表面积折算的等效剂量比值见表 7-11，按此表 12 kg 犬的体表面积为 200 g 大白鼠的 17.8 倍。该药大鼠的剂量为 250 mg/kg，200 g 的大鼠需给药 $250\times0.2=50$（mg）。

于是 $\frac{50\times17.8}{12}=74$（mg/kg）（犬的适当试用剂量）。

表 7-10　不同种类动物间用药剂量换算的常用数据

动物种类	Meeh-Rubner 公式的 K 值	体重/kg	体表面积/m²	mg/kg-mg/m²转移因子		每千克体重占体表面积的相对比值
小鼠	9.1	0.018 0.020 0.022 0.024	0.006 6 0.006 7 0.007 1 0.007 6	2.9 3.0 3.1 3.2	粗略值 3	1.0 (0.02 kg)
大鼠	9.1	0.10 0.15 0.20 0.25	0.019 6 0.025 7 0.031 1 0.076 1	5.1 5.8 6.4 6.9	粗略值 6	0.47 (0.20 kg)
豚鼠	9.8	0.30 0.40 0.50 0.60	0.043 9 0.053 2 0.061 7 0.069 7	6.8 7.5 8.1 8.6	粗略值 8	0.40 (0.40 kg)
家兔	10.1	1.50 2.00 2.50	0.132 3 0.160 8 0.186 0	11.3 12.4 13.4	粗略值 12	0.24 (2.0 kg)
猫	9.0	2.00 2.50 3.00	0.157 1 0.132 4 0.205 9	12.7 13.7 14.6	粗略值 14	0.22 (2.5 kg)
犬	11.2	5.00 10.00 15.00	0.327 5 0.519 9 0.681 2	15.3 19.2 22.0	粗略值 19	0.16 (10.0 kg)
猴	11.8	2.00 3.00 4.00	0.187 8 0.245 5 0.297 3	10.7 12.2 13.5	粗略值 12	0.24 (3.0 kg)
人	10.6	40.00 50.00 60.00	1.239 8 1.438 6 1.624 6	32.2 34.8 36.9	粗略值 35	0.08 (50.0 kg)

表 7-11　不同种类动物间按体表面积折算的等效剂量比值表

	小鼠 （20 g）	大鼠 （200 g）	豚鼠 （400 g）	家兔 （1.5 kg）	猫 （2.0 kg）	猴 （4.0 kg）	犬 （12 kg）	人 （70 kg）
小鼠（20 g）	1.0	7.0	12.25	27.8	29.7	64.1	124.2	378.9
大鼠（200 g）	0.14	1.0	1.74	3.9	4.2	9.2	17.8	56.0
豚鼠（400 g）	0.08	0.57	1.0	2.25	2.4	5.2	4.2	31.5
家兔（1.5 kg）	0.04	0.25	0.44	1.0	1.08	2.4	4.5	14.2
猫（2.0 kg）	0.03	0.23	0.41	0.92	1.0	2.2	4.1	13.0
猴（4.0 kg）	0.016	0.11	0.19	0.42	0.45	1.0	1.9	6.1
犬（12 kg）	0.008	0.06	0.10	0.22	0.23	0.52	1.0	8.1
人（70 kg）	0.002 6	0.018	0.031	0.07	0.078	0.16	0.82	1.0

5. 按不同种类动物间每千克体重用药剂量折算系数换算

已知 A 种动物每千克体重用药剂量，欲估算 B 种动物每千克体重用药剂量时，可先查表 7-12，找出折算系数（W），再按下式计算：

B 种动物的用药剂量（mg/kg）＝ W×A 种动物的用药剂量（mg/kg）

例：已知某药对小鼠的最大耐受量为 20 mg/kg（20 g 小鼠用 0.4 mg），需要折算为家兔用药剂量。

解：查 A 种动物为小鼠，B 种动物为家兔，交叉点为折算系数 W＝0.37，故家兔用药剂量为 0.37×20 mg/kg＝7.4 mg/kg，1.5 kg 家兔用药剂量为 11.1 mg。

表 7-12　不同种类动物间每千克体重用药剂量折算系数表

折算系数 W		A 种动物或人						
		小鼠 （0.02 kg）	大鼠 （0.2 kg）	豚鼠 （0.4 kg）	家兔 （1.5 kg）	猫 （2.0 kg）	犬 （12 kg）	人 （60 kg）
B 种 动 物 或 人	小鼠（0.02 kg）	1.0	1.4	1.6	2.7	3.2	4.8	9.01
	大鼠（0.2 kg）	0.7	1.0	1.14	1.88	2.3	3.6	6.25
	豚鼠（0.4 kg）	0.61	0.87	1.0	1.65	2.05	3.0	5.55
	家兔（1.5 kg）	0.37	0.52	0.6	1.0	1.23	1.76	2.30
	猫（2.0 kg）	0.30	0.42	0.48	0.81	1.0	1.44	2.70
	犬（12 kg）	0.21	0.28	0.34	0.56	0.68	1.0	1.88
	人（60 kg）	0.11	0.16	0.18	0.304	0.371	0.531	1.0

第九节　安乐死方法

安乐死是动物实验中常用来处死实验动物的一种手段。这是在不影响实验结果的同时，从人道主义和动物保护的角度，尽快让动物无痛苦死去的方法。实验动物安乐死，有的是因为中断实验而淘汰动物的需要，有的是因为实验结束后做解剖并获取标本的需要，也有的是因为保护健康动物而处理患病动物的需要。实验动物安乐死常用的方法有：颈椎脱臼法、放血法、断头法、药物法等。选择哪种安乐死方法，要根据动物的品种（系）、实验目的、对脏器和组织细胞各阶段生理生化反应有无影响来确定。安乐死一般遵循以下原则：① 尽量减少动物的痛苦，尽量避免动物产生惊恐、挣扎、喊叫；② 注意实验人员安全，特别是在使用挥发性麻醉剂（安氟醚、三氟乙烷）时，一定要远离火源；③ 方法容易操作；④ 不能影响动物实验的结果；⑤ 尽可能地缩短致死时间，即安乐死开始到动物意识消失的时间；⑥ 判定动物是否被安乐死，不仅要看呼吸是否停止，而且要看神经反射、肌肉松弛等状况。

一、颈椎脱臼法

颈椎脱臼法就是将动物的颈椎脱臼，使脊髓与脑髓断开，致使动物无痛苦死亡。由于颈椎脱臼法既能使动物很快丧失意识、减少痛苦，又容易操作，同时破坏脊髓后，动物内脏未受损坏，脏器可以用来取样，所以该方法是一种普遍应用的动物安乐死方法。颈椎脱臼法最常用于小鼠、大鼠，也用于沙鼠、豚鼠等。需要注意的是，该方法一般建议用于体重小于 200 g 的小型动物。

（一）小鼠颈椎脱臼的方法

首先将小鼠放在饲养盒盖上，一只手抓住鼠尾，稍用力向后拉，另一只手的拇指和食指迅速用力往下按住其头部，或用手术剪刀或镊子快速压住小鼠的颈部，两只手同时用力，使之颈椎脱臼，从而造成脊髓与脑髓断离，小鼠就会立即死亡。

（二）大鼠颈椎脱臼的方法

基本上与小鼠的方法相同，但是需要较大的力，并且要抓住大鼠尾的根部（尾中部以下皮肤易拉脱，不好用力），最好旋转用力拉。

（三）沙鼠颈椎脱臼的方法

基本上与大鼠的方法相同，但由于沙鼠善于跳跃，在按其头部的时候，速度尽量快些。

（四）豚鼠颈椎脱臼的方法

先用左手以稳准的手法迅速扣住其背部，抓住其肩胛上方，用手指紧握住颈部，然后用右手紧握住其两条后腿，旋转用力拉。

（五）家兔颈椎脱臼的方法

对于 1 kg 以下的仔兔，操作时，将右手除拇指以外的四指放在耳后，左手紧紧握住仔兔的后腿，用右手握住头颈交接部，使其身体方向与头部方向垂直，用力向前拉，仔兔很快就会死亡。对于 1 kg 以上的家兔，也可采用颈椎脱臼的方法，但是需要两个人来操作，一人用两手于耳后抓紧其头部，另一人用两手紧紧握住其后腿，然后同时旋转并用力拉。

二、放血法

所谓放血法就是一次性放出动物大量的血液，致使动物死亡的方法，该方法需要在动物麻醉状态下实施。由于采取此法，动物十分安静，痛苦少，同时对脏器无损伤，也便于活杀采集病理切片，因此放血法是安乐死常选用的方法之一。放血法常用于小鼠、大鼠、豚鼠、家兔、猫、犬等。小鼠、大鼠可采用摘眼球大量放血致死。豚鼠、家兔、猫可一次采取大量心脏血液致死。犬可采取颈动脉、股动脉放血。具体操作如下：① 犬的颈动脉放血。在麻醉状态下，暴露出犬的颈动脉，在两端用止血钳夹住，插入套管，然后放松心脏侧的钳子，轻轻压迫胸部，大量放血致死。② 犬的股动脉放血。在麻醉状态下，露出三角区，用利刀在三角区做一个约 10 cm 长的横切口，将股动脉全部切断，血液立即喷出，用一块湿纱布不断擦去股动脉切口处的血液和凝块，同时不断用自来水冲洗流血，使股动脉保持通畅，直至动物死亡。

三、断头法

断头法是指用剪刀或者专业的断头设备在动物颈部将其头剪掉或切掉，使动物大量快速失血而死亡。断头法看起来比较残酷，此方法须注意操作者与在场实验人员的心理感受。

因断头是一瞬间的经过，动物的痛苦时间不长，并且脏器含血量少，便于采样检查，所以也被列为安乐死方法的一种。断头法适用于小鼠、大鼠、沙鼠等动物。

① 小鼠、沙鼠的断头方法：实验时，用左手拇指和食指夹住小鼠或沙鼠的肩胛部，固定，右手持剪刀垂直剪去其头部。

② 大鼠的断头方法：操作者戴上棉纱手套，用右手握住大鼠头部，左手握住背部，露出颈部，助手用剪刀在鼠颈部将鼠头剪掉。

四、药物法

（一）药物吸入法

药物吸入法是使有毒气体或挥发性麻醉剂，被动物经呼吸道吸入体内的方法。药物吸入法也是安乐死常用方法，适用于小鼠、大鼠、沙鼠、豚鼠等小型动物。药物吸入法常用的气体麻醉剂有二氧化碳、一氧化碳、乙醚、氯仿等。因挥发性麻醉剂前有所述，现以二氧化碳为例介绍。

操作时，准备 5 倍笼盒大小的透明塑料袋或专用容器，将装动物的笼盒放入透明塑料袋内，把塑料袋包紧、封好，并且将输送二氧化碳用的胶管末端放入塑料袋内。塑料袋内充满气体后，动物很快就会被麻醉而倒下，继续充气 15 s，然后将胶管拔出，封好袋口，放置一段时间后确定动物是否死亡。输送二氧化碳气体时，不宜过快，过快会使动物冻结，致死效果就会减弱。使用固体二氧化碳时，将凝固块放入塑料袋内，使二氧化碳固体挥发，动物吸入后立即死亡。

由于二氧化碳的比重是空气的 1.5 倍，不燃，无气味，对操作者很安全，动物吸入后没有兴奋期即死亡，处死动物效果确切，所以对各种小型动物特别适用。对于幼年啮齿类动物，因为其擅长憋气，不建议使用该方法。一般使用市售液体二氧化碳高压瓶或者固体二氧化碳。

（二）药物注射法

药物注射法是将药物通过注射的方式注入动物体内的方法。药物注射法常用于豚鼠、家兔、猫、犬等动物。药物注射法常用的药物有氯化钾、巴比妥类麻醉剂、DDT 等。

1. 氯化钾

氯化钾多用于家兔、犬，采取静脉注射的方式，使动物心肌失去收缩能力，心脏急性扩张，致心脏弛缓性停跳而死亡。每只成年兔由耳缘静脉注入 10% 氯化钾溶液 5～10 mL；每条成年犬由前肢或后肢下静脉注入 10% 氯化钾溶液 20～30 mL，即可致死。

2. 巴比妥类麻醉剂

巴比妥类麻醉剂多用于家兔、豚鼠，一般使用苯妥英钠，也可使用硫喷妥钠、戊巴比妥等麻醉剂。用药量为深麻醉剂量的 25 倍左右。豚鼠常通过静脉和心脏给药，也可通过腹腔内给药，一般剂量为 90 mg/kg，约 15 min 内死亡。

五、液氮法和微波法

对于新生的动物和体重小于 20 g 的动物，可以把它们浸入液氮中迅速冷冻来实施安乐死。另一种方法是对动物的中枢神经系统进行微波照射，使动物立刻死亡，动物的组织器官生化特性不发生改变。如果使用微波，必须有相应的设备。

思考题

1. 如何鉴别哺乳动物的性别？在可能的情况下，请选择一种常用实验动物进行性别鉴别。

2. 小鼠出生后不同日龄的外观形态有哪些特征？

3. 不同年龄的家兔其门齿和爪具有怎样的结构特点？

4. 目前妊娠诊断的方法有哪些？

5. 实验人员应该根据什么来选择合适的标记方法？良好的标记方法应该具有什么特点？

6. 大、小鼠的采血方法有哪些？

7. 全身麻醉的注意事项有哪些？

8. 动物的给药方法有哪些？

9. 试述灌胃给药的注意要点。

10. 试述颈椎脱臼法的操作方法。

第八章　人类疾病动物模型

第一节　人类疾病动物模型概述

一、人类疾病动物模型的定义和意义

1. 定义

人类疾病动物模型（animal models of human diseases）是指生物医学研究中建立的具有人类疾病模拟表现的动物实验对象和相关材料。

应用动物模型是现代医学认识生命科学客观规律的重要实验方法和手段。通过动物模型的研究，进而有意识地改变那些自然条件下不可能或不容易排除的因素，更加准确地观察模型的实验结果，并将研究结果推及人类疾病，从而更有效地认识人类疾病的发生、发展规律并研究防治措施。

人类疾病动物模型的研究，本质上是比较医学的应用科学。研究人员可利用各种动物的生物特征和疾病特点与人类疾病进行比较研究。

长期以来，生物医学研究的进展常常依赖于使用动物作为实验假说和临床假说的基础。人类各种疾病的发生发展是十分复杂的，疾病的发病机制和预防、治疗机制是不可能也不允许在人体上进行试验研究的，但可以通过应用动物复制出人类疾病的动物模型，对其生命现象进行研究，进而推及人类，以便探索人类生命的奥秘，控制人类的疾病和衰老，延长人类的寿命。

2. 应用动物模型的意义

选用人体作为实验对象来推动生命医学的发展是十分困难的，临床所积累的经验在时间和空间上都存在着局限性，许多实验在道义和方法上受到种种限制，而动物模型就可以克服这些不足。自古以来人们就发现和认识到这一点，通过应用动物模型完成了许多医学实验工作。

无论是现代医学、中国传统医学，还是蒙医学、藏医学等，它们的发展之路都凝集着动物模型的功绩。中国医学从秦汉时期的《神农本草》至李时珍的《本草纲目》，直到现代的中医学、历经数千年，可谓是我国最早的初期动物模型成长之路，这些漫长、蹉跎、朴实的实验医学之路，除人类亲身的实验之外无不浸透着动物模型的贡献。医学史上存在许多科学家采用动物模型获得重大发现的事迹，而且医学上许多细小的进步都与动物模型分不开。

应用动物模型的优越性主要表现在以下几个方面：

（1）避免进行人体实验造成的危害。临床上对外伤、中毒、肿瘤等疾病的研究，

不可能在人体重复进行实验，人体难以承受这些病因所带来的痛苦。动物可以作为人类的替难者，可在人为设计的特定实验条件下反复进行实验研究。使用动物模型除了避免在人类研究中经常遇到的伦理和社会道德问题外，还能采用某些不能应用于人类研究的方法和途径，甚至为了实验目的需要还可以损伤动物组织、器官乃至处死动物。但动物和人类物种差异大，尤其是免疫系统不同，使得某些重要的研究对象如靶点特异性高的生物大分子药或导致艾滋病的人类免疫缺陷病毒（HIV）不能识别动物模型。因此，可真实模拟人体免疫功能和病理特征的人源化动物模型应运而生。人源化动物模型是指利用基因编辑技术使动物表达人类基因，或通过将人的细胞、组织或器官移植至动物体内而构建的动物模型，在人类疾病发病机制和治疗中具有巨大的优势和广阔的应用前景。

（2）应用动物模型可研究平时不易见到的疾病。平时临床很难见到放射病，以及毒气中毒、烈性传染病、战争创伤等情况，但根据实验要求能复制该疾病的动物模型，供研究使用。例如，2019 年新型冠状病毒疫情暴发，人源化 ACE2 小鼠模型通过模拟人体感染新型冠状病毒的情况，对疾病基础研究和疫苗开发起到非常重要的作用。

（3）可提供发病率低、潜伏期和病程长的疾病的动物模型。有些疾病如免疫性、代谢性、内分泌和血液等疾病在临床上发病率低，人们可选用动物种群中发病率高的类似于人的疾病作为动物模型，也可通过不同方法复制这些疾病的动物模型用于研究工作。

还有些疾病，如肿瘤、慢性气管炎、动脉粥样硬化、遗传病、肺心病、类风湿等发生发展速度缓慢，潜伏期长、病程也长，短的几年，长的十几年甚至几十年，有的疾病要隔代或者几代才能显性发病，人类的寿命相对来说是很短的，但一个医学研究很难进行一代或几代人的观察研究，在时间上是无论如何也不能实现的。而许多动物由于生命周期比较短，在短时间内进行一代或几代的观察就显得十分容易，应用动物模型来研究就克服了以上不足。

（4）克服复杂因素，增加方法学上的可比性。临床上许多疾病是十分复杂的。患者并非只有一种疾病，有的几种疾病同时并存，即使只有一种疾病，患者的年龄、性别、体质、遗传及社会因素都会对其疾病的发生发展有影响，产生不同的效果。而用动物复制的疾病模型，就可以选择相同品种、品系、性别、年龄、体重、健康状态并在相同的环境因素下进行观察研究，这样对该疾病及其发展过程的研究就可以排除其他影响因素，使得到的结果更加准确，也可单一变换某一因素，使实验研究的结果更加深入，增加了因素的可比性。

一般疾病很难同期在临床上获得大量的定性材料，动物模型不仅在群体数量上容易达到要求，而且可以通过投服一定剂量的药物或移植一定数量的肿瘤细胞等方法，限定可变因素，取得条件一致的大量的模型材料。

（5）样品收集方便，实验结果易分析。动物模型作为研究人类疾病的"代替品"，便于实验操作人员按时采集所需各种样品，及时或分批处死动物收集样本，以便更好了解疾病过程，完成实验目的，这点在临床是不易办到的。

（6）有利于更全面地认识疾病的本质。有些病原体不仅引起人类发生疾病，也可引起动物感染，其临床表现各有特点。通过对人畜共患病的比较，可观察到同一病原体在不同的机体引起的损害，更有利于全面地认识疾病的本质。

综上所述，动物模型在医学科学研究中具有巨大的价值。

二、人类疾病动物模型的设计原则

成功的动物模型常常依赖于最初周密的设计，动物模型设计一般应遵循下列原则。

1. 相似性

复制的动物模型应尽可能近似人类疾病，最好能找到与人类疾病相同的动物自发性疾病。例如，自发胰腺导管癌的 KPC 小鼠可模拟人胰腺癌发生发展进程，是研究人胰腺癌的理想模型；大鼠自发性高血压就是研究人类原发性高血压的理想动物模型；小型猪自发性冠状动脉粥样硬化就是研究人类冠心病的良好动物模型；自发性犬类风湿关节炎与人类幼年型类风湿性关节炎十分相似，同样是理想的动物模型。与人类疾病完全相同的动物自发性疾病不易多得，往往需要研究人员加以复制，为了尽量做到与人类疾病相似，首先要在动物选择上加以注意；其次在复制动物模型实验方法上不断探索改进；另外在观察指标等方面应加以周密的设计，要通过设置多项指标来判断动物是否达到相应人类疾病的状态或特征。

2. 重复性

理想的人类疾病动物模型应该是可重复的，甚至是可标准化的，不能重复的动物模型是无法进行应用研究的。为增强动物模型复制的重复性，在设计时应尽量选用标准化实验动物，同时应在标准化动物实验设施内完成动物模型复制工作。应同时在许多因素上保证一致性，如选用动物的品种、品系、年龄、性别、体重、健康状况、饲养条件；实验环境及条件、季节、昼夜节律、应激、消毒灭菌、实验方法及步骤；试剂和药品的生产厂家、批号、纯度、规格；给药的剂型、剂量、途径和方法；麻醉、镇静、镇痛及复苏；所使用仪器的型号、灵敏度、精确度、范围值；还包括实验者操作技术，熟练程度等方面的因素。

3. 可靠性

复制的动物模型应力求可靠地反映人类疾病，即可特异地、可靠地反映该种疾病或某种功能、代谢、结构变化，同时应具备该种疾病的主要症状和体征，并经一系列检测（如心电图、临床生理、生化指标检验、病理切片等）得以证实。如果易自发地出现某些相应病变的动物，就不应选用；易产生与复制疾病相混淆的疾病或临床症状者，也不宜选用。例如铝中毒，选用大鼠复制动物模型时，大鼠本身易患进行性肾病，容易与铅中毒所致的肾病相混淆，选用蒙古沙鼠就比选用大鼠可靠性好，因为蒙古沙鼠只有铅中毒才会使其出现肾病变。

4. 适用性和可控性

设计复制人类疾病动物模型，应尽量考虑在今后临床能应用和便于控制其疾病的发展过程，以便于开展研究工作。例如，雌激素能中止大鼠和小鼠的早期妊娠，但不能中止人的妊娠，因此选用雌激素复制大鼠和小鼠的中止早期妊娠动物模型是不适用的；用大鼠和小鼠筛选带有雌激素活性的避孕药物也会带来错误的结论。又如，选用大鼠和小鼠复制实验性腹膜炎也不适用，因为他们对革兰氏阴性菌具有较高的抵抗力，不易形成腹膜炎。同样的，1型和2型糖尿病发病机制不同，1型糖尿病主要由于胰岛素分泌不足，2型糖尿病由于胰岛素抵抗。因此，胰岛素依赖的 NOD 糖尿病小鼠只适用于1型糖尿病研究，而 BKS-DB（一种瘦素受体被敲除的胰岛素抵抗小鼠）更适用于2型糖尿病的研究。

有些动物对某致病因子特别敏感，极易死亡，不好控制也不适宜复制动物模型。

5. 易行性和经济性

复制动物模型的设计，应尽量做到方法容易执行和合乎经济原则。除了动物选择上要考虑易行性和经济性原则外，在选择模型复制方法和指标的检测观察上也要注意这一原则。

三、动物模型的分类

人类疾病动物模型经过30多年的开发研究，现已累积2 000多个动物模型，在医学发展中占有极其重要的地位。为了能更好地应用和开发研究动物模型，人们将其进行分门归类，可以按动物模型产生原因、医学系统范围、模型种类和中医证候动物模型进行分类研究，现将各种分类方法分述如下。

（一）按产生原因分类

1. 诱发性动物模型（experimental animal model）

诱发性动物模型又称为实验性动物模型，是指研究者通过使用物理的、化学的、生物的和复合的致病因素作用于动物，造成动物组织、器官或全身产生一定的损害，出现某些类似人类疾病时的功能、代谢或形态结构方面的病变，即为人工诱发出的特定的疾病动物模型。

（1）物理因素诱发动物模型：常见的物理因素包括机械损伤、放射线损伤、气压、手术等许多因素。使用物理方法复制的动物模型包括外科手术方法复制的大鼠急性肝衰动物模型、放射线复制的大鼠萎缩性胃炎动物模型、手术方法复制的大鼠肺水肿动物模型、放射线复制的大、小鼠、犬的放射病模型等。采用物理因素复制动物模型比较直观、简便，是较常见方法。

（2）化学因素诱发动物模型：常见的化学因素包括化学药致癌、化学毒物中毒、强酸强碱烧伤、导致营养性疾病的某种有机成分等。应用化学物质复制动物模型，包括应用羟基乙胺复制大鼠急性十二指肠溃疡动物模型，应用 D-氨基半乳糖复制大鼠肝硬化动物模型，以乙基亚硝基脲复制大鼠神经系统肿瘤动物模型，以缺碘饲料复制大鼠缺碘性甲状腺肿动物模型，以及应用胆固醇、胆盐、甲基硫氧嘧啶及动物脂肪油复制鸡、家兔、大鼠的动脉粥样硬化症动物模型。不同品种品系的动物对化学药物耐受量不同，在应用时应引起注意。有些化学药物代谢易造成许多组织、器官损伤，有可能影响实验观察，应在预实验中摸索好稳定的实验条件。

（3）生物因素诱发动物模型：常见的生物因素包括细菌、病毒、寄生虫、生物毒素等。在人类疾病中，由生物因素引起的人畜共患病（传染性或非传染性）占很大的比例。传染病、寄生虫病、微生物学和免疫学等研究经常使用生物因素复制动物模型。例如，以柯萨奇 B 族病毒复制小鼠、大鼠、猪等心肌炎动物模型，以福氏Ⅳ型痢疾杆菌或志贺氏杆菌复制猴的细菌性痢疾动物模型，以锥虫病原体复制锥虫病小鼠动物模型，以钩端螺旋体感染豚鼠复制由钩端螺旋体引起的肺出血动物模型。

（4）复合因素诱发动物模型：以上3种诱发动物模型的因素都是单一的，有些疾病模型应用单一因素诱发难以达到实验的需求，必须使用多种复合因素诱导才能复制成功，这些动物模型的复制往往需要时间较长，方法比较烦琐，但其与人类疾病比较相似。例如，复制大鼠或豚鼠慢性支气管炎动物模型可使用细菌加寒冷或香烟加寒冷的方法，也可使用细菌加二氧化硫等方法来复制；以四氯化碳（40%棉籽油溶液）、胆固醇、乙醇等因素复制大鼠肝硬化动物模型；以二甲基偶氮苯胺和^{60}Co射线方法复制大鼠肝癌动物模型。

2. 自发性动物模型（spontaneous animal model）

自发性动物模型指实验动物未经任何人工处置，在自然条件下自发产生，或由于基因突变的异常表现通过遗传育种手段保留下来的动物模型。自发性动物模型以肿瘤和遗传疾病居多，可分为代谢性疾病，分子性疾病和特种蛋白合成异常性疾病等。

应用自发性动物模型的最大优点是其完全在自然条件下发生的疾病，排除了人为的因素，疾病的发生、发展与人类相应的疾病很相似，其应用价值很高，如自发性高血压大鼠、肥胖症小鼠、脑卒中大鼠等。

但是，这类动物模型来源比较困难，种类有限。动物自发性肿瘤模型因实验动物品种、品系不同，其肿瘤所发生的类型和发病机制也有差异。

自发性疾病模型的动物饲养条件要求高，繁殖生产难度大，自然发病率也比较低，发病周期也比较长，大量使用有一定困难，如山羊家族性甲状腺肿、牛免疫缺陷病（BIV）等。

由于诱发性动物模型和自发性动物模型有一定差异，加之有些人类疾病至今尚不能用人工的方法在动物身上诱发出来，因此近十几年来医学界对自发动物模型的应用和开发十分重视。许多学者通过对不同种动物的疾病进行大量普查，以发现自发性疾病的动物，然后通过遗传育种将自发性疾病保持下去，并培育成具有该病表现症状和特定遗传性状的基因突变动物，供实验研究应用。

3. 基因工程动物模型

基因工程动物模型，是指通过基因编辑技术改变动物的遗传物质而制备的动物模型。基因编辑技术从早期的基因打靶逐渐发展为以特异性核酸酶为基础的体系，如ZFNs、TALEN、CRISPR/Cas9等，以实现基因敲除或基因敲入。基因工程动物模型是基因功能研究和药物研发的核心基础条件。

将外源有功能基因转入动物体内构建的模型称为基因敲入动物模型。例如，基因人源化动物模型，它是将人的基因导入动物体内构建而成的，是研究人类疾病发生发展机制及药物研发的理想模型。基因敲除动物模型是指将小鼠体内的特定基因敲除掉而获得的动物模型，基因敲除模型分为全身性基因敲除（gene knockout，KO）和条件性基因敲除（conditional gene knockout，CKO）。某些对动物生长发育关键的基因（如 Gjb2、Vegfa 等）的全身性敲除会导致胚胎死亡，而 CKO 模型可使目的基因敲除发生在动物模型的生命周期的特定组织和特定时期表达，而其他的细胞或组织正常表达，避免了胚胎致死情况，是对 KO 模型的重要补充。

鉴于基因工程小鼠在生物医药基础科研、药物发现和治疗技术的开发中具有重要的支撑作用，许多国家都建立自己的基因工程动物模型资源库，我们国家建立的国家遗传工程小鼠资源库已包含接近 2 万种不同的基因工程小鼠模型，为我国生物医学领域的基础研究、药物研发、疾病诊断、治疗和评估等提供了巨大的资源和技术支撑。

4. 抗疾病型动物模型（negative animal model）

抗疾病型动物模型是指不会发生特定疾病的某种动物模型，从而可以用来探讨为何这种动物对该疾病有天然的抵抗力。例如，哺乳动物均易感染血吸虫病，而居于洞庭湖流域的东方田鼠（Orient Hamster）却不能复制血吸虫病，因而可被用于血吸虫病的发病机制和抗病机制的研究。

5. 生物医学动物模型（biomedical animal model）

生物医学动物模型是指利用健康动物生物学特征来提供人类疾病相似表现的疾病模型。例如，沙鼠缺乏完整的基底动脉环，左右大脑供血相对独立，是研究中风的理想动物模型；鹿的正常红细胞形状是镰刀形的，多年来被用于人类镰状细胞贫血的研究；家兔胸腔的特殊结构用于胸外手术研究比较方便。但这类动物模型与真正的人类疾病存在着一定的差异，研究人员应加以分析比较。

（二）按系统范围分类

1. 疾病的基本病理过程动物模型（animal model of fundamently pathologic processes of disease）

疾病的基本病理过程动物模型是指具有各种疾病共同性的一些病理变化过程模型。这些致病因素在一定条件下作用于动物，使动物组织、器官或全身造成一定病理损伤，出现各种功能、代谢和形态结构的某些变化。其中，有的变化是许多疾病都可能发生的、共有的，如发热、缺氧、水肿、休克、弥漫性血管内凝血、电解质紊乱、酸碱平衡失调等，均可称之为疾病的基本病理过程。

2. 各系统疾病动物模型（animal model of different system disease）

各系统疾病动物模型是指与人类各系统疾病相应的人类疾病动物模型。模型按生理系统或结构分为消化系统、呼吸系统、泌尿系统、神经系统、内分泌系统、心血管、血液、骨骼等疾病的动物模型；按疾病类型分类，包括传染病、妇科病、儿科病、皮肤科病、五官科病、外科病、寄生虫病、地方病、维生素缺乏病、物理性损伤和职业病等动物模型。

（三）按模型种类分类

动物模型的种类包括整体动物、离体器官和组织、类器官、细胞株和数学模型。整体动物模型是常用的疾病模型，也是研究人类疾病常用的手段。

（四）按中医药体系分类

中国传统医学源远流长数千年，有许多学者利用动物做实验。自 1960 年有人复制小鼠阳虚动物模型至今已有 60 多年，在这期间中医药动物模型迅猛发展，已形成独特的、较完整的体系：独特的"辨证论治"理论体系；独特的评价标准，包括证、病、症；独特的处置措施，包括中药、针灸、养生；独特的观察指标，包括舌、脉、汗、神、色；独特的认识特色，包括审证求因。这些共同形成中医药动物模型体系，使其跻身人类疾病动物模型的大家族，成为一支不可缺少的生力军。

根据中医证分类，动物模型可分为阴虚和阳虚动物模型，气虚动物模型，血虚动物模型，脾虚和肾虚动物模型，以及厥脱证动物模型等。按中药理论分类，人类疾病动物模型包括解表药动物模型，清热药、泻下药、祛风湿药、利水渗湿、温里药、止血药、止咳药、化痰药、平喘药、安神药、平肝息风药、补益药、理气药、活血化瘀药等动物模型。中医药动物模型，不论从"证"或从"药"分类，每个证的动物模型不止一种，但由于中医药的特殊理论体系，评价标准和观察指标十分准确的动物模型并不多，许多动物模型有待进一步完善和改进。

四、影响动物模型质量的因素

1. 致模因素对动物模型复制的影响

选择合适的致模因素是复制动物模型的第一步。应明确研究目的，了解相应人类疾病的发生、临床症状和发病机制，熟悉致病因素对动物所产生的临床症状和发病情况，包括致病因素的剂量。

2. 动物因素对动物模型复制的影响

复制动物模型的动物种类繁多，如实验动物、家养动物和野生动物。野生动物属自然生态类型，其微生物感染复杂，遗传背景不清晰，来源困难，很难饲养，因此不建议使用；家养动物饲养方便，来源容易，但微生物控制不严，遗传背景不很清晰，因此也不提倡使用。应尽可能使用标准化实验动物，这样可排除遗传背景和微生物对动物模型本身及实验结果的影响。

此外，动物种类、动物品系、年龄和体重、性别、生理状态和健康因素等均对动物模型质量有不同程度的影响。

3. 实验技术因素对动物模型复制的影响

（1）实验季节：动物体对外界的反应情况，受春、夏、秋、冬不同季节的影响。在不同的季节，动物在某些方面的机体反应会有一定的改变。这种影响在进行跨季节的动物模型实验时应引起重视，如动物有季节性发情、换毛等正常生理现象。

（2）昼夜不同时间的影响：实验动物的体温、血糖、基础代谢率、内分泌激素的分泌等随着昼夜的不同进行着节律性的变化。在复制动物模型进行实验研究时，宜注意实验中某种处理的时间顺序对结果的影响。

（3）麻醉深度的影响：在复制动物模型时，往往需要将动物麻醉后才能进行各种手术，实施某些致模因素。不同麻醉药物和不同麻醉剂量有不同的药理作用和副作用，如麻醉过深动物处于深度抑制状态，甚至濒死状态，动物各种反应受到抑制，结果的可靠性受影响；麻醉过浅，在动物身上进行手术或实施某致模因素，将造成动物强烈的疼痛刺激，引起动物全身特别是呼吸、循环、消化等功能发生改变，同样会影响造模的准确性。

（4）手术技巧的影响：在实验手术造模时，首先要选择好最佳的手术路线，以免过大、过繁的手术给机体带来的影响。手术技术熟练与否也是影响因素，手术技术熟练可以减少对动物的刺激、创伤和出血，将提高造模的成功率。

（5）实验给药的影响：在造模过程中给药是常规的工作，但对造模也是影响因素，如给药的途径、方法、剂量、熟练程度等都会带来影响。

（6）对照组对造模的影响：在复制动物模型时，研究人员常常因忽视或错误应用对照的问题，而导致动物模型造模失败或结论错误，应根据不同要求设置好对照组。

4. 环境因素和营养因素对复制动物模型的影响

营养因素对复制动物模型，特别是长期实验影响显著，应予以重视。如果采用国家标准饲料，则问题就会解决。造模过程中应注意给水量充分和给予符合卫生标准的饮水。

环境因素是影响造模及其实验结果的重要因素，居住条件、饲料、营养、光照、噪声、氨浓度、温度、湿度、气流速度等任何一项都不容被忽视。

第二节　免疫缺陷动物

一、概述

免疫缺陷动物是指由先天性遗传突变或用基因工程方法产生的一种或多种免疫系统组成成分缺陷的动物。1962 年，苏格兰医师伊萨克森（Issacson）等首先发现无胸腺裸小鼠。1969 年，丹麦学者赖加德（Rygaard）首次成功地将人类恶性肿瘤移植于裸小鼠体内，在裸小鼠体内肿瘤存活并生长，开创了免疫缺陷动物研究和应用的新局面。1983 年，博斯玛（Bosma G. C.）等人发现了一种重度联合免疫缺陷（severe combined immunodeficient，SCID）的 CB17 小鼠。这种小鼠自发编码的 DNA 激活蛋白激酶催化亚基肽基因（protein kinase DNA activated catalytic polypeptide gene，$Prkdc^{scid}$）突变，导致 T 细胞和 B 细胞受体基因重排过程中的关键 DNA 修复酶失活，最终致使 SCID 小鼠体内缺乏有功能的 T 细胞和 B 细胞。1995 年，舒尔茨（Shultz）团队通过将 SCID 小鼠与非肥胖糖尿病（non-obese diabetic，NOD）背景的小鼠杂交制作了 NOD-SCID 小鼠品系，这一品系不仅保留了 SCID 小鼠 T 细胞和 B 细胞缺失的特点，同时其先天免疫功能如补体系统发育缺陷。2000 年之后，科学家们通过基因工程手段制作了 NCG、NSG 等重度免疫缺陷小鼠。它们是目前免疫缺陷程度最高的小鼠品系，先天免疫缺陷，完全缺乏有功能的 T 细胞、B 细胞和 NK 细胞。近年来，通过在重度免疫缺陷小鼠体内导入多种人源细胞因子构建的人源化小鼠，可更好地支持人源免疫细胞在小鼠体内的定植和发育，使小鼠更加接近于人。免疫缺陷动物逐渐广泛应用于医学生物学研究，成为肿瘤学、免疫学、细胞生物学和遗传学等领域研究中的重要模型动物，受到越来越密切的关注。

二、常用免疫缺陷动物的生物学特征

（一）裸鼠

裸鼠是指先天性无胸腺、无毛的裸体小鼠，是最早发现的一种免疫缺陷动物模型。导致这种异常状态的裸基因（nu）是一个隐性突变基因，位于 11 号染色体上。目前，

裸基因已经回交到不同的小鼠品系中，即将其导入不同的遗传背景。带有裸基因的小鼠品系包括 NIH-nu、BALB/c-nu 、C$_3$H-nu 和 C$_{57}$BL/6-nu 等。各个品系裸小鼠因其遗传背景不同，所表现的细胞免疫反应和实验检查指标也不尽相同。

1996 年，裸鼠的突变基因（nu）被鉴定出编码叉头蛋白 N1（*Foxn1*）突变，*Foxn1* 基因突变导致毛发生长异常和胸腺基质发育缺陷。裸鼠主要特征：① 无毛。*Foxn1* 基因编码的蛋白质是叉头蛋白家族转录因子的一部分，这导致小鼠的毛发生长发育异常，表现为全身形似无毛，呈裸体外表。② 无胸腺。裸鼠仅有胸腺残迹或仅有异常的胸腺上皮，这种上皮不能使 T 细胞正常分化，因此裸鼠缺乏成熟 T 细胞。③ B 细胞功能基本正常。成年裸鼠（6~8 周龄）较普通鼠有较高水平的 NK 细胞活性，但幼鼠（3~4 周龄）的 NK 细胞活性低下，裸鼠粒细胞数比普通小鼠低。裸鼠问世半个多世纪以来，由于具有体表无毛便于观察、T 细胞缺陷、补体系统完整等优点，已广泛应用于肿瘤学、微生物学、免疫学、寄生虫学、毒理学等基础医学和临床医学的研究中。但由于裸鼠存在完整的先天免疫，免疫缺陷程度相对较低，对移植异种组织或细胞的排斥性较强，这也限制了裸鼠的应用。

（二）严重联合免疫缺陷小鼠（SCID 小鼠）

SCID 小鼠是一种由于 *Prkdc* 基因突变导致 T、B 细胞发育缺陷的小鼠。SCID 小鼠主要特征：① 缺乏功能性 T 细胞和 B 细胞，*Prkdc* 基因编码 DNA 依赖性蛋白激酶的催化亚基（DNA-PKcs）。该蛋白参与 T 细胞抗原受体（TCR）和 B 细胞抗原受体（BCR）基因的 V（D）J 重组，造成 T、B 细胞自身不能分化成特异性功能淋巴细胞。该重组酶活性异常会导致 VDJ 区域重排受阻，造成 T、B 细胞自身不能分化成特异性功能淋巴细胞；② *Prkdc* 基因突变引起基因组损伤修复能力下降，导致 SCID 鼠对于辐照敏感；③ 免疫泄露现象，随着年龄增长与抗原暴露刺激的增加，部分 SCID 小鼠出现一定程度的免疫功能恢复，产生部分 T 细胞和 B 细胞，但免疫泄露现象不遗传。

SCID 小鼠主要应用于人类免疫学、病理学、生理学等方面，进行人类自身免疫性疾病和免疫缺陷性疾病的研究。但是固有免疫系统、NK 细胞的存在及免疫泄露现象的存在，在一定程度上限制了其应用。

（三）NOD-SCID 小鼠

为了提高人类细胞或组织在小鼠体内的定植率，科学家寻找不同的背景鼠进行配繁，发现在不同背景上免疫系统泄露程度不同，在 C57BL/6 和 BALB/c 背景上免疫泄露程度比较高，C3H 背景上相对较低，而在 NOD 背景的小鼠免疫泄露程度最低。NOD 小鼠存在天然免疫系统缺陷，如补体系统、巨噬细胞缺陷等，它的巨噬细胞对人源细胞吞噬作用弱。同时，NOD 小鼠的 SIRPα 与人类 CD47 亲和力高，因此后来 NOD 小鼠发展成为明星缺陷动物背景品系，比其他品系更适合人源移植物的定植。

NOD-SCID 小鼠的主要特征：① 保留了 SCID 小鼠的 T 细胞和 B 细胞缺失。② 保留了 NOD 小鼠背景上的先天免疫系统（补体系统、DC 和巨噬细胞）部分功能的障碍。③ NOD-SCID小鼠会自发淋巴瘤，因此平均寿命仅有 8 个月。

NOD-SCID 小鼠是免疫缺陷程度比较高的一种，广泛应用在免疫与炎症研究、病毒学、肿瘤抑制等研究中。但是，由于其保留了 NK 细胞活性，在移植人源免疫细胞或组织时排斥性强，这仍然限制了其在肿瘤免疫中的应用。

（四）Rag-KO 小鼠

重组激活基因（recombination activating genes，*Rags*）是编码免疫球蛋白（Ig）和 T 细胞受体（TCR）的重组酶，由 RAG1 和 RAG2 组成，编码的 RAG1 和 RAG2 蛋白以复合体形式特异性识别并切割重组信号序列（DSS），启动 V（D）J 重排。Rag-KO 小鼠的 *Rags* 基因被敲除后，导致 T、B 细胞早期发育的严重阻滞。

Rag-KO 小鼠主要特征：① 无法产生成熟的 T 细胞和 B 细胞。② 与 *Prkdc^{scid}* 基因突变的小鼠相比，该小鼠不会发生免疫泄漏。③ 对辐照耐受性高。

Rag-KO 小鼠多应用于在免疫与炎症研究，由于其对辐照耐受性好，还广泛应用在骨髓移植实验中。Rag-KO 小鼠缺乏适应性免疫反应，但仍具有较强的先天免疫反应，在移植人源细胞或组织时排斥性强，因此在肿瘤学研究中应用较少。

（五）Beige 小鼠

Beige（bg）小鼠为 NK 细胞活性缺陷的突变系小鼠，*bg* 是隐性突变基因，位于 13 号染色体上。纯合的小鼠（*bg/bg*）被毛完整，但毛色变浅，耳廓和尾尖色素减少，出生时眼睛颜色很淡。这种小鼠表型特征与人的齐 – 希氏综合征（Chediak-Higashi syndrome）相似。

Beige（bg）小鼠的主要特点：① 杀伤肿瘤的 NK 细胞和抗体依赖性的细胞溶解作用（ADCC）受到明显损伤，内源性 NK 细胞功能缺乏。② T 细胞功能缺陷，纯合 *bg* 基因同时还破坏细胞毒性 T 细胞功能，降低粒细胞趋化性和杀菌活性，延迟巨噬细胞调节的抗肿瘤杀伤作用的发生。③ 溶酶体功能缺陷，该基因还影响溶酶体的发生过程，导致溶酶体膜缺损，使有关细胞中的溶酶体增大。由于溶酶体功能缺陷，*bg* 对化脓性细菌感染非常敏感，对各种病原因子也都较敏感，所以这种小鼠要在 SPF 环境中才能较好地生存。Beige（bg）小鼠广泛应用于人类生理学、病理学、免疫学和血液病学等方面的研究。

（六）重度免疫缺陷小鼠

重度免疫缺陷小鼠主要是指在 NOD 背景鼠上敲除 *Prkdc* 及 *Il2rg* 基因而获得的缺乏 T 细胞、B 细胞、NK 细胞及补体系统缺陷的重度免疫缺陷小鼠。

重度免疫缺陷小鼠的主要特征：① 保留 NOD 遗传背景的天然免疫缺陷，如补体系统、巨噬细胞缺陷，同时，该背景 SIRPa 与人类 CD47 具有高亲和力，使 NOD 比其他品系更适合人源移植物（如肿瘤和人源细胞）的定植。② T 细胞和 B 细胞缺失，是由于 *Prkdc* 基因敲除，导致 T 细胞和 B 细胞不能发育成熟。③ NK 细胞缺失，IL2RG 是多种白细胞介素细胞因子受体的共同亚基，*Il2rg* 基因敲除导致 6 种不同细胞因子信号通路缺失，造成 NK 细胞发育缺陷。

重度免疫缺陷小鼠是迄今为止免疫系统缺陷最为彻底的小鼠模型之一，非常适合人源肿瘤细胞或组织移植，以及人源免疫细胞定植及发育。该类小鼠广泛应用于造血及免疫系统、感染性疾病、肿瘤免疫疗法等。

在构建免疫重建模型时，由于物种差异，重度免疫缺陷小鼠的鼠源细胞因子无法有效支持人源 NK、髓系等免疫细胞的发育，这限制了其免疫重建的效率和成熟度。这种局限性可通过在重度免疫缺陷小鼠体内转入人源细胞因子得以解决。例如，IL-15（白细胞介素-15）是一种多效性细胞因子，由活化的单核-巨噬细胞、表皮细胞和成纤维细胞等多种细胞产生，具有激活 T 细胞、B 细胞和 NK 细胞，并可介导这些细胞增殖和存活的功能。研究表明，通过基因编辑技术将人 IL-15 导入重度免疫缺陷小鼠体内，可有效地支持人 T 细胞和 NK 细胞的发育、成熟。这种细胞因子人源化模型通过支持人源免疫细胞在小鼠体内的发育和成熟，使得免疫重建模型越来越接近人体的免疫系统，能够更好地模拟药物进入人体后免疫系统的响应，对肿瘤免疫领域有重要的推进作用。

第三节　人源化动物模型

一、人源化动物模型概述

生物药物主要是指抗体、疫苗、细胞治疗、核酸药物、基因治疗等生物活性成分药物。狭义上讲，生物大分子药物主要是抗体药物，包括单克隆抗体、抗体偶联药物（ADC）、双／多特异性抗体等，广泛应用于肿瘤及自身免疫、心血管、神经、胃肠道疾病等领域。生物大分子药物具有靶点特异性高的优点，可针对明确的靶点，选择性杀死靶标细胞。由于人和动物的种属差异，识别人源靶点的生物大分子药物不能有效识别动物（如小鼠）的靶蛋白。

人源化动物模型是指携带人功能性基因、细胞、组织或器官的动物模型，根据制备方式不同，可分成基因人源化动物和组织器官人源化动物。基因人源化动物是指利用基因编辑技术使动物表达人类基因，这类模型具有可遗传、模型稳定性高的优点。组织器官人源化动物是指将人的细胞、组织或器官移植到重度免疫缺陷动物体内，使其在动物体内重塑，从而发挥和在人体内类似的功能。人源化动物模型因解决了动物与人的物种差异，成为大分子药物筛选和评价的重要工具。

二、基因人源化动物模型

（一）肿瘤相关基因人源化动物模型

1. 免疫检查点人源化动物模型

免疫检查点（immune checkpoint）分子是一类表达在免疫细胞或肿瘤细胞表面的膜蛋白，通过与特定的受体或配体结合而传递免疫激活或抑制信号，调节免疫细胞的行为和活性。通过将小鼠免疫检查点分子基因替换为人类基因构建的人源化小鼠模型，可用于评价针对人类免疫检查点的抗体，是评价免疫检查点抗体药效及安全性的理想模型。

PD1（程序性死亡受体1）是重要的免疫检查点分子，主要表达在活化的 T 细胞表面。PD1 通过与在肿瘤细胞表面表达的其配体 PDL1（程序性死亡受体配体1）结合，导致肿瘤抗原特异性 T 细胞的凋亡或免疫失能，抑制免疫反应，促使肿瘤细胞逃逸。用抗体阻断 PD1/PDL1 信号通路已成为肿瘤免疫治疗的经典方法，如已获批上市的多款抗肿瘤药物 Keytruda、Opdivo、Cemiplimab 及 Toripalimab 等均是靶向 PD1 的抗体，而 Tecentriq，Imfinzi 及 Bavencio 等均是靶向 PDL1 的抗体。

PD1 人源化小鼠包括 C57BL/6-hPD1 和 BALB/c-hPD1，通过采用基因编辑技术，将 C57BL/6 或 BALB/c 小鼠的 PD1 胞外区替换为相应的人源基因片段，完整保留了小鼠 PD1 蛋白的胞内部分，这种策略既保证了正常的胞内信号转导，又确保了 PD1 抗体的识别。该模型能成功表达人源 PD1，且纯合子中人源 PD1 的表达丰度与野生型小鼠中鼠源 PD1 的一致。将同源肿瘤细胞系（如 MC38、CT26）接种到同背景的 hPD1 人源化小鼠体内，给予上市药物 Keytruda 或 Opdivo 治疗后，和阴性对照组相比，肿瘤显著消退。这表明 PD1 人源化小鼠对 PD1 阳性抗体有良好的响应，适合用于筛选和评价人 PD1 抑制剂。

除单靶点人源化模型，通过配繁或基因多次编辑等方式可以获得双靶点人源化模型（如 BALB/c-hPD1hPDL1，BALB/c-hPD1hLAG3），甚至多靶点人源化模型（BALB/c-hPD1hPDL1hLAG3，BALB/c-hPD1hPDL1hTIGIT），可用于人源大分子抗体联合评价，或双特异性抗体（bispecific antibody，BsAb），甚至多特异性抗体药物的筛选。

2. CD3 人源化动物模型

双特异性抗体（bispecific antibody，BsAb）是含有两种特异性抗原结合位点的人工抗体，能在靶细胞和效应性淋巴细胞之间架起桥梁，激发靶向性免疫反应，这可以使它们在治疗复杂疾病时更加有效，已成为抗体工程领域的开发热点。目前，基于 CD3 靶点的双特异性抗体（CD3-CEA）在淋巴瘤的抗肿瘤活性方面大放异彩。CD3-CEA 特异性识别 T 细胞上的靶分子 CD3，同时又能够识别肿瘤特异性靶点，从而激发 T 细胞的靶向性免疫反应并带来特异性杀伤。

通过基因修饰技术，将人源 CD3E、CD3D、CD3G 基因所在的整个基因区域及其完整的调控序列插入到小鼠基因组中，建立的 hCD3EDG 人源化小鼠模型，可实现人源 CD3E（hCD3E）、人源 CD3D（hCD3D）与人源 CD3G（hCD3G）表达。该模型在接种肿瘤细胞（A20-hCD19），并给予已获批上市药物博纳吐单抗（Blincyto，CD3/CD19 双特异性抗体）治疗后，显示出良好的抗肿瘤效果。因此，hCD3EDG 人源化小鼠模型可用于评价以 CD3 为基础的双特异性抗体的肿瘤杀伤效果。

（二）代谢疾病相关人源化动物模型

高血脂会增加心血管疾病及脑血管疾病发生的风险。研究发现，PCSK9 功能获得性突变与家族性高脂血症相关，而携带 PCSK9 功能缺失突变基因的人群相应的心血管疾病的发病率也较正常人群减少 50% 以上。在小鼠体内过表达和敲除 PCSK9 也会造成这两种小鼠分别出现高脂血症和低血脂症的表型。因此，*Pcsk9* 是进行降脂药物开发的高效靶点。

C57BL/6-hPCSK9 人源化小鼠是通过基因编辑技术将小鼠 *Pcsk9* 基因的编码区进行全片段的人源化替换构建而成。该模型经高胆固醇饲料喂养后可发生高脂血症，且给予已上市针对 PCSK9 的抗体药物 Alirocumab 治疗后，小鼠血脂显著降低。

（三）自身免疫疾病人源化动物模型

针对炎症细胞因子、细胞表面分子或者信号传递蛋白的治疗在自身免疫性疾病的治疗中发挥了重要的作用，因起效快、疗效确切、长期获益显著等优势而得到快速发展。目前，靶向制剂的靶点特异性更高、生物学效应更强，从而实现更优疗效、更具安全性的方向发展。近些年，针对靶向炎症通路因子、阻断 Th2 通路、靶向 B 细胞等的人源化动物模型层出不穷，例如 DBA-hTNFα 可以用于关节炎药物的开发，BALB/c-hIL17A 可以用于银屑病靶向药物的开发，以及 BALB/c-IL12RB1/IL12RB2 可以用于红斑狼疮靶向药物的开发。

（四）感染性疾病人源化动物模型

感染性疾病动物模型是以导致感染性疾病的病原感染动物或人工导入病原遗传物质，使动物发生和人类相同的疾病，为疾病系统研究和疫苗研制、筛选和评价的重要动物模型。例如，2019 年新型冠状病毒疫情的暴发，由于新型冠状病毒的侵害性较强，且人和动物的病毒受体差异，所以感染人的新型冠状病毒不一定能感染小鼠。国内研究团队构建的 ACE2 人源化小鼠模型可高效模拟人体感染新型冠状病毒的情况，对新型冠状病毒的基础研究和疫苗开发起到非常重要的作用。

三、组织器官人源化动物模型

（一）免疫系统人源化动物模型

免疫系统人源化模型是指在重度免疫缺陷模型动物体内移植人的造血细胞、淋巴细胞或组织，获得具有人源免疫系统的动物模型。免疫系统人源化小鼠结合肿瘤细胞 CDX 或 PDX 造模，可用于研究人类免疫系统环境下肿瘤的生长，评价抗肿瘤效果，尤其是可用于免疫治疗的新药开发。根据细胞及组织来源，免疫系统人源化模型可分成 huPBMC（human-peripheral blood mononuclear cells）模型、huHSC（human-hematopoietic stem cell）模型、huBLT（human-bone marrow，liver，thymus）模型。

1. huPBMC 模型

huPBMC 模型是将人 PBMC 通过尾静脉或腹腔的方式注射到重度免疫缺陷小鼠体内构建而成。其特点是重建效率高、速度快，重建的免疫细胞以功能性 T 细胞为主，是研究 T 细胞功能及药物筛选的理想模型。由于人 T 细胞和小鼠组织器官的 MHC 不匹配，重建的人 T 细胞会攻击小鼠的组织脏器而发生移植物抗宿主疾病（GVHD），在 4 周左右小鼠陆续状态变差乃至死亡。这缩短了其实验窗口期，从而限制其在肿瘤免疫治疗中的应用。通过敲除重度免疫缺陷小鼠的 MHC-I 及 MHC-II 基因可以有效缓解 GVHD 的发生。

2. huHSC 模型

huHSC 模型是将重度免疫缺陷小鼠经亚致死剂量辐照后，将人的 CD34+HSC 移植到该小鼠体内，HSC 在小鼠体内会发育成 T 细胞等多种免疫细胞。人 HSC 可来源于脐带血、骨髓、G-CSF 动员的外周血或胎儿肝脏等。huHSC 模型可有效重建功能性的 T 细胞，而且相比 huPBMC 模型，小鼠较少发生 GVHD，从而存活周期长，故在肿瘤免疫和血液发育研究等方面应用更为广泛。

由于人和鼠存在物种差异，该模型不能很好地支持人 NK 细胞、髓系细胞等发育及成熟，这限制了其在免疫疗法中的应用。为有效支持免疫细胞在小鼠体内的发育和成熟，可对重度免疫缺陷小鼠细胞因子进行基因人源化修饰。例如，将髓系发育关键因子 SCF、GM-CSF 和 IL3 转入重度免疫缺陷小鼠基因组中获得的模型，可以有效支持人类髓系细胞发育。

3. huBLT 模型

huBLT 模型是通过将重度免疫缺陷小鼠经亚致死剂量辐照后，再将人胚胎胸腺和胚胎肝组织移植至其肾包膜，同时经尾静脉注射同一胚胎肝或骨髓来源的造血干细胞构建而成。该模型可重建人的 T 细胞、B 细胞、NK 细胞等多种免疫细胞，并可产生人源性适应性免疫应答。但由于伦理原因，供体样品的获得性受到较大限制，因此应用较少。

（二）肝脏人源化动物模型

肝脏疾病是威胁人类健康最严重的疾病之一，尤其是乙型肝炎、丙型肝炎、肝硬化、肝癌、非酒精性脂肪性肝病（NAFLD）、酒精性肝病（ALD）和药物性肝损伤（DILI），其中以病毒性肝炎最为广泛。但是，由于人类肝脏疾病的复杂性，合适的动物模型较缺乏，这限制了人类肝脏重大疾病的医学研究及转化。肝脏人源化小鼠模型由于嵌合了人肝细胞，可以模拟人类感染肝炎病毒的过程，使病毒性肝炎的研究更加深入。在药物研发中，通过临床前动物实验和人体实验的 PK/PD 来判断药物是否安全，对药物临床试验成功与否具有指导意义。但很多药物代谢酶具有物种特异性，大鼠或小鼠的肝脏代谢功能与人的肝脏代谢功能不同，使用大鼠或小鼠进行药物 PK/PD 测试，不能真实地反映药物在人体内的代谢情况，给首次人体实验带来极大安全性风险。

肝脏人源化模型是通过将人原代肝细胞移植到肝损伤模型体内构建而成的。肝脏人源化小鼠与体外人肝细胞代谢试验相比，更能真实地反映药物在人体内的代谢途径和代谢产物，是研究 HBV 感染及药物评价、药物 PK/PD、药物性肝毒性评价的理想模型。

第四节　肿瘤动物模型

肿瘤动物模型（animal models of tumor）是肿瘤病因学、发病机制以及防治等研究的重要工具。一般认为，理想的肿瘤动物模型应该具备以下特征：肿瘤的发生、发展过程与人类相应的肿瘤较为相似，并具有基本相同的病理和生化特点，对药物的反应与相应的人类肿瘤较为相似；动物易获得，操作方法简单易行，重复性好，成功率高，而死亡率低；动物生命周期短，肿瘤发生的潜伏期短，便于观察。总之，实验动物模型能再现人类肿瘤发病、发展、转移、死亡等过程中的某些事件，解决了人类肿瘤仅能通过活检、手术标本及尸检等进行取样研究分析的问题。

按肿瘤产生的原因，动物模型可分为自发性肿瘤动物模型、诱发性肿瘤动物模型、移植性肿瘤动物模型和转基因肿瘤动物模型。其中，移植性肿瘤动物模型是目前应用最为广泛的肿瘤动物模型。

一、自发性肿瘤动物模型

未经任何有意识的人工处置，实验动物在自然情况下所发生的肿瘤，称为自发性肿瘤。自发性肿瘤类型多样，可见于多种组织或器官，肿瘤发病类型和发病率随实验动物的种属、品系、月龄、性别、肿瘤类型、环境因素等不同而出现较大差别。

自发性肿瘤动物模型有其优点。从肿瘤发生情况来看，其与人类肿瘤更相似，实验结果更易推用于人，也更有可能帮助认识影响肿瘤发生、发展的原因。但同时，因为该类模型影响因素多，发病率低，稳定性差，肿瘤发生在时间上参差不齐，所需动物数量较多，不能在短时间内获得大量所需要的肿瘤研究资料。

自发性肿瘤的模型动物常为近交品系动物，在一定的月龄内可以发生一定比例的某种或某些自发性肿瘤。人类肿瘤在实验动物中几乎都能找到相似的肿瘤性疾病。哺乳动物是肿瘤实验研究中最常用的动物，尤其是小鼠、大鼠和仓鼠。其中，小鼠的各种自发性肿瘤在肿瘤发生、发展的研究中具有重要意义。

（一）小鼠自发性肿瘤模型

小鼠自发性肿瘤在组织学结构和来源方面与人类肿瘤具有相似之处，且其饲养方便，因此在实验性肿瘤研究中，小鼠的使用量最大。不同近交系小鼠的自发性肿瘤各具相对稳定性。相同品系小鼠间具有良好的组织相容性，肿瘤可移植生长。除品系外，小鼠的性别和日龄对肿瘤发生率亦有一定影响，一般6—18月龄肿瘤发生率最高，以后降低。有的疾病如乳腺癌还与小鼠妊娠史有关。乳腺、肺、肝、造血组织是小鼠常发生自发性肿瘤的部位，其中乳腺肿瘤发生率最高。

1. 小鼠乳腺肿瘤

C3H系雌鼠乳腺肿瘤发生率最高，可达99%~100%。A系经产雌鼠乳腺肿瘤发生率为60%~80%，但未经产鼠仅约5%。CBA/J系雌鼠肿瘤发生率也较高（60%~65%），BALB/c、615等品系雌鼠肿瘤发生率低，而C57BL品系雌鼠未见乳腺肿瘤发生。

2. 小鼠白血病

C58、AKR、Afb等品系小鼠的白血病多发。其中，8—9月龄AKR小鼠白血病发生率高达80%~90%（雌性略高于雄性）；8—9月龄Afb小鼠白血病发生率雌鼠达90%，雄鼠为65%。自发的白血病以淋巴细胞性白血病为主。小鼠最常见的造血器官的恶性肿瘤是淋巴细胞性白血病，起源于胸腺。胸腺的一侧萎缩，随着肿瘤细胞增生，胸腺的一叶增大。肿瘤细胞可扩散至其他叶，然后至其他造血器官，如脾、骨髓、肝和外周淋巴结。

3. 小鼠肺肿瘤

小鼠自发性肺肿瘤主要见于18月龄以上的A系、SWR系小鼠，其发生率分别达90%和80%。小鼠自发性肺肿瘤的病理学类型有腺瘤和腺癌，前者为良性肿瘤，多位于肺组织周边部，呈白色结节状；后者起源于支气管或肺泡上皮，呈腺样排列或条索状、乳头状。

4. 小鼠肝肿瘤

小鼠的自发性肝肿瘤也较为常见，但在不同品系中发生率不同。14月龄以上的C3H系雄鼠自发性肝肿瘤的发生率为85%左右。小鼠自发性肝肿瘤有良性的，也有恶性的。良性肝肿瘤表现为典型的腺瘤结构，瘤细胞分化高，但可发生恶性病变，形成肝细胞性肝癌或胆管细胞性肝癌，其结构与人类该类恶性肿瘤结构相似，并可发生局部浸润和转移。肝肿瘤还可见血管瘤。由于小鼠自发性肝肿瘤较常见，故在诱发小鼠肿瘤的实验中应正确分析判断肝肿瘤是自发的还是致癌物引发的。

（二）大鼠自发性肿瘤模型

大鼠自发性肿瘤在肿瘤研究中的应用仅次于小鼠，肿瘤发生率也与品系有关。大鼠自发性肿瘤相对于小鼠自发性肿瘤的发生率低，且组织学上肉瘤多于癌。垂体肿瘤发生率较高，而自发性肝癌少见，但大鼠的肝脏对致癌剂的作用却很敏感。

1. 大鼠乳腺肿瘤

Wistar 大鼠自发性乳腺肿瘤以纤维腺瘤最多（占 92.9%，其中以管外型为主，其次为管内型及混合型），纤维瘤及腺癌较少。SD 大鼠乳腺自发性肿瘤的发生率约为 55%，多数为纤维腺瘤，其组织学结构与人类乳腺纤维腺瘤相似。大鼠恶性肿瘤（乳腺癌）少见，组织学上与小鼠乳腺癌相似。

2. 大鼠恶性淋巴瘤

不同品系的大鼠恶性淋巴瘤的发生率不同，并与月龄有关。同系 12 月龄大鼠恶性淋巴瘤的发生率可达 32%，12 月龄以下者仅为 0.2%。从肿瘤部位来看，绝大多数的淋巴瘤发生于胸腔（肺）。

3. 大鼠内分泌系统肿瘤

大鼠内分泌系统（包括甲状腺、垂体、肾上腺等）中各组成部分均可出现自发性肿瘤，其中大鼠垂体瘤的发生率较高。

二、诱发性肿瘤动物模型

诱发性肿瘤动物模型是指使用外源性致癌因素（包括化学、物理和生物因子等）在实验条件下诱发肿瘤的动物模型。各种致癌物的致癌强度、致癌谱等特性相差较大，同一种致癌物经不同途径所致肿瘤的部位或类型可有很大差异。因此，实验工作中应根据需要选用适当的致癌物和致癌途径，并确定其他影响因素或实验条件。

（一）诱发肿瘤的因素

1. 化学因素

化学性致癌物（carcinogen）最为常见，已知的多达 1 000 余种。有些化学性致癌物具有明显的亲器官或组织特性。例如，二甲基苯蒽（DMBA）和甲基胆蒽（MC）可诱发乳腺癌，二苯并芘可诱发纤维肉瘤，黄曲霉毒素 B_1 及奶油黄可诱发大鼠肝癌，N－甲基－N－硝基-亚硝基胍（MNNG）可诱发大鼠胃癌。

化学致癌物的诱癌途径针对不同肿瘤而有所不同。主要方法有以下几种。

（1）涂抹法。

将致癌物涂抹于动物皮肤，尤其是背侧及耳部，主要用于诱发皮肤肿瘤，如乳头状瘤、鳞癌等。常用致癌物有煤焦油、3,4 -苯并芘等。

（2）经口给药法。

经口给药法包括自动口服及灌胃。将化学致癌物溶于饮用水或以某种方式混合于动物食物中，自然喂养或灌喂动物而使之发生肿瘤。食管癌、胃癌、大肠癌等肿瘤常用此方法。

（3）注射法。

将化学致癌物制成溶液或悬浮物，经皮下、肌肉、静脉或体腔等途径注入体内而诱发肿瘤。其中，皮下和静脉注射最常用。

（4）埋藏法。

将致癌物包埋于皮下或其他组织内，或将经致癌物作用过的器官、组织移植于同种或同系动物皮下进行肿瘤的诱发实验。

（5）气管灌注法。

将颗粒性致癌物制成悬浮液直接注入或用导液管注入动物气管内，可诱发肺癌，仓鼠和大鼠多使用此法。

（6）穿线法。

穿线法适用于将多环芳烃类致癌物直接置于某特定部位或器官，如宫颈、食管和腺胃等。将致癌物放置于无菌试管内，加热使致癌物升华后吸附于预制的线结上，将含有致癌物的线结穿入靶器官或靶组织而诱发肿瘤。

（7）吸入法。

直接将实验动物暴露于致癌烟雾中。该法操作方便，但影响因素较多，诱癌时间和部位不确定，因而不常用。

在使用各类化学致癌剂诱发动物肿瘤时，应注意其对实验动物的致癌特点。

① 芳香胺及偶氮染料类的致癌特点：一般须长期、大量给药；其本身常为前致癌物，须在体内经药酶活化才变成致癌物；有明显的种属差异；不同致癌物对不同种属动物的致癌能力有明显的不同，也会在不同部位产生不同的肿瘤；致癌作用受营养或激素等的影响。

② 亚硝胺类的致癌特点：致癌性强，小剂量一次给药可致癌；对多种动物，不同部位及器官均能致癌，可透过胎盘使仔胎致癌；具有不同结构的亚硝胺对器官有明显的亲和性差别。

③ 黄曲霉毒素的致癌特点：毒性极强，很小剂量即可致癌或致死；能诱发多种动物肿瘤；能诱发多种不同类型、不同部位的癌肿。

2. 物理因素

可能诱发肿瘤的物理因子很多，如^{60}Co-γ射线照射能有效诱发肿瘤，尤其是白血病和胸腺淋巴瘤。另外，在使用化学致癌剂的同时给予动物全身照射，能有效降低其免疫力，增加癌变潜能。

3. 生物因素

病毒如丙型肝炎病毒（HCV）、鼠肉瘤病毒（MSV）等可诱发肿瘤，致瘤率可达80%以上。

（二）常见诱发性动物模型举例

1. 胃癌动物模型

MNNG诱发。Wistar雄性大鼠，体重100 g左右，自由饮水中加入0.01% MNNG（100 μg/mL），隔日1次，可诱发大鼠胃腺癌；昆明小鼠，体重18~22 g，以500 μg/mL MNNG溶液喂小鼠，3次/周，0.4 mL/次，12个月后增至0.6 mL，可诱发小鼠胃腺癌。

2. 肝癌动物模型

二乙基亚硝胺（DEN）诱发。DEN诱发的肝癌动物模型是应用最广泛的肝癌诱发模型。取体重250 g左右的封闭群大鼠，雌雄不限，喂养普通饲料，给予0.25% DEN水溶液0.25~1 mL灌胃（10 mg/kg体重）或稀释10倍，放在饮水瓶中供自由饮用，喂养约半年停药，肝癌发生率可达70%以上。

3. 大肠癌动物模型

二甲基苄肼（DMH）诱发。选取 4 周龄雄性 Wistar 大鼠，将 DMH 先配成浓度为每 100 mL 含 DMH 400 mg 的溶液，加入 EDTA 27 mg，用 0.1 mol/L NaOH 将 pH 调整至 6.5，经皮下注射给大鼠，每次剂量为 21 mg/kg 体重，每周 1 次，连续 21 周。

4. 肺癌动物模型

DEN 诱发。小鼠每周皮下注射 1% 的 DEN 生理盐水 1 次，每次剂量为 56 mg/kg 体重，总剂量达 868 mg，观察时间为 100 d 左右，模型诱发率约为 40%。

5. 鼻咽癌动物模型

DMC 诱发。体重 120 g 左右的大鼠，雌雄均可。取直径 2~3 mm 的硬质塑料管在乙醇灯上小火拉成锥形，每段长约 3.5 cm，管内填以结晶状 DMC，小管一端用火封闭，尖端用针刺数孔，使 DMC 能从小孔溢出，将含有 DMC 的塑料小管插入鼻腔，待半年后取材，诱发率可达 60% 以上。

三、移植性肿瘤动物模型

移植性肿瘤动物模型是把动物或人的肿瘤移植到同系、同种或异种动物体内，经传代后，它的组织学类型明确，移植成活率、生长速度、自发消退率、宿主荷瘤寿命、侵袭和转移等生物学特性稳定，并能在受体动物中继续传代。

该肿瘤模型是用于筛选和药效学研究的主要类型，是经不断移植而形成的特定动物模型。通常方法是接种（皮下、腹腔、静脉、颅内等）一定数量的肿瘤细胞，甚至是无细胞滤液（病毒性肿瘤），使一群动物在几乎相同的时间内患同样的肿瘤，其成功率接近 100%。其肿瘤形态、生长率、对药物的敏感性、死亡时间等非常相近。

根据肿瘤移植部位，模型可分为异位移植模型和原位移植模型。皮下移植在异位移植中应用最为广泛，异位移植还包括肾包膜下、肌肉、脑内、腹腔等多种部位移植；原位移植又被称为常位移植或正位移植，移植部位包括肺、胃、肝、肾、卵巢、前列腺、乳腺等。

（一）移植性肿瘤动物模型的异位移植

1. 皮下移植

皮下是异位移植最常使用的部位。皮下移植的常规方法根据移植方式的不同，可分为肿瘤组织块移植法、肿瘤细胞悬液接种法、培养细胞接种法等。

（1）肿瘤组织块移植法。

肿瘤组织块移植法是肿瘤移植的常用方法，适于人类肿瘤初次移植于免疫缺陷动物、常规保种传代、特殊部位移植等。

① 肿瘤组织块制备：在无菌条件下，将实验肿瘤取出置于无血清培液、PBS 生理盐水中漂洗，剔除纤维包膜及出血坏死部分，切取生长良好、红色（黑色素瘤呈黑色或黑紫色）或灰白色鱼肉状的肿瘤组织，将其剪切成若干个直径约 1.5 mm 的瘤组织小块备用。

② 肿瘤组织块移植：主要有穿刺针法和手术包埋法两种方法。穿刺针法具体方法为：抓取动物，徒手固定，消毒皮肤，用 20 号套管针将剪切好的肿瘤组织块移植至裸

小鼠头颈部、右侧背部近腋部皮下、腹股沟部、大腿外侧或其他需要的移植部位，其中以头颈部和右侧背部近腋部皮下最为常用。手术包埋法具体方法为：抓取动物，常规麻醉，固定板固定，消毒皮肤，将裸小鼠背侧近腋部皮肤（或所需部位）切一个约 5 mm 的小口，用眼科镊游离一段皮肤，夹一块剪切好的肿瘤组织送入切口皮下，缝合皮肤。

（2）肿瘤细胞悬液接种法。

肿瘤细胞悬液接种法适于成瘤率高的移植性肿瘤的常规接种及药物筛选等，但较难生长的肿瘤则不易移植成功。

① 肿瘤细胞悬液制备：在无菌条件下，将实验肿瘤置于生理盐水中漂洗，剪碎，再在玻璃匀浆杯内研磨制成单细胞悬液，用生理盐水稀释至所需浓度，通常同种移植时细胞数不低于 $1×10^6$ 个，异种移植时细胞数要高于同种移植。

② 肿瘤组织悬液移植：将制备好的肿瘤细胞悬液用注射器吹打混匀，抓取并固定动物，用乙醇棉球消毒注射部位的皮肤，按每只动物 0.2 mL 进行皮下接种。注射完毕后，轻轻按压针刺部位以防止倒流。

（3）培养细胞接种法。

该方法适用范围广泛，较多地应用于体内移植性肿瘤源的制备及特殊部位移植等。肿瘤细胞进行常规培养及传代，收集体外培养生长旺盛的连续传代细胞，离心，计数，用 PBS 或不含血清的培养液调整细胞浓度，接种时将细胞吹打混匀，每只小鼠取 0.2 mL 接种于所需部位皮下。一般同种移植时细胞数不低于 $1×10^6$ 个，异种移植时要高于同种移植。

2. 腹水瘤模型

在动物的自发性肿瘤和人类肿瘤中，并没有腹水瘤。腹水瘤是移植性肿瘤中人工建立的一种特殊类型的肿瘤，也是肿瘤实验研究中常用的一种肿瘤模型。将动物移植性实体瘤细胞注入同种受体动物腹腔内，或将实体瘤移植于受体动物腹壁内或其他部位，肿瘤生长后引起腹水，腹水内含有大量肿瘤细胞，将这种带瘤腹水给同种或同系动物移植传代后，即可成为腹水瘤。复制方法：颈椎脱臼法处死荷瘤动物，腹部皮肤消毒后，用无菌注射器抽取生长良好的腹水原液，计算活细胞数，腹水以无菌生理盐水或 PBS 稀释至适当浓度，从受体动物下腹部注入腹腔，或主要接种于皮下。根据不同腹水瘤模型的特点选择合适的细胞浓度，同种移植时，肿瘤细胞个数应至少保持在 $5×10^5$ 个以上，异种移植时浓度要略高于同种移植。

3. 肌肉内移植

肿瘤移植实验中肌肉是移植部位之一，特别是鼠类后肢大腿肌肉组织内移植较为常用。该模型特点是由于肌肉组织内血管供应丰富，肌肉组织不断运动，有助于肿瘤细胞在肌肉内生长和侵袭。

（二）移植性肿瘤动物模型的原位移植

大多数人类肿瘤均已在裸小鼠体内建立了移植模型，就移植途径而言，多采用皮下移植方式。皮下移植虽能维持来源肿瘤的组织结构和生理生化特性，但由于其外包膜，多呈局限性生长，少见或未见转移。原位移植作为一种新的肿瘤移植方法，克服了皮下移植的某些缺陷，自从出现以来，已得到了越来越多学者的认可。肿瘤原位移植模型主要有细胞悬液接种法和组织块移植法两种。

1. 细胞悬液接种法

裸小鼠术前禁食 12 h，按 1.2 mg/kg 体重的剂量经腹腔注射速眠新麻醉裸小鼠，取仰卧位固定，常规消毒皮肤。在腹正中切口，打开腹腔后取体外培养制备好的肿瘤细胞悬液直接接种。

2. 组织块移植法

裸小鼠术前禁食 12 h，常规麻醉，仰卧位固定，消毒皮肤，腹正中切口，将直径 1.5 mm 的肿瘤组织块塞至裸小鼠相应部位，逐层关腹。术后精心饲养，逐日观察。

人源性肿瘤组织异种移植模型：人源性肿瘤组织异种移植是将人体的新鲜肿瘤组织处理后移植到免疫缺陷小鼠上，使其依靠小鼠自身提供的微环境进行生长。该模型的特点和价值又不同于人源性肿瘤细胞异种移植模型。与传统的人源性肿瘤细胞异种移植模型相比，人源性肿瘤组织异种移植模型的肿瘤特点与人类本身的肿瘤特点较一致，且较好地保持了肿瘤细胞的分化程度、形态特征、结构特点以及分子特性等。由于其肿瘤间质细胞和肿瘤缩微环境在移植过程中得到复制，移植后的小鼠肿瘤的血运特点、基质特征、坏死状况等与人类本身的肿瘤特点较为一致，从而成为较精准的体内实验模型。

四、转基因肿瘤动物模型

肿瘤的发生是一个多基因变化、多步骤的复杂过程。目前，尚不完全了解肿瘤发生过程中的一系列基因变化规律、调控机制等。通过研究基因工程小鼠肿瘤模型，希望能揭示肿瘤发展规律，明确肿瘤与基因变化的关系，从而达到预防、诊断和治疗肿瘤的目的。

转基因小鼠可通过调节该基因达到研究其功能的目的，基因剔除小鼠则可通过剔除该基因研究其功能，而利用以上两类小鼠可从正反两方面研究同一基因的功能。

利用该方法最先研究的是基因 p53。携有失活 p53 基因的小鼠出生后表型正常，说明 p53 并不是胚胎发育所必需的基因，但小鼠在出生 3 个月后即自发产生肿瘤，如淋巴瘤、睾丸肿瘤等，大多数在 5 月龄时死亡。这说明 p53 功能的丧失增加了肿瘤发生的风险，但同时在肿瘤发展中作用时间相对较晚。

肿瘤发病机制的研究在肿瘤的研究中尚属难题。癌基因的改变和肿瘤的发生到底孰因孰果，转基因动物技术为寻找这个问题的答案提供了一条直接的途径。大鼠弹力蛋白酶 Ⅰ 基因的增强子和激活的 H-ras 基因组成融合基因，由此制备的转基因小鼠几乎全部发生胰腺癌。将小鼠乳腺癌病毒增强子与 myc 癌基因连接在一起，制备的转基因小鼠也主要发生乳腺癌。这证明了癌基因过表达和激活是肿瘤发生的起因，而不是癌变的结果。许多由病毒和细胞癌基因制备的转基因动物能稳定地发生肿瘤，而且转移的特定癌基因从亲代遗传给子代，子代常发生特异性肿瘤，则进一步证明了癌基因激活是肿瘤形成的关键。

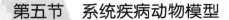

第五节　系统疾病动物模型

一、消化系统疾病动物模型

（一）食管疾病动物模型

1. 食管狭窄

（1）复制方法。

选取体重为（11±3）kg、年龄为（3±1.5）岁的健康成年比格犬（性别不限）为模型动物。

手术前禁食 24 h，禁水 6 h，肌肉注射盐酸阿托品，肌肉注射盐酸氯胺酮 20 mg/kg 诱导麻醉，咪达唑仑 0.2 mg/kg 静脉麻醉。麻醉后放置食管套管，内窥镜下用电热活检钳（混合电流 40 J/s）环形烧灼距门齿深度 3.0～3.5 cm 处的食管，注意烧灼面以食管横断面连续环形、避免间隔为宜。手术后护理期，给予比格犬镇痛及半流质饮食饲养，每日观察模型犬体情况及饮食变化。术后 1 周，可用内窥镜观察食管狭窄情况及黏膜变化，每周 1 次持续观察食管内壁形态学变化，或可钳取食管内壁组织进行病理分析。

（2）手术预后。

术后 1 周食管黏膜充血水肿明显，形成溃疡面，可见食管狭窄，黏膜有局部坏死以及大量的炎性细胞浸润。术后 2 周，食管黏膜充血水肿减退，食管狭窄明显，食管组织增生显著，局部有广泛性肉芽组织及部分纤维化，炎细胞浸润明显。术后 4 周，食管狭窄且局部形成白色瘢痕，生成大量纤维结缔组织，炎性细胞及新生毛细血管显著减少。病理表现主要为肉芽组织的形成及纤维化。

（3）模型特点。

传统食管损伤性狭窄多采用烧碱化学损伤，损伤面不易控制，周期长。本方法采用电烧灼损伤确定面积易于掌握，对动物伤害更小，操作方式简便，重复性强，在术后 4 周能够稳定建立食管纤维化疤痕狭窄。

2. 食管静脉曲张

（1）复制方法。

选取体重为（135±15）g、35 日龄的健康成年 Wistar 或 SD 大鼠（性别不限）为模型动物。

术前禁食 8 h。腹部充分暴露后，术者用浸有 0.9% NaCl 溶液的无菌纱布将肠管下压的同时，向大鼠头部方向掀起肝叶，显露出肝脏-十二指肠韧带，并于肝门处小心分离出门静脉的主干。选用 19 号一次性无菌钝性针头，平行于大鼠门静脉的主干，然后用 3-0 号丝线结扎针头与门静脉主干，结扎后将针头从线结中抽出，使门静脉结扎部位恢复部分充盈。术者将结扎线两端分别从门静脉的后方绕过并收拢，收拢程度以避免完全阻断门静脉血流为准。结扎线两端分别穿针引出腹腔外，并固定于皮肤下。门静脉部分结扎后，沿小肠肠系膜左侧将横结肠、小肠向上向右推移，显露出左肾及左肾静脉，肉眼可见有一小血管从左肾肾上腺汇入左肾静脉，用蚊式钳将该小分支提起并结扎。分离左肾上腺，将肉眼可见的小血管分支全部结扎。常规闭合腹部，0 号线连续缝合腹白线，皮肤则采用皮肤钉或间断缝合。术后 1 周即可收紧皮下缝线，达到完全阻断门静脉的效果。

（2）手术预后。

术后大鼠体重下降明显，其腹壁的血管、肠系膜血管和食管旁静脉扩张较明显，食管下段血的管数量及血管截面积明显增大。此外，大鼠会发生门静脉高压，个别大鼠术后出现少量腹水。

（3）模型特点。

该方法复制的大鼠模型，其主要特征为门静脉高压、食管静脉曲张明显，同时伴有食管舒血管因子内皮型一氧化氮浓度的升高。制作周期仅需要 3 周，制作周期短，方法简单，成本较低，重复性强，适合大规模研究。同时，该方法亦适用于恒河猴或犬的食管静脉曲张模型，二者均可获得满意效果。

3. 酸性反流性食管炎

一般采用半幽门缝扎及贲门肌切开术诱发酸性反流性食管炎。

（1）复制方法。

选取体重为（183±17）g、45 日龄的健康成年 Wistar 或 SD 大鼠（性别不限）为模型动物。

术前禁食 24 h。术者以 10 mg/kg 咪达唑仑，联合 50 mg/kg 盐酸氯胺酮腹腔注射麻醉动物。麻醉后，大鼠仰卧保定于手术台上，腹部区域用新洁尔灭或碘伏常规消毒。术者于大鼠胸骨剑突下 1 cm 处的腹中线位置，做约 3 cm 长的切口，充分暴露整个胃部。为避免脏器干燥，手术期间用 0.9% NaCl 溶液定时湿润脏器。预先游离出十二指肠近端及幽门（注意避免损伤血管），然后再用 16 号一次性无菌注射器针头于胃大弯近幽门处刺入，并小心穿过幽门至十二指肠端，3-0 号丝线缝合，结扎幽门穿刺针剩余部分，完毕后抽出穿刺针并修补穿刺创口。再行游离食管和胃交界处，纵行切开食管根部约 0.5 cm括约肌并分离至黏膜层以加强胃酸反流，术者还纳大鼠胃肠道并缝合腹壁及皮肤，注意术后镇痛。其术后继续禁食、不禁水 24 h。

（2）手术预后。

术后 24~72 h，食管黏膜下段的 pH 明显下降。模型动物表现出现不同程度的食管炎病理变化。食管组织的镜下病理观察可见食管黏膜上皮及基底层细胞出现增厚，表明随着模型动物的持续饲喂，可以观察到模型动物反流性食管炎在食管黏膜组织形态上的渐进性演变过程。

（3）模型特点。

酸性反流性食管炎动物模型的制备主要有通过外源性酸诱导和通过自身胃肠内容物的反流诱导两种方法。前者通过贲门肌切开术加强胃的反流，后者既可通过结扎幽门引起酸反流及结扎近端小肠引起混合性反流，也可采用全胃切除及食管-空肠造口术的方法，从而引起十二指肠液反流至食管以致碱性液反流。二者都采用了安全结扎的方法，故其不便继续饲喂，导致动物体重下降、贫血和低蛋白血症等，无法进一步观察反流性食管炎的病理生理变化，该手术模型采用半幽门缝扎及贲门肌切开术，其复制的大鼠模型可以克服上述两种方法的缺点，与临床患者的酸性反流性食管炎更加相似。

（二）胃部疾病动物模型

1. 急性胃炎

（1）复制方法。

选取体重大于 183 g、日龄大于 45 d 的健康成年 Wistar 或 SD 大鼠（性别不限）为模型动物。

术前禁食 48 h。术者对大鼠进行灌胃，可用于灌胃的试剂有 5 种，可选取一种或多种试剂联合灌胃，分别是 100 mg/kg 体重灌服的乙酰水杨酸、10 mmol/L 醋酸、不同浓度稀盐酸（1、10 mmol/L）、同种胆汁、2 mmol/L 牛磺胆酸、15% 乙醇。灌胃后静置 4 h，大鼠安乐死后剖腹取胃。首先观察组织的大体形态，其次沿胃大弯剪开并展开，用磷酸盐缓冲溶液冲洗胃内容物，冰盐水清洗去胃内残渣，可用体视镜仔细观察黏膜的病理性损伤程度，观察黏膜层充血或水肿、糜烂、出血的情况。剪取部分组织用于组织病理学检查。另取部分匀浆测试胃蛋白酶原等。

（2）手术预后。

解剖后，胃黏膜呈现急性弥漫性炎症变化、上皮细胞变性及重度脱落，如使用盐酸+阿司匹林组合可使动物胃黏膜充血水肿。如果上述症状加重，则会出现点状或片状出血、糜烂。PGE2 检测含量下降，NOS 活性减弱，促胃液素含量升高。

（3）模型特点。

该手术模型采用化学方法诱发动物发生急性胃炎，所复制出的模型动物的胃黏膜出血且伴有炎性细胞浸润，其病理特征与临床基本一致。该方法简便，可重复性强。

2. 慢性萎缩性胃炎

（1）物理性诱发慢性萎缩性胃炎。

① 复制方法。

选取体重大于 183 g、日龄大于 45 d 的健康成年 Wistar 或 SD 大鼠（性别不限）为模型动物。

手术前禁食 48 h。术者用 55 ℃、15% NaCl 溶液或 55 ℃的蒸馏水，以 10 mL/kg 的浓度对大鼠进行灌胃，每日 1 次，共持续 12～32 周。灌胃期间密切观察动物的体况。造模结束后，大鼠安乐死。术者剖开动物腹部，取出胃部并沿胃大湾处剪开，仔细观察其黏膜的色泽、弹性、皱襞数量和褶皱程度、是否水肿等炎症的病理性指标。模型制作结束，取出胃小弯中的胃窦及部分胃体，用于组织病理学检查。慢性萎缩性胃炎的评判标准以 1994 年的美国休斯敦胃炎诊断标准和 2000 年我国全国慢性胃炎研讨会分类为主要依据。

② 手术预后。

模型制备后 2 周，动物胃黏膜肌层与黏膜层之间出现少量嗜酸性粒细胞和淋巴细胞浸润。6 周时，胃黏膜腺体变窄，黏膜肌层与腺体间的距离加宽并伴有大量淋巴细胞和纤维母细胞增生，增生的纤维母细胞与黏膜腺体平行。8 周时，上述纤维母细胞增生速度加快，黏膜肌层的平滑肌呈乳突状且向黏膜固有层插入；同时，胃黏膜血管扩张充血。12 周时，胃黏膜腺体明显缩小，黏膜肌层的平滑肌呈束状增生；腺体上 30%～70%

的腺上皮萎缩，腺管增宽，胃小凹颈部黏膜宽度变窄。24 周时，腺体萎缩，纤维结缔组织增生并包绕腺体，腺腔不规则，腺体细胞萎缩并出现空泡化和细胞质内的细胞器减少现象。32 周时，上述细胞加速萎缩，细胞质内的细胞器锐减，出现早期凋亡现象。

③ 模型特点。

该模型的最大特点在于造模方法模拟人类饮食习惯，具有制作周期短、方法较为简便、重复性好等优点。该模型的病理特征表现为黏膜层的腺体缩小，腺上皮萎缩，固有层内有淋巴细胞和嗜酸性粒细胞浸润，与人类萎缩性胃炎的病理特征相似度高。本模型适合用于对饮食习惯与慢性萎缩性胃炎发生、发展和癌变的相关性研究。

（2）化学物质诱发慢性萎缩性胃炎。

① 复制方法。

选取平均体重大于 183 g、日龄大于 45 d 的健康成年 Wistar 或 SD 大鼠（性别不限）为模型动物。

制作模型的方法以大鼠长期饮用含有一定浓度化学试剂的饮用水或一次性灌服不同浓度的化学试剂为主，对其进行慢性刺激。用于饮水的方法有 2 种，选取 1 种即可，分别是：0.05% 的甲基硝基亚硝基胍，每日饮用量为 50 mL/只，持续 1 个月；或 0.01%～0.02% 的氨水，不限制饮水量，持续 3～6 个月。用于灌胃的方法有 2 种，分别是：用 0.05% 的吲哚美辛对动物进行灌胃，1 次/d，8 mL/kg；或动物在空腹状态下，用 60% 乙醇，2 次/周，8 mL/kg，同时给予去氧胆酸钠 20 mmol/L，1 次/d，8 mL/kg。灌胃周期均持续 6 个月。模型制作期间，密切观察动物的精神状态、体况、体重和采食量。模型制作结束，大鼠心脏采血处死，解剖并观察其胃大湾黏膜的色泽、弹性、皱襞数量和褶皱程度、是否水肿等炎症的病理性指标。模型制作结束，剪取出胃小弯中的胃窦及部分胃体，用于组织病理学检查。

② 手术预后。

模型制备期间，动物精神萎靡不振，活动减少，被毛枯燥而无光泽，体重增长缓慢。胃黏膜表面粗糙干燥，点状或片状出血，胃皱襞平坦或消失，黏膜色质灰暗，弹性差。以 0.05% 的甲基硝基亚硝基胍为饮水的动物，其胃黏膜糜烂，腺体萎缩、增生、坏死，黏膜层及黏膜下层有炎性细胞浸润。以 0.05% 的吲哚美辛或乙醇加去氧胆酸钠灌胃的动物，在造模 6 个月的时候，其胃窦部固有腺体层变薄，固有腺体的数量减少，腺体所占切面面积比下降，出现典型的胃窦萎缩性胃炎征象。

③ 模型特点。

该手术模型采用上述活血药物或毒物诱发的慢性萎缩性胃炎模型，由于其造模因素单一，操作简便，所以模型制作的成功率极高，稳定性好，且价格低廉，比较适合用于对药物干预疗效的初步评价。

（3）Hp 诱发慢性萎缩性胃炎。

① 复制方法。

选取周龄为（6±1）周、SPF 级健康 BALB/c 小鼠（性别不限）为模型动物。

手术前禁食 12 h。2 号手术棉线浸泡在 15% 石碳酸和 25% 醋酸组成的混合溶液中，备用。常规麻醉后，小鼠仰卧保定于手术台上，用新洁尔灭或碘伏常规消毒。术者于小鼠剑突下 0.5 cm 处，做一平行于左侧最后一根肋骨的 1 cm 长的斜切口，充分暴露胃部。术者于小鼠胃大弯窦部后壁处，将上述带有腐蚀性的棉线横穿胃壁，两针点孔距间隔长的 1~1.5 mm，剪断棉线，常规闭合腹腔，缝合皮肤。手术结束 2 h 后，恢复自由采食。次日，小鼠禁食 12 h 后腹腔注射雷尼替丁 0.25 mg/只，注射后休息 4 h。小鼠灌服浓度为 1.4×10^8 CFU/只的 Hp 菌液，于灌服 Hp 菌液后不同时间安乐死。剖腹取小鼠胃窦部黏膜，匀浆，用于细菌克隆生长观察，进行尿素酶试验和 PCR 鉴定。另取部分胃黏膜组织用于组织病理学检查。

② 手术预后。

造模 2 周时，动物胃窦部出现溃疡，直径在 1~2.5 mm，局部胃黏膜腺体缺损并伴有纤维性物质渗出，黏膜下可见炎性细胞浸润。同时，胃黏膜经 Hp 条件性培养基培养 3 d 后，可见乳白色菌落，其菌落尿素酶试验呈阳性，PCR 实验出现特异性条带扩增。

③ 模型特点。

该模型复制过程中，预先腹腔注射雷尼替丁，其目的是升高动物胃黏膜的 pH，使其灌入胃内的 Hp 菌株在尚未分解尿素和建立起抗酸的微环境下能够存活，以提高 Hp 菌株在胃黏膜上的定植能力。定植后的 Hp 菌株可导致黏膜内炎性细胞浸润、破坏上皮细胞、降低黏膜抵抗力。同时，Hp 菌株释放的细胞外蛋白酶可以裂解黏液中黏蛋白的局部结构，使黏蛋白不能形成交替，破坏了黏膜屏障的完整性。

（4）免疫法诱发慢性萎缩性胃炎。

① 复制方法。

选取体重大于 183 g、日龄大于 45 d 的健康成年 Wistar 或 SD 大鼠（性别不限）为模型动物。

大鼠皮下注射用同品系大鼠胃黏膜的 0.9% NaCl 组织匀浆液与佐剂按 1∶1 配制成的乳剂，0.3 mL/只，间隔 3 周重复注射 1 次。注射同时，大鼠单日禁食，双日自由采食，共 6 周。在整个造模期间，持续观察大鼠的体况、精神状态、被毛光泽度、体重和采食量的变化。造模结束，测定大鼠胃黏膜 pH、血流量和电位差，剪取部分组织用于组织病理学检查。

② 手术预后。

模型制备至 7 周，动物精神萎靡不振、倦怠、被毛稀疏且无光泽，体重和采食量逐渐下降。胃黏膜表面粗糙且干燥，黏液少，颜色灰白，有点状或片状出血，胃黏膜皱襞不规则，有缺损，表层黏液细胞间质扩张，水肿、固有层增生，黏膜下层有嗜酸性粒细胞和淋巴细胞浸润，幽门腺区有局灶性肠上皮化生。

③ 模型特点。

该模型的致病因素为自身免疫因素，可以使动物产生抗胃壁细胞线粒体和因子抗体，进而激活淋巴因子和补体，再加上饮食不规律，饥饱无常，导致模型动物胃部的病理特征与人类慢性萎缩性胃炎相似。模型制备成功后的第 5 周，上述病理特征得以维持，表明该模型方法简便，指标明确，特征稳定，适用于慢性萎缩性胃炎免疫学机制的研究和药物的疗效观察。

3. 急性胃溃疡

（1）化学物质诱发急性胃溃疡。

① 复制方法。

选取日龄大于 35 d 的健康成年小鼠（性别不限）为模型动物。

小鼠禁食 48 h。禁食结束，术者以 5 mL/kg 的无水乙醇，或 200 mg/kg 的乙酰水杨酸，或 10 mL/kg 稀盐酸灌胃。灌胃 1 h 后，小鼠安乐死，立即剖腹暴露胃部，结扎贲门和幽门，向胃内注入 1% 甲醛溶液。30 min 后沿胃大弯处剪开，用磷酸盐缓冲溶液冲洗胃内容物，观察胃部腺体黏液溃疡损伤程度，用溃疡指数进行评价。剪取胃小弯部分组织用于组织学病理检查。

② 手术预后。

模型动物灌服无水乙醇、乙酰水杨酸或稀盐酸后，其胃黏膜出现明显损伤，表现为溃疡指数上升，胃部有条状出血点。

③ 模型特点。

该模型采用溃疡指数和组织病理学指标作为评判溃疡发生及其程度的依据，具有诱发因素明确、操作方法简便、价格低廉、重复性好的特点。

（2）幽门结扎诱发急性胃溃疡。

① 复制方法。

选取体重大于 183 g、日龄大于 45 d 的健康成年 Wistar 或 SD 大鼠（性别不限）为模型动物。

大鼠禁食 48 h。常规麻醉，剖腹并暴露胃部，术者用钝头镊子将胃引出腹腔，在幽门和十二指肠的交界处用缝合线将其结扎。结扎完毕，将胃还纳，常规闭合腹部。术后禁食、禁水 15~19 h，然后心脏采血处死。收集其胃液，测量 pH、体积和胃蛋白酶活性。术者沿大鼠胃大弯处剪开，充分暴露胃黏膜并观察其出血、水肿、坏死的程度。

② 手术预后。

模型制备结束后，动物胃内充满胃液，总 pH 增加，胃蛋白酶活性增强，靠近贲门处的胃黏膜充血、水肿，局部有出血点及点状或条索状溃疡灶和坏死灶。

③ 模型特点。

该模型采用经典的 Shay's 大鼠胃溃疡模型制作方法，结扎幽门后，胃液滞留胃中，胃壁防御功能减弱，进而导致溃疡的形成。同时，该模型采用胃液总酸度、胃蛋白酶活性、溃疡指数等作为评判的指标，使模型复制的成功率达到 85%~100%。

4. 慢性胃溃疡

（1）乙酸烧灼法诱发慢性胃溃疡。

① 复制方法。

选取体重大于 183 g、日龄大于 45 d 的健康成年 Wistar 或 SD 大鼠（性别不限）为模型动物。

大鼠常规麻醉后，呈仰卧位暴露腹部，术者于腹中线位置做一个长 0.5 cm 的切口，暴露胃部。一次性无菌注射器刺入胃腔，注入浓度为 20%~100% 的乙酸 0.01~0.05 mL。注射时，针尖倾斜，以注射处出现白色小点、无乙酸渗出为宜。注射完毕，术者用 0 号丝线将大网膜与胃窦壁浆膜缝合在一起。造模期间，密切观察动物体况、精神状态和采食量等体征指标。造模结束后，心脏采血处死，剖腹取胃，沿胃大弯剪开，观察动物胃黏膜形态及溃疡程度，测定溃疡面积和深度，剪取溃疡部分的胃窦组织，用于组织学病理检查。

② 手术预后。

模型动物在造模后 1~4 d 出现采食量下降、活动减少、倦怠、被毛蓬松，上述症状至第 7 天有所缓解。组织学病理观察显示，术后 4 d，动物胃内容物增多，胃窦前壁黏膜面出现直径为 0.5~0.7 cm 的圆形溃疡灶，溃疡处胃窦壁结构明显被破坏，黏膜腺体消失，黏膜表面出现坏死组织，其下可见肉芽组织。术后 7 d，胃内容物明显增多且颜色污秽，胃窦前壁黏膜面的病理变化进一步恶化，溃疡灶面积增加。术后 10 d，胃内容物增多，胃窦前壁黏膜面的溃疡灶面积缩小，黏膜壁结构逐渐恢复，其厚度增加，坏死消失，水肿减轻。术后 28 d，胃窦前壁黏膜表面的病理变化逐渐消失。

③ 模型特点。

该模型所诱发的溃疡灶的病理变化典型，与人类慢性胃溃疡的病理变化相似度高。该模型诱发的溃疡灶需要 60 d 才可以彻底痊愈，因而适用于药物治疗慢性胃溃疡、促进溃疡面修复愈合的实验。

（2）Hp 诱发慢性胃溃疡。

复制方法、手术预后、模型特点同上述 "Hp 诱发慢性萎缩性胃炎" 相关内容。

（3）十二指肠反流术诱发慢性胃溃疡。

① 复制方法。

选取体重大于 183 g、日龄大于 45 d 的健康成年 Wistar 或 SD 大鼠（性别不限）为模型动物。

大鼠禁食 24 h。常规麻醉后，大鼠呈仰卧位保定于手术台上，用新洁尔灭或碘伏常规消毒。术者于大鼠腹部正中位置，做一个平行于腹中线的切口，暴露腹腔。将距屈氏（Treitz）韧带 10 cm 处的空肠侧壁与前胃部分的前壁按顺蠕动方向进行侧侧吻合术。术后禁食 3 d，术后 4 周时再开腹，将胆胰管开口部远端十二指肠切断，两断端分别包埋。反流术后 12 周，再次麻醉开腹，于前胃部分的前壁穿刺吸取空腹胃液，检测 pH。术者于腺胃前壁剪开，刺入电极，测定腺胃黏膜的血流量。术者于下腔静脉取血，分析血清胃泌素含量。摘取全胃，沿大弯处剪开，观察黏膜组织学病理变化。

② 手术预后。

该模型动物胃液 pH 升高，胃黏膜血流量减少，血清胃泌素含量升高。病理检查显示，胃黏膜充血、水肿。在胃窦小弯侧出现多个圆形或椭圆形、边缘整齐的溃疡灶，溃疡灶底部有坏死性渗出物质。

③ 模型特点。

该模型采用手术方法将动物十二指肠内容物持续反流入胃腔，制成了典型的胃窦小弯溃疡模型，其胃溃疡常见部位、溃疡灶病理变化比较符合人体胃溃疡的常见病理学形态特征。该模型是胃溃疡实验研究领域中较为常用的一种。

5. 应激性胃溃疡

（1）水浸拘束法诱发应激性胃溃疡。

① 复制方法。

选取体重大于 183 g、日龄大于 45 d 的健康成年 Wistar 或 SD 大鼠（性别不限）为模型动物。

大鼠禁食 24 h。常规麻醉后，大鼠呈仰卧位保定于手术台上，术者将大鼠腹部浸于 20~23 ℃ 的恒温水浴锅内，20~24 h。浸泡结束，将动物置于操作台上，安乐死，立即剖检。先用缝合线结扎幽门，然后用一次性无菌注射器从食管进针，向胃腔注射浓度为 10% 的甲醛溶液 10 mL，注射结束后再结扎贲门，摘取全胃。30 min 后，术者沿胃大弯剪开，磷酸盐缓冲溶液冲洗胃黏膜，观察胃黏膜损伤情况。

② 手术预后。

动物水浸 3 h 后，胃黏膜开始溃疡，7~8 h 后胃黏膜出现弥散性糜烂出血点，20 h 后胃黏膜的病理变化加重，出现条索状溃疡灶。

③ 模型特点。

该模型复制方法简便，成功率为 100%，重复性好，与人体应激性胃溃疡的自然发展过程较为相似，是抗心身疾病药物筛选实验的主要模型之一。

（2）开放性腹腔海水浸泡法诱发应激性溃疡。

① 复制方法。

选取体重大于 183 g、日龄大于 45 d 的健康成年 Wistar 或 SD 大鼠（性别不限）为模型动物。

大鼠禁食 24 h。常规麻醉后，大鼠呈仰卧位保定于手术台上，术者在腹部做一个平行于腹中线约 2 cm 长的切口，用于暴露腹腔。用金属网架撑开切口两侧皮肤，使其形成开放式损伤。待大鼠清醒后，将其浸入（21±2）℃、有人工海水的恒温水浴锅中，浸泡 3 h。浸泡完毕，大鼠安乐死，立即剖检，取材部位及检查和评价方法与 "水浸拘束法诱发应激性胃溃疡" 的动物模型相同。

② 手术预后。

海水浸泡应激后，腹腔开放损伤模型动物的胃液 pH 降低，胃黏膜溃疡指数增加。模型制备后 3 h，腺胃部黏膜表面附有大量血痂，出现广泛的糜烂、出血，形成溃疡。镜检发现，损伤部位的正常黏膜层次结构遭到破坏，坏死上皮表面覆盖大量红细胞，溃疡呈火山口状，深入黏膜肌层，黏膜充血、水肿明显，黏膜溃疡指数加重。

③ 模型特点。

海水浸泡法是一种产生特殊的强烈应激源的方法，存在创伤和海水浸泡双重应激。采用本方法制备的模型，其病理变化典型，评判指标明确，且胃酸分泌量和黏膜损伤程度与应激时间显著相关，应激时间越长，胃液 pH 越低，黏膜损伤越严重。该模型具有操作简便、重复性好等特点，适用于海水浸泡腹部开放伤的早期病理生理研究。同时，海水浸泡制备的动物模型还是一种较为理想的急性应激性胃溃疡模型。

（三）肠道疾病动物模型

1. 十二指肠溃疡

（1）半胱胺诱发十二指肠溃疡。

① 复制方法。

选取体重大于183 g、日龄大于45 d的健康成年Wistar或SD大鼠（性别不限）为模型动物。

大鼠禁食24 h。大鼠皮下注射盐酸半胱胺400 mg/kg或300 mg/kg，间隔6 h，再按相同途径以100 mg/kg给药1次。给药后24 h，大鼠心脏采血处死，剖腹摘取胃和距离幽门5 cm处的十二指肠。术者沿胃大弯和十二指肠系膜对侧将标本剪开，观察十二指肠的损伤情况，测定胃和十二指肠内容物的pH，十二指肠壁结合黏液量，十二指肠组织DNA合成速率，剪取部分十二指肠组织用于组织学病理检查。

② 手术预后。

模型制备后，其十二指肠主要表现为黏膜糜烂和溃疡，溃疡面积较大，达到2~8 mm，深度达黏膜层或黏膜下层。十二指肠在4 h后，溃疡处有颗粒样组织形成，上皮细胞脱落或变性。间隔6 h二次注射后的模型动物，其十二指肠表现为肠腺坏死，上皮细胞脱落，粒化组织形成。

③ 模型特点。

当模型动物注入过量半胱胺时，半胱胺可以降低十二指肠对酸的中和能力，抑制碳酸酐酶、ATP酶和碱性磷酸酶的活性，损伤腺体的功能，减少腺体内黏液和黏液蛋白的含量，破坏HCO_3^-屏障功能，最终导致溃疡的发生。该模型动物表现为慢性弥漫性十二指肠溃疡，由于病理特征与人体的临床表现十分相近，故称为使用频率最高的十二指肠溃疡模型之一。

（2）乙酸诱发十二指肠溃疡。

① 复制方法。

选取体重大于183 g、日龄大于45 d的健康成年Wistar或SD大鼠（性别不限）为模型动物。

大鼠禁食24 h、禁水2 h。常规麻醉后，术者在小鼠腹部中间位置做一垂直于腹中线的切口，以充分暴露肠道为宜。将内径为3~6 mm的无菌玻璃管的光滑切面紧贴距离幽门0.5 cm处的浆膜面，从另一端向管内注入冰醋酸70 μL，30 s后移出玻璃管，滤纸吸取残存冰醋酸。将大网膜缝在冰醋酸涂抹表面，常规闭合腹腔。术后72 h，进行第二次手术，术者将大鼠十二指肠连同粘连的腹膜一并取出，从冰醋酸涂抹处的对面纵行剖开十二指肠，用0.9% NaCl溶液冲洗内容物，剪取部分组织用于组织学病理检查。

② 手术预后。

模型制备后72 h，动物十二指肠涂抹处与大网膜粘连，在黏膜面出现与玻璃管横断面性状大小相似的溃疡。溃疡边界清晰，边缘呈火山口样隆起，面积为22~36 mm^2。溃疡灶穿过十二指肠壁全程，抵达大网膜，溃疡底部有坏死组织沉积。术后23 d，溃疡面变小变浅，形态不规则。溃疡底部结缔组织增生，表面有单层柱状上皮覆盖，溃疡边缘的结缔组织中有肠腺隐窝。

③ 模型特点。

本模型的优点是诱发因素明确、操作方法方便、价格低廉。

（3）应激性十二指肠溃疡。

① 复制方法。

选取体重大于 183 g、日龄大于 45 d 的健康成年 Wistar 或 SD 大鼠（性别不限）为模型动物。

大鼠禁食 16 h。常规麻醉后，术者用 20% 硫化钠溶液涂抹在大鼠腹部用于脱毛。铺洞巾，术者将 3% 凝固汽油按 0.01 mL/kg 比例均匀涂抹在拟烧伤皮肤表面，点火燃烧 30 s。燃烧致伤后，大鼠心脏采血处死，剖腹充分暴露胃及十二指肠，分离网膜及部分肠系膜，沿胃大弯切开至十二指肠，将剖开的十二指肠用 4 ℃、0.9% NaCl 溶液冲洗内容物，观察十二指肠黏膜面的损伤情况，剪取部分组织用于组织学病理检查。

② 手术预后。

烧灼后，模型动物十二指肠黏膜表面发生溃疡，局部糜烂，坏死。镜检发现十二指肠黏膜绒毛体积肿大，表面皱褶层次模糊，沟条粗糙，排列紊乱，部分绒毛体顶端组织断离。上述现象在烧灼后 72 h 内最明显。

③ 模型特点。

该模型不仅可造成肠绒毛损伤，同时也可以诱发胃黏膜部位发生溃疡。一般而言，烧伤造成的十二指肠黏膜病变的总发生率、发生时间、程度相对胃黏膜的更高、更长、更为严重。本模型可作为一种研究严重烧伤对胃肠黏膜损害及其防治措施的动物模型。

2. 阑尾炎

（1）复制方法。

选取体重大于 183 g、日龄大于 45 d 的健康成年 Wistar 或 SD 大鼠（性别不限）为模型动物。

大鼠常规麻醉，呈仰卧位保定在手术台上，剖腹充分暴露腹腔，将阑尾及末端回肠、与阑尾系膜相连的肠段一并移出腹腔。剪开阑尾尖部的阑尾系膜，把阑尾尖部的肠内容物挤压至阑尾近端肠腔内。术者用 1 号丝线在距离阑尾尖部 1 cm 处将阑尾管结扎，结扎后再将其放入回肠根部和临近肠段之间。用小圆针 0 号细丝线把回肠根部和邻近肠段相应位置缝合 1 针，后将结扎阑尾包埋于其下。再顺序沿末端回肠由远端至近端与邻近肠段相应位置紧密缝合 1~2 针，将阑尾全部包埋在缝合的肠段之下。将外置的全部肠段送入腹腔，两层缝合关腹，无菌纱布包扎伤口，送回笼中饲养观察。术后，在规定时间点测定动物体温，行坏死阑尾炎腔内容物细菌培养，包囊或坏死阑尾大小的检测，以及肉眼病理观察和组织形态学改变的镜检。

（2）手术预后。

模型动物术后 15 d，阑尾呈脓性坏死，外囊一层纤维性包囊，囊内含有大量的细菌，模型成功率接近 100%。与阑尾脓苔粘连的周围肠管亦呈明显的水肿、充血，甚或有阑尾系膜脓肿形成。腹腔渗出液细菌培养有大肠杆菌生长。

（3）模型特点。

该模型的病因与临床相近，发病过程和病理类型也与人体相似。该模型的复制方法简便，手术周期短暂，整个过程仅需 10～15 min，评判指标客观而明确，包括动物体温、坏死阑尾腔内容物细菌培养、包囊或坏死阑尾的大小及病理形态的变化，模型成功率高，故除可用于腹腔症领域的阑尾囊肿研究外，还可以作为防治阑尾脓肿或感染性炎症的一种药物活性筛选和疗效评价的模型进行应用。

3. 溃疡性结肠炎

（1）乙酸诱发急性溃疡性结肠炎。

① 复制方法。

选取体重大于 183 g、日龄大于 45 d 的健康成年 Wistar 或 SD 大鼠（性别不限）为模型动物。

大鼠禁食 16 h。常规麻醉后，术者将聚乙烯导管经大鼠肛门缓慢插入结肠内约 8 cm处，缓慢注入 8%乙酸溶液 1.5～2 mL，20 s 后立即注入 0.9% NaCl 溶液 15 mL，反复冲洗 3 次。灌肠后观察每日动物的体况、精神状态、体重、采食量、粪便形态等。10 d 后将动物放血处死，肉眼观察结肠黏膜的变化，检查结肠黏膜的组织形态学改变，测定结肠黏膜中肿瘤坏死因子 α 和白细胞介素 10 的表达。

② 手术预后。

动物灌肠后 1～3 d，动物表现为毛发无光泽，倦怠，采食量下降、体重减轻，开始出现不同程度的血性腹泻。造模 10 d 后，解剖观察可见直肠以上的乙状结肠、降结肠呈连续水肿，肠壁明显增厚，管壁僵硬，黏膜面有弥漫性出血点、红斑和溃疡。镜检显示，结肠黏膜上皮糜烂、溃疡形成，黏膜下水肿、血管充血、隐窝脓肿，杯状细胞减少，固有层有弥漫性中性粒细胞、淋巴细胞浸润，细胞更趋向嗜碱性和未成熟的细胞。免疫组化检测，结肠黏膜肿瘤坏死因子 α 升高，白细胞介素 10 降低。

③ 模型特点。

该模型采用乙酸肠腔灌注法，模型动物出现不同程度的血性腹泻，乙状结肠和降结肠呈连续性水肿，上皮糜烂，隐窝脓肿，固有层有弥漫性中性粒细胞、淋巴细胞浸润。此外，该模型动物的结肠黏膜内肿瘤坏死因子 α 升高，白细胞介素 10 下降。

（2）二硝基氯苯诱发溃疡性结肠炎。

① 复制方法。

选取平均周龄为（6±1）周、SPF 级健康 BALB/c 雄性小鼠为模型动物。

小鼠仰卧保定于手术台上，在不损伤皮肤的情况下，腹部剪毛。剪毛后，术者于小鼠腹部涂抹浓度为 3.3%、体积比为 1∶1 的 2,4-二硝基氯苯丙酮橄榄油溶液，1 次/d，50 μL/次，共 4 d。涂抹结束后，将直径 1 mm 的硅胶管插入小鼠结肠，插管尖端距肛门 3～3.5 cm，以浓度为 0.2%～0.4%、体积比为 3∶2 的 2,4-二硝基氯苯乙醇溶液灌肠，1 次/d，每次 2 μL，共 4 d。造模过程中，每日检查小鼠体重和大便性状，并采用疾病活动指数对动物的状态进行评分。① 体重：正常为 0 分，比正常下降 1%～5%、6%～10%、11%～15%、>15%分别为 1 分、2 分、3 分和 4 分。② 大便黏稠度：正常为 0 分，松散为 2 分，腹泻为 4 分。③ 大便出血：正常为 0 分，显性为 2 分。于灌肠后的第

9 天，小鼠心脏采血，分离血清，检测其 NOS、肿瘤坏死因子 α；小鼠颈部脱臼处死，剖取并分离大肠，沿肠系膜附着部纵行剪开肠壁，观察其形态改变。剪取部分病变组织，用于组织病理学检查。

② 手术预后。

模型动物灌肠 24 h 后开始出现腹泻，3 d 后体重显著下降，至 5 d 时，用 0.2% 2，4-二硝基氯苯丙酮溶液灌肠出现肠粘连、胀气，镜检发现腺体排列紊乱，杯状细胞减少，黏膜固有层弥漫性炎症细胞浸润，隐窝脓肿及溃疡明显。用 0.4% 2，4-二硝基氯苯丙酮灌肠出现结肠广泛粘连，近端肠腔扩张，有少量白色渗出物，结肠黏膜充血、坏死、溃疡，隐窝缺损明显，组织结构紊乱。

③ 模型特点。

该模型用 2，4-二硝基氯苯丙酮溶液灌肠并涂抹于动物表皮，通过使其与皮肤蛋白结合而使淋巴细胞致敏，当致敏的淋巴细胞在肠道再次接触 2，4-二硝基氯苯丙酮时便引发迟发型变态反应，引起类似人体溃疡性结肠炎的病理变化，表现为腹泻、便血、结肠黏膜炎症或溃疡。本模型适用于溃疡性结肠炎的发病机制、炎症细胞参与反应的类型及方式的研究。本模型虽然周期较长、不具备病变易复发等特点，但作为对于一个典型的胃肠道迟发型过敏反应的动物模型，目前仍属于应用最为广泛的溃疡性结肠炎动物模型之一。

（3）三硝酸苯磺酸诱发急、慢性溃疡性结肠炎。

① 复制方法。

选取周龄为（6±1）周、SPF 级健康 BALB/c 雌性小鼠为模型动物。

小鼠禁食 24 h。常规麻醉后，术者用套接了小号导尿管的 1 mL 注射器抽取含有 2 mg 三硝基苯磺酸的 50% 乙醇溶液，经小鼠肛门处将导尿管缓慢插入 3.5 cm，再缓慢注入药液。注入药液后，导管在体内停留 20 s 后再抽出体外。术者将小鼠倒悬 30 s，便于药物吸收。上述操作 1 次/d，共 7 d。小鼠颈部脱臼处死，术者剖腹取结肠，沿肠系膜剖检肠腔并用 0.9% NaCl 溶液冲洗。观察结肠黏膜，对其进行大体形态表现和组织学损伤评分。大体形态表现评分标准：a. 粘连。无：0 分；轻度：结肠与其他组织剥离较易，1 分；重度：2 分。b. 溃疡形成及炎症。无：0 分；局部充血但无溃疡：1 分；1 处溃疡但不伴有充血或肠壁增厚：2 分；1 处溃疡但伴有炎症：3 分；多于 2 处溃疡且伴有炎症：4 分；多于 2 处溃疡和/或炎症 >1 cm：5 分。

组织学损伤评分标准：a. 溃疡。无：0 分；≤3 mm：1 分；>3 mm：2 分。b. 炎症。无：0 分；轻度：1 分；重度：2 分。c. 肉芽肿。无：0 分；有：1 分。d. 病变深度。无：0 分；黏膜下层：1 分；肌层：2 分；浆膜层：3 分。e. 纤维化。无：0 分；轻度：1 分；重度：2 分。留取结肠部分组织用于组织学病理检查。

② 手术预后。

模型动物于灌肠后 2~3 d 开始出现粪便稀软及体质下降，便隐血试验阳性；黏膜病变以结肠末端为主，但也有达近端者，病变部位黏膜充血水肿、糜烂坏死，有多发性溃疡，严重坏死，肠腔狭窄；镜检黏膜上皮脱落、坏死，有深达浆膜层的溃疡灶，黏膜和黏膜下层以中性粒细胞浸润为主。

③ 模型特点。

硝基苯磺酸与乙醇的联合使用是制备该模型成功与否的关键。通常情况下，硝基苯磺酸的用量为 100~150 mg/kg，浓度在 50% 以上的乙醇为 4~5 mL/kg。采用本方法制备的模型，动物结肠的炎症和溃疡至少维持 7~8 周。其中，1~3 周为急性期，以中性粒细胞浸润为主；4~8 周为慢性炎症的改变，浸润细胞主要以淋巴细胞和浆细胞。

（4）葡聚糖硫酸钠诱发急、慢性溃疡性结肠炎。

① 复制方法。

选取周龄为（6±1）周、SPF 级健康 BALB/c 雄性小鼠为模型动物。

术者给予小鼠含有 5% 葡聚糖硫酸钠的蒸馏水溶液，自由饮水。连续饮用 7 d 后，再饮用不含有 5% 葡聚糖硫酸钠的普通蒸馏水 14 d。其间，每日观察小鼠的大便性状和隐血情况，测定小鼠体重并按疾病活动指数评分。a. 体重、大便性状、隐血或血便均正常：0 分。b. 体重下降 1%~5%，大便半成型，隐血阳性：1 分。c. 体重下降 5%~10%，大便糊状，隐血阳性：2 分。d. 体重下降 10%~15%，大便稀薄，血便：3 分。e. 体重下降 >15%，大便水样，血便：4 分。小鼠采用安乐死，剖腹，取肛门至回盲部的结肠，沿肠系膜缘纵行剖开，展开并固定、编号，在解剖镜下观察结肠大体形态。每只动物在远端结肠、横结肠和升结肠各取 1 块组织标本，另于有严重炎症或溃疡处至少取 1 块组织标本，用于组织病理学检查，并予以评分。组织学损伤程度用炎症、病变深度、隐窝破坏与病变范围计分分值的乘积表示。

② 手术预后。

模型动物饮用 5% 葡聚糖硫酸钠的第 4 天，出现倦怠、被毛凌乱、大便松软及隐血阳性；随着饮用 5% 葡聚糖硫酸钠时间的延长，疾病活动指数升高。饮用 5% 葡聚糖硫酸钠 7 d，全部动物均出现腹泻或呈现大便隐血阳性。结肠标本肉眼观察可见充血、水肿，镜检可见结肠有多发性溃疡灶，隐窝破坏，部分病灶表面上皮仅少许残留或完全被破坏，炎症主要累及黏膜和黏膜下层，少数可达浆膜层，浸润的炎症细胞以中性粒细胞为主，伴有少量淋巴、单核细胞。停止饮用 5% 葡聚糖硫酸钠 14 d 后，动物腹泻、血便症状轻时，大便潜血呈阴性。疾病活动指数为 0。结肠标本肉眼观察未见明显溃疡、糜烂，镜检下可见隐窝部分或全部被破坏，但溃疡性病灶减少。

③ 模型特点。

葡聚糖硫酸钠诱发动物结肠炎的机制尚不清楚。将葡聚糖硫酸钠溶解于水中，给予动物饮水 7 d，会引起动物腹泻、血便、体重下降，出现结肠多发性的溃疡灶，隐窝破坏和继发黏膜、黏膜下炎症，少数病灶炎症可侵袭至浆膜层，表现为急性结肠炎的病理生理特征。该模型上述特点和症状及解剖后的病理学改变均与人类结肠炎类似，加之模型复制方法简便，成功率高，重复性好，目前已成为研究结肠炎发病机制和筛选防治药物的常用动物模型。

（5）恶唑酮诱发溃疡性结肠炎。

① 复制方法。

选取周龄为（6±1）周、SPF 级健康 BALB/c 小鼠（性别不限）为模型动物。

小鼠仰卧保定于手术台上，腹部剃毛。术者将浓度为 3% 的恶唑酮涂抹于小鼠腹部皮肤，用量为 0.2 mL，隔天重复 1 次，5 d 后将直径 2 mm 的硅胶管从肛门处插入肠道深约 4 cm 处，注入 1% 恶唑酮 0.15 mL。灌肠后每日观察小鼠的体重、大便性状和便血情况，并进行疾病活动指数评分。在灌肠后的 24 h、3 d、7 d、14 d 和 21 d 分别进行颈部脱臼处死，剖腹分离结肠，沿肠系膜剪开肠腔，冲洗并剪取部分病变组织用于组织病理学检查。病变组织用于检测髓过氧化物酶活性、肿瘤坏死因子 α、白细胞介素 4 和干扰素 γ 的含量。组织学损伤程度用上皮损伤、溃疡形成、炎症细胞浸润等项目的分值之和进行评分：a. 上皮损伤和溃疡形成。无：0 分；糜烂：1 分；肌层溃疡：2 分；浆膜层溃疡：3 分。b. 水肿。无：0 分；轻度：1 分；中度：2 分；重度：3 分。c. 淋巴、单核、浆细胞浸润。无：0 分；轻度：1 分；肌层中度：2 分；浆膜层重度：3 分。d. 中性粒细胞浸润。无：0 分；轻度：1 分；肌层中度：2 分；浆膜层重度：3 分。e. 嗜酸性粒细胞浸润。无：0 分；轻度：1 分；肌层中度：2 分；浆膜层重度：3 分。

② 手术预后。

模型动物经 2 次涂抹恶唑酮后 2 d，其涂抹处的皮肤出现红肿或部分破溃，灌肠后 24 h 即出现体重下降和腹泻。3~4 d 腹泻达到高峰，部分动物出现血便。腹泻持续 1 周后逐渐转为软便，2 周后大便性状恢复正常。此外，灌肠后 24 h 出现远端结肠黏膜充血、水肿，病变呈连续性分布，镜检表现为上皮细胞缺失、糜烂和浅表溃疡灶，杯状细胞减少，腺体密度减低，炎症局限于黏膜和黏膜下层，黏膜固有层可见多种炎性细胞浸润，早期以中性粒细胞浸润为主，1 周后以淋巴细胞、单核细胞和浆细胞浸润为主。

③ 模型特点。

恶唑酮是一种半抗原，采用恶唑酮诱发动物结肠炎是新近建立起来的一种类似于人类的溃疡性结肠炎模型。该模型表明，涂抹恶唑酮后，动物局部皮肤出现红肿，5 d 后再次灌肠给予小剂量恶唑酮后很快出现肠道炎症。该模型由于模型制备方法简单，重复性好，且组织学特征和炎症分布类似人体同类疾病，同时很好地复制了慢性、复发性的特征性炎症发病过程，为溃疡性结肠炎病因和发病机制的研究提供了一种很好的手段，也可用于药物活性和疗效的评价。

4. 肠粘连

（1）复制方法。

选取体重为（135±15）g、35 日龄的健康成年 Wistar 或 SD 大鼠（性别不限）为模型动物。

大鼠禁食 12 h。常规麻醉后，大鼠呈仰卧位保定于手术台中，术者于大鼠腹部正中位置做一个长 2~3 cm 的切口，剖腹取出盲肠，置于干纱布上 5 min，使盲肠浆膜干燥，然后用手术刀片轻轻刮取整个盲肠浆膜数遍，致使整个盲肠壁出现出血点，再滴入 2 滴无水乙醇于创面上。盲肠还纳腹腔后，术者用 4 号丝线在两侧腹壁做对称结扎，造成局部缺血。术后 7 d，大鼠放血处死，并按以下标准对粘连程度评分：① 完全无粘连，0 分。② 内脏间或内脏与腹壁间只有 1 条粘连带，1 分。③ 内脏间或内脏与腹壁间有 2 条粘连带，2 分。④ 多于 2 条粘连带，3 分。⑤ 内脏直接粘连至腹壁，4 分。

（2）手术预后。

该模型制备方法以盲肠和切口为中心可以形成多条粘连带，盲肠与小肠、小肠与切口、小肠之间均可形成粘连，评价粘连程度时不用剥离浆膜，因而不易出血。

（3）模型特点。

肠粘连的形成机制较为复杂。当腹腔受到机械、化学、温度等损伤及刺激因素后，腹膜和浆膜可发生非特异性炎症，导致损伤部位炎性渗出，由于纤溶系统及吞噬能力受限，再加上机体内氧自由基和溶菌酶可灭活纤溶酶，肠的溶纤能力被削弱而发生纤维素沉淀，最终形成粘连。该模型制备方法除了具备上述因素之外，还通过缝合致使部分肠道缺血，使与之接触的腹膜或浆膜形成血管性粘连。该模型方法简单，易于操作，实验条件稳定，可控性好，动物死亡率低，观察指标可分级评定和统计。

（四）胰腺疾病动物模型

1. 急性胰腺炎

（1）复制方法。

选取体重大于 183 g、日龄大于 45 d 的健康成年 Wistar 或 SD 大鼠（性别不限）为模型动物。

大鼠禁食 12 h。常规麻醉后，大鼠呈仰卧位保定于手术台上。术者经上腹剑突下正中切口进腹，显露肝下间隙，确认胆胰管及肝门部肝总管，暴露胰腺头部，用左手食指垫起中段十二指肠，辨认肠管壁内潜行十二指肠乳头后用 5 号注射针头于十二指肠外侧壁无血管区戳一小孔，硬膜外导丝从小孔进入肠管后沿乳头方向探入胆胰管，并与胆胰管呈平行方向顺行推入 110~115 mm，并用显微血管镊夹管固定，同时于肝门下肝管汇合处用另一显微血管镊夹闭肝总管。硬膜外导丝末端连接输液转换器后按 0.1 mL/min 的速度用微泵逆行注入造模剂 5% 牛磺胆酸胺 0.1 mL/100 g，注射完毕停留 4 min，移去硬膜外导丝，逐层关腹。

（2）手术预后。

该模型特征表现为胰腺的显著水肿、组织学改变（胰腺细胞胞质内空泡形成、间质水肿及白细胞浸润）及血清淀粉酶活性升高。

（3）模型特点。

该模型特点是方法简单，大鼠死亡率低，存活时间长，对药物的治疗反应性好。

2. 慢性胰腺炎

（1）复制方法。

选取体重大于 183 g、日龄大于 45 d 的健康成年 Wistar 或 SD 大鼠（性别不限）为模型动物。

大鼠按 8 mg/kg 的剂量经静脉注射二氯二丁基锡，2 周后即可诱导为慢性胰腺炎动物模型。二氯二丁基锡溶液的配制方法：将二氯二丁基锡溶解在无水乙醇中，然后与甘油混合，乙醇与甘油的比例为 2∶3，二氯二丁基锡浓度为 4%。

（2）手术预后。

该模型注射二氯二丁基锡后第 5、7、14 天，大鼠胰腺组织内有粒细胞、淋巴细胞和浆细胞浸润。在最初的 2 周内，胰腺头部的形态学改变比尾部明显；2 周后，胰腺组织内开始出现成纤维细胞，最终形成纤维化。

（3）模型特点。

该模型制备使用二氯二丁基锡，可引起大鼠胆管上皮细胞损伤，坏死的上皮细胞聚集造成胰胆管的阻塞，先出现急性间质性胰腺炎，以后成为慢性病程，最后形成纤维化。使用二氯二丁基锡，模型制备时间仅需 2~3 周，是所有慢性胰腺炎制备方法中最快的一种。

3. 胰腺微循环障碍

（1）复制方法。

选取周龄为（6±1）周、SPF 级健康 BALB/c 小鼠（性别不限）为模型动物。

术者经小鼠皮下注射雨蛙素，每次间隔 1 h，6 h 后做活体胰腺微循环观察。按 100 mg/kg 的剂量腹腔注射氯胺酮麻醉模型小鼠后，将其固定于手术台上，做腹部正中切口，寻找并确认粉红色叶状或条索状胰腺后，改用左侧卧位，置动物于特指的微循环 38 ℃ 恒温盒中，轻拉胰腺铺在 38 ℃ 恒温观察台上，并不断滴注 38 ℃、0.9% NaCl 溶液保持胰腺及肠壁湿润。在观察的同时进行录像，实验完毕后，重放录像对结果进行分析。

（2）手术预后。

模型制备 6 h 后，模型动物胰腺组织显著水肿、充血、炎症细胞浸润，胰腺组织腺泡细胞内有大量空泡形成，核固缩；微血管内皮细胞内有空泡形成，管腔狭窄，管壁增厚，腺泡细胞内质网紊乱，毛细血管内皮细胞表面有损伤；胰腺微循环内红细胞流速、功能性毛细血管密度显著降低；微血管管径明显收缩，小鼠胰腺微血管内，红细胞流速显著减慢，用活体微循环显微镜观察可能有胰腺小叶血供停止。

（3）模型特点。

采用该方法制备的模型，也可以适用于大鼠，通用性强，观察起来更加方便。

（五）肝脏疾病动物模型

1. 肝内胆汁淤积

（1）复制方法。

选取体重大于 183 g、日龄大于 45 d 的健康成年 Wistar 或 SD 大鼠（性别不限）为模型动物。

大鼠常规麻醉后，呈仰卧位保定于手术台上。术者将大鼠腹部剖开，在胆总管插入聚乙烯管进行胆汁引流，同时将牛磺胆酸钠以 0.6 μmol/min 的速度由股静脉缓慢注入动物体内，用量为 135 μmol/kg。在模型制备过程中，检测胆汁流量变化。造模结束，麻醉后测定模型大鼠的胆汁流量，抽取胆汁做胆汁成分分析和胆汁黏度测定，然后处死大鼠取其肝脏组织做组织病理学检查。

（2）手术预后。

静脉注入牛磺胆酸钠，动物胆汁流量大大减少，胆汁黏度显著增加。用电子显微镜观察，毛细胆管壁的变化明显，膜的 Na^+-K^+-ATP 酶活性明显降低，在膜的脂质结构上可见胆固醇急剧升高。

（3）模型特点。

用牛磺胆酸钠制作的模型具有明显的肝内胆管胆汁瘀滞的病理特征。牛磺胆酸钠所形成的微团粗大，使胆汁黏度显著增加。在人类先天性胆管鼻塞症患儿的尿中，与牛磺胆酸钠结构相近的羟基胆酸往往升高。本模型的特点与上述疾病的临床表现相似。

2. 脂肪肝

（1）复制方法。

选取体重大于 183 g、日龄大于 45 d 的健康成年 Wistar 或 SD 大鼠（性别不限）为模型动物。

大鼠每日饲喂含有 2%胆固醇、10%猪油、0.3%胆酸钠等成分的高脂饲料，连续 8周。造模结束，立即抽取全血及摘取肝组织，测定血中胆固醇、三酰甘油、游离脂肪酸、极低密度脂蛋白、碱性磷酸酶、谷丙转氨酶、谷草转氨酶及肝组织中总胆固醇、三酰甘油、游离脂肪酸、谷胱甘肽过氧化物酶、丙二醛的含量。剪取部分肝脏组织做组织学病理检查。

（2）手术预后。

模型动物血清中的总胆固醇、三酰甘油、游离脂肪酸、谷丙转氨酶、谷草转氨酶升高，肝组织中的总胆固醇、三酰甘油、游离脂肪酸含量增加；肝脏所有小叶脂肪变性，属大囊泡性，并有大囊泡融合形成的脂囊；脂变肝细胞以中央静脉周围最明显；100%存在小叶内炎症，以单核细胞、淋巴细胞浸润为主，并可见点状、灶状、碎屑样坏死。

（3）模型特点。

该模型选用大鼠，但家兔同样适用。模型动物在采用高脂饲料持续饲养 2~4 周时可出现高脂血症，8~12 周后肝脏呈中重度大泡性脂肪变伴转氨酶升高。应用大鼠建立脂肪肝模型，有饲养方便、抵抗力强、食性与人类相近、模型复制成功率高等优点。

（六）胆囊疾病动物模型

1. 胆囊炎

（1）复制方法。

选取体重为（2.5±0.5）kg、3 月龄的 SPF 级健康成年家兔（性别不限）为实验动物。

家兔呈仰卧位保定于手术台上，术者在剑突下做 3~4 cm 腹部正中切口，暴露胆总管分离，在胆总管外垫入直径 1 mm 无菌塑料管，用 1 号丝线结扎后拔出塑料管造成胆总管部分狭窄。再暴露胆囊，在胆囊体进针，注入浓度为 $1×10^5$ 个/mL 的大肠杆菌菌液0.1 mL，结扎针口，关闭腹腔，造模术毕。15 d 后，心脏采血，制备血清，做血清生化学检测；处死家兔，剖取肝脏胆囊，抽取胆汁在低倍显微镜下检查结石微粒或结晶，剖开胆囊肉眼查看结石情况，剪取部分胆囊组织做组织形态学镜检。

（2）手术预后。

行胆总管部分狭窄术加胆囊中注入大肠杆菌法造模，模型家兔表现为精神萎靡，弓背蜷缩，毛色松散无光，行动迟缓，形态清瘦，采食量减少，阴囊积液。血清生化检查显示，β-内啡肽降低，肿瘤坏死因子-α、P 物质、γ-谷氨酰胺转肽酶、碱性磷酸酶、总胆红素、结合胆红素升高。病理检查发现肝脏肿大，多灶性胆汁淤积，多发性肝脓肿，重度炎症和肝坏死，胆管结石。

（3）模型特点。

该模型制备方法采用胆总管结扎细菌感染法，其特点是成石率高，结石呈块状或片状，颜色为黄绿色或棕绿色，质软易捻碎，可能为胆色素结石或混合性结石。

2. 胆结石

（1）复制方法。

选取体重为（11±3）kg、年龄为（3±1.5）岁的健康成年比格犬（性别不限）为模型动物。

犬经巴比妥钠常规麻醉，仰卧保定于手术台上。术者在犬剑突下正中切口 10 cm 处，逐层进入腹部。充分暴露胆囊后，从胆囊底部进针抽空胆汁。然后用 5-0 尼龙无损伤针线做一个荷包环形缝合口，从荷包正中切口放入预先消毒的人源性胆固醇结石或胆色素结石，拉紧缝线结扎，用 0.9% NaCl 溶液清洗后，逐层闭合腹腔。术后犬常规饲喂 30 d，股静脉抽血做血清 ALT、TBIL 和 BUN 测定，也可以用消毒过的 3.5 MHz 超声探头检查犬胆囊内的结石情况。

（2）手术预后。

采用探头可无损伤地探明大型动物胆囊中人源性胆结石的大小形态及动态变化过程。

（3）模型特点。

由于胆结石的类型与机体摄入的食物组成密切相关，所以人类胆结石的结构成分存在明显差异性，如胆固醇结石、胆色素结石、混合结石。在动物胆囊内植入人类不同成分组成的胆结石，可以全过程观察其在药物干预下的生长与消亡的变化情况，这对评价抗胆结石药物的药效作用及其特点具有重要作用。其中，大型动物模型可根据研究目的和实验需要，在动物胆囊内植入不同类型的人源性胆结石，观察在体状况下胆固醇结石或胆色素结石变化的动态过程。

二、呼吸系统疾病动物模型

（一）慢性支气管炎动物模型（animal model of chronic bronchitis）

常用的简便易行的方法是给动物吸入二氧化硫或烟雾。

1. 二氧化硫吸入刺激法

实验动物选择：小鼠吸入二氧化硫 2%，每天 10 s，60 d，14~18 d 出现支气管病变，27 d 后出现重型气管炎病变；小鼠吸入二氧化硫 1%，每天 20 s，25 d，第 20 天出现慢性支气管炎病变。大鼠吸入二氧化硫 23 mL/10 L 空气，每天 30 min，第 56 天出现慢性支气管炎病变；大鼠吸入二氧化硫 3 mL/L 空气，每天 5 min，每周 6 次，第 36~45 天出现慢性支气管痉挛。猴吸入二氧化硫 5~8 mL/10 L 空气，每天 2 h，每周 5 次，第 50 天腺体显著增生，出现慢性支气管炎病变。

2. 烟雾吸入法

实验动物选择大鼠。

（1）强烟雾吸入法：用锯末 200 g，烟叶 20 g，干辣椒 6 g，硫黄 1 g，混合后在 27 m³（1 m×3 m×9 m）的烟室内点燃，形成浓烟雾，浓度约为 200 mg/m³，每天吸入 1 h，共 44 d。

(2) 香烟烟雾刺激：小鼠于 10 000 mL 下口瓶中，瓶盖留有直径 1.5 cm 通气孔，下口连接一个三通管，另两端分别连接 50 mL 注射器及点燃的香烟，用注射器通过三通管连续吸注香烟烟雾，每次 400 mL（瓶中烟雾浓度约为 4%）烟熏 30 min。前 10 d 上、下午各烟熏 1 次，后 10 d 每天下午烟熏 1 次，连续 30 次，全程 20 d。小鼠、大鼠及豚鼠慢性支气管炎病变中，以杯状细胞增多、柱状上皮增生及慢性炎症细胞浸润最为常见。尽管这些病变程度可能不尽一致，但它们的综合出现，特别是在支气管及末梢细支气管见到这些改变，就可以作为慢性支气管炎的形态学诊断指标。

（二）肺气肿动物模型（animal model of pulmonary emphysema）

常用方法是给予蛋白水解酶类，根据给药途径可分为两类。

1. 雾化吸入法

实验动物选择体重为 1.8~2.0 kg 的家兔或体重为 180~200 g 的大鼠，随机分为对照组和实验组。配制 50 mL 2% 猪胰弹性蛋白酶或 5% 木瓜蛋白酶。用超声雾化器将酶液雾化后（直径 5 μm 以下颗粒占 90% 以上，50 mL 约 4 h 雾化完）经管道送入自制雾化箱。实验组动物经雾化吸入箱的开口处吸入酶的气雾剂。每次吸入约 4 h（至酶液雾化完），每周吸入 1 次，共 3 次。末次吸入后 1 个月，实验动物即可作为肺气肿动物模型进行实验观察。对照组动物可吸入生理盐水溶液气雾剂。

2. 气管内滴入法

实验动物选择体重为 180~200 g 的大鼠，随机分为对照组和实验组。配制 3% 猪胰弹性蛋白酶或木瓜蛋白酶。给大鼠腹腔注射戊巴比妥钠 20 mg/kg 体重，并加用乙醚。分离暴露气管，用 4 号细针穿刺两软骨环间，向气管内快速推注酶液（0.1 mL/100 g 体重），推完后立即拔出针头，使大鼠保持直立位，左、右来回旋转 1~2 min，使酶液尽可能均匀地达到两侧肺的深部；依同法给对照动物气管内注入相应量的生理盐水。滴注酶液后 2 个月，实验动物可作为肺气肿动物模型。肺组织病理检查见，肺泡隔数量明显减少，所存留肺泡隔变窄，部分肺泡隔断裂、消失，若干肺泡融合形成大圆囊，甚至肺泡管扩张，这可作为肺气肿的形态学诊断指标。目前多采用气道内直接注射蛋白酶类来复制肺气肿动物模型。

（三）肺动脉高压动物模型（animal model of pulmonary hypertension）

慢性肺疾病引起的持续性肺动脉高压的机制十分复杂，目前尚未完全了解。因为缺氧是各种肺动脉高压发生的最主要因素，本文主要介绍缺氧模型。

1. 常压缺氧模型

直接向放动物的舱内注入混合气体，并监测舱内气体浓度变化情况。实验用雄性 Wistar 大鼠，体重为 150~250 g，每次 15~20 只，置于密闭舱内。具体步骤为：先向舱内注入氮气，使舱内氧浓度下降至 10% 左右，然后以 2 L/min 的流速向舱内注入低氧气体（氧浓度 10%，用氮平衡）。舱内气体用小风扇不断混匀。舱的上部有一小孔接三通管，由此抽取舱内气体，用于监测舱内氧和二氧化碳浓度，使其分别控制在（10% ± 1.0%）和小于 3% 的范围。舱内的二氧化碳和水蒸气分别用钠石灰和氯化钙吸收。密闭舱壁下部留有小缝隙与舱外相通，可供舱内外气体缓慢进出，使舱内气体与大气压始终保持平衡。实验动物随机分为对照组、慢性常压缺氧组（吸入氧浓度 10%，吸入二氧化碳浓度小于 3.0%, 每天 8 h, 共 4 周)。

2. 减压缺氧模型

健康 Wistar 大鼠置于低氧舱中，舱内按每只大鼠放钠石灰 5 g，然后抽气减压，速度由 3 kPa/min 渐至 51~54 kPa/min（1 kPa=7.5 mmHg）为止，此时氧含量为 10%~10.5%，每天如此低氧持续 6 h，共 2~4 周。动物在最后一次缺氧实验完成后次日，用 10% 乌拉坦（1 mL/100 g 体重）经腹腔麻醉。测定右心室压和肺动脉压力：分离大鼠右侧颈外静脉，将塑料导管（外径 0.9 mm，内径 0.6 mm）一端连接压力传感器，一端从颈外静脉插入，用 RM－6200 四导生理记录仪观察压力波形，以辨别导管顶端在右心室及肺动脉位置。测定并记录平均右心室压力和平均动脉压力。测毕结扎右侧颈外静脉，并立即分离左侧颈总动脉，将塑料导管（外径 1 mm，内径 0.6 mm）一端与注射针头连接，针头尾端接三通管开关，后者接注射器，便于用肝素生理盐水冲洗导管以防凝血，另一端从颈总动脉插入。转动三通阀门，使导管与注射器相通，当有回血时，关闭三通阀门。将大鼠置于密闭舱内，舱内气体浓度条件同前。30 min 后，抽取导管部分的血液弃掉。用注射器抽取动脉血做血气分析。将大鼠从舱内取出、处死，立即剪开动物胸腔，取出心、肺制备病理标本。

3. 野百合碱皮下注射复制大鼠肺动脉高压模型

雄性 Wistar 大鼠，随机分为实验组和对照组。将野百合碱结晶（Sigma 公司产品）配成 2% 溶液，实验组以 50 mg/kg 体重的用量，从肩胛区做一次性皮下注射；对照组以生理盐水替代野百合碱做皮下注射。于注射后第 12、16、24 天分批处死动物。测定右心室和肺动脉压力，以及进行心肺病理检查。确定肺动脉高压的指标包括功能和形态学两方面，其中最直接的证据是肺动脉压力升高。因为常压缺氧肺动脉高压模型更类似于平原肺心病的发病情况，故目前多使用常压缺氧肺动脉高压模型。该模型可供针对这方面的发病机制、病理、实验性治疗和疗效原理等进行研究应用。

（四）支气管哮喘动物模型（animal model of bronchial asthma）

目前用作制备哮喘模型的动物很多，下面介绍几种常用的动物模型。

1. 卵白蛋白激发豚鼠哮喘动物模型

过敏原卵白蛋白注入豚鼠体内时，其可溶性抗原成分刺激机体产生特异性免疫素（IgE 抗体），使机体处于致敏状态。当豚鼠再次接触到此抗原时，由 IgE 介导发生抗原抗体反应，使细胞脱颗粒，释放出活性化学物质如组胺、嗜酸性粒细胞趋化因子等，作用于支气管引起气道高反应致哮喘。

选用健康雄性豚鼠，体重为 300~500 g，腹腔注射 10% 卵白蛋白生理盐水溶液 10 mL，使豚鼠处于致敏状态，2 周后以 10% 卵白蛋白生理盐水溶液雾化吸入 20 min，诱发豚鼠哮喘发作。亦可选用体重为 200~300 g 的豚鼠，雌雄不限，于第 1 天和第 8 天，将 0.5% 卵白蛋白（溶于生理盐水）10 mL 加至超声雾化吸入器内，给豚鼠用简易面罩雾化吸入 10 min，第 16~20 天将致敏的豚鼠置于密闭的容器内，用 1% 卵白蛋白气雾激发，使动物暴露在卵白蛋白气雾中 10~30 min，直至出现哮喘样发作为止。豚鼠可出现气喘表现，咳嗽，烦躁，口唇和四肢紫绀，呼吸费力，挣扎，呼吸频率明显增快。用 Ⅱ 导生理记录仪可描记其呼吸曲线，出现呼吸频率加快和呼吸加深。病理检查可发现毛细血管扩张，嗜酸性粒细胞浸润，腺体分泌活动亢进。

卵白蛋白激发豚鼠哮喘发作是目前国内外常用的方法，其方法简单，可复制性强，且豚鼠是最好的显示气道高反应性的特征动物，其哮喘发作与人体的表现相似。本模型主要用于哮喘发病机制的研究和治疗观察。

2. 血小板活性因子（PAF）激发豚鼠哮喘模型

PAF 是目前已知的唯一能引起气道高反应性的炎症介质。目前，大多数学者认为 PAF 引发哮喘发作的原因可能是 PAF 通过嗜酸性粒细胞的活化趋化、脱颗粒、释放嗜酸性粒细胞蛋白 X、嗜酸性细胞阳离子蛋白（ECP）和碱性蛋白等细胞毒性物质引起气道上皮细胞损伤和脱落。另外，激活的嗜酸性细胞本身又合成和释放 PAF，使这一过程加剧，最终引起气道高反应性。

选用体重为 300~500 g 的成年雄性豚鼠，在激发实验当天，采用含 0.25% 小牛血清白蛋白的生理盐水，将 PAF 稀释成 500 μg/mL，按 1 500 μg/kg 的剂量雾化吸入，可引起豚鼠哮喘发作。

PAF 激发豚鼠哮喘发作不需要致敏过程，直接利用其特性而引发气道的高反应性。本模型主要用于哮喘病因学和发病机制的研究。

3. 犬过敏性哮喘模型

多数犬（70%~80%）有犬蛔虫感染，体内产生高滴度抗体 IgE，而这些抗体与猪蛔虫抗原发生交叉反应，产生速发型变态反应。因而，模型制作时首先要挑选有犬蛔虫感染的犬，即皮肤过敏试验阳性的犬才能保证模型复制成功。方法为：① 猪蛔虫抗原制备。将收集到的猪蛔虫用生理盐水清洗数次后，制成匀浆，测量其容量，以其二倍量乙醚脱脂，1 500 r/min 离心 15 min。弃去上层脂质，下层即猪蛔虫抗原。② 用猪蛔虫抗原对犬做皮肤过敏试验。选用 10~16 kg 重的犬，雌雄均可，先将 0.5% 伊文思蓝生理盐水溶液按 5 mL/只给犬做静脉注射，然后立即在犬腹壁皮内注射 0.5% 猪蛔虫抗原 0.1 mL，30 min 后观察反应结果。如皮丘形成蓝斑，直径为 1~2 cm，则皮肤过敏试验为阳性。③ 用过敏试验阳性的犬做激发实验。将犬用戊巴比妥钠以 30 mg/kg 体重的用量静脉麻醉后，用 Ⅱ 导生理记录仪描记呼吸曲线，用 1% 猪蛔虫抗原超声雾化吸入。吸入后，犬呼吸频率增加，可出现喘气、呼吸困难表现。

用犬制作此模型具有特异性，而且此模型较小型动物哮喘模型便于观察呼吸动力学变化。本模型用于哮喘病理生理和药物治疗研究，但应注意麻醉深度对哮喘激发的影响。

（五）肺水肿动物模型（animal model of pulmonary edema）

引起肺水肿的原因虽然各种各样，但大多数是由肺毛细血管壁通透性增加或毛细血管内血压升高所致。肺水肿动物模型的复制，常采用注射一定量的化学物质（如硝酸银、氯化铵）或吸入一定量的化学毒气（如氯气、双光气）等方法。

1. 氯气吸入

小鼠体重为 25 g 左右，用 1 g 重铬酸钾加 5 mL 浓氯化氢，使瓶中生成薄薄一层云雾状气体后，将动物投于瓶中，小鼠吸入氯气而致肺水肿。

2. 一氧化氮吸入

犬体重为 18～23 kg、家兔体重为 2.5 kg、大鼠体重为 200～300 g、豚鼠体重为 400～500 g，分别吸入浓度为 1.35%（犬）、0.73%（家兔）、0.8%～0.9%（大鼠）、0.9%～1.1%（豚鼠）的一氧化氮。

3. 双光气吸入

将 12 mg/L 双光气滴在滤纸上，干后放入密闭容器内，将小鼠置于容器内 15 min，即可形成肺水肿，全部操作应在通风柜内进行。

4. 氯化铵中毒

动物选择大鼠、小鼠、豚鼠，分别于腹腔注射氯化铵，用量为 0.6 mL/100 g 体重（大鼠）、0.15 mL/10 g 体重（小鼠）和 0.5～0.7 mL/kg 体重（豚鼠），使其体内药液浓度分别达 6%、3%、6%。

5. 生理盐水注射

健康家兔或犬，静脉快速输入大量生理盐水，按每分钟 40 mL/kg 注入至动物全血量 1～1.5 倍时即可发生肺水肿。

（六）急性呼吸窘迫综合征动物模型（animal model of acute respiratory distress syndrome，ARDS）

ARDS 是一种以进行性呼吸困难与顽固性低氧血症为特征的急性呼吸衰竭。ARDS 的诊断标准为：① 急性起病，呼吸急促（>28 次/min）或呼吸窘迫；② 动脉血氧分压/吸氧浓度（PaO_2/FiO_2）<26.7 kPa；③ X 射线胸片示双肺浸润影；④ 肺动脉楔压（PAWP）≤2.4 kPa 或无左心房高压的临床证据。

1. 油酸所致 ARDS

油酸进入体内后，激活补体，产生 C_5a，后者趋化 PMN 在肺内聚集，并被激活，释放自由基，损伤毛细血管内皮细胞。

将犬（18～23 kg）、家兔（2.5 kg）、大鼠（250 g），按常规麻醉，仰卧固定，暴露颈静脉，静脉注射油酸（犬 0.03～0.06 mL/kg、家兔 0.08 mL/kg、大鼠 0.1 mL/kg），一般不超过 0.315 mL/kg。以犬为例，注射油酸后立即出现呼吸困难、窘迫，mPAP 显著升高，持续增加 72 h，而 PWP 无变化。PaO_2 下降，24 h 后低于 8 kPa，$P(A-a)O_2$ 上升，QS/QT 上升。X 射线胸片表现为肺纹理增粗、不均匀网状影、小片状影、大片状磨玻璃肺及白肺，总阳性率为 42%。油酸所致 ARDS 模型已沿用 20 余年，重复性高，可引起典型 ARDS 表现。方法简便，成功率高，但病因与临床差距甚远。

2. 脂肪所致 ARDS

脂肪含有的凝血酶进入血液后，活化因子Ⅶ，即脂肪激活凝血系统，使纤维蛋白原裂解为纤维蛋白 A 肽及 B 肽，这两种纤维蛋白单体均可引起肺损伤及血栓形成，血管通透性增加，引起与油酸、骨髓液所致 ARDS 相似的病理过程。

采用犬网膜及皮下脂肪为材料，用乙醚提取脂肪液，其主要成分为甘油三酯 364.8 mmol/mL，胆固醇 31.1 mmol/mL，游离脂肪酸 16.69 μmol/mL。健康犬（18～23 kg），以 1.4～1.7 mL/kg 体重从静脉注射脂肪液，可建立 ARDS 模型。脂肪液静脉注射后，犬立即发生呼吸困难、窘迫，发绀严重。PaO_2 24 h 降至 8 kPa 以下，个别降至

5 kPa 以下，$PaCO_2$ 下降，$P(A-a)O_2$ 及 QS/QT 增高，白细胞计数下降，血浆纤维蛋白下降，血清纤维蛋白降解产物（FDP）升高。此模型模拟临床脂肪微栓塞所致 ARDS，症状典型，发生率高，方法简便，重复性强。

3. 佛波醇十四酸乙酸所致 ARDS

佛波醇十四酸乙酸盐（佛波肉豆蔻乙酯，phorbol myristato acetate，PMA）为强有力的 PMN 激活剂，可使 PMN 黏附、聚集、脱颗粒，释放脂质过氧化物（LPO），并可导致 PMN 及肺组织中细胞 DNA 断裂。

健康家兔，体重 2~4 kg，经常规麻醉，仰卧固定，经耳缘静脉注射 PMA（40 mg/kg）。急性呼吸窘迫持续 4~6 h，伴有肺出血，以后进入弥漫性肺间质炎，进而发生肺纤维化。根据动物临床表现及组织病理变化，病理过程可分为三期：第一期，肺水肿、肺出血期，发生于注射 PMA 的 90 min 内，动物呼吸窘迫持续 6 h，近 1/10 动物于 4 d 内死亡。第二期，弥漫性肺间质炎期，发生于 2~4 d，至少持续 2 周。在此期间，实验动物呈现弥漫性间质性肺炎伴有肺泡炎性细胞渗出，间质中以多核粒细胞和巨噬细胞为主。肺灌洗液中 PMN 在 3 h 显著增多，并持续增多。第三期，肺纤维化期，从第 4 周到第 6 周，肺间质中炎性细胞、嗜酸粒细胞、巨噬细胞明显减少，肺泡渗出液中 PMN 比例仍较高，肺泡间隔增宽，胶原增多。整个病理过程与临床 ARDS 非常相似，是观察肺纤维化较理想的模型。

（七）肺炎动物模型（animal model of pneumonia）

1. 大肠杆菌肺炎动物模型

大肠杆菌于营养琼脂斜面存种，4 ℃ 冰箱保存，使用前在无菌操作台用内接种环勾取，转种于普通肉汤培养基内，置 37 ℃ 恒温箱内增菌 48 h，用 0.9%NaCl 溶液稀释计数，其浓度为 3.8×10^6 个/mL。新西兰白兔，体重为 1.7~2.3 kg，置兔台上固定，用细绳牵引门齿，使颈部充分暴露。剪去颈周兔毛，用 75% 乙醇消毒，将抽取大肠杆菌液的注射器经皮肤插入环状软骨下的气管内，回抽见有大量气泡后注入菌液 0.8~1.2 mL/kg 体重，然后抬高兔头颈部，使菌液缓慢流入气管下段及肺部。家兔在接种后 0.5~1 h 出现打喷嚏、喉鸣、拒食、耸毛、蜷缩、颤抖的表现，持续 1~3 h。于 5~6 h 体温上升，耸毛、蜷缩、颤抖消失，并开始饮水。12 h 体温显著升高，呼吸增快，烦躁不安。部分动物出现发绀。病理检查肺脏明显充血、水肿，有瘀点、出血点或出血，斑点、斑片弥漫两侧肺叶。病灶区肺泡腔内充满大量中性粒细胞及少许嗜酸性粒细胞。病灶中央或边可见发炎的细支气管，管壁充血，有少量中性粒细胞、嗜酸性粒细胞浸润。部分黏膜上皮细胞坏死、脱落。

2. 肺炎克雷伯杆菌肺炎模型

肺炎克雷伯杆菌菌种，经增菌、增毒、鉴定、培养后稀释成 1×10^7 cfu/mL 的混悬液。Wistar 大鼠，体重为 180~240 g，用乙醚麻醉并垂直固定，显露声门，用 12 号钝头针插入气管内，注入细菌混悬液 0.1 mL（含细菌量 1×10^6 个/mL），保持垂直体位 5 min。动物在感染后 5~12 h 后出现运动不活泼、纳差、对外界反应迟钝、背部微弓，继而四肢瘫痪，肺部病变严重者出现呼吸表浅而急促，最后呼吸渐微弱而死亡。免疫学检查显示细胞免疫功能低下，$CD3^+$、$CD4^+$ 细胞减少，巨噬细胞吞噬功能明显降低。肺组织病理学检查可分为三度，轻度表现为支气管和细支气管周围及肺泡内有渗出和中性粒细胞、淋巴细胞浸润，间质毛细血管充血。中度表现为多个细支气管及肺泡灶性炎细胞浸润、充血、出血。重度表现为片状炎细胞浸润、充血、出血。部分动物肺门淋巴结反应性增生，个别肺内出现小脓肿。肺水肿表现不明显。

3. 肺炎支原体肺炎模型

金黄地鼠，体重为 85~101 g，用苯巴比妥钠 10 mg 腹腔注射麻醉。取对数生长期肺炎支原体液 0.2 mL 鼻腔内滴入。肺组织病理学检查，可见肺间质水肿、毛细血管扩张、淋巴细胞浸润等间质性肺炎的典型改变。超微病理学检查可发现支原体，在透射电镜下其形态多样化，有球形、椭圆形、长丝状及不规则状，表面为单位膜所包绕，膜内可见 3 mm 大小、电子密度高的丝状结构，与电子密度高的、大小约 14 mm 的颗粒相连，它们和核糖体组成支原体的主要成分。

（八）肺结核动物模型（animal model of pulmonary tuberculosis）

豚鼠，体重为 350~500 g，分别于感染结核分枝杆菌的前 3 周、6 周，向每只豚鼠腹股沟皮下注射弗氏佐剂 0.1 mL。在一个特制的空气传播装置内，通过结核菌雾化吸入呼吸道感染，悬液中含活结核菌应达 4×10^4 个/mL，这一浓度可使每只豚鼠吸入 5 个活结核分枝杆菌。

接触致病菌 2 周期间，致病菌在未接种卡介苗的豚鼠中以同样的速度繁殖，然后繁殖减慢。其首先见于接种过高效卡介苗的动物，几天以后见于接种过低效卡介苗的动物，最后未接种卡介苗而给予安慰剂的动物也出现病菌繁殖减慢的情况。感染 24 d 以后，将接种过与未接种过卡介苗的动物处死，呈现原发病灶邻近组织损伤。将 2~4 个致病结核分枝杆菌经气雾吸入 12~14 周以后处死动物，未接种过卡介苗的动物肺内有明显空洞，而接种过卡介苗的动物却没有。吸入低度感染气雾以后 3 周，未接种过卡介苗的动物中有相当数量的结核分枝杆菌进入血液循环，而且又回到肺，使每个肺叶中存活的结核分枝杆菌超过 100 个病灶。一段时间的血源播散导致结核分枝杆菌繁殖，形成继发病灶，而接种过卡介苗的豚鼠明显地缩短和延缓了空气传播结核分枝杆菌的菌血症期。

（九）硅肺动物模型（animal model of silicosis）

常选用大鼠（170~240 g）或家兔来复制硅肺模型。取一定量含游离 SiO_2 99% 以上的 DQ-12 型石英粉，经酸化处理后，先取尘粒 95% 在 5 mm 以下的那一段混悬液，烤干后准确称取需用量，加 0.9%NaCl 溶液制成混悬液（灭菌）。大鼠用 50 mg/mL，气管内注入 1 mL，家兔用 120 mg/mL（按 120 mg/kg 体重计算），气管内注入，可复制硅肺模型。气管内注入石英后，动物肺冲洗液中总脂和磷脂含量于短期内逐渐升高，30 d 和 90 d 时达高峰，180 d 时降至染尘后 7 d 水平，并且磷脂占总脂的比例也有所增高。早期肺泡表面活性物质（PS）的分泌随 II 型细胞的增殖而增多，而吞噬了石英的肺泡巨噬细胞清除 PS 的能力相对减弱，使肺冲洗液中脂质含量增高。30~90 d 时 PS 的分泌随 II 型细胞的高度增殖而大量增多，尘细胞出现溃解，表明清除 PS 的能力已有破坏，因而这一时期肺冲洗液中脂质含量明显增高。随着纤维化病变的发展，180 d 时尘细胞崩解破坏更加明显，II 型细胞的数量显著减少，致冲洗液中脂质含量降低，但仍高于同期正常对照组。病理学检查，动物于染尘后 1 d、15 d、30 d、90 d、180 d 时肺组织分别以大细胞团、Ⅰ级、Ⅰ～Ⅱ级、Ⅱ级、Ⅲ级、Ⅲ～Ⅳ级矽结节为主。

（十）肺纤维化动物模型（animal model of pulmonary fibrosis）

博来霉素所致肺纤维化的机制主要是通过活性氧对肺造成损伤。博来霉素（30 mg/支），用0.9%NaCl溶液稀释成4 g/L，SD大鼠（体重170～200 g）气管内滴入博来霉素溶液0.25～0.3 mL（5 mg/kg体重），可建立肺纤维化模型。注入博来霉素2周时，可见肺系数（肺重/体重×100%）、羟脯氨酸（HP）含量明显升高。在第4周时，肺系数、HP含量持续增高，Masson三色法染色可见肺间质内有大量散在绿染的胶原纤维，肺泡结构破坏。炎症细胞浸润明显少于2周时，可见很多纤维细胞，为Ⅲ～Ⅳ级肺纤维化表现。地塞米松对博来霉素所致肺纤维化有明显减轻作用，这与其抑制中性粒细胞、淋巴细胞浸润，降低免疫复合物含量，抑制巨噬细胞增殖和分泌功能等抗炎抗免疫作用有关。

三、心血管系统疾病动物模型

（一）动脉粥样硬化动物模型（animal model of atheromatous）

在动物饲料中加入过量的胆固醇和脂肪，饲养一定时间后，其主动脉及冠状动脉内逐渐形成粥样硬化斑块。长期以来，研究人员用家兔饲以高脂肪、高胆固醇饲料来制作动脉粥样硬化（简称As）的动物模型。但用家兔作模型不理想，主要表现为血源性泡沫细胞增多，且病变分布与人体的病变也有差异。近来发现猪、犬、大鼠、鸡、鸽都能产生自发或诱发As模型。哥廷根（Gottigen）系小型猪和瑞士兰德瑞斯（Landrace）系家猪，可用高脂饲料诱发并加速As的形成，其病变特点及分布都与人体近似。雄性C57BL/6J小鼠易通过高脂饲料诱发As。

1. 家兔诱发模型

体重2 kg左右，每天喂服胆固醇0.3 g，4个月可见As斑块。

2. 大鼠诱发模型

喂服1%～4%胆固醇、10%猪油、0.2%甲基硫氧嘧啶、86%～89%基础料，7～10 d。

3. 小型猪模型

哥廷根系小型猪较为理想，用含1%～2%的高脂食物喂饲6个月，即可制出As模型。

4. 雄性C57BL/6J小鼠诱发模型

在普通饲料中加5%胆固醇、2%胆酸钠、30%可可脂，喂养25周，全部小鼠在主动脉弓和近端冠状动脉内发生脂质斑块。

As动物模型可用于人体进一步研究As的发病机制，干预及相关因素对As的影响，以及进行As斑块消退和预防方面研究及冠状动脉病理学的观察。

5. APOE小鼠模型

APOE（apolipoprotein E）是载脂蛋白E，负责运输脂蛋白、脂溶性维生素及胆固醇。APOE敲除小鼠在饲喂高脂6周后，可发生早期动脉粥样硬化，且与人体的动脉粥样硬化病变进程很相似。3月龄时可在邻近大动脉附近发现脂肪纹，病变随着年龄的增加而增大，病程发展中脂质少但细长细胞增多，属于典型的动脉粥样硬化病变前期的表现。在 13 月龄，小鼠的动脉粥样硬化病变从颈动脉、心脏和主动脉扩展到肾动脉和髂分叉。

（二）心肌缺血和心肌梗死动物模型（animal model of myocardial ischemia and infarction）

正常人体和动物的心肌血液供给和需求在很大范围内能维持平衡，冠状动脉的血供有较大的储备能力，当心肌血液的供需出现失衡时，即可出现心肌缺血或心肌梗死。降低或阻断冠状动脉血供，或增加心肌氧的消耗，可建立实验性心肌缺血和心肌梗死的实验动物模型。动物选用大鼠、家兔、犬、小型猪。

1. 电刺激法

成年雄性家兔，麻醉后用定向仪插入两支涂绝缘漆的不锈钢针，以弱（0.8 ~ 0.6 mA）、强（4~8 mA）刺激右侧下丘脑背侧核，每次刺激 5 min，间隔 1~3 min。

2. 药物法

（1）大鼠：体重为 100~170 g，皮下注射 4% 异丙基肾上腺素 50 mg/kg 体重，每日 2 次。

（2）家兔：体重为 150~240 mg，异丙基肾上腺素加入 500 mL 盐水中，由耳静脉匀速滴入，每公斤体重分别给药 10 mg、20 mg 或 30 mg；或直接注入腹腔，每日 2 次。

（3）健康杂种犬：麻醉后静脉给予麦角新碱 0.2 mg/kg 体重，可形成实验性冠状动脉痉挛。

3. 冠状动脉阻断法

（1）闭胸式选择性冠状动脉插管法：杂种犬经麻醉后，经颈总动脉穿刺插管，在 X 射线透视下将导管尖端沿主动脉壁插入右冠状动脉并深入 2 cm 左右，向导管内注入 120 mg/kg 体重的汞，即可造成急性心肌梗死。

（2）开胸结扎冠状动脉法：杂种犬体重为 10~25 kg，用戊巴比妥钠以 30 mg/kg 体重的用量从静脉缓慢注射麻醉，开胸后结扎左前降支第三分支根部，或采用前降支根部和根部下约 5 mm 处双重结扎。家兔体重 2~3 kg，麻醉后结扎前降支或分别结扎左室支。也可用冠状动脉周围套线牵拉法不完全阻断冠状动脉，造成心肌急性缺血性濒危模型，近来采用自制的冠脉微米缩窄器，套在冠状动脉上形成定量的心肌缺血的模型。

（3）冠状动脉血栓形成致急性心肌梗死：杂种犬体重为 20 kg 左右，经麻醉后开胸分离冠状动脉与前降支上 1/3 约 2 cm 长，用直径 0.3 mm 的细铜丝插入冠状动脉腔内，进入深度为 1.5 cm 左右，反复推拉数十次以损伤冠状动脉内皮，取出铜丝，经此孔再插入一根直径为 0.2 mm 的细铜丝于冠状动脉腔内，插入深度为 1.5 cm，用一细小止血钳夹住铜丝进入孔，并使冠脉腔狭窄约 1/3，冠状动脉血流量减少约 35%。此方法将铜丝破坏冠状动脉内膜、冠状动脉腔内放置铜丝和使冠状动脉局部狭窄以形成湍流三种手段同时使用，使血小板激活，聚集性增高，并大量合成和释放 TXA_2，使冠状动脉血栓迅速形成，最后发生急性心肌梗死。

（三）高血压动物模型（animal model of hypertension）

高血压病是全身小动脉痉挛引起血管外周阻力增加的直接后果，小动脉的痉挛与遗传、精神刺激、应激、肾脏缺血、肾上腺皮质的作用及钠的作用等诸多因素有关。目前，动物高血压模型的复制多以不同角度模拟高血压这些易患因素而形成。动物选用大

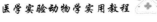

鼠、犬、猫、家兔、猴。

1. 自发性高血压大鼠（spontaneous hypertensive rat，SHR）模型

自发性高血压大鼠是由日本学者赤本（Okamoto）培育的突变系大鼠，该鼠自发性高血压的变化与人体相似，是目前应用最广泛的高血压模型，它可产生脑血栓、梗死、出血、肾硬化、心肌梗死和纤维化等变化。

2. 实验性肾动脉狭窄性高血压模型

犬或家兔麻醉后取腹卧位，从脊柱旁 1.5~2 cm 处开始，右侧顺肋骨缘，左侧在肋骨缘约两指宽处做长 4 cm 的皮肤切口，分离皮下组织腰背筋膜，切开内斜肌筋膜，推开背长肌，暴露肾并小心地钝性分离出一段肾动脉，选用一定直径的银夹或银环套在肾动脉上造成肾动脉狭窄，如一侧肾动脉狭窄，则在间隔 10~12 d 后将另一侧肾摘除。手术几天后，血压开始升高，1~3 个月后血压升至高峰，并可长期维持下去。

3. 肾外包扎性高血压模型

肾外异物包扎，在肾外形成一层纤维素性鞘膜，压迫肾实质，造成肾组织缺血，使肾素形成增加，血压上升。体重为 120~150 g 的大鼠，经麻醉，皮肤消毒，沿脊椎中线切开皮肤，在左侧季肋下 1.5~2 cm 和距脊椎 1 cm 处用小血管钳分开肌肉，用两指从腹下部将肾脏自创口中挤出，将肾脏与周围组织剥离，将自制的双层乳胶薄膜剪成"X"形，沿肾门将肾脏交叉包扎。然后在对侧切开取出右肾，分离后切除，分别缝合肌肉和皮肤创口。约 20 d 后，30%大鼠出现高血压。

遗传性高血压动物模型，如 SHR，能模拟人体高血压的自然过程，可用于高血压发病机制、药物干预的研究，应激性高血压模型突出了中枢神经系统刺激与高血压的关系，但这类模型形成的高血压时间短，不适于长时间的研究。肾性高血压模型需要经过一定的手术或其他附加因素处理，与人体高血压的临床情况不完全一致，但它有如下优点：① 血压升高较明显，持久和恒定，较易反映出药物的降压作用。② 形成高血压所需时间较短，工作量较小。③ 高血压犬可存活几年，在同一只犬身上可以反复观察各种药物的降压作用。④ 与临床降压效果比较一致。

（四）心力衰竭动物模型（animal model of heart failure）

导致心力衰竭的直接原因有：前负荷、后负荷过重，心肌收缩力减退和心脏舒张受限。

1. 前负荷过重形成的心衰模型

（1）动静脉短路致心力衰竭：通常在肾动脉以下的腹主动脉与下腔静脉间、双侧股动脉与股静脉间造瘘或损伤房间隔形成动静脉短路，使回心血量大量增加，产生容量超负荷。犬腹主动脉下腔静脉瘘口为 1 cm²，经 4~8 周，左室出现离心性肥大，左室舒张末期容积和压力均显著增加，部分犬表现出体液潴留、胸腔积液、发绀等心衰症状。大鼠动静脉短路使左至右分流的血流量达心输出量的 50%时，可引起慢性容量负荷过重。与压力超负荷比较，动静脉短路法导致心肌肥大较易发展为类似临床所见的高心输量心衰，其实验方法也较为简便。因此，该模型适合于研究肥大心肌的功能特征，尤其适用于心衰时体内电解质和激素的改变，但用于抗心衰药物疗效的评价作用有限。

（2）实验性心瓣膜关闭致心衰模型：常用切断乳头肌、腱索或房室短路造成二尖瓣关闭不全或倒流，主动脉瓣穿孔模拟主动脉瓣倒流，由此产生急性或慢性容量超负荷以致动物出现心力衰竭。单独的瓣膜关闭不全不易诱发心衰，联合其他模型（如动静脉短路）增加超负荷程度，可促使心衰的发生。建立该类模型需要较好的实验条件，其方法也较为复杂，常难以控制左房或左室倒流的血流量，故很少用于评价药物。

2. 后负荷过重形成的心衰模型

动物选用家兔、犬、豚鼠、大鼠和羊。主动脉、肺动脉缩窄或造成半月瓣狭窄均可加重心脏后负荷；后负荷加重的程度、心肌肥厚程度与心脏功能抑制程度相关。控制血管缩窄程度，在心肌肥厚模型形成后造成心力衰竭。该类模型形成的主要途径是用线或特制的动脉夹缩窄大血管口径，使血压过高和肾血流减少。主动脉缩窄可造成左室肥厚、左心衰竭，长期发展可造成全心衰竭。缩窄的部位一般在肾动脉分枝梢上处的腹主动脉，也有的在升主动脉。为防止前臂血压过高，可在冠状动脉开口以下缩窄主动脉，产生类似主动脉瓣狭窄时后负荷过重状态，但手术操作比较困难。这类模型对于研究心肌肥厚演变为心力衰竭时的心肌力学特性、病理改变或亚细胞水平结构变化很有价值，但用于评价药物价值受到限制，因血流动力学改变首先取决于机械因素。

3. 非冠状动脉途径损害心肌引起的心衰模型

蒽类抗癌药物的心脏毒性随剂量在人体内积累而增加，体内达到一定量时可出现心力衰竭。用阿霉素可建立家兔心力衰竭模型，其机制可能与氧自由基的作用及心肌细胞膜对钙离子通透性增高有关。该模型血流动力学性改变与心肌炎、某些心肌病等所致的心衰类似，模型对评价药物及蒽类化合物毒性的防治有重要的意义。在实验犬的心房或心室植入起搏器，以 240~280 次/min 频率起搏，心输出量明显下降并激活某些代偿机制，可建立心力衰竭模型。该技术创伤小，可通过起搏频率及时间的变化控制心衰的发展过程，并可用于评价药物，停止起搏后 1 个月左右血流动力学指标基本恢复。

（五）心律失常动物模型（animal model of arrhythmic）

1. 家兔病态窦房结模型

动物实验中，损伤窦房结形成病窦模型的方法有两种。一种是结扎窦房结动脉阻断血供，但窦房结动脉起源不固定或有吻合支，且在体型较小的动物中寻找窦房结动脉加以结扎，技术上难度很大，且损伤重，死亡率高，不易成功。另一种为机械挤压或化学方法直接损伤窦房结。家兔体重 2~3 kg，麻醉后气管插管行人工呼吸，开胸，打开心包，暴露右心房，依据上腔静脉根部与右心房连接处断定窦房结区，用 20% 福尔马林纱布外敷窦房结区 3 min，同时描记心电图。取出纱布逐层闭合胸腔。此模型的发病机制及电生理特点与临床相似，对损伤范围和程度可适当控制，模型稳定的时间长。

2. 心房扑动和颤动的模型

动物可选用犬、猫等动物。复制的方法有高频率电刺激、乌头碱涂抹心房外面，以及窦房结动脉内注射乙酰胆碱等，比较常用的仍是心房内膜或外膜的高频率电刺激，高频率非同步的电刺激反复出现的心房的易损期可诱发出房扑和房颤，但是诱发率相对较低，房扑、房颤的持续时间不长，电生理的改变与基础心脏病脱节，与人体中常继发于基础心脏病的房扑、房颤有一定的区别。

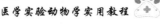

3. 预激综合征的动物模型

杂种犬，体重 20 kg 左右，通过房室程序电刺激模拟 WPW 的心电活动。犬经麻醉，开胸人工呼吸后，心房刺激电极置于右心耳根，A 型 WPW 心室刺激电极分别缝于左室前、侧、后壁近房室沟心外膜处，B 型 WPW 心室刺激电极缝于右室前、侧、后壁近房室沟心外膜处。房室刺激电极均为双极。心房刺激脉冲由程序电刺激器第一通道输出，心室刺激脉冲由程序电刺激器第二通道输出，经过心脏延时刺激器送到心室。调整心室延时刺激时间，记录心电图，当 II 导联心电图出现 P–R 间期缩短，QRS 波起始部形成预激波，形态介于单纯心房和心室刺激图形时，即为 WPW 综合征模型制作成功，心室刺激点为模拟"旁道"部位。该模型 WPW 的有无可通过程序刺激决定，且比较符合人类 WPW 的电生理，是研究 WPW 比较理想的模型。

4. 完全性房室传导阻滞模型

在犬、羊心脏上注射乙醇或福尔马林于房室结，或静脉注射洋地黄、异丙肾上腺素及氯化乙酰胆碱，可造成完全性房室传导阻滞。这类方法以药物、有害物质损害房室结和房室束，但也可能损害心肌，从而增加分析室性心律和人工起搏作用的复杂性。目前，常选用家兔，切割希氏束造成完全性房室阻滞。家兔经麻醉开胸后，用自制的小拉钩将心包和胸膜一起钩住，将特制的长 2 cm、宽 1 mm、尖端磨锐的小钢刀，从右心室上部近右心耳处垂直进入右心室腔内，触及室间隔嵴处的希氏束。当刀尖碰到希氏束时，心室搏动立即减慢甚至停止。随即在此处轻轻切割几次，就可造成典型的完全性房室阻滞。此外，选用经导管射频电消融房室结的方法也能十分可靠地在犬、羊中复制出完全房室阻滞的模型。

5. 室性心动过速模型

室性心动过速模型可选用犬、猪等。动物经氯胺酮、戊巴比妥钠等麻醉后，将诱发导管从左颈静脉插入到右心室，以 5~20 mA 直流电流刺激 1~2 s 即可。

（六）病毒性心肌炎感染动物模型（animal model of vial myocarditis）

实验性病毒性心肌炎感染模型复制比较困难，国外通常选用小鼠、田鼠、狒狒，并将这些动物感染上柯萨基 B_3 病毒。国内杨英珍将新生 SD 大鼠心肌细胞进行培养，感染柯萨基 B_2 病毒，感染后心肌细胞停止搏动，变暗、成堆，会折光并皱缩，培养液中心肌酶浓度明显升高。柯萨基 B_2 病毒感染的鼠搏动心肌细胞培养能作为一种体外模型，用于研究病毒性心肌炎的生理、病理生理、生化等改变。

（七）体内血栓形成动物模型（in vivo animal model of thrombosis formation）

制作动物血栓模型的方法可归纳为以下三种：① 向血管内注射某种药物，并同时降低血流速度促使血液凝固；② 向血管内填充血凝块阻塞管腔产生血栓；③ 损伤血管内膜造成血小板析出，聚集和凝固形成血栓。动物可选用家兔、大鼠、犬、羊，而以家兔股动脉血栓模型较常用。选用体重 2 kg 左右的家兔，在无菌条件下分离出股动脉的血管，选择直径 1 mm 的血管段，用微型血管夹夹住血管段的上、下端，其间留 1.5 cm 的血管为手术部位，用 7 号针头刺入血管段并顺势注入生理盐水冲净血管段内血液，沿刺破孔送入 6 号刮匙，轻刮血管内膜一周，以刮出少量血管内膜为宜。用 0 号无损伤线缝合刺破孔，后轻轻松动血管下端血管夹使血液充盈血管，待刺破孔不出血时取下血管段两端血管夹，触摸到膝内侧皮下动脉搏动，表示血管已通畅，逐层缝合，盖以无菌纱布，术后 24 h 开始有血栓形成。本模型适于研究血栓形成后生理、生化的动态改变，尤其适合抗血栓药物药效评价。

四、泌尿系统疾病动物模型

（一）微小病变性肾病动物模型（animal model of minimal change nephropathy）

嘌呤霉素肾病动物模型（animal model of puromycin nephropathy）于 1955 年由弗兰克（Frenk）等建立，其病理特征类似于人体微小病变性肾病。其发病机制尚不十分清楚，目前一般认为是嘌呤霉素直接损伤肾小球上皮细胞，使其细胞骨架、细胞外基质白、细胞表面整合素、硫酸化蛋白聚糖等物质发生结构和功能变化，并使肾小球固有细胞产生和释放氧自由基而破坏肾小球滤过膜，导致肾小球滤过膜的分子屏障和电荷屏障功能降低，大量血浆蛋白，尤其白蛋白进入原尿，超过了肾小管的重吸收能力，而发生大量蛋白尿。采用嘌呤霉素按 1.5 mg/100 g 体重给大鼠做皮下注射，每天 1 次，连续 8 ~ 12 d，亦可以同等剂量做 1~3 次腹腔注射。一般于注射后第 6 天开始，尿蛋白逐渐增加，第 13 天时达高峰，以后逐渐降低，第 4 周左右尿蛋白恢复正常。在蛋白尿高峰期，可有全身浮肿，高胆固醇血症和低蛋白血症。肾脏病理的阳性表现主要是透射电镜下肾小球脏层上皮细胞足突融合，普通光镜和免疫荧光检查一般为阴性。该模型的优点是周期短、成功率高，缺点是动物死亡率较高，有报道其可高达 35%。

（二）抗肾小球基底膜肾炎动物模型（animal model of anti-glomerular membrane nephritis）

1. 马杉（Masugi）肾炎动物模型（animal model of Masugi nephritis）

Masugi 肾炎又称肾毒血清性肾炎，是最早在家兔体内建立的抗肾小球基底膜（GBM）肾炎，是直接注射异体抗 GBM 抗体诱发的肾炎。

2. 肺出血肾炎综合征动物模型（animal model of stably nephritis）

该模型是指给动物注射同种异体或异种动物 GBM 所诱导的疾病模型，其临床特征类似于人体肺出血肾炎（Goodpasture）综合征。

3. 加速型抗 GBM 肾炎动物模型（animal model of accelerative anti-glomerular basement membrane nephritis）

该模型目前使用得较多。其主要方法是以梯度筛网法获取大鼠肾小球，超声粉碎，离心，得富含 GBM 的沉积物，调至 10 mg/mL；取 1 mL GBM 与等量完全弗氏佐剂乳化，于新西兰白兔皮下注射，每 2 周 1 次，共 10 次，在最后一次注射后 10 d 取血清，热灭活后以大鼠红细胞吸附，以 1 mL（含 1 mg）正常兔 IgG 与等量完全弗氏佐剂乳化，于大鼠腹腔注射。8 d 后以前述免抗大鼠 GBM 抗血清，按 1 mL/100 g 体重给大鼠做静脉注射。一般动物于注射抗血清后 1 d 即出现蛋白尿，第 3 天达高峰，1 周后蛋白尿逐渐减少，1 个月内基本恢复正常。在大量蛋白尿期间可伴有血肌酐浓度升高，肾脏免疫病理检查可见大鼠 IgG、C_3、兔 IgG 沿 GBM 呈连续线状沉积，普通光镜检查可见肾小球内有中性粒细胞浸润，系膜区增宽，系膜细胞和内皮细胞增生，基底膜增厚，肾间质可有炎性细胞浸润和纤维化。

（三）IgA 肾炎动物模型（animal model of IgA nephritis）

IgA 肾炎是一类以反复发作性肉眼血尿或镜下血尿，肾小球系膜区 IgA 沉积、系膜细胞增生、系膜基质增多、系膜区电子致密物沉积为特征的常见原发性肾小球疾病，约占原发性肾小球肾炎的 1/3。目前，关于 IgA 肾炎的动物模型方法颇多，主要基于使胃肠黏膜免疫功能紊乱和免疫系统对血液和肾小球中的多聚 IgA 清除障碍两种机制。常用的 IgA 肾炎动物模型制作方法有：

（1）小鼠口服牛 γ 球蛋白，据报道其成功率为 91%。

（2）小鼠口服乳白蛋白，同时以胶状碳封闭小鼠的单核–巨噬细胞系统，其成功率约为 91.7%。

（3）小鼠口服牛 γ 球蛋白，同时口服环磷酰胺和雌二醇破坏小鼠的胃肠免疫耐受状态，其成功率接近 100%。

（四）血清病性肾炎动物模型（animal model of serum-sickness nephritis）

1. 急性血清病性肾炎动物模型（animal model of acute serum-sickness nephritis）

牛血清白蛋白按 250 mg/kg 体重一次性注入家兔静脉，注射后 2 周，在肾小球系膜区可见免疫复合物和补体的沉积，系膜细胞和内皮细胞增生，肾小球和肾间质内炎性细胞浸润，其病理特征类似于人类毛细血管内增生性肾小球肾炎。

2. 慢性血清病性肾炎动物模型（animal model of chronic serum-sickness nephritis）

以牛血清白蛋白 10~15 mg/d，给家兔做静脉注射，连续注射 1~6 个月，可诱生肾小球毛细血管基底膜内的免疫复合物沉积，足细胞足突融合，滤过膜增厚，并出现蛋白尿，类似于人类膜性肾病。

（五）原位免疫复合物肾炎动物模型（animal model of in situ immune complex nephritis）

原位免疫复合物肾炎动物模型是由抗原物质在肾小球形成原位免疫复合物，并激活补体引起的肾脏病理损害模型，常用的有海曼（Heymann）肾炎、凝集素及其抗体诱导肾炎、阳离子化牛血清白蛋白肾炎动物模型等。

1. Heymann 肾炎动物模型（animal model of Heymann nephritis）

该模型最初由海曼（Heymann）等以肾皮质免疫大鼠诱导而成，现已明确其抗原成分来源于肾近曲小管刷状缘及肾小球上皮细胞膜，为分子量约 330 kD 的糖蛋白（GP330），它与另一种 44 kD 的 α_2 巨球蛋白受体相关蛋白结合，形成复合物。Heymann 肾炎现已衍生出多种制作方法，常用方法如下：取成年 SD 大鼠肾皮质，每克肾皮质加 10 mL 10 mmol/L Tris-HCl（pH 7.1），4 ℃匀浆，加入 1 mmol/L $MgCl_2$ 使其终浓度为 10 mmol/L，搅拌，1 000 g（g 为离心力）离心 10 min，取上清，16 000 g 离心 12 min，去上清，沉淀以 10 mmol/L 甘露醇或 2 mmol/L Tris-HCl 溶解，加 1 mol/L $MgCl_2$（终浓度为 10 mmol/L）搅拌，1 500 g 离心 10 min，取上清，17 500 g 离心 12 min，去上清，沉淀用生理盐水洗 3 次（24 000 g，10 min），最后以 3 mL 生理盐水混悬，−70 ℃保存备用。取 7 mg 前述混悬液蛋白与等量弗氏佐剂混匀，给 1.5 kg 左右的新西兰白兔分四处皮下注射，每处 0.5 mL，每周注射 1 次，连续 6 周，收集兔血清，56 ℃灭活。以正常大鼠的浓缩红细胞吸附血清中的抗大鼠血清成分抗体。将经处理的免抗鼠肾血清 1~1.5 mL 给 SD 大鼠做静脉注射，1 h 后重复注射 1 次。该肾炎模型病变稳定，发病迅速，实用性强，其病理改变类似于人体膜性肾病。

2. 凝集素及其抗体诱导肾炎动物模型（animal model of agglutinin-anti-agglutinin nephritis）

凝集素具有与某些细胞膜上特异性糖基结合的特性。崎山（Sakiyama）利用此特性，用扁豆血凝素（LCH）及其抗体诱导出肾炎模型，具体方法如下：200 μg LCH 与弗氏完全佐剂乳化，给日本大耳白兔皮下注射，2 次/周，连用 2 周，最后一次注射 10 d 后收集血清，灭活补体。取正常大鼠经肾动脉插管灌入 LCH 200 μg，3 min 后自静脉注射抗 LCH 血清 1 mL。此模型的病变类似于人体系膜增殖性肾病。

（六）慢性肾功能衰竭动物模型（animal model of chronic renal failure）

慢性肾功能衰竭是各种原发或继发肾脏疾病晚期的一种共同归宿，是一组以进行性肾单位毁损从而使肾脏的排泄功能、内环境稳定功能和内分泌功能紊乱为特征的临床综合征群。从临床资料分析发现，无论原发病因如何，只要肾脏损伤到一定程度，即使去除或终止原发病，病肾仍将继续进行性地毁损，最后进入终末肾。从蒂菲耶（Tuffier）1889 年建立大鼠部分肾切除模型以来，该模型已有 100 多年历史，所建立的慢性肾衰竭动物模型不下数十种，所用的动物包括小鼠、大鼠、豚鼠、家兔、猫、犬、猪、羊、猴、狒狒等，其共同点都是使肾单位减少。这些模型都能在一定程度上模拟某些人体慢性肾脏疾病发展成慢性肾衰竭的过程，也都有各自的局限性，利用从这些模型上得到的实验资料解释人体慢性肾衰竭发生发展机制时应考虑到这些局限性，特别应注意种属差异。依其方法的不同，模型大致可以分为以下几类。

1. 用肾毒性药物破坏肾组织制作的模型

常用的肾毒性药物有嘌呤霉素（puromycin）、阿霉素（adriamycin）和重金属盐类。

（1）嘌呤霉素动物模型（animal model of puromycin）：大鼠注射单剂嘌呤霉素（2 mg/100 g 体重）后数天，即有肾小球足细胞足突减少、融合，足细胞变平、扩展，与肾小球基底膜分离，并出现肾病综合征，与人类微小病变性肾病相似。重复注射嘌呤霉素（2 mg/100 g 体重，每周 1 次，连续 3 次，随后每 2 周 1 次，连续 6~10 次，全过程 15~20 周）能引起典型的肾小球局灶节段性硬化，出现慢性肾衰竭。也有研究者采用 SD 大鼠皮下注射嘌呤霉素，每天按 1.5 mg/100 g 体重，连续注射 10 d 后诱发典型肾病，进而发展成慢性肾衰竭。

（2）阿霉素动物模型（animal model of adriamycin）：大鼠用阿霉素 7.5 mg/kg 体重一次性腹腔注射后 4~5 周出现显著蛋白尿，但肾小球硬化发生率不高；给大鼠静脉注射阿霉素 2~3 mg/kg，每周 1 次，连续用药 3~4 次，可诱发典型的肾小球硬化和慢性肾衰竭。

2. 用免疫方法破坏肾组织制作的模型

目前，除膜增殖性肾炎外，各种类型的肾炎均已有相应的动物模型。以下几种肾炎模型易形成慢性肾衰竭。

（1）抗肾小球系膜细胞性肾炎动物模型（animal model of anti-Thy-1 nephritis）：由于肾小球系膜细胞与胸腺细胞带有相同抗原信息，给大鼠注射异种抗大鼠胸腺细胞抗体后 1 d 即出现系膜细胞损伤和系膜基质溶解，随即出现系膜细胞增生和系膜基质增多，

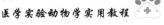

单剂注射后肾脏病变常为可逆性的，反复注射后出现显著的肾小球硬化和慢性肾衰竭。

（2）抗肾小球基底膜性肾炎动物模型（animal model of anti-GBM nephritis）：抗肾小球基底膜性肾炎又称 Masugi 肾炎。用灌洗过的大白鼠肾脏匀浆反复多次免疫家兔，使其产生抗大白鼠抗体（主要是抗基底膜抗体），将此高效价的兔血清注射给正常大鼠，即能引起增殖性肾炎。病变多进行性加重，逐渐发展成慢性肾衰竭。Wistar 大鼠若多次重复注射高效价兔血清，慢性肾衰竭发生率更高。

五、神经系统疾病动物模型

（一）脑血管疾病动物模型（animal model of cerebral vascular disorders）

脑血管疾病主要指脑动脉系统病变引起的血管痉挛、阻塞或破裂，造成急剧发展的脑局部循环和功能障碍，可分为缺血性与出血性两大类。大鼠、沙鼠和家兔常作为研究脑缺血的动物模型。

1. 局灶性脑缺血模型（animal model of regional cerebral ischemia）

1984 年，国际心脑血管病联盟对局灶性脑缺血模型的手术要求为：尽量减少对脑的手术性损害，避免颅内内环境稳定性遭到破坏。该组织对模型的设计要求为：① 单根血管可被重复阻塞；② 该血管阻塞引起的改变可从血流变化观察到；③ 避免在血管阻塞期间使用巴比妥盐，以利于神经障碍的观察；④ 实验对脑实质造成的病变应与人体的病变接近；⑤ 血管阻塞后能再通，以恢复对缺血区的再灌流。大脑中动脉是颈内动脉的终末支，在临床脑梗死中，大脑中动脉梗死占 60%，故大脑中动脉主干缺血模型极为重要，对此模型的研究也较多。

（1）沙鼠大脑中动脉缺血模型：由于蒙古沙鼠后交通动脉缺失，Willis 环前后半环不连续，故经颈部结扎一侧颈总动脉可以方便地造成同侧半球缺血，并可随时通过开放颈总动脉恢复再灌流。但由于前交通动脉的存在，故沙鼠前脑缺血模型为不全性缺血模型。

（2）家兔大脑中动脉缺血模型：家兔脑的主要供血动脉为颈内动脉，颅内外血管间没有吻合网，其大脑中动脉主干阻断后，其他侧支循环对缺血区脑组织的代偿性供血作用很小，有利于梗死灶重复稳定地建立。经许多学者的改进，经眼眶入颅阻断大脑中动脉法最为常用。具体方法为："+"字切开眼球，吸除晶状体及玻璃体，在眼球塌陷后沿眶上缘作弧形切口，自骨膜下分离达视神经孔，在其上缘以微型磨钻磨开直径 5～8 mm 的骨窗，切开硬膜及蛛网膜，即可见大脑中动脉主干横过嗅束，可采用电凝或结扎法阻断大脑中动脉，若结扎时在中动脉旁置 0.8 mm 柱状弹性胶粒，在胶粒托上结扎中动脉，在预定的再灌注时间可方便地剪断结扎线恢复灌流。约 10% 的家兔有两支中动脉，阻断时需要注意。该法对颅骨破坏不大，较少影响邻近脑组织，仅引起一过性脑脊液漏，失血少，梗死灶大小较为一致。缺点为视神经有损伤，手术须在显微条件下进行，长时间的操作可诱发血管痉挛而影响循环，难以适用于慢性实验。

（3）犬大脑中动脉可再通栓塞模型：犬的脑皮质较为发达，脑内各结构与人脑较为接近，抗手术打击能力强，适合于慢性实验，但其脑血供与人体差异较大。1983 年，冈田（Okada）用可再通栓塞法制备的犬大脑中动脉可再通栓塞模型较为成功。具体方法为：颈正中切口，逐层分离一侧颈总动脉及颈内、外动脉，在颈外动脉发出 1 cm 处结扎，用脑动脉瘤夹夹闭颈总动脉后切开颈外动脉壁，从切口插入内系有尾丝栓子的导管，使导管进入颈内动脉后直达颅底，加压推注栓子入颅，拔出导管后夹闭或结扎颈外动脉切口。栓子的尾丝保留于颈外动脉切口外，在预定的再通时间通过尾丝将栓子拔出恢复血流。由于硅胶栓弹性良好，因此应用较多。硅胶栓长度 5~8 mm，直径 1.1~1.6 mm。近年来也有利用类似方法采用家兔制备大脑中动脉栓塞模型者。

2. 全脑缺血动物模型（animal model of whole cerebral ischemia）

啮齿类动物全脑缺血模型由于价格低、品种全、制作简单等特点，近年来在缺血性脑损伤研究中，尤其是在海马缺血选择性易损性研究等方面应用较为广泛，其共同特点为缺血暂时广泛地影响各个脑区，但病理改变多发生在选择性易损区域，在治疗药物的开发研究上应用较多。

（1）沙鼠全脑缺血模型：沙鼠独特的脑血管解剖生理特性，决定了结扎双侧颈总动脉可造成前脑缺血模型，开放双侧颈总动脉则可方便地恢复血流，已广泛地应用于脑缺血及再灌注损伤研究。

（2）大鼠 4 条血管关闭全脑缺血模型：Pulsinelli 法已得到公认，适用于脑缺血的急性和慢性实验研究。具体方法：第 1 天在麻醉状态下，在枕骨后切开皮肤，显露第一颈椎两侧的翼小孔，用尖端直径为 0.5 mm 的电凝器插入翼小孔中，烧灼双侧椎动脉，造成永久性闭塞。第 2 天颈部正中切口，暴露出双侧颈总动脉并结扎，即可制备出全脑缺血模型。开放双侧颈总动脉则可恢复血流。制备本模型关键之处在于对双侧椎动脉的处理。模型成功的标志为大鼠应出现意识障碍，翻正反射消失。

3. 脑出血动物模型（animal model of intracerebral hemorrhage）

脑出血后的临床表现和病理过程取决于出血部位和出血量的多少，脑水肿是其主要并发症，也是致命因素之一。

（1）大鼠尾状核自体血注入脑出血模型：尾状核是大鼠脑内最大核团，易于立体定位，是人体高血压脑出血最好发的部位，故大鼠等动物脑出血模型多选择尾状核区。具体操作：① 大鼠麻醉后，固定，左股部切开，分离暴露股动脉，用经拉制的细 PE 管行股动脉插管。② 大鼠俯卧固定于立体定向仪上，调整定向仪，使门齿沟平面低于耳间线平面 2.4 mm，前囟与后囟在同一平面上。③ 头皮正中切开，分离骨膜，30% 双氧水止血，暴露前囟及冠状缝，按大鼠立体定向图谱所示尾状核中心坐标，在前囟前 0.5 mm，中线旁开 3 mm 处，颅骨垂直钻孔，保留硬膜完整。④ 从股动脉抽血 0.2 mL，用微量注射器抽血 50~60 μL 后固定于定向仪微推进器上，从颅骨表面垂直穿刺约 6 mm 即达尾状核，缓慢注入 50 μL 动脉血入脑，并留针 3~5 min 后退针，骨蜡封闭骨孔。大鼠脑容量约 2 mL，注血 50 μL 即相当于人脑 40 mL 的出血量，较接近临床实际。

（2）大鼠微气囊充胀脑出血模型：上述两种方法制备的脑出血模型，无法模拟临床手术清除血肿后的病理等变化，1987 年，辛纳（Sinar）等将 50 μL 体积的微气囊通过立体定向仪置入尾状核后，在 20 s 内使气囊充胀，模拟脑出血后的机械性占位效应，充胀一定时间后，再使微气囊去充胀，模拟外科手术清除血肿。该法与临床脑出血仍有一定差异，主要是仅机械性地模拟了脑出血的占位效应，对出血灶的代谢效应无法反映，但有不需要股动脉插管，制备简单、快速，重复性好，易标准化的特点，仍不失为脑出血占位效应及清除占位后继发性损害研究的有效模型。

4. 蛛网膜下腔出血动物模型（animal model of subarachnoid hemorrhage）

一般认为，急性实验可采用大鼠，而慢性实验多利用大中型动物。

（1）大鼠枕大池自体血注入模型：枕大池注血法在大鼠、家兔、猫、犬、猪、猴及狒狒等多种动物中采用，方法简单，可随意控制出血速度及注血量，效果确切，重复性好，动物死亡率低，适用于发病机制的探讨。大鼠模型的具体步骤：① 股动脉插管；② 大鼠俯卧固定于立体定向仪上；③ 纵向切开头颈部皮肤，分离枕大孔及环筋膜；④ 用可限制穿刺深度的细针穿刺枕大池，抽出脑脊液 0.1 mL 左右；⑤ 缓慢注入自体动脉血 0.2~0.3 mL；⑥ 用 TH 医用胶闭穿刺孔并缝合切口；⑦ 动物头低尾高位 20~30 min。本法关键在于枕大池穿刺的深度、注血量及注血速度。利用大型动物可通过脑血管造影观察血管痉挛情况，必要时可两次注血，诱发慢性血管痉挛。

（2）家兔蛛网膜下腔出血后症状性血管痉挛模型：单纯枕大池注血法为无症状性脑血管痉挛模型，1988 年，远藤（Endo）等利用家兔成功制备了症状性脑血管痉挛模型。Endo 模型的具体方法：预先结扎家兔双侧颈总动脉，以减少基底动脉痉挛后前循环的代偿作用。2 周后，无神经功能障碍者通过枕大池 2 次注入自体动脉血，发现大部分家兔出现了程度不等的神经功能障碍，尤以出血后 4~5 d 为重，病理检查发现 11 只家兔中 2 例有梗死灶，神经功能障碍以饮食减少最为显著，且饮食量的减少呈双相性，第 2 次饮食量减少系脑血管痉挛引起的脑缺血所致。

（二）癫痫动物模型（animal model of epilepsies）

世界卫生组织对癫痫的定义是由先天或后天不同因素所引起的慢性脑疾病，其特征是脑细胞的突触过度放电引起反复性发作，伴随不同的临床表现和脑电图改变，故是一类反复发作的临床症状群。

由于癫痫患者的病因、年龄、遗传、文化和社会背景各有不同，因此癫痫是一种相当复杂的多因素临床综合征。癫痫形成和发作的机制，比动物实验所能提供的资料更复杂、更多样化，但由于技术方法及伦理学等因素，迄今研究人类癫痫的发病机制仍主要依靠动物实验。目前已有数十种动物模型用于癫痫的研究，1989 年费舍尔（Fisher）对其进行了详细的综述。实际应用时选择哪种动物模型取决于研究者所需类型与临床发作的近似性，以及其是否简单可行，但由于癫痫的遗传及后天因素十分复杂，远非任何一种动物模型所能代表，故在评价实验结果时，务必谨慎。

1. 大鼠部分简单性癫痫模型

该模型相当于急性或慢性部分简单性发作，与外伤性癫痫的发病及病理改变类似。其具体步骤为：① 大鼠麻醉后固定于立体定向仪上，切开头皮，于冠状缝后 2 mm、中线旁 3 mm 处钻直径 2~3 mm 的颅骨孔，放射状切开硬膜；② 将 100 mmol/L FeCl₃ 溶液，用直径 0.5 mm 的 PE 管固定于定向仪微推进器上，PE 管远端恰好接触脑皮质表面；③ 100 μA 直流电泳仪正极接 PE 管内 FeCl₃ 溶液，负极通过针灸针接同侧颞肌，通电电泳 10 min；④ 分别在冠状缝前 1 mm、单侧中线旁 0.5 mm 处及人字缝前 1 mm、中线两侧 3 mm 处各钻 0.5 mm 骨孔，在此三孔分别旋入直径 0.5 mm、长 5 mm 的平头螺丝钉接触硬膜表面，作为脑电记录电极；⑤ 电泳完毕立即记录脑电图（EEG）3 h，为急性期 EEG；⑥ 电泳完后 15 d 及 30 d 记录 EEG，为慢性期 EEG。急性期 EEG 癫痫样放电率约 75%，电泳后 0.5 h 致癫痫侧出现癫痫波，逐渐加剧，电泳后 1 h 癫痫波波及对侧，约在 1.5 h 达高峰，2 h 左右癫痫波趋于停止。慢性期观察所有动物 EEG 均可出现癫痫样放电。

2. 大鼠部分复杂性癫痫模型

目前被公认为研究脑兴奋性、可塑性及长时程增强最实用的模型为点燃效应模型。以大鼠为例，其具体步骤为：① 大鼠麻醉后固定于立体定向仪上；② 根据大鼠海马 CA Ⅱ区坐标，在冠状缝后 3.8 mm、中线旁 2.0 mm 双侧颅骨钻孔，用立体定向仪将尖端裸露、直径 0.5 mm、漆包线所制的电极置入双侧海马 CA Ⅰ区，并用牙科水泥妥善固定，也可选择双侧杏仁核团；③ 术后经 7 d 恢复期后，通过所置入的电极每日给予电刺液，参数为双相方波，波宽 1 mm，频率 50~60 Hz，强度 0.2~1.0 mA，持续刺激 2~6 s；④ 刺激数日后可记录到对该刺激反应的后放电，随着刺激天数的增加，后放电逐渐延长并复杂化，直至出现癫痫样放电并伴癫痫发作；⑤ 刺激 30~50 d，这种癫痫样放电及癫痫发作开始稳定，说明动物已被点燃，以后不予刺激也有自发性癫痫发作。1978 年，拉辛（Racine）将其分为五级：Ⅰ级，面部阵挛；Ⅱ级，Ⅰ级加节律性点头；Ⅲ级，Ⅱ级加前肢阵挛；Ⅳ级，Ⅲ级加后肢站立；Ⅴ级，Ⅵ级加跌倒。Ⅳ、Ⅴ级可作为继发性全身性癫痫模型。哺乳动物均可用于建立该类模型。该类模型已广泛用于抗癫痫药物的药效研究，但其发病机制仍未完全阐明。

（三）阿尔茨海默病动物模型（animal model of Alzheimer disease）

阿尔茨海默病（Alzheimer disease，AD）是引起中老年痴呆的主要原因，占整个痴呆症的 2/3，而我国尚缺乏可靠的神经流行病学资料。其发病具有年龄特异性趋势，临床表现为进行性记忆减退，语言和行为障碍，病理特征为神经元缺失，细胞外淀粉样蛋白沉淀和神经纤维缠结，且主要位于前脑基底区、海马和大脑皮质。AD 模型通常可采用基因工程改造或化学诱导方式建模。

（1）4×F AD 模型，通过基因工程的方法在 APP 和 PS1N1 做突变位点，该小鼠模型在 1.5 月龄时可在海马及纹状体检测到 Aβ 沉积，随着月龄增加，Aβ 沉积逐渐增多。4×F AD 小鼠在 2.5 月龄出现星型胶质细胞激活，在 6 月龄出现认知障碍，可模拟 AD 病理特征及神经行为学表型，并用于 AD 治疗药物的筛选和安全性评价。

（2）通过侧脑室注射选择性胆碱能神经毒剂 AF64A（Ethylcholine mustard aziridium ion）损伤大鼠前脑基底胆碱能神经元，制备 AD 模型。具体步骤：① 大鼠麻醉后固定于立体定向仪上；② 纵向切开头皮，双侧脑室置管坐标为前囟后 0.5 mm、中线旁 1.5 mm、硬膜下 2.5 mm；③ 分别缓慢从一侧脑室注入 2.5 μL 新配制的 7.5 mmol/L 或 15 mmol/L AF64A，注入速度约为 0.5 μL/min；④ 留针 2~5 min 后拔管，骨蜡封闭颅骨孔后缝合切口。该法可致动物的认知功能障碍，但同时对动物运动功能有较明显影响，缺乏 AD 的特征性病理改变。

六、造血系统疾病动物模型

造血系统疾病的动物模型，一般是以化学（如马利兰、环磷酰胺、苯等化学物质）、物理（如电离辐射）、生物（如免疫介导、逆转录病毒、转基因）等方法，建立贫血、白血病及出血性疾病的动物模型，为研究造血系统疾病发病机制及探索新的治疗方法提供研究工具。

（一）缺铁性贫血动物模型（animal model of iron defiency anemia）

廖清奎等于 1990 年采用低铁饲料辅以定期少量放血的方法建立了大鼠缺铁性贫血动物模型。方法：取 4 周龄断乳 Sprague-Dawley 健康大鼠 36 只，雌雄各半，体重 65 g 左右，血红蛋白≥130 g/L，将大鼠随机定为对照组和缺铁性贫血组，两组均喂低铁饲料，其含铁量为 4.8 mg/kg，饮去离子水，对照组于实验开始给予右旋糖酐铁 5 mg，每周腹腔注射 1 次。缺铁性贫血组从第 3 周起除给予低铁饮食外，并辅以尾静脉放血每周 2 次，每只每次 1~1.5 mL，经过约 8 周，血红蛋白值≤60 g/L。此时停止放血观察 2 周，血红蛋白值仍继续下降，于第 10 周处死动物测定血红蛋白（Hb）含量、红细胞数、平均红细胞体积（MCV）、红细胞比容（HCT）、平均红细胞血红蛋白（MCH）含量、平均红细胞血红蛋白浓度（MCHC）、外周血涂片及红细胞形态、血清铁（SI）含量、总铁结合力（TIBC）、运铁蛋白饱和度（TS）和红细胞内游离原卟啉（FEP）含量，并做 PEP/Hb 比值的计算。测定结果为：① Hb 值、红细胞计数，红细胞比容均显著降低，MCV、MCH、MCHC 也显著降低，结合外周血红细胞形态大小不等，以小细胞为主，血红蛋白减少，红细胞中央淡染区明显扩大，呈小细胞低色素改变。② 血清铁、TS 显著降低，TIBC 增高，FEP 增高，FEP/Hb 明显增高，说明为小细胞低色素性贫血，确属缺铁性贫血。测定尿 γ-GT 也可用于缺铁性贫血的诊断。

缺铁性贫血动物模型的建立，对探讨该病发病机制及治疗方面有重要意义。

（二）再生障碍性贫血动物模型（animal model of aplastic anemia）

1. 马利兰诱发再生障碍性贫血动物模型

马利兰（Myleran）为细胞毒性药物，具有活跃的烷化基团，能和多种有机物的亲核基团作用，细胞受损伤而死亡，尤其对骨髓有选择性抑制作用。1982 年，杰拉德（Gerard）采用马利兰对家兔诱发再生障碍性贫血。给药剂量按每周 15 mg/kg 体重或 30 mg/kg 体重，将药混悬于水，给动物口服，总给药剂量达 118~153 mg/kg 体重，可使家兔发生再生障碍性贫血，表现为全血细胞减少，淋巴细胞比值增加，骨髓组织学检查出现不同程度的脂肪髓，部分动物骨髓显示网状纤维增加。马利兰长期大剂量使用可诱发动物发生再生障碍性贫血，一次超致死剂量给药 35 mg/kg 体重（大鼠腹腔注射）亦可引起严重再生障碍性贫血。

2. 苯诱发再生障碍性贫血动物模型

苯是煤焦油蒸馏，焦炉煤气回收净化及石油分馏所得产物，进入体内后以骨髓中苯含量最多，可达血液中的 20 倍。因此，苯对骨髓有抑制作用，可导致再生障碍性贫血。

斯佩克（Speck）给家兔皮下注射纯苯 0.5~1.0 mL/kg 体重，小鼠按 0.2 mL/kg 体重给药，每周皮下注射 3 次，连用 2 周，可导致全血细胞减少及骨髓增生低下，造血细胞含量减少。动物短期给予苯导致全血细胞减少，这一过程是可逆的；长期给予苯0.5~1.0 mg/kg体重连续 16~20 周导致造血干细胞受损而引起再生障碍性贫血。

　　3. 免疫介导法引起再生障碍性贫血动物模型

　　免疫与造血有关，淋巴细胞与再生障碍性贫血发病的关系越来越引起人们关注，大量实验表明免疫细胞介导的机制在再生障碍性贫血发生过程中起着重要的作用。姚军等在 1991 年采用 BALB/c 小鼠经 ^{60}Co GYY γ-射线亚致死量全身照射后，当天由尾静脉输入取自 DBA/2 小鼠胸腺淋巴结的混合细胞，输入细胞量为每只 $1 \times 10^9/0.2$ L，对照组仅照射或仅输入细胞。实验在 60 d 时终止，然后取静脉血检查血常规。取右侧股骨用0.4 mol/L冰醋酸液冲出骨髓做细胞计数及组织学检查，结果显示：全血细胞减少，骨髓增生极度低下，有核细胞数明显减少，大量脂肪细胞代替造血细胞，非造血细胞增多，骨髓 CFU-GM 及 CFU-S 产率降低，且集落形态较小，脾脏萎缩，肝脾病理切片均未发现髓外造血。本法诱导小鼠的再生障碍性贫血的病理改变与人体的再生障碍性贫血相似。此法引起再生障碍性贫血的发生率高达 96.2%，发生时间稳定，实验重复性好。目前，该模型被认为是较为理想的动物模型。

　　以上介绍的几种诱发动物再生障碍性贫血的方法，仍存在缺点，如马利兰诱发再生障碍性贫血时肿瘤发生率较高，以及发病率不规律等，这有待进一步改进。

　　（三）白细胞减少症动物模型 （animal model of leukocytopenia）

　　人类白细胞减少症是临床上常见的病症。为了研究该病症的发病规律和筛选有效的升高白细胞的药物，可用环磷酰胺、马利兰等化学物质，过量 X 射线、γ 射线辐射损伤，细菌、真菌感染和遗传因素来建立白细胞减少症动物模型。

　　1. 环磷酰胺诱发的白细胞减少症动物模型 （animal model of cyclophosphamide induced leukocytopenia）

　　环磷酰胺是抗癌药，是实验常用的烷化毒，能使脱氧核糖核酸变性、核分裂停止，造成白细胞生成减少。按每千克体重腹腔注射或皮下注射环磷酰胺 50~70 mg，即用生理盐水配成 2 mg/mL 的环磷酰胺溶液，每只小鼠注射 0.5 mL，即可成功地复制白细胞减少症动物模型。按同样方法亦可复制白细胞减少症的大鼠模型。

　　2. 食物中毒性白细胞缺乏症猫模型 （cat model of alimentary toxic aleukia）

　　食物中毒性白细胞缺乏症（ATA）是由于人食用真菌污染的食物引起可致死的真菌中毒。人的 ATA 表现为白细胞进行性减少、贫血、坏死性咽峡炎、发热、出血及脓毒血症。1981 年，卢茨基（Lutsky）等用倍半萜（sesquiterpene）T-2 毒素（从镰刀菌属的类分支孢菌中分离出来的单端孢菌素）胶囊，每 48 h 给健康猫口服 0.08 mg/kg 体重，直至发病，建立了食物中毒性白细胞缺乏症的猫模型。初期伴有轻度白细胞增多，随后是严重的进行性白细胞减少，伴有全身疲乏软弱无力、便血、后腿共济失调、呕吐、厌食、脱水、体重减轻。猫是一种较大的实验动物，可用来充分评价食物中毒性白细胞缺乏症的药理学、病理学、血液学、生物化学、免疫学及临床方面的问题。但是，小鼠、大鼠、豚鼠、家兔、犬、猪、绵羊、牛、马、家禽等均不能建立 ATA 的动物模型。

　　（四）白血病动物模型 （animal model of leukemia）

　　白血病是一种造血系统的恶性疾病。根据不同分类方法，可有数十种类型。绝大多

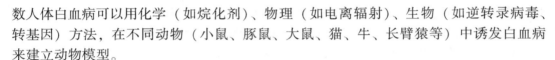

数人体白血病可以用化学（如烷化剂）、物理（如电离辐射）、生物（如逆转录病毒、转基因）方法，在不同动物（小鼠、豚鼠、大鼠、猫、牛、长臂猿等）中诱发白血病来建立动物模型。

1. T 细胞（L615）白血病小鼠动物模型（animal model of T lymphocytic leukemia）

该模型由白血病病毒诱发。1965 年，中国医学科学院血液研究所用津 638 病毒诱发的昆明小鼠白血病组织的无细胞提取液，经皮下注射给新生 615 小鼠，经 81 d 潜伏期，取一只患白血病小鼠，用生理盐水制备脾细胞悬液（25%），皮下注射给 4 只成年 615 小鼠，均发生白血病，平均存活时间为 29.7 d，以患病小鼠的脾脏为瘤源，在 615 小鼠连续移植传代，能 100% 发病，且存活时间逐渐缩短，达 30 代后建成稳定的白血病模型，称 L615 白血病。

L615 小鼠存活时间为（6.7±1.2）d，除皮下接种外，腹腔接种亦可 100% 发病，存活时间稍短，但无腹水形成。L615 小鼠白血病对各类抗肿瘤药物有不同程度的敏感性；在 7 种抗代谢类药物中，6 种有明显疗效，如 6-巯基嘌呤、5-氟尿嘧啶和 5-氟尿嘧啶核苷可使 40% 以上的动物存活 1 个月以上；在 16 种烷化剂中，14 种有明显疗效，其中环磷酰胺等 9 种药物可使部分动物存活 1 个月以上。L615 T 细胞白血病小鼠的脾细胞经悬浮体外培养还建立了 L615 T 细胞白血病细胞系，该细胞系可在体外长期传代培养，亦可长期冷冻保存备用。L615 T 细胞白血病小鼠，亦是我国自己建立的 T 细胞白血病小鼠动物模型。它是人体 T 细胞白血病发病机制、药物筛选及药效评估、预后等研究的很好的动物模型。在此基础上，我国研究人员建立了特有的小鼠白血病模型系统，如 L7212、L7710、L7711、L759、L7811 等均为 T 淋巴系白血病。

2. 粒-单核细胞白血病（WEHI-3）小鼠模型（animal model of myelomonoeytic leukemia）

用矿物油注入小鼠体内造成产生白血病的体内环境，1966 年奥瑟曼（Osserman）等建立粒-单核细胞的白血病动物模型。用 7 周龄雄性 BALB/c 小鼠 18 只，每只小鼠腹腔注射医用石蜡油（medicinal paraffin）0.4 mL，在 11 周龄与 15 周龄时各重复注射 1 次，在 7 周龄与 14 周龄之间，皮下注射丙酸睾酮 0.01 mg（溶于 0.05 mL 橄榄油中），每周 5 次，17 周龄时在皮下注射睾酮 0.25 mg 1 次。其中 11 只小鼠发生肿瘤，第 1 批是在 6 月龄时（即停止注射石蜡油 2 个月后）发生肿瘤的，其余是在 9~15 月龄间发生的，这种肿瘤称为 WEHI-3。

从原代粒-单核细胞白血病小鼠取数个实体瘤制备单细胞悬液，移植传代给 8 只受体小鼠，全部发生肿瘤；移植后 17~21 d 取其中 4 只小鼠脾细胞悬液再移植传代，每种悬液注入 4 只受体小鼠；每组小鼠继续移植传代，头 3 次的移植传代时间为 20 d，以后的传代时间则为 14 d，获得 4 个亚系，即 WEHI-3A、WEHI-3B、WEHI-3C、WEHI-3D。A 亚系：绿色白血病，当粒细胞达 50% 以上时，其绿色是由髓过氧化物酶与内颗粒结合所致，与原代肿瘤一样，有 40 条染色体。B 亚系：非绿色白血病，39 条染色体，在体外培养能形成集落。C 亚系：非绿色白血病，40 条染色体。D 亚系：绿色白血病，为四倍体核型。核型在移植传代过程中可发生变化，如 B 亚系，第 2、3 次移植传代时，39 条染色体有 1 条具有近端着丝粒的标记染色体，而在第 14、15 次移植传代之间就变成中间着丝粒的标记染色体。在移植过程中患粒−单核细胞白血病的 BALB/c 小鼠血象与骨髓象均有变化。

3. 人类急性髓系白血病的小鼠模型（mice model of human myeloid leukemia）

用免疫耐受性强的人类胎儿骨片植入重症联合免疫缺陷病（SCID）小鼠皮下，由于把人体造血细胞与造血微环境均植入小鼠，建立的具有人类造血功能的 SCID 小鼠模型称为 SCID-hu 小鼠。再将髓系白血病患者的骨髓细胞植入 SCID-hu 小鼠皮下的人类胎儿骨片内，植入的髓系白血病细胞选择性生长在 SCID-hu 小鼠体内的人体造血微环境中，即为人类髓系白血病的小鼠模型，这是当今研究人类髓系白血病的最理想的动物模型。SCID 小鼠是由于其 scid 基因突变，T、B 细胞功能联合缺陷，这种小鼠能接受人类器官移植物。方法如下：

（1）SCID-hu 小鼠：CB−17 scid/scid 繁殖的近交系小鼠（SCID），6~8 周龄时用抗生素处理。在无菌条件下，从 19~23 妊娠周龄的胎儿中取出股骨和胫骨，剪成 5 mm×5 mm×10 mm 的骨片，植入 SCID 小鼠皮下，并从每个胎儿供体制备胸腺细胞用以检测同种异体 HLA。

（2）白血病细胞注射：将急性髓性白血病患者骨髓细胞的 $(0.4~2)×10^4$ 个活细胞（常用冻存解冻后的细胞）悬浮于含 10% 胎牛血清的 RPMI-1640 培养液 20 d，用微注射器将细胞悬液直接注射到 6~8 周前植入 SCID-hu 小鼠的人胎骨片内。选择移植骨与白血病细胞的供体是 HLA 同种异型，便于追踪人胎骨移植片中细胞的来源。白血病细胞的体内传代：将已生长有白血病细胞的骨移植片再制备细胞悬液，取 $(0.5~2)×10^6$ 个活细胞，注入第 2 个 SCID-hu 受体小鼠的移植骨片内。用小鼠 MHC−I（主要组织相容性复合体 I 类）抗原的单抗，直接与染料荧光素异硫氰化物或藻红蛋白结合，用流式细胞仪将细胞分类并分析细胞来源。

胎骨植入后 2~3 周时，骨片内有坏死与纤维化，CFU−GM 与 BFU−E 减少，未见造血中心；移植 4~5 周时，骨片内出现由淋巴系与未成熟的髓系细胞组成的造血中心；6~8 周后，植入的骨片结构与正常胎儿造血骨髓类似，并能维持正常造血达 20 周。用 MEM−43（人类细胞抗原的特异抗体）与 Ly5.1（小鼠血细胞的特异抗体）检测，植入骨片的细胞中人类细胞占 70% 以上，而小鼠细胞仅占 5%~20%。胎儿骨片内的人类基质细胞可刺激人的造血干细胞的增殖与分化，以维持正常造血。将人的急性髓性白血病细胞注入 SCID-hu 小鼠的一块胎骨片内，4~6 周后，胎儿骨片内的正常造血细胞被增殖的急性白血病细胞所取代，而且还选择性地转移到植入的其他胎骨片内。

该模型是人类白血病细胞生长在小鼠体内的人体造血微环境中，因此能更精确地用来研究人类白血病发病机制与对新疗法的评价，是目前研究白血病的最佳动物模型。该模型的建立原理与方法也适用于其他白血病与恶性肿瘤动物模型的建立。但应注意植入小鼠的胎儿骨片与成人骨髓造血有些不同。

（五）出血性疾病动物模型

人体各种出血性疾病可用不同的方法，如化学、物理、免疫学、基因打靶等方法，在不同动物（犬、猫、大鼠、家兔）中复制各种动物模型。下面仅介绍家兔与小鼠特发性血小板减少性紫癜（ITP）的动物模型。

特发性血小板减少性紫癜（idiopathic thrombocytopenic purpura，ITP）兔、小鼠模型系用含抗血小板抗体的血清注入实验动物，注入的抗血小板抗体与相应抗原发生反应使动物体内血小板消耗而导致血小板数量减少，故又称为免疫性消耗性血小板减少症。

1. ITP 兔模型

采用新西兰白兔，雌雄均可，体重 2~4 kg；豚鼠，大于 3 月龄均可，雌雄均可。

（1）豚鼠抗兔血小板血清（GP-APS）制备。

用苯巴比妥钠（30 mg/kg）从耳缘静脉注射麻醉兔，按 6∶1（V/V）从兔颈动脉取全血置于酸性枸橼酸右旋糖（acid citrate dextrose，ACD）中混合，pH 4.5，经离心分离血小板并洗涤，用生理盐水稀释制成混悬液。用上述血小板混悬液（10^9 个血小板）注入豚鼠腹腔，此后每间隔 1 个月注射 1 次，连续 2 次，共注射 3 次（3×10^9 个血小板）。末次注射后的第 6 天，从豚鼠心脏穿刺取血，离心后取上层血清，随即分别用 1∶1（V/V）的兔压紧红细胞和洗涤过的兔淋巴细胞各吸附血清 1 次，用生理盐水稀释，即为豚鼠抗兔血小板抗血清，分装后储存于-70 ℃冰箱待用，按 ELISA 法和放射免疫沉淀法检测抗血清效价。

（2）兔 ITP 模型的建立。

急性短期兔 ITP 模型：苯巴比妥钠麻醉兔，插入颈动脉套管后，耳缘静脉注射豚鼠抗兔血小板血清（根据抗血清效价与降血小板之间的量效关系，确定抗血清的注射量），间隔 15 min，从颈动脉套管取全血注入装有 EDTA 的管内做血小板计数；在注射后 90 min，再从颈动脉套管取血，置于装有 ACD 的试管内，测定血小板结合免疫球蛋白（platelet associated IgG，PA IgG）。

慢性持续性兔 ITP 模型：方法同上，于 0、1、2、4、6、8 d 分别从耳缘静脉注射豚鼠抗兔血小板血清（GP-APS），在末次注射后分别在 15 min 和 90 min 取血做血小板计数并检测 PA IgG，GP-APS 的注射量和次数可根据血小板计数的结果进行调整。

2. ITP 小鼠模型

采用 BALB/c 小鼠，8 周龄，体重 18 ~ 22 g，雌雄均可；豚鼠大于 3 月龄，雌雄均可。

（1）豚鼠抗小鼠血小板抗血清制备。

① BALB/c 小鼠乙醚麻醉后，从心脏取全血置于 EDTA-Na₂ 抗凝管内，分离血小板并洗涤，用生理盐水稀释成混悬液；② 取上述血小板混悬液，分别与等量完全弗氏佐剂和不完全弗氏佐剂混合成油包水状。制备抗原，取含完全弗氏佐剂抗原于 0 周注射到豚鼠足掌、背及腹部皮下，至少 4 点；取含不完全弗氏佐剂抗原，分别于 1、2、4 周注射于豚鼠足掌、背及腹部皮下，每次至少 4 点；第 5 周从豚鼠心脏取不抗凝全血，560 g 离心 10 min 后取上层血清，即为豚鼠抗小鼠血小板抗血清（GP-APS）。随后用 BALB/c 小鼠红细胞吸附至少 2 次，用生理盐水稀释成不同浓度 GP-APS，储存于-20 ℃冰箱待用。

参照 ELISA 法可用国产冻干酶联 A 蛋白纯品代替碱性磷酸酶蛋白 A 酶标抗体，检测抗血清效价。

（2）ITP 小鼠模型的建立。

急性短期 ITP 模型：于 BALB/c 小鼠腹腔内注射抗血清（100 μL），造成小鼠一过性血小板减少。

慢性持续性 ITP 模型：于 0、1、2、4、6 d 分别于小鼠腹腔注射 APS，每次 100 μL，造成小鼠慢性持续性血小板减少。

家兔和小鼠免疫性血小板减少紫癜的共同特征是：① 抗血小板血清注入动物后，可引起血小板计数显著减少和 PA IgG 水平升高，二者呈负相关；② PA IgG 升高水平与注入抗血小板血清的量及血小板减少程度的严重性在一定范围内呈正相关，即注入的抗血清越多，PA IgG 升高越多，血小板减少程度越严重；③ 血小板的寿命缩短；④ 伴有发热、紫癜及止血障碍等。这些特征与人类 ITP 的患者是相似的。其他方法如用 ADP、马利兰、环磷酰胺、γ 射线照射等，均能引起血小板减少，PA IgG 水平正常。因此，采用免疫法建立的家兔或小鼠的血小板减少模型优于其他方法，这对于人类 ITP 的发病机制的研究、抗血小板减少新药物的筛选更有意义。

七、内分泌及代谢性疾病动物模型

（一）肥胖症动物模型

一般将体重超过标准体重的 20% 称为肥胖症，肥胖症的发生与遗传和环境因素有关。常选用啮齿类实验动物制备此类动物模型。

1. 谷氨酸钠（MSG）诱导大鼠代谢性肥胖模型

（1）材料方法：自大鼠出生当日开始，每天在其颈背部皮下注射 MSG 3 g/kg 体重，连续 5 d。限每只母鼠喂养乳鼠 4~6 只，第 21 天后断乳，并饲以营养饲料，至 6 周后出现进行性肥胖，5~6 月龄时肥胖处于稳定状态。

（2）评价应用：MSG 使大鼠下丘脑神经元受损，但"饱中枢"的腹侧正中核（VMH）并未受损，下丘脑弓状核（ANH）部位的多巴胺系统受损，但其他儿茶酚胺系统未见受损。该模型中 MSG 所致的肥胖与代谢异常有关，由于该模型动物伴有严重的内分泌失调现象，可用于研究内分泌失调在肥胖中的作用和地位。

2. 金硫葡萄糖（GTG）诱导小鼠肥胖模型

用 GTG 经腹腔注射成年小鼠，致小鼠"饱中枢"的 WMH 受损，小鼠 VMH 的苍白球部的细胞、神经纤维网和血管遭受破坏，引起肥胖。

（1）材料方法：取体重为 20~24 g 的雄性小鼠，禁食 16 h 后，一次腹腔注射 GTG 800 mg/kg 体重。在给 GTG 后 2 周，其棕色脂肪组织（BAT）的脂肪合成是对照组的 2 倍，但随后降至对照组水平；肝中脂质合成的高峰在给药后 7~12 周，白色脂肪组织（WAT）的合成高峰在给药后 2~4 周。

（2）评价应用：GTG 小鼠的显著特点是肥胖和多食，体重增加，Lee 指数增加，血中 TG 显著升高。肝中 TG 和 TC 水平升高，脂肪细胞变大。GTG 小鼠产生肥胖的主要原因是 TG 的合成增加和脂解酶活性降低。GTG 动物产生肥胖还可能与脂蛋白酯酶的组织特异性表达有关。GTG 所致的肥胖可代表因摄食中枢受损所致的肥胖，可用于探讨中枢性肥胖机制。

（二）糖尿病动物模型

糖尿病是一种胰岛素相对或绝对分泌不足导致的内分泌疾病，大约有 90% 是 2 型糖尿病。

1. 自发性糖尿病模型

（1）ob/ob 小鼠。

糖尿病属常染色体隐性遗传病，纯合体动物表现为肥胖、高血糖及高胰岛素血症。症状的轻重取决于遗传背景，ob/ob 小鼠（obese mouse）与 C57BL/KsJ 小鼠交配的子代症状严重，而 ob/ob 小鼠与 C57BL/6J 小鼠交配的子代症状则较轻，因后者是杂合体。ob/ob 小鼠瘦素（leptin，ob 基因产物）缺乏，引起肝脂肪生成和肝糖原异生，高血糖又刺激胰岛素分泌，引起胰岛素抵抗的恶性循环。

（2）db/db 小鼠。

db/db 小鼠由 C57BL/KsJ 近亲交配株常染色体隐性遗传衍化而来。4 周龄时，db/db 小鼠糖耐量正常，在 8 周龄时便会产生严重的糖尿病。动物在 1 个月时开始贪食及发胖，继而产生高血糖、高血胰岛素，胰高血糖素也升高，一般在 10 个月内死亡。

（3）KK 小鼠。

KK 小鼠由巨型肥胖型小鼠选择性近亲繁育而来，最早出现在日本。KK 小鼠在 2 个月内便可出现胰岛功能亢进、胰岛素抵抗以及中度肥胖，其间其胰岛 β 细胞会出现明显肥大和死亡。KK 小鼠是目前肥胖型 2 型糖尿病病理研究和糖尿病治疗药物筛选研究中常用的动物模型。

（4）GK 大鼠。

GK 大鼠是一种自发性 2 型糖尿病动物模型，是 1975 年由日本东北大学的 Goto 和 Kakizaki 在日本仙台市培育出来的，GK 大鼠没有肥胖和高血脂。它是通过连续数代近亲繁殖葡萄糖不耐受的 Wistar 大鼠而发展起来的，具有血糖轻度升高、葡萄糖刺激的胰岛素分泌受损、胰岛细胞数量减少等特点。18 月龄时 GK 大鼠即出现了血糖升高、心率降低、心肌萎缩等症状，与人类 2 型糖尿病心脏病进展极为相似，并有显著的心肌肥大、间质纤维增生和持续的心肌细胞凋亡。

（5）NSY 小鼠。

NSY 小鼠是从远交系 JCl/ICR 小鼠中选择葡萄糖耐量异常株培育而成的，其糖尿病发生与年龄、性别密切相关：24 周龄时胰岛素分泌功能严重受损；48 周龄的累积发病率雄性为 98%，雌性为 31%。此鼠在任何年龄阶段都不表现严重肥胖和显著的高胰岛素血症，胰岛也无肿大或炎性变化。

（6）OLETF 大鼠。

OLETF 大鼠通过对 Long-Evans 大鼠进行杂交，筛选超重者进行近交而成。其胆囊收缩素（CCK）－A 受体 mRNA 的表达完全缺失，携带的 ODB1 和 ODB2 基因与糖尿病的发病有关。多食、少动、肥胖和出现糖尿病的临床表现为主要特征。此鼠症状早期以胰岛素抵抗、糖脂代谢紊乱为主，以后逐渐出现胰腺功能减退，晚期合并糖尿病肾脏病变，与人类 2 型糖尿病极为相似。

（7）Zucker fa/fa 大鼠。

Zucker fa/fa 大鼠是典型的高胰岛素血症肥胖模型。隐性基因名称为 fa。动物有轻度糖耐量异常、高胰岛素血症和外周胰岛素抵抗，无酮症表现，类似人类 2 型糖尿病，血糖正常或轻度升高。

（8）PO 大鼠。

PO 大鼠是生活在沙漠地区的啮齿类动物，该鼠具有明显的胰岛素抵抗，在高热量饮食条件下（数天至 2 周），90% 的 PO 大鼠可自发出现高胰岛素血症，并伴有明显的高血糖，随后出现胰岛素水平降低。

（9）DM 地鼠。

自发性 DM 地鼠模型是将健康的中国地鼠通过近亲繁殖而获得的。这种模型以轻、中度高血糖为特征，动物为非肥胖型，血清胰岛素表现多样，胰岛病变程度不一，类似于人类的 2 型糖尿病。多数 DM 地鼠发病在 1 岁龄以内，群体发病率约为 20.88%。

2. 手术性糖尿病动物模型

① 材料方法：一般选用较大的实验动物如犬和家兔，其次用大鼠。全部切除胰腺，可制成无胰腺性糖尿病动物模型，但需要补充外源性胰岛素。

② 评价应用：在行胰腺大部（一般为 80%~90%）切除术后，残存的胰岛在受到高糖饮食刺激后使胰岛 β 细胞功能衰竭，形成永久性糖尿病；或结扎动物胰管加高糖饮食，使胰岛形成明显的退行性改变而产生糖尿病。手术方法主要用于 1 型糖尿病动物模型。

3. 化学物质损伤性糖尿病动物模型

（1）四氧嘧啶（alloxan，AIX）。

AIX 诱发糖尿病动物模型是通过产生超氧自由基而破坏胰岛 β 细胞，导致胰岛素缺乏，引起高血糖，常用于制作 1 型糖尿病模型。

① 材料方法：Wistar 大鼠按 120 mg/100 g 体重腹腔注射 AIX；或小鼠按 65~80 mg/kg 体重腹腔注射 AIX。同时给予阿托品（32 mg/17 kg）连续 5 d，通过阻断毒蕈碱传递来提高实验性糖尿病的发生率，并使之维持糖尿病症状。

② 评价应用：其优点在于用药量少、价廉。由于 AIX 血浆半衰期仅 1~2 min，故能快速成模，且速度越快成模率越高。缺点在于大剂量的 AIX 可致肝肾组织中毒性损伤，使动物酮症酸中毒而死亡。另外，造模时应注意选择合适的给药途径和给药剂量，考虑动物的品种、品系、年龄、性别、体质等因素。

（2）链脲佐菌素（streptozotocin，STZ）。

STZ 是目前使用最广泛的糖尿病动物模型化学诱导剂，能干扰葡萄糖转运，影响葡萄糖激酶的功能，诱导 DNA 双链断裂。

① 材料方法：使用小剂量 STZ 和福氏完全佐剂（CFA），在正常进食、饮水的条件下，每只大鼠腹腔内注射 0.5 mL CFA；次日按 25 mg/kg 体重腹腔内注射 STZ 溶液，每周 1 次，连续 3 周重复上述步骤，第 3 周成模率可达 87.5%。

② 评价应用：STZ 价格较贵，但模型稳定，一般不表现自发性缓解。与 AIX 不同，STZ 引起的高血糖反应及酮症均较缓和，不被葡萄糖或肾上腺素阻断，但烟酰胺等可阻断 STZ 引起的高血糖反应。根据用药方法和剂量的不同，可以制成 T_1DM 或 T_2DM 动物模型。采用多次小剂量注射、与其他药联用、与特殊膳食共同诱导等方法，均可有效模拟糖尿病的病程及发病原理，并降低动物死亡率。此模型有免疫学改变，且接近人类 1

型糖尿病的变化和发展。

八、骨骼系统疾病动物模型

（一）家兔膝关节软骨缺损动物模型（animal model of articular cartilage defects of the knee of rabbit）

关节软骨缺损多由关节损伤和疾病所致，由于关节软骨缺乏血供，其自身修复能力很差，常致关节功能障碍。

选用成年健康家兔。用乌拉坦（500~750 mg/kg）从腹腔内麻醉。在无菌条件下，取膝内侧弧形切口，将髌骨推向外侧，显露股骨髁关节面，于髌骨相对处，用利刀做 6 mm×8 mm 全层软骨缺损，深度以整个创面均匀主动出血为度。普通光镜制片检查软骨缺损的深度是否为全层缺损。膝关节为全身最大的关节，其活动范围大，软骨覆盖面积广，滑膜组织也最丰富，因而选择临床上最易出现软骨缺损的膝关节制作模型，有其较强的实用性和科学性。而且，膝关节部位的软组织少，不仅有利于模型的复制，同时也便于暴露和观察。本模型可用于各种组织移植和促软骨或骨形成的生长因子与组织复合体移植治疗软骨缺损的研究。

（二）家兔激素性股骨头缺血性坏死模型（animal model of steroid-induced osteonecrosis in femoral head of rabbit）

就目前临床观察来看，造成股骨头非创伤性缺血性坏死的主要原因有大量使用激素、长期慢性饮酒及减压病等。目前对激素性股骨头缺血性坏死的发病机制主要有两种学说：多数研究者认为，激素引起的脉管炎、脂肪栓塞、脂肪细胞肥大和骨内压增高可导致股骨头内微循环障碍，股骨头因缺血而坏死。因此，激素所致的股骨头坏死是一种缺血性坏死；而另一些学者则认为激素诱导的股骨头坏死是激素对股骨头骨细胞的直接细胞毒作用。现已有研究表明，激素诱导的股骨头坏死主要是由骨缺血所致。

选用成年健康家兔，激素诱导组动物按 8 mg/kg 体重剂量，每周肌肉注射醋酸强的松龙 2 次，对照组用同样饲料喂养，不用任何药物。定期摄 X 射线片检查骨小梁排列及关节面变化情况，以及股骨头内有无骨折、增生硬化和囊性改变等。激素源性的骨坏死多累及整个股骨头颈，其修复能力弱，过程缓慢。选用激素诱导，给药途径方便，剂量稳定，结果明确，易于复制。本模型可用于研究股骨头缺血坏死发生机制和股骨头缺血坏死的早期临床诊断和治疗。

（三）大鼠类风湿关节炎模型（animal model of rheumatoid arthritis in rat）

类风湿性关节炎是以关节损害为主的慢性自身免疫性疾病，又称血清阳性多发性关节炎。目前，对类风湿性关节炎的发病机制尚不十分清楚。通常认为，类风湿因子可对免疫球蛋白的某些成分如异种免疫球蛋白、同种免疫球蛋白（变形的人 IgG）和自体免疫球蛋白（病人本身的 IgG）起反应，由此导致一系列的关节滑膜、关节软骨和软骨下骨的病理改变。

选用成年大鼠。先制备弗氏完全佐剂，取灭活卡介苗 200 mg 加入 7 mL 石蜡油中，搅拌混匀，在 46 ℃水中再加羊毛脂 0.7 mL，调匀置 4 ℃冰箱保存备用。于大鼠右后足底皮下注射上述佐剂 0.1 mL，然后每天观察并测量局部肿胀情况。在造模后 3 d，局部关节明显肿胀。X 射线检查可见骨膜反应，骨质破坏，软组织肿胀。血清 IgG 含量显著升高。采用弗氏完全佐剂制造大鼠类风湿性关节炎模型，可引起大鼠典型的关节炎症状，其病理改变与类风湿性关节炎相似，而且便于复制和观察。本模型可用于类风湿性关节炎的病理过程和实验性治疗研究。

（四）卵巢切除诱导大鼠骨质疏松模型（animal model of osteoporosis in ovariectomized rat）

骨质疏松症是一种常见的老年性疾病，其主要特点是骨量减少和骨的力学强度减弱。研究表明，骨质疏松的发生和发展与性激素水平有密切关系。动物实验表明，雌性大鼠卵巢切除后，可诱发大鼠全身骨量减少，其病理表现与女性绝经后骨丢失相近。因此，可以此为模型来研究绝经后的骨质疏松症。

雌性 Wistar 大鼠，体重 300 g，用 3% 戊巴比妥钠（40 mg/kg）腹腔内麻醉。无菌条件下，开腹手术切除双侧卵巢，术后大鼠于室温下分笼饲养，自由摄水和获取食物。骨矿含量分析提示骨矿物质含量减少，组织学检查提示，骨小梁数目减少，骨小梁及骨皮质变薄。切除卵巢会造成雌激素分泌水平的改变，在早期可诱发明显的骨质疏松改变。但随着时间的延长，这一过程将逐渐缓慢，最终达到稳定。本模型适用于性腺功能与骨质疏松症发生、发展的相互关系的研究和骨质疏松早期病理改变及防治措施研究。

（五）大鼠坐骨神经长段缺损模型（animal model of sciatic nerve defection rat）

周围神经损伤是肢体常见的损伤。神经损伤无疑将造成肢体功能的丧失。通过外科手术途径，在实验动物身上造成一个长段的神经缺损，从而为研究周围神经缺损的修复提供了必备的条件。

选用 Wistar 或 SD 大鼠，体重 250 g 左右，用 3% 戊巴比妥钠（40 mg/kg），无菌条件下于股后做一斜形直切口，暴露坐骨神经，在距梨状肌下孔约 1 cm 处切除约 20 mm 神经，造成缺损。术后大鼠分笼饲养，自由摄取水和食物。术后同侧肢体神经支配区肌肉瘫痪，肌力 0 级，小腿三头肌诱发肌电图提示去神经性改变。坐骨神经为全身最大的外周神经，其缺损修复亦是临床治疗的主要难题。一方面，选择坐骨神经进行神经缺损治疗研究，不仅有其普遍性，而且有其特殊性。另一方面，坐骨神经走行于大鼠下肢后侧，手术暴露方便，局部血液循环好，术后不易感染。本模型可用于周围神经缺损修复的病理生理研究和神经或非神经组织桥接研究及基因治疗神经缺损的探索性研究。

（六）脊髓损伤动物模型（animal model of spinal cord injury）

脊髓损伤模型繁多，而且缺乏统一的分型。目前，较为成熟的脊髓损伤模型有脊髓背侧损伤模型、脊髓腹侧损伤模型、脊髓纵向压缩损伤模型、脊髓缺血性损伤模型及脊髓火器伤损伤模型。

1. 脊髓背侧损伤模型（animal model of clorsal spinal cord injury）

艾伦（Allen）于 1911 年采用动物坠落（weight dropping，WD）的方式撞击脊髓背侧，首次在动物身上复制出脊髓损伤模型，开创了脊髓损伤的标准化实验研究。但进一步的研究表明，艾氏冲击法（WD 法）尚存在一些技术问题，如在挫伤脊髓的瞬间，脊柱和脊髓的不稳定及脊髓的侧向偏移导致脊髓损伤不对称，损伤区大小亦不恒定，从而导致动物的瘫痪程度和持续时间出现较大的差异。因而，一些学者在此基础上，对 WD 法进行了改进，其中以弗里曼（Freeman）和莱特（Wright）的改良 WD 法较为成功并被广泛地用来研究脊髓背侧损伤。

选用成年健康犬、家兔或大鼠。用两个二甲基丙烯酸材料的撞杆植入一根内直径与打击脊髓相等的玻璃管内，撞杆的脊髓端呈凸面与脊髓外形相吻合。选择不同重量的砝码用作打击物。具体方法：用 3% 戊巴比妥钠（40 mg/kg）静脉或腹腔内麻醉；无菌条件下，于动物背侧正中切开皮肤和皮下组织。暴露预备损伤段脊髓，固定玻璃管于暴露脊髓表面，使撞杆轻轻接触脊髓。用一定重量砝码，从预定高度沿玻璃管自由落下，撞击撞杆，造成脊髓分级损伤，伤力以势能（g·cm 或 z·cm）表示。术后动物分笼饲养，自由摄取水和食物。术后动物出现明显的截瘫症状，脊髓诱发电位潜伏期延长，波形消失或宽大畸形。

该模型的基本特点是：① 与人类脊髓损伤相近。② 创伤位置可以通过手术限定，打击量可以计算。③ 由于不撕破硬脊膜，可以防止结缔组织或其他外来成分侵入损伤脊髓。本模型可用于脊髓损伤的病理生理机制和实验性治疗研究。

2. 脊髓缺血性损伤模型（animal model of spinal cord injury by ischemia）

研究表明，脊髓损伤后脊髓血流改变是引起脊髓坏死和神经功能丧失的重要原因，而灰质与白质中的血管反应又有所不同。不论创伤程度如何，脊髓损伤后灰质在 1~2 h 内迅速出现缺血和梗死。而白质血流的改变似乎受动物种类、血流量测量方法和创伤程度的影响。目前研究发现，轻度损伤引起血流改变的类型有所不同，而重度损伤均引起缺血。引起缺血的脊髓损伤将导致组织坏死，神经功能变差。1982 年，萨温（Zivin）首次利用家兔制作脊髓缺血性损伤模型，以了解脊髓缺血时间与损伤程度的关系，由此促进了脊髓缺血性研究的发展。

选用日本大耳白兔，体重 2~2.5 kg。用 1.5% 戊巴比妥钠静脉麻醉（1.5 mL/kg）。无菌条件下，腹正中线切口，暴露分离腹主动脉，紧靠左肾动脉分支下方夹闭腹主动脉，分别夹闭 30 min、35 min、40 min、45 min、50 min。切口分层缝合。术后 1~2 h 内动物清醒。术后动物出现不同程序的截瘫症状，脊髓血流量下降。病理检查显示，病变主要累及前角及中央管周围，表现为神经细胞稀少，核固缩。神经细胞周围有空泡形成，甚至出现液化灶。

该模型有如下特点：① 家兔脊髓血管解剖法结构简单，呈节段性分布，缺血后病理变化规则，重复性好。② 临床及病理改变明显、恒定，功能改变易于判断，对于中枢神经系统缺血损伤的治疗效果观察是一种较为理想的动物模型。③ 完全或不完全瘫痪与缺血时间密切相关，损伤程度容易控制，动物术后存活时间长，并发症极少或没有，可用于较长时间的慢性实验研究。④ 手术操作简单，省时省力。该模型可用于中枢神经系统的缺血再灌流损伤及创伤后继发损伤机制的研究。

九、皮肤疾病动物模型

（一）系统性红斑狼疮动物模型（animal model of systemic lupus exythematousus）

系统性红斑狼疮（SLE）是一种原因不明的自身免疫性疾病，在发病过程中有多种免疫功能异常，常造成多个器官和系统的损害，被认为是人体自身免疫疾病的代表。因此，建立 SLE 的动物模型，对阐明人类 SLE 的病因、发病机制及其治疗有着极大的参考价值，近 20 年来已建立了自发性和诱发性小鼠 SLE 模型，这些小鼠均可重复出 SLE 的许多免疫学异常和组织病理，与人体 SLE 极为相似。

1. 自发性小鼠 SLE 模型

现有 NZB/W（杂交 1 代）小鼠、BXSB 小鼠及 MRL/lpr 小鼠三个品系。NZB/W 小鼠是由黑色的 NZB 小鼠与白色 NZW 小鼠杂交产生的杂交 1 代鼠，NZB/W 小鼠雌性发生 SLE 样表现较早，半数病死率月龄为 8 个月，雄性发病晚，为 15 个月。BXSB 小鼠是由米黄色雄性 SB/Le 小鼠与黑色雌性 $C_{57}BL/6J$ 小鼠杂交而来，因为 Y 染色体上有加重自身免疫的基因位点，故雄鼠发病早且重，其半数病死率月龄为 5.5 个月，雌鼠发病晚，半数病死率月龄为 20 个月。MRL/lpr 小鼠的遗传背景较复杂，其基因组成 75% 来源于 LG 小鼠，13% 来源于 AKP 小鼠，12% 来源于 C_3H 小鼠，0.3% 来源于 $C_{57}BL/6J$ 小鼠，lpr 为淋巴细胞增殖（lymphoid proliferation）基因的缩写，本品系小鼠无论雌雄，均发病较早，半数病死率月龄为 4.5 个月。这些自发性小鼠 SLE 模型不足之处在于 SLE 发病均较晚，周期长，不容易控制实验过程，近来已被实验性诱导的 SLE 小鼠模型所取代。

2. 同种异体淋巴细胞诱导的小鼠 SLE 模型

该模型即用同种小鼠亲代的淋巴细胞输注到 F_1 小鼠体内，使之产生移植物抗宿主病（graft versus host disease，GVHD），其病理变化与人体 SLE 极为相似。常在第 3 周即可出现自身抗体，至第 4 周时 SLE 样病变已基本形成。这种模型的优点是出现病变早，易于控制实验过程。

$C_{57}BL/10$ 小鼠与 DBA/2 小鼠杂交，产生 F_1 代小鼠。无菌条件下取出亲代鼠 DBA/2 的脾、淋巴结或胸腺，在尼龙膜上轻轻挤压，制成单个的脾细胞、淋巴结细胞或胸腺细胞悬液。脾或胸腺细胞与淋巴结细胞按 2∶1 比例混合，每只小鼠静脉注射 1.0×10^7 个淋巴细胞，0 d、7 d 各注射 1 次，同时注射 50 U 肝素，第 3 周便可出现自身抗体，第 4 周时表现出 SLE 样病变。

虽然 SLE 小鼠遗传标志不同，但都具有人体 SLE 样的异常表现，以 B 细胞高活性为基本变化，有多种抗自身抗体的产生，出现低补体血症及循环免疫复合物（circulating immune complex，CIC）等。其血清学异常情况较为复杂，抗核抗体（ANA）是小鼠 SLE 模型重要的特征之一，常常可以检测到多种 ANA，有 dsDNA、抗组蛋白、非组蛋白抗体，还可检测到抗胸腺细胞抗体、抗红细胞抗体、抗 gp70 抗体等，血中常含有 gp70 抗原抗体复合物，它与肾小球肾炎明显相关。免疫复合物和补体 C3 在各组织内特别是在肾小球基底膜上沉积，会造成多器官的损害。组织病理上可见肾小球和间质血管旁有程度不等的单核细胞、淋巴细胞和浆细胞浸润，脾和淋巴结有明显的增生，胸腺萎缩，还可见关节炎、非典型的疣状心内膜炎、心肌间质胶原纤维化等损害。

本模型可用于阐明 SLE 的病因及其发病机制，以及药物疗效的评估。

（二）银屑病动物模型（animal model of psoriasis）

银屑病是一种常见的并易复发的慢性炎症性皮肤病，病因不明，长期以来一直缺乏理想的动物模型，早在 20 世纪六七十年代人们就用多种方法刺激表皮增生，如紫外线照射、化学刺激剂外搽，造成短暂的表皮过度增殖；后来用普萘洛尔涂在豚鼠背侧皮肤，或是用缺乏必需脂肪酸的饲料喂养大鼠，造成类似于银屑病的病理改变。虽然这些方法在短时间内能复制出大量的在某些方面与银屑病相似的动物模型，简便、易行，重复性好，但是与自然产生的疾病还存在很大的差异，现已少用。常用模型如下。

1. 裸鼠-皮损移植模型

裸鼠是先天性无胸腺小鼠，一般不产生排斥反应，银屑病患者皮损移植于裸鼠后，能存活较长时间，最长可达4个月。缺点是银屑病的大多数病理特征在移植后不能长久维持，难以进行大批量的移植，饲养条件要求高，费用高。近来也有采用去胸腺小鼠进行移植研究的报道。

取寻常型银屑病患者典型皮损，并经组织学证实，要求2周内未经任何治疗。局部麻醉后取下直径为0.6~0.7 cm的全层皮肤，外观正常皮肤取直径0.4 cm。裸鼠7~9周大时用苯巴比妥钠（80 mg/kg体重）或戊巴比妥钠（60 mg/kg体重）麻醉，移植点选在小鼠背部，碘酊、乙醇消毒后切除直径为0.6~0.8 mm的圆形皮肤，暴露至肌肉筋膜层。将皮损修剪成直径为0.6~0.8 mm圆形，移植到已准备好的移植点上，间断缝合，移植物在空气中暴露15~30 min，以便更好地黏附，然后用弹力布加压包扎2~4周。手术过程必须无菌。

2. 自发性动物模型

自发性动物模型主要有以下几种小鼠突变品系：缺皮脂腺突变鼠、无毛突变鼠、鱼鳞状皮肤突变鼠和鳞片状皮肤突变鼠（flaky skin，fsn/fsn）。鳞片状皮肤突变鼠的组织病理和形态学均与人体银屑病病变极为相似，易出现同形反应，目前认为是较好的银屑病动物模型。国外还特别注意转基因动物鼠的开发，如将TGF-α基因导入小鼠后出现表皮细胞的显著增生和角化过度。

裸鼠移植模型在皮损移植后大多数仍保持棘层肥厚、角化不全，而且在病变表皮和真皮同时移植的情况下维持得更久些。其^{3}H-胸腺嘧啶掺入值高，表明表皮增生活跃，不同之处在于皮损移植后会出现颗粒层。自发性模型在fsn/fsn鼠中组织学表现为显著的棘层肥厚、角化过度伴角化不全，角质层下脓疱，真皮毛细血管扩张和以淋巴细胞为主的多种炎性细胞弥漫浸润。

裸鼠模型是进行银屑病皮损短期培养的良好体内模型，可用于研究表皮细胞的动力学和进行药物筛选。由于裸鼠体内环境与人体肯定存在着很大的差异，缺乏一些影响银屑病发生发展的体液因素，因而其可用于研究其病因、发病机制及某些细胞因子对本病的影响和作用。自发性小鼠模型是具有特定遗传性状的突变品系，对研究银屑病的分子遗传学、病因、发病机制、病理生理及药物筛选均有很大意义。

（三）痤疮动物模型（animal model of acne）

痤疮是一种毛囊皮脂腺的慢性炎症，可形成黑头粉刺、丘疹、脓疱、结节、囊肿，为一种多因素性疾病，与内分泌、皮脂、毛囊微生物等因素有很大关系。

选体重为350~400 g的白色雄性家兔，将煤焦油原液隔日1次涂于每只家兔的耳廓内侧，连续涂10次后饲养10 d，共30 d。

实验3周时皮肤干燥、粗厚，有明显的痂皮、脱屑，开始相继出现毛囊性改变，主要损害表现为毛孔扩张，毛囊口部位角化过度，随着时间延长，毛囊性角化逐渐明显，皮损高出皮面，触之较硬，似痤疮样。组织病理为角质层增厚，呈明显的角化不全和角化过度，皮脂腺毛囊口部位有由皮脂、角化细胞及角化不全细胞组成的栓塞物，严重者毛囊口被角质充塞成袋状，毛囊壁增厚，周围有少许淋巴细胞浸润，符合寻常型痤疮的组织相改变。此方法简单易行，易于复制。

本模型用于探讨痤疮的发病机制、药物筛选及实验治疗等。

（四）体癣动物模型（animal model of tinea corporis）

体癣是致病性真菌寄生在人体的平滑皮肤上造成浅表性皮肤真菌感染的一类疾病，主要致病菌有红色毛癣菌、石膏样毛癣菌、紫色毛癣菌、铁锈色小孢子菌和石膏样小孢子菌等，其发病与机体抵抗力有关。

豚鼠体重 300~350 g，雌雄不限，将其背部两侧剃毛，面积约 3 cm×3 cm，然后用砂纸擦伤皮肤，将石膏样毛癣菌制成的菌液均匀地涂在擦伤的皮肤上。

采用致病性的表皮毛癣菌直接涂在擦伤皮肤上，造成一个急性皮肤真菌感染模型，第 5 天直接镜检病发处示真菌阳性。本方法简单易行，易成功。本模型可用于发病机制、药物治疗等方面的研究。

第六节　临床专科疾病动物模型

一、五官科常见疾病动物模型

（一）耳鼻喉科常见疾病动物模型

1. 氨基甙类抗生素中毒性耳聋动物模型（animal model of ototoxic side effects of aminoglycosides）

氨基甙类抗生素中毒性耳聋的机制迄今尚不清楚，可能与此类抗生素直接破坏毛细胞功能，改变内耳微循环及血迷路屏障等因素有关。选用豚鼠、大鼠等小型动物，给予肌注氨基甙类抗生素如链霉素 200~400 mg/kg、卡那霉素 40 mg/kg、庆大霉素 80~250 mg/kg，持续 1~4 周，可致动物发生中毒性感音神经性耳聋，此模型广泛用于氨基甙类抗生素中毒性耳聋的形态学及病理生理研究。

2. 耳蜗微循环障碍动物模型（animal model of cochlea microcirculatory disorder）

部分生物染料在特定波长光照作用下，可发生光化学反应，生成单态氧和自由基，损伤生物细胞，应用此原理能建立豚鼠耳蜗微循环障碍动物模型。豚鼠雌雄不限，向听力检查正常者股静脉内注射四碘四氯荧光素二钠（15~30 mg/kg），以波长为（550±20）nm 绿色光束照射耳蜗的方法，诱导豚鼠耳蜗血管内发生光化学反应，损伤微血管内皮细胞，血小板被受损的内皮细胞激活，黏附、聚集于内皮细胞表面或暴露的基膜上形成微血栓，导致耳蜗微循环障碍，耳蜗血流量骤降，复合动作电位迅速消失，血管纹、柯蒂氏器、螺旋神经细胞等结构先后出现不同程度的缺血性病变，与某些病理条件下的耳蜗微循环障碍状况有很好的相似性，这种方法可以为研究内耳微循环障碍缺血性损伤机制及筛选治疗药物建立较为理想的动物模型。

3. 膜迷路积水动物模型（animal model of endolymphatic hydrocele）

梅尼埃氏病的病理学改变为膜迷路积水，破坏、阻塞动物内淋巴囊，以及导致内淋巴管滞流和吸收障碍，可以建立膜迷路积水的动物模型。动物选择豚鼠，雌雄不限，体重 250~350 g，1% 戊巴比妥钠腹腔注射麻醉（35 mg/只），固定，在无菌条件下切开头皮暴露枕骨膜嵴，在手术显微镜下可见乙状窦，将乙状窦推向中线，见岩部内侧小龛及顶盖，用金刚钻将此龛磨成盲端，即破坏和阻塞了内淋巴管和内淋巴囊。枕骨缺损处覆盖明胶海绵，缝合切口，术毕。术后 2~4 周，实验动物可形成显著的膜迷路积水。该模型操作简单可靠，成功率高，是研究梅尼埃氏病的基本模型。

4. 外淋巴瘘实验动物模型（animal model of perilymph fistula）

用针划破蜗网窗膜，可导致动物鼓阶外淋巴液溢出，形成外淋巴瘘。动物选用豚鼠，雌雄不限，体重 250~350 g，2.5% 硫喷妥钠腹腔内注射 25 mg/kg 体重，固定，消毒，耳后切口，暴露外耳道后上听泡骨壁，用电钻在听泡上钻一个直径为 3 mm 的小孔，经此孔可清楚窥见蜗窗膜。在手术显微镜下，用尖端直径为 0.5 mm 的小钢针穿过蜗窗膜，深度为 1 mm，然后向外划破蜗窗膜，用骨蜡封闭听泡小孔，缝合切口，术毕。该模型常用于外淋巴瘘致听力损害的病理生理机制研究。

5. 鼓膜慢性穿孔动物模型（animal model of persistent tympanic membrane perforation）

氢化可的松可以抑制鼓膜外伤性穿孔的痊愈。选用 Sprague-Dawley 大鼠，雌雄不限，体重 300 g，用氯胺酮麻醉，固定，无菌条件下经外耳道用小刀于鼓膜紧张部切除部分鼓膜，形成紧张部中央型穿孔，用氢化可的松悬液滴耳，每日 1 次，共 10 次，可使鼓膜紧张部穿孔长期存在而不能痊愈。该模型可用于鼓膜修复机制及慢性化脓性中耳炎（静止期）病理生理机制的研究。

6. 鼻超敏反应动物模型（animal model of nasal allergy）

鼻超敏反应是指鼻黏膜对变应性或非变应性刺激的过度反应；2，4-二异氰酸甲苯酯（TDI）具有抗原性和非特异性刺激的双重特点，以其对豚鼠行鼻内给药可以建立鼻超敏反应动物模型；将 10% TDI 橄榄油溶液 10 mL 滴入豚鼠双侧前鼻孔（每侧 5 mL），每日 1 次，连续 5~7 d 后改为隔日给药（维持期），致使豚鼠有典型的鼻痒、打喷嚏和流清涕等症状，大量嗜酸性粒细胞及肥大细胞出现于鼻黏膜表面，成堆的嗜酸性粒细胞见于上皮下、上皮层及扩张的血管腔内，鼻黏膜中组胺含量亦显著增高；此模型制模技术简单，制模时间短，可作为临床研究变应性鼻炎病理生理机制及筛选治疗药物的有效工具。

（二）眼科常见疾病动物模型

1. 单纯疱疹性角膜炎动物模型（animal model of herpes simplex keratitis）

以一定滴度的病毒悬液，滴入角膜上皮损伤的家兔眼结膜囊致动物感染。动物选健康新西兰白兔；雌雄不限，体重 2~2.5 kg；病毒为 HSV-1（SM44 株），滴度为 10^6 pfu/mL（pfu 为空斑形成单位）。动物接种方法：双眼用 1% 丁卡因表面麻醉后，用 6 号注射针头在角膜中央表面做"井"字划痕，每划长 6 mm，深达前弹力层，或用 6 mm 环钻于角膜中央做一印记，手术刀刮除环内角膜上皮，而后在结膜囊内滴入病毒悬液 50 μL，闭合眼睑，按摩 30 s，每日检查。该方法简单，成模率高，可用于病毒性角膜炎各方面的实验研究。

2. 自身免疫性葡萄膜炎动物模型（animal model of autoimmune uveitis）

大量实验证明，视网膜尤其是 S 抗原具有高度致葡萄膜炎活性，大鼠对异种视网膜 S 抗原易感，而豚鼠对同种视网膜抗原易感。动物选健康豚鼠，雌雄不限，体重 350～500 g。免疫方法：乙醚吸入加利多卡因球后麻醉，在无菌操作下摘除实验组所有动物右眼或左眼（根据需要设定），剥下视网膜，加磷酸盐缓冲液（每眼组织加 0.1 mL）制成匀浆，加等体积弗氏完全佐剂（含经高压灭活的卡介苗 1.5 mg/mL），乳化成抗原-佐剂混合物，取 0.2 mL 做双足垫皮内注射（每只动物注射约一个视网膜的组织匀浆液）。另取 0.1 mL 百日咳杆菌（含死菌体 9×10⁹）做足垫皮下注射，对照组除用生理盐水取代视网膜匀浆外，余同实验组。特点：① 豚鼠同种视网膜抗原的易感性较异种高。② 一个同种视网膜组织免疫剂量相当于中等剂量 S 抗原。③ 佐剂是免疫成功的关键因素。④ 减少了异种视网膜抗原提取的繁杂过程。

3. 半乳糖性白内障动物模型（animal model of galactose induced cataract）

晶体中 D-半乳糖浓度升高时，在半乳糖醛还原酶作用下转化为半乳糖醇，在胞浆中吸收水分使细胞肿胀，致晶体混浊。采用 Wistar 大鼠，鼠龄为 3～4 周，雌雄不限，制模前充分扩瞳检查，排除先天晶体病变。模型制作：腹腔注射法，50% D-半乳糖生理盐水+5 mg 当量氯化钾，过滤灭菌，大鼠腹腔注射［7.5g/（kg·d）］2 周；饲养法，喂饲 30%D-半乳糖混合饲料，3 周后改喂普通饲料。特点：① 注射法具有进展快、成模时间短、效果确定、用药量易控制等优点，但死亡率高。② 喂饲法效果确定，死亡率低，进展稍慢。③ 选用幼龄大鼠造模较其他动物更好。

4. 青光眼（慢性高眼压）动物模型（animal model of glaucoma）

该模型利用激光光凝作用破坏房角小梁结构致眼压升高。动物选用健康成年猕猴，雌雄不限，制模前先检查动物眼部情况，必须有开放的房角、正常的视乳头及正常的眼压。模型制作：肌肉注射氯胺酮（5 mg/kg）麻醉，结膜囊滴 0.5%的丁卡因 3 次，用氩离子激光机（配以房角镜），对准小梁网中 1/3 部，以 1.2～1.5 W 的能量，光斑直径 50 μm，时间 0.5 s，在 360°范围光凝 100 点。术后 3～5 d 用 1%醋酸泼尼松龙（或相应的抗炎剂），以减少术后反应。

5. 孔源性视网膜脱离动物模型（animal model of rhegmatogenous retinal detachment）

利用手术加药物方式模拟视网膜脱离的先决条件，并用液化玻璃体的冲击作用致网膜裂孔。动物选用健康新西兰白兔，体重 2～2.5kg，雌雄不限。术前 1%阿托品及 10%新福林点眼充分散瞳，2.5%硫喷妥钠耳缘静脉注射（1 mg/kg），2%利多卡因球后及结膜下注射各 1.5 mL。手术时须为无菌操作条件，用尖刀于鼻上角膜缘后 3～4 mm 切一个半层巩膜小口，1 mL 注射器连 5 号针头抽取透明质酸酶稀释液（10 U/mL）0.8 mL，从巩膜切口处刺入眼内，安放接触镜，在手术显微镜下，缓慢将针头刺向颞下方玻璃体（勿伤晶体），将针管内透明质酸酶缓慢注入玻璃体。保留针头原位，10 min 后，缓慢吸出液化玻璃体，然后针头尽量接近视网膜但不触之，以较快的速度注入，以此液流冲击视网膜致裂孔，使之发生网膜剥离。当产生裂孔及网膜剥离后，拔出针头，以抗生素眼膏及眼液点眼，观察变化。特点：该模型具有玻璃体液化、裂孔形成等视网膜脱离先决条件，对眼组织损伤较小，成功率高。

6. 增殖性玻璃体视网膜病变动物模型（animal model of proliferation vitreoretinopathy）

研究表明，参与 PVR 形成的细胞主要有：成纤维细胞、胶质细胞、巨噬细胞、肌成纤维细胞及视网膜表面形成类似 PVR 的病理改变。动物选健康新西兰白兔，雌雄不限，体重 2~2.5 kg。制备成纤维细胞悬液，将已培养的同种异体皮肤成纤维细胞冷冻保存株复苏后传代培养，使其增殖到足够数量，消化，分离和离心处理制成细胞悬液（5×10^{6}个/mL）。模型制作：先以 1% 阿托品及 10% 新福林眼液充分扩瞳，检查眼部排除眼疾，用氯胺酮（50mg/kg）及异丙嗪 25 mg 肌注麻醉动物。置开睑器，角膜表面滴甲基纤维素后放角膜接触镜，在手术显微镜下用 5 号针头从颞上方角膜缘后 3 mm 处进针，见针尖抵达玻璃体中后部，缓慢注入细胞悬液 0.1 mL（5×10^{5}个），退出针头，用棉签按压进针处 1~2 min。特点：① 保持细胞的活性，操作中尽量缩短细胞从离开培养条件到注入眼内所间隔的时间，一般以不超过 20 min 为宜。② 注射时速度要慢，以免对细胞产生机械性损伤。③ 细胞注入后 2~4 周病变显著。

7. 视网膜静脉阻塞动物模型（animal model of retinal vein obstruction）

利用激光光凝作用使眼底静脉热凝闭塞。动物选用健康猕猴，体重 5~9 kg，雌雄不限。术眼用 1% 阿托品和 10% 新福林眼液滴眼以充分扩瞳，肌注 2.5% 硫喷妥钠（8 mL/kg 体重）麻醉。将猴固定于制猴架内，选择光凝段静脉（避开伴行动脉），应用氩离子激光机，光凝能量 100~450 mW，光斑直径 50~100 μm，时间 0.2 s，光凝长度 1~1.5 PD。术后行荧光血管造影以了解阻塞情况。特点：① 猕猴的眼底血管分布与人相近。② 氩离子激光可提供高能、小直径光斑光凝，对光凝斑周围视网膜损伤小。③ 最大能量不超过 450 mW。

8. 弱视动物模型（animal model of amblyopia）

对发育中的动物眼给予视觉剥夺或早晨眼位偏斜可导致弱视。动物选用健康幼猫，猫龄 3~4 周，雌雄不限。斜视性弱视用 3% 戊巴比妥钠（30 mg/kg）麻醉，固定于自制架内，在无菌操作下行一眼（实验设定）外直肌及上下斜肌剪断术，造成其内斜，人工饲养 6 个月；剥夺性弱视麻醉（同上）后固定，在无菌操作下行一眼或双眼（实验设定）睑缝合术（上、下睑缘须先做少许剪除形成创面），术后饲养 6 个月。特点：① 猫的视觉系统与人相近，选用制模较好。② 猫具有野生性，笼养死亡率高。③ 正前方观察正常猫眼时有一定的外斜角，确定斜视性弱视动物内斜度数时应予以考虑。

（三）口腔科常见疾病动物模型

1. 龋病动物模型（animal model of dental caries）

龋病的病因无论在人还是动物中都与细菌、食物、宿主 3 个因素有密切关系，倘若这 3 个因素都存在，龋齿就产生了。模型动物选用 Wistar 大鼠，体重 50~65 g，从断奶之日开始实验。致龋细菌：将变形链球菌血清 C 型放入 4 mL TSB 增菌液中，在微氧条件下繁殖 24 h 后待用，接种时用消毒棉拭子蘸含有变形链球菌的增菌液涂搽于大鼠上、下磨牙的牙面上。致龋食物每 100 g 含蔗糖 55.0 g，小麦粉 7.99 g，酪蛋白 12.0 g，淡奶粉 14.0 g，骨粉 3.0 g，花生油 3.0 g，酵母 2.0 g，各种维生素混合物 0.01 g，氯化钠 1.0 g。混合成粉，加水 20~25 mL（调成糊状备用）。实验自断奶之日起开始喂致龋食物，每日每只 20 g，每周接种 1 次变形链球菌，2 个月后动物产生广泛龋损。多从牙面窝沟开始，随时间的推移涉及邻面，这与人体自然龋齿发病相似，是研究龋齿发病因素、发病规律及防治措施的重要手段。

2. 牙周病动物模型（animal model of peridental disease）

牙周病是由菌斑等局部因素引起的炎症性疾患。同时，内分泌障碍等全身因素又是牙周病发生、发展的内在基础。基于上述原理，将局部因素与全身因素结合起来，建立一个近似临床牙周病的动物模型。动物选用 Wistar 大鼠，体重 180~200 g，于实验牙的牙颌部用正畸钢丝结扎。肌注醋酸强的松龙，每只每天 1.25 mg，同时喂养高糖饲料（高糖食谱：蔗糖 56 g，全脂奶粉 28 g，全麦粉 6 g，酵母粉 4 g，肝粉 1 g，食盐 2 g，蔬菜 3 g）。4~7周后产生牙周病，表现为牙间乳头糜烂、溃疡，牙槽嵴顶及深部牙槽骨吸收。牙周病动物模型的建立对探讨牙周病的病因及发病机制和牙周病的防治等有重要意义。

3. 复发性口腔黏膜溃疡动物模型（animal model of recurrent aphthous stomatitis）

复发性口腔黏膜溃疡多被认为与自身免疫有关，因而应用免疫技术方法可建立该病的动物模型。实验选用年轻家兔，体重 1.5~2 kg。抗原制备：选用正常家兔，急性处死，在无菌条件下制备口腔黏膜组织，置于-70 ℃低温冰箱备用。使用时，将上述黏膜剪碎，研成糊，加入磷酸缓冲液制成匀浆，在免疫动物时，再加入等量弗氏完全佐剂。免疫注射：将实验家兔背部剃毛，常规消毒，在脊柱两侧皮内注射上述抗原乳化液 1 mL，每只共注射 20 个点，每隔 2 周注射 1 次，共 4 次。实验兔从第 3 次免疫注射后开始出现溃疡，注射 4 次后的 1~2 个月内出现溃疡的频数达到高峰，第 3~4 个月逐渐减少。溃疡一般持续 2~3 d，愈合后反复发作。其主要表现与人体复发性口腔黏膜溃疡相似，为研究该病的病因及治疗等方面提供了有效参考。

4. 口腔黏膜白色念珠菌病动物模型（animal model of oral candidiasis）

白色念珠菌为条件致病菌，选择致病力较强的白色念珠菌株，是建立口腔黏膜白色念珠菌病动物模型的关键之处。选用从患者口腔中分离的白色念珠菌株并通过免疫全身感染再分离的方法，加强菌株的毒性。方法：将白色念珠菌注射于家兔，取出其肾脏，再纯化，如此 2 次。动物选用 Wistar 大鼠封闭群，体重 150~200 g，实验前以棉拭子涂擦口腔黏膜后做白色念珠菌培养，每周 1 次，共 2 次，白色念珠菌培养阳性动物则淘汰。实验开始时，饮水内加四环素使其成 0.1% 浓度，1 周后改为 0.01% 浓度，4 周后停用四环素 2 周，以后再次给予 0.01% 四环素液，直至实验结束。实验动物在乙醚麻醉下，用小油画笔蘸白色念珠菌（0.5 mL，6×10^6 个/mL）涂抹双颊部及腭部各 2 次，前 2 周每周涂 3 次，以后每周 1 次，直至结束。接种白色念珠菌后 6 周，白色念珠菌在口腔检出率为 96%，接种后 26 周达 100%，以颊部最多，其次为舌、龈舌间的皱褶处。该模型对研究白色念珠菌感染的组织病理、发生机制及临床防治等提供了基础。

5. 口腔癌动物模型（animal model of oral cancer）

4-硝基喹啉氧化物（4-nitroquinloinoxide，4-NQO）是一种很强的水溶性致癌物，可诱导大鼠产生腭、舌背等区的口腔癌。4-NQO 以二甲亚砜配成 0.5% 的 4-NQO 液，置 4 ℃冰箱备用。选用 Wistar 大鼠，6~8 周龄。实验时，实验动物用乙醚麻醉，于硬腭中后部用毛笔涂 0.5% 的 4-NQO 液，每周 3 次，连续 19 周，涂药后禁水、禁食 2 h，以便药物与口腔黏膜充分接触。实验至第 10 周，腭部有白斑样改变；第 12 周出现癌变；

第 19 周，癌变率为 100%。该模型方法简单，病变典型，阶段性好，可在类似人体口腔的大鼠腭及舌背建立口腔癌，是监测、研究口腔癌前病变及口腔癌的良好模型。

二、妇产科疾病动物模型

（一）子宫内膜异位症动物模型（animal model of endometriosis）

子宫内膜异位症是临床上引起不孕症最重要的原因之一，其动物模型包括子宫腺肌病（内在性子宫内膜异位症）和外在性子宫内膜异位症动物模型两类。前者除自发性动物模型外，还可通过给动物长期重复使用雌激素来引导（肌注己烯雌酚，每 3 周 1 次，每次 5 mg，共注射 15 次），或将垂体前叶移植于小鼠的子宫角内腔（5 个月）来引导。后者主要是通过手术将子宫内膜组织自体移植于腹腔各处（人体异位内膜的常见部位）来引导。

临床上异位的内膜多位于盆腔内卵巢、骶子宫韧带、子宫下段后壁浆膜层及覆盖子宫直肠窝、乙状结肠的盆腔腹膜等处，尤以卵巢最为常见。主要病理改变是异位内膜周期性出血、周围组织纤维化、盆腔内组织发生粘连等。其动物模型的制作主要基于子宫内膜异位症的种植学说。

选用成熟雌性家兔（如新西兰白兔），实验前每天做阴道涂片进行细胞学检查，只有连续 4 个周期以上、每个周期持续 4~5 d 发情期的兔方可用于实验。将实验兔仰卧于手术台上，腹部剃毛消毒，用戊巴比妥钠（25~35 mg/kg 体重）静脉注射，麻醉成功后在无菌条件下于下腹中线作 2~3 cm 切口进入腹腔。可按下列方法进行自体移植。

1. 子宫组织块自体移植法

切除一侧子宫角远端 2 cm，残端用 4-0 羊肠线缝合。切下的子宫角放入 37 ℃培养液中，去除多余的脂肪，将子宫角沿纵轴切断，然后剪成 1~2 mm² 的组织块，将这些组织块用 4-0 尼龙线缝于腹腔各处，如肠系膜、子宫卵巢筋膜等处，使组织块的子宫浆膜面直接与腹膜的表面对合，而子宫内膜面朝向腹腔。所有肠系膜移植物缝于系膜血管附近，而子宫卵巢移植物固定于子宫卵巢筋膜的脂肪垫上，生理盐水冲洗腹腔以减少手术引起的粘连，按常规方法关腹。术后 3 周可将雌性鼠与雄性鼠交配，以研究子宫内膜异位症对生殖力的影响。

2. 子宫内膜块自体移植法

切除一侧子宫角置于培养液中，沿纵轴切开，迅速将子宫内膜从子宫肌层剥离，并剪成 5 mm² 左右的小块，内膜块用 4-0 尼龙线缝于自体腹膜上（如卵巢包膜、输卵管、子宫系膜、肠系膜及腹壁的各部）。可在几周后处死实验兔，检查移植内膜的重量及组织形态学改变和周围组织粘连情况等。

子宫内膜块的自体移植法较少发生粘连、生殖道变形及闭塞等病理改变，已广泛应用于研究子宫内膜异位症的药物疗效和治疗机制。而子宫块的自体移植法常引起不同程度的粘连，可用于研究子宫内膜异位症致不孕的发生机制。

（二）输卵管炎动物模型（animal model of salpingitis）

1. 大肠杆菌诱导的输卵管炎模型

新西兰白兔全身麻醉后腹部剃毛消毒，于下腹正中线切口进入腹腔，将大肠杆菌

（$E.coli$）混合于无菌兔血清中培养，细菌浓度为 $2×10^7$ 个/mL，当培养至对数增长后期时注入子宫角，用手指压迫子宫角，使子宫角接近闭合，此时注入的液体向远端流入输卵管（亦可将细菌直接注入输卵管）。手术后 7 d 可再行剖腹术，系统观察腹腔内器官的病理改变，注意红斑、水肿及组织粘连的程度，并进行病原体培养等。

内毒素是革兰氏阴性菌致病的主要成分，在 $E.coli$ 感染的输卵管炎模型中，内毒素是导致输卵管损害的直接因素，其作用与 TNF-α 有关。该模型为研究革兰氏阴性菌致输卵管炎的机制和治疗提供了有效的治疗手段。

2. 输卵管重复感染模型

选择具有生殖能力的雌性猴单独喂养。将沙眼衣原体（F/UW-6/CX、D/UW-3/CX、J/UW-36/CX 等普通株）按每毫升 $(2～4)×10^8$ 个包涵体形成单位接种于 Hela229 细胞培养液中，分装冻存。动物麻醉后按常规方法做下腹中线切口开腹，暴露输卵管，将 0.2 mL 接种物直接注入每根输卵管壶腹部的伞端口，以后每个月接种 1 次（每次手术选择在月经中期），连续 3 次，后 2 次可接种同种型病原体，也可根据研究需要接种异种型病原体。

该模型能引起输卵管严重损害、慢性输卵管炎、远端输卵管破坏等，是类似女性远端输卵管疾病的动物模型，其不孕的发生率可达 50% 以上，而单次感染不孕率在 15% 以下。因此，它对研究输卵管炎继发不孕的发病机制具有重要作用。

（三）胎儿宫内生长迟缓（IUGR）动物模型（animal model of intrauterine growth retardation）

1. 被动吸烟法

采用纯系雌性新西兰白兔于发情期交配 1 次，交配后第 2 天作为妊娠的第 1 天，从妊娠第 2 天开始使其被动吸烟。吸烟在半封闭的动物饲养箱中进行，每天分别于上午 10 点、中午 12 点及下午 2 点各被动吸烟 1 次，每次同时点燃 6 支香烟，动物饲养箱大小为 240 cm×75 cm×50 cm，两面安装玻璃，另留上、下两个通风口（均为 10 cm×10 cm）。妊娠于 28 d 结束，将孕兔以水合氯醛按 150 mg/kg 体重经腹腔内注射麻醉后，仰卧于手术台上，剖腹取胎，擦干羊水及血液，称量胎仔、胎肝及脑重量等。IUGR 的诊断：以正常组胎仔体重的平均值减两倍标准差为准。

2. 部分结扎子宫动脉法

该法通过部分结扎子宫动脉而减少胎盘血流量，从而引导 IUGR 的发生。

孕兔在妊娠第 7 天用甲氧氟烷吸入麻醉，于下腹正中线切开腹壁，暴露两侧子宫角，胎仔用温盐水热浴。将已消毒的 3-0 丝线平行放置于一侧子宫动脉的中部，用 3-0 丝线和钢丝结扎该动脉，然后将钢丝线轻轻抽出，造成不完全动脉闭塞，手术后所有动物肌注 15 万 U 的青霉素。于孕 21 d 处死动物，剖腹取出胎仔和胎盘，洗去血液和羊水，称量胎仔、胎盘及胎仔肝、脑重量。

流行病学表明吸烟能引起 IUGR 的发生，用被动吸烟法建立 IUGR 模型为进一步阐明吸烟致母胎血液质和量的改变及所产生的胎盘功能障碍提供了理想的动物模型。该法部分结扎子宫动脉即可引导 IUGR 的发生，又不致胎仔死亡，而传统方法是完全结扎一侧宫角子宫动脉近端，往往引起胎仔急性失血而死亡。

（四）妊娠高血压综合征（hypertensive syndrome in pregnancy）或先兆子痫（pre-eclampsia）动物模型

雌性家兔，体重 2~2.2 kg，在控制室温和光照的室内饲养（光照上午 5 时至下午 5时），动物自由进食和水，实验前每天阴道涂片检查确定动情期，雌兔于动情期与雄兔在一室生活一夜，动情期后第 1 天作为妊娠的第 0 天；在妊娠后的第 1 天将兔麻醉，以一导管插入妊娠雌兔右侧颈静脉，无压输注内毒素。将 1.0 μg/kg 内毒素总量溶于 2 mL无致热原的盐水中，于妊娠第 14 天通过颈静脉插管输入，输入时间为 1 h。孕兔于妊娠第 8 天至 16、19、20、21 天上午 9 时和 12 时测量收缩压，在妊娠第 6、12、15、19 天进行尿蛋白检查，在妊娠第 14 天输注内毒素和第 15、20 天检查血小板数目。根据实验需要还可做肾组织病理检查等。

该模型在组织病理学和临床表现上模仿了人体妊娠高血压综合征的主要特点，今后有望进一步探索妊娠高血压综合征病理生理机制及临床治疗的动物模型。

三、儿科疾病动物模型

（一）维生素 D 缺乏性佝偻病动物模型（animal model of vitamin D deficiency richets）佝偻病模型建立较方便、可行，重复性好，可采用不同动物。

1. 大鼠

儿科疾病研究中大鼠模型较常用。多选用 20~21 d 断奶大鼠给予不含维生素 D 的饲料，常见配方有 TD 79180 Teklad Madison WI、Teklad Diet 170670、美国 Numerof 改良的USP NO.2 缺乏维生素 D 饲料配方。饲料中不含维生素 D，钙、磷的含量根据实验设计确定。大鼠饲养于避光环境，在饲养 20~30 d 时血清钙、磷降低，碱性磷酸酶增高；骨X 射线片示先期钙化带模糊，干垢端毛糙，呈毛刷状改变；骨病理切片显示软骨细胞向骨干呈舌岛状增生，骨化线参差不齐。以上表现提示佝偻病动物模型建立成功。

2. 鸡

出生后 1 d 雄性小鸡，置电暖孵箱中，温度保持在 28 ℃。给予不含维生素 D 的饲料，对照组采用标准饲料。6 周后用于实验。鸡佝偻病模型表现为生长缓慢，体重低。骨组织切片示广泛的骨组织增生，血清钙、磷降低，25-(OH)D$_3$ 未测到，肾脏 1-羟化酶增高。

3. 猪

用不含维生素 D 的饲料喂养母猪，避光，产仔后继续原饲料喂养。仔猪于 6~12 周时出现佝偻病体征。检测血清 1-羟化酶活力增高，表示猪佝偻病模型建立成功。

（二）缺锌动物模型（animal model of zinc deficiency）

饲料锌是动物体内锌的主要来源，若动物饲以缺锌饲料，其体内锌将耗尽，表现出摄食减少，体重增长缓慢；随着缺锌时间延长，出现皮毛改变、出血、贫血、腹泻及易感染死亡等一系列与人类缺锌表现一致的症状，同时，机体内血清锌及组织锌含量降低，免疫功能低下。

一般认为：饲料锌含量低于 1 mg/kg，可使动物严重缺锌；含量为 4 mg/kg 时造成动物临界性锌缺乏；含量为 100 mg/kg 才能满足动物生长需要。含量超过 240 mg/kg 可导致锌过量。

选用较多的动物有：Wistar 大鼠、小鼠、恒河猴、鸡、家兔。普遍选用的动物为刚断乳的雄性 Wistar 大鼠。具体方法为：选择断乳 1~3 d 的雄性 Wistar 大鼠，饲以缺锌饲料 4~8 周，缺锌饲料（基础饲料）配方（参照 Flanagan 配方，含锌量<1 mg/kg，或 Marry 配方，含锌量<2 mg/kg），严格控制饲料、饮水及饲养环境中锌污染，动物房洁净无尘，室温 25 ℃左右，人工控制光照，昼夜各 12 h。

采用以上方法建立的大鼠缺锌模型，缺锌症状表现明显，检测指标敏感且稳定可靠，复制模型简单易行，主要用于缺锌对机体生长发育及免疫功能影响等方面的研究。

（三）新生儿败血症动物模型（animal model of neonatal septicemia）

新生儿败血症是威胁新生儿生命和健康的重要疾病。采用静脉注射活菌加皮下注射活菌和外科手术破坏消化道正常屏障等方法，均可复制新生儿败血症动物模型。

1. 静脉注射活菌复制新生儿败血症动物模型

该模型常用大肠杆菌、绿脓杆菌或金黄色葡萄球菌活菌通过颈静脉或股静脉注射来建立，常用动物为新生犬或新生家兔，注射活菌浓度为 $10^9 \sim 10^{11}$/kg 体重。本方法可导致动物迅速出现低血糖、血压降低和死亡，但是由于是在短时间内经颈脉注射数目巨大的活菌，动物机体防御机制未能充分体现。本方法广泛适于观察细菌清除动力学，不同时间-剂量关系下的发热反应，白细胞变化及内源性介质的作用等。

2. 皮下注射活菌复制新生儿败血症动物模型

该模型常用绿脓杆菌、肺炎克雷伯杆菌、金黄色葡萄球菌、B 族链球菌等从动物背部皮下注射。常用动物为 10 日龄新生大鼠，注射活菌浓度为 $10^7 \sim 10^{10}$ 个/只。本方法更符合临床新生儿败血症的病程，可以连续观察多日，特别适合于研究内源性介质反应及治疗干预手段的效果等。

3. 盲肠结扎穿孔复制新生儿败血症动物模型

该模型常用新生犬等动物，常规消毒皮肤后，腹部正中切口，在盲肠回盲瓣下位置以 3-0 丝线结扎，而后在盲肠系膜游离部以 18 号针头穿孔 2 次，分层缝合腹部切口，一般在盲肠结扎穿孔后 16 h 左右，实验动物表现出全身炎症反应症状，血培养呈阳性。本方法为一种优良而稳定的新生儿败血症模型，比较符合临床新生儿败血症的病程。

（四）新生儿缺氧缺血性脑病（HIE）动物模型（animal model of hypoxic ischemic encephalopathy）

HIE 发生于围产儿，由缺氧或/和缺血所致，多见于窒息的足月儿。将新生动物置于缺氧或/和缺血状况下即可造成 HIE 动物模型。

HIE 动物模型选用的动物有新生大鼠（SD、Wistar）、新生猪、羊等，其中最常用的是新生大鼠。

大鼠取 7~13 日龄 SD 或 Wistar 大鼠，乙醚吸入麻醉后切开颈部正中皮肤，分离并结扎左或右颈总动脉后，立即或术后 2 h 置于缺氧罐中吸入含 8%氧和 92%氮的混合气体 2~2.5 h，或将生后 30 h 的新生大鼠在 100%的氮气中暴露 25 min，即制成新生大鼠的 HIE 模型。在制作过程中须注意麻醉的深浅要适度。猪取 1~3 日龄健康新生猪，局麻后分离并结扎左侧颈总动脉，术后将其置于含氧 8%和含氮 92%的混合气体的密闭厚型塑料仓内 1 h，即制成新生猪 HIE 模型。HIE 动物模型制成后置于正常空气中，根据实验设计，于不同时间如 1 d、2 d 后等处死供研究用。

以上方法建立的 HIE 动物模型稳定可靠，重复性好，简便易行。本模型主要用于 HIE 发病机制、病理改变、脑血流量及不同方法治疗疗效的观察及预后等方面的研究。

四、传染性疾病动物模型

诱发性传染性疾病动物模型以生物因素作为最常用的诱发手段，且常使用致人类疾病的同一种病原体，这样既保证符合传染病本身的特殊性，也更容易接近人类疾病状态。此外，用人类同一种病原体诱发的动物模型筛选药物，可获得较为可靠的结果。可形成自发性动物模型的疾病常常是自然疫源性疾病，所以以野生动物为主。应该指出，同一种病原体虽可感染人和动物，但在人和动物体内的致病性却存在很大的差别。若多数情况下病原体在人体内致病，对动物无明显的致病作用，动物仅作为保存宿主，并在一定的条件下将病原体传给人，则这种动物不能作为传染性疾病的自发模型。

（一）病毒性肝炎动物模型（animal model of vial hepatitis）

病毒性肝炎研究的进展在一定程度上依赖于动物模型的建立，动物模型对病毒性肝炎的传染途径、发病机制、临床经过、病毒复制过程、抗病毒药物筛选、免疫预防和疫苗研制均起了重要的作用。目前，人类病毒性肝炎明确的类型有 5 种，即甲型肝炎、乙型肝炎、丙型肝炎、丁型肝炎和戊型肝炎，均已建立了相应的动物模型。此外，也发现有己型肝炎和庚型肝炎。

1. 甲型肝炎模型

理想的动物模型是狨猴和黑猩猩，除口服外，静脉注射也可使动物感染。生化和组织学表现出典型的急性肝炎经过，粪便中可发现甲型肝炎病毒颗粒，血清甲型肝炎病毒抗体检测阳性，而且可以连续传代。狨猴是研究较多一种动物，不同的狨猴对甲肝病毒的敏感性有差别，以白须狨（S. mystax）最敏感，其次是棕颈狨（S. fuscicollis），再次是黑须狨（S. nigricollis）和裸面狨（S. oedipus）。白须狨已濒临灭绝，至今尚未建立人工繁殖群。

国内已有用普通狨猴感染甲型肝炎病毒成功的报道，并在研制甲型肝炎疫苗等方面显示良好的前景。普通狨猴接种甲型肝炎病毒后，血清谷丙转氨酶（ALT）和谷草转氨酶（AST）水平显著升高，抗甲型肝炎病毒抗体 IgM 转阳性，粪便中可检出甲型肝炎病毒颗粒，组织学检查也显示有类似人体病毒性肝炎的肝脏病理改变。鉴于普通狨猴已在我国人工饲养繁殖成功，故作为研究甲型肝炎模型的动物有其实际意义。

2. 乙型肝炎模型

乙型肝炎病毒（hepatitis B virus，HBV）感染人体后除引起急性肝炎外，还常常演变成慢性肝炎、肝硬化和肝细胞癌等，已经成为危害人类健康的重要疾病。因此，乙型肝炎动物模型的研究也极具价值。至今公认黑猩猩是用于人 HBV 感染研究的主要动物。1969 年，利彻尔（Litcher）等发现给黑猩猩接种含 HBsAg 血清后出现特异性免疫反应，首次证实 HBV 可以感染黑猩猩。但动物来源受到限制，而且其感染后无明显的临床症状，经过和转归与人体乙型肝炎有明显的差别。

长臂猿虽然对 HBV 具有敏感性，但感染后血清学和生化改变类似于黑猩猩，同样不产生临床症状。有些动物如狨毛猴（*W. monkey*）尽管在接种感染性血清后可出现迟发性抗原血症，但没有相应的生化和组织病变形成。恒河猴在一定的条件下似乎对 HBV 是易感的，但敏感性比黑猩猩和长臂猿低。国内有学者试用熊猴（*M. assamensis*）和红面猴（*M. speciosa*）进行 HBV 实验感染研究，初步获得成功，并显示基本达到黑猩猩实验感染 HBV 的水平，明显优于长臂猿和恒河猴，为乙型肝炎动物模型的研究带来了新的希望。

树鼩（tupaiidae）作为乙型肝炎模型研究的动物也是由我国学者首先进行探讨的，经过十几年的研究已日渐成熟。用 HBV 感染血清接种 6 只树鼩，7~12 周后发现 90.6% 树鼩血清或肝细胞有 HBV 感染标志物存在，并有肝细胞轻度的炎症反应，血清转氨酶显著升高。这些征象表明树鼩可以感染 HBV，其敏感性略低于黑猩猩，但明显高于恒河猴。进一步研究提示，树鼩感染 HBV 后不仅呈急性经过，而且有慢性化倾向，并在某些化学因素作用下转变成肝细胞癌。用乙型肝炎疫苗接种树鼩后可诱导产生抗体，并能有效地阻止 HBV 感染。对感染的树鼩的肝细胞进行体外培养，经鉴定可以作为 HBV 感染细胞株。树鼩来源较容易，可以进行人工饲养繁殖，有望代替黑猩猩进行乙型肝炎有关方面的研究。但是，树鼩在进化程度上与人类有较大的差别，其感染后生化和病理改变及感染的稳定性均需要进行深入验证。

奇萨里（Chisari）等于 1985 年通过显微注射技术建立 HBV 转基因小鼠，从而为 HBV 的深入研究提供了新的途径。HBV 转基因小鼠可作为研究体内 HBV 复制和调节的动物模型，为 HBV 致肝细胞癌的分子机制、筛选抗病毒治疗药物和疫苗的研制提供了较为理想的动物模型，具有广阔的应用前景。

3. 丙型肝炎模型

丙型肝炎也是一种肠道外传播的疾病，人一旦感染后较乙型肝炎更易慢性化，且与肝细胞癌密切相关。丙型肝炎的模型主要采用黑猩猩，且丙型肝炎病毒（hepatitis C virus，HCV）病原体的成功分离和鉴定也依赖于黑猩猩。用含 HCV 的人血清感染黑猩猩，其感染的成功率高达 90% 以上。感染经过可以呈现急性感染，也可以呈慢性感染，感染形成的标志是用逆转录聚合酶链式反应（RT-PCR）检出血清和肝组织中的 HCV RNA。黑猩猩发生慢性丙型肝炎后，其病毒血症可以持续存在，也可以间断出现。抽取黑猩猩已感染 HCV 的血清，再感染其他黑猩猩同样获得成功。

4. 丁型肝炎模型

丁型肝炎也属肠道外传播的疾病。丁型肝炎病毒（hepatitis D virus，HDV）是一种缺陷 RNA 病毒，其复制过程必须依赖乙型肝炎病毒表面抗原（HBsAg）的存在。因此，HDV 可以与 HBV 同时感染，或在 HBV 感染的基础上再感染 HDV，后一种情况称重叠感染。丁型肝炎的动物模型同样需要以乙型肝炎动物模型为基础。理论上讲，凡是对 HBV 易感的动物均可以感染 HDV，但不同的动物其敏感性有一定的差别。黑猩猩是进行 HBV 感染最为理想的动物，也是研究 HDV 实验感染的首选动物。自 1980 年首次报道用黑猩猩通过两种方式成功地复制出 HBV 和 HDV 同时感染和重叠感染模型以来，该模型已相继诱导形成慢性 HDV 感染和在黑猩猩中连续传代获得成功。用树鼩建立丁型肝炎感染模型的试验也在探索中，尚须做进一步研究以证实其可靠性。

5. 戊型肝炎模型

戊型肝炎同甲型肝炎一样，属经肠道传播的肝炎。临床上呈急性经过，与肝硬化和肝癌发生无关。用黑猩猩可以成功地复制出类似人类戊型肝炎的肝损害和血清学反应，并且感染后 1~2 周可在粪便中检测到病毒 RNA。其他灵长类动物如恒河猴等也可以感染成功，但稳定性较差。

（二）流行性出血热动物模型（animal model of epidemic hemorrhagic fever）

1. 鼠类模型

最早用于流行性出血热（epidemic hemorrhagic fever，EHF）（又称肾综合征出血热，hemorrhagic fever with renal syndrome，HFRS）病毒分离和实验研究的动物是来自非疫区的黑线姬鼠，但因易发生实验室感染，其应用逐渐受到限制。之后相继发现用于实验研究的一些动物，如大鼠、长爪沙鼠甚至家兔等也对出血热病毒易感，但并不发病。进一步研究发现，一些乳龄动物如乳小鼠、长爪沙鼠乳鼠和裸鼠等不仅易感，而且发病。

有人将出血热病毒接种于无胸腺裸鼠后，最早 8 d 发病，20 d 内全部死亡，心、肝、脾和肺等多个脏器检出病毒抗原，而接种免疫功能正常的鼠则不发病。这一研究有助于阐明人类出血热疾病的免疫发病机制。

2. 灵长类模型

有研究者用出血热病毒感染 5 只新生猕猴，在脾、淋巴结、胸腺、肝和肺中可检出出血热病毒抗原并分离出病毒，以脾、淋巴结和胸腺组织中病毒滴度较高，出现早，持续时间长，可产生类似出血热患者的病毒血症及类似人体感染后的特异性抗体 IgG 和 IgM 应答。

恒河猴也可以成为出血热病毒易感动物。将出血热病毒接种于恒河猴，3~5 d 后即可出现病毒血症，持续 8 d 之久，14 d 后可出现 IgG 和 IgM 抗体，但各种组织器官均未发现病毒增殖，且组织病变也不明显。而如果先对恒河猴进行 ^{60}Co 照射后再感染出血热病毒，可出现发热、血小板减少、少尿和蛋白尿等类似临床患者的表现，可有短暂的病毒血症和特异性 IgM 和 IgG 抗体应答。在外周血淋巴细胞和脑、肾、肝、肺和脾等多种组织中检测到病毒抗原，并可在肺组织中分离到病毒。这一研究也提示，灵长类动物在降低免疫功能条件下，更容易复制出接近人体疾病状态的出血热动物模型。此模型可应用于寻求特效治疗药物及研制疫苗的实验中。

五、创伤学动物模型

创伤学（traumatology）现已由外科学的一个分支发展成为一门综合性的学科，其最基本内容是研究物理因素对人体组织的损伤、机体对致伤因子的反应及创伤的救治。它涉及创伤及其并发症的诊断、治疗和预防，创伤感染和免疫、创伤病理生理、创伤生化等创伤的基础理论，创伤流行病学，以及创伤急救的组织、实施、急救器材和创伤康复等多个领域。随着医学的发展和社会的进步，有些疾病已得到控制和消灭，但作为创伤的致伤因素却没有明显减少，有的甚至在增加。例如，近年来我国城市人口和车辆的急剧增长，致使交通事故及死亡人数也呈逐渐增长的趋势。此外，随着各类武器的发展和新概念武器的出现，战争创伤的种类明显增多，伤情也比以往变得更加复杂和严重。鉴于创伤学研究领域的内容繁多，动物模型也多种多样，以下仅就烧伤、放射性复合伤和非放射复合伤动物模型进行介绍。

（一）烧伤动物模型（animal model of burn injury）

动物实验性烧伤的致伤方法通常有以下 5 种。

1. 沸水或热水浸烫法

沸水或热水浸烫法一般用于小型动物致伤，有时也用于大型动物，动物多固定于一块中心开有与烫伤范围大小相当的孔洞的特制烫伤木吊板上，根据所需烧伤面积和深度，将其身体某一部位浸入恒温水浴中一定时间致伤。不同的动物、部位、水温和时间可造成不同程度烧伤。

2. 火焰烧灼法

用湿布保护烧伤区周围正常皮肤，将凝固汽油、煤油、无水乙醇或其他混合燃料直接涂布于烧伤区皮肤，或用纱布浸透后盖于局部点燃，烧灼一定时间后立即以湿布扑灭而致伤，实验常用燃料为 3 g 凝油粉加入 100 mL 汽油中配成的 3%凝固汽油，涂于致伤皮肤上时以 0.8~1.0 mL/20 cm² 为宜，过多凝固汽油在燃烧时表面可形成一层薄膜，反而会减轻烧伤深度（混合燃料配方一：25 mL 汽油、60 mL 95%乙醇、5 mL 甘油、5 mL 二甲苯、5 mL 植物油、60 g 松香混匀，使用前与凝固汽油按 1:5 配制后涂于皮肤上。混合燃料配方二：100 mL 汽油、100 mL 95%乙醇、100 mL 二甲苯、100 g 松香、6 g 生胶，浸泡 2 d，搅拌摇匀后备用）。

3. 热金属烤灼法

该法一般用于复制小面积烧伤以研究某些外用药物对烧伤创面的疗效。常用致伤物有恒温铜块、电烙铁、点状烫伤器等，致伤时必须拉平动物皮肤。

4. 闪光粉烧伤法

犬仰卧固定于特制的烧伤台上，台底留有与所需面积相同大小的烧伤孔，孔周边包以耐火材料。正对烧伤孔下方置一耐火材料制成的火药槽，槽内放入配好的闪光粉 150 g（硝酸钾 20.25 g、硝酸钡 60.75 g、镁粉 28.50 g、铝粉 40.50 g，混匀），槽的底部装有一根接有电源的保险丝。致伤时接通电源，保险丝断裂发出电火花引火，闪光粉燃烧喷火造成烧伤。注意防火，最好在室外避风处致伤。

5. 电光源烧伤法

以 5 kW 溴钨灯作强光辐射源，其光谱能量最高峰在红外线区（760 nm~2 500 nm），约占总能量的 81.4%。由于利用灯的焦点热源致伤，故烧伤面积有限，每次只能造成 300~400 cm² 体表的烧伤，且动物需要麻醉。该法的优点是操作较方便、经济、卫生，容易控制烧伤深度和面积，重复性较好，一般用于小面积烧伤模型复制。实验时先将烧伤区及其周围正常皮肤分别用石棉板屏障，预热溴钨灯 20 s，立即去除烧伤区石棉板致伤。通过调节光源与皮肤间隔距离和光照时间，可复制不同程度的烧伤。

（二）复合伤动物模型（animal model of combined injury）

人员同时或相继受到不同性质的两种或两种以上致伤因素的作用而发生的两种或两种以上的损伤，称为复合伤。复合伤一般分为两大类，有放射损伤者，称为放射复合伤，如放射损伤复合烧伤；无放射损伤者，称为非放射复合伤，如烧伤复合冲击伤。各类复合伤均可按伤情的严重程度分为轻度、中度、重度、极重度四级。

1. 放射损伤动物模型

当动物全身一次受到较大剂量照射后，辐射由于具有直接、间接及远距离作用，可引起动物体内一系列的变化和损害，形成急性放射病。随着照射剂量的增大，动物可出现许多不同的典型综合征。例如，1 Gy≤辐射剂量<10 Gy，动物体内最根本的病变为造血组织（特别是骨髓）损伤，一般称为骨髓型（也称造血型）放射病。10 Gy≤辐射剂量<100 Gy，除造血系统功能及结构严重损伤外，消化系统（胃肠道，特别是小肠）可出现明显的变化，称为肠型（或胃肠型）放射病。辐射剂量≥100 Gy，动物主要出现一些以中枢神经系统（主要是脑）症状为主的综合征，称为脑型放射病。但发生骨髓型、肠型和脑型放射病的照射剂量范围在各型之间互有交叉，如在一定剂量范围内，有些发生骨髓型，有些发生肠型。同时，动物种类不同，造成各型放射病所需剂量也有所不同。

2. 光辐射灯致动物烧伤模型

光辐射灯，即溴钨灯，原理与碘钨灯相同，只是用溴化物来代替碘，因为溴比碘活泼，效果更好。钨质灯丝加热蒸发，温度较低的管壁溴化合成溴化钨，温度高则溴和钨分解。溴大大减少了钨丝蒸发和灯泡发黑，延长了灯泡的使用时间。该灯适合于强光照明。我们利用该灯的焦点热源，模拟核爆炸情况下的光辐射烧伤。

实验时选用功率为 5 kW 的溴钨灯及直径为 15 cm 的聚焦镜，灯芯与烧伤部位距 70 cm，在使犬或大鼠烧伤时，烧前先预热灯丝 20 s，然后进行烧伤（在预热期间需要用石棉板屏蔽烧伤野，当预热完毕，立即去掉石棉板）。

一般闪光灯作用时间 3~5 s，光冲量 8.786~14.225 J（2.1~3.4 cal）/cm^2，即可造成Ⅰ度烧伤，伤及表皮层，局部红斑，无水肿、软、无痂皮形成。4~6 d 红斑消失而痊愈。

闪光灯作用时间 5~7 s，光冲量 14.225~20.88 J（3.4~4.8 cal）/cm^2，造成浅Ⅱ度烧伤，伤及真皮浅层，形成白色透红的痂皮，软、有水肿、无水泡，4 d 内水肿消退，6 d 开始痂皮溃破脱落，液体渗出，创面淡红湿润呈细筛状，9 d 出现新生上皮生长，15 d 左右痊愈。

闪光灯作用时间 10~15 s，光冲量 28.45~43.09 J（6.8~10.3 cal）/cm^2，造成深Ⅱ度烧伤，伤及真皮深层，痂皮为黄白色，牛皮纸样感，明显水肿。但 2~3 d 水肿消退，8 d 出现小脓疱，10 d 痂皮开始溃破脱落，创面鲜红湿润呈粗筛状，18 d 左右创缘长出新生上皮。

闪光灯作用时间 15~30 s，光冲量 43.09~85.77 J（10.3~20.5 cal）/cm^2，造成Ⅲ度烧伤，伤及皮肤全层，焦痂为灰黄或灰黑色，呈皮革样感，痂下水肿明显，10 d 痂皮开始溃破脱落，创面淡红湿润。当光冲量超过 227.6 J（54.4 cal）/cm^{2}时，被烧伤皮肤呈黑色焦痂，并出现气泡。气泡呈半球形高出皮肤表面，气泡壁为灰白薄膜，容易破裂。在深Ⅱ度及Ⅲ度烧伤过程中可观察到被烧伤皮肤收缩现象。

3. 复合伤动物模型

以上对放射损伤和闪光灯烧伤的模型复制及损伤效应进行了介绍，而对复合伤的模型及效应的研究更需要掌握。动物一般选择大鼠、家兔及犬等。

（1）放烧复合伤模型：这是以放射损伤为主的复合伤。放射损伤主要用^{60}Co-γ源或深部 X 射线机复制；烧伤可以用闪光灯烧伤，也可用凝固汽油烧伤。其组合方法是先放射损伤后烧伤。

① 重度放烧复合伤模型：采用^{60}Co-γ 线照射源，将犬置于帆布袋内悬吊，单向双侧一次全身照射，总剂量 1.5~2 Gy；大鼠可放置于特制的照射盒内，总剂量 5~6 Gy，放射源距动物中心 1.5~2 m，距地面高度 1.2 m。照后 30 min 内用 5 kW 溴钨灯光辐射15~30 s，造成皮肤Ⅲ度烧伤，烧伤面积一般为 15%~30%。烧伤前应先麻醉动物并计算动物体表面积。作者曾对 80 只大鼠进行 5 Gy、6 Gy、8 Gy 放射损伤复合 15%Ⅲ度烧伤及单纯烧伤的实验观察，每组 20 只。结果为：单纯烧伤组动物伤后 1~7 d，创面形成焦痂，且较干燥，11~20 d 溶痂期时，创面出现溃疡或痂下积脓，有 10%的动物伴全身性感染致死；5 Gy、6 Gy 复合伤组动物于伤后 7~20 d 出现创面破溃、出血、感染，有 35%和 70%的动物伴全身性感染致死；8 Gy 复合伤组动物因创面溶痂感染提前，7 d内全部死亡。

② 极重度放烧复合伤模型：用^{60}Co-γ 线对犬全身一次照射 3.5~4 Gy，对大鼠为8 Gy 以上；Ⅲ度烧伤面积一般为 15%~30%，光辐射烧伤时间 15~30 s。有人曾对 30 只犬进行放射损伤（4 Gy）、烧伤（8%Ⅲ度+12%Ⅱ度）和放烧复合伤实验观察，每组 10只，结果见放烧复合伤组和放射损伤组动物全部死亡，烧伤组仅 3 只死亡；主要临床表现为放烧复合伤组比两个单伤组重，如精神差、厌食、体重减轻、感染加重等。

（2）烧冲复合伤模型：这是非放射性复合伤。烧伤可采用 5 kW 溴钨灯光辐射 15~30 s，造成皮肤Ⅲ度烧伤，烧伤面积一般为 30%~40%；冲击伤模型可采用第三军医大学野战外科研究所研制的 BST 系列生物激波管进行复制。

第九章　遗传工程动物

　　遗传工程动物是生命科学研究领域中的重要组成部分，基因功能分析、信号通路解析、药物开发、生物制药等方面都离不开遗传工程动物模型的应用。所谓遗传工程动物模型，是指人为地、有目的地对实验动物的遗传物质（基因）进行改造，导致动物出现新的性状（表型），并能稳定地遗传下去，形成可供生命科学和其他目的所用的动物模型。

　　遗传工程动物模型的建立，最初是通过正向遗传学（forward genetics）的手段，通过生物体基因组的自发突变，或是通过人工诱变（化学或者放射的方式），在后代的个体中寻找相关的表型或者性状改变，再对这些特定的性状改变的个体逐步定位突变基因，进而建立起突变动物模型。随着基因测序技术的不断发展，各种动物的基因组信息获得破译，我们能够直接地获取动物的基因序列信息。在此基础上，我们对于基因功能的解析能够从另一个角度进行，通过各种遗传改造的工具，对目标基因进行有目的的改造，建立相应的基因突变动物模型；进而通过解析这些基因突变动物模型的表型，获知目标基因的功能、所在的信号通路。此种途径称为反向遗传学（reverse genetics），如今大量地在基因功能解析中应用。

　　随着技术的不断进步，遗传改造的工具也在不断地丰富、优化着。从最初的随机突变，需要对大量的动物进行表型筛选、基因测序，到能够有针对性地突变某一个基因，甚至是基因中的某一个碱基。遗传改造工具的发展使我们能够按照自身的设计去修改基因，实现具体的目的，比如敲除一个基因，或者是将可能导致疾病的突变引入动物体内，建立疾病动物模型，极大地丰富了我们的研究手段。

　　遗传工程动物模型的建立是基于对动物体的遗传物质（DNA）的改造来实现的，从本质上讲，遗传工程改造即是通过一定的手段去改变动物体基因的表达情况。这种改变有多种形式，可以改变原有的表达量，比如通过转基因的方式提高某个基因的表达量，或者通过导入 RNAi 载体去降低目标基因的表达量，也可以通过敲除基因的部分序列，如某个 exon 或者某几个碱基，造成基因表达时 RNA 序列的改变，改变目标基因的表达。改变也可以在调控水平进行，例如在转基因的启动子区域增加一些调控元件，使其在特定的条件下启动或关闭基因表达，或者通过直接修改或删除部分内源性的调控元件来改变基因表达的调控途径。改变还可能是在蛋白质水平的，通过修改基因的特定碱基序列，将突变引入到基因中，最终反映到蛋白质序列的改变上，进而影响蛋白质的功能。

　　总之，遗传工程动物模型的形式是多种多样的，可以根据具体的目的去设计，通过不同的手段去改变内源或是外源目标基因的表达情况，而达到预想的目的。不同类型、不同目的的遗传工程动物也可以进行有机的结合，建立起更加复杂的动物模型，以服务于特定的科研目的。下面我们将介绍遗传工程动物模型建立过程中的基本原理，并阐述几种常用的构建方式。

第一节　建立遗传工程动物的技术与方式

一、转基因技术

1. 转基因技术简介

转基因技术是利用现代生物技术，将人们期望的目标基因，通过分离、改造、重组，导入并整合到生物体的基因组中，从而改变生物体原有的性状或是赋予生物体新的性状的技术。简单来说，就是在生物体内引入外源的基因，以实现特定的目的。在 20 世纪 70 年代，杰尼施（Jaenisch）与敏茨（Mintz）首次利用显微操作技术成功地将猿猴病毒 40（simian virus 40，SV40）DNA 注入小鼠囊胚中，发现外源的 SV40 DNA 可转入小鼠体细胞，得到转基因嵌合小鼠，但外源 DNA 并没有进入生殖细胞系，不能传入子代。1981 年，戈登（Gordon）等对显微操作技术进行改进，将外源 DNA 直接注射入小鼠受精卵的雄原核里，成功获得了转基因小鼠，并且验证了转基因可以进行生殖传递。自此，通过显微注射制备转基因动物的基本方法成功建立并沿用至今（图 9-1）。

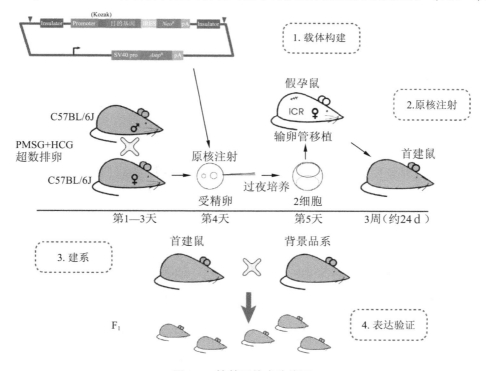

图 9-1　转基因技术路线图

显微注射法通常选择在原核期进行，所以又被称为原核注射。将外源的转基因载体通过原核注射的方式导入后，注射过的动物胚胎会直接或经过一段时间的体外培养，之后被移植到假孕动物的输卵管或子宫内，在体内完成正常的发育过程并产生后代，获得的第一代动物通常称为首建动物（Founder）。获得的首建动物需要针对外源导入的 DNA 进行筛选，找出携带这些 DNA 的个体。这些阳性的个体，需要经过传代，以验证转基因是否能够正常进行生殖传递；此外，还需要对这些外源 DNA 的表达进行验证，根据是否表达、表达量、表达模式等进行分类建系，评价是否能满足最初设计的目标，最终完成转基因动物的品系建立。

2. 转基因的设计原则

转基因是将外源的 DNA 转入到动物胚胎的原核内，表达特定的基因，这些外源的 DNA 通常是在体外将所需的 DNA 片段及一些特殊元件进行拼接，构建成为转基因的载体。除了分子克隆载体本身必需的一些元件如复制起点、抗性基因等外，转基因载体还具有一些固有的元件，主要包括编码的目的基因、启动子、终止子。通常最简单的形式为启动子-目的基因-终止子，这三个元件构成转基因表达的基本单元，决定了表达的目的基因的具体模式。比较常见的转基因载体如图 9-2 所示。

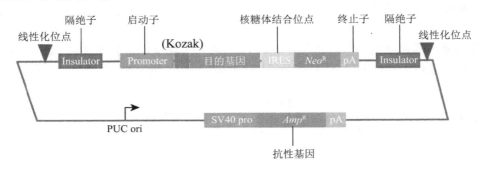

图 9-2　常见转基因载体示意图

（1）启动子（promoter）：作为转基因载体中的必要原件，在设计时需要根据目标基因表达的需求，选择在最终目标动物中能够按照设定的需求表达的启动子。在构建转基因动物时，通常使用两类启动子。其中一类是病毒来源的启动子，如 CMV（cytomegalovirus）、SV40（simian virus 40）等。此类启动子本身来源于病毒，所以在各种动物中均能有很强的启动作用，通常应用于希望获得遍在表达的转基因载体中。另一类是具有组织特异性的启动子，一般会使用一些本身表达具有组织特异性，并且对其启动子区域有一定数据积累的基因的启动子，如 Fabp4（脂肪特异性表达）、Tie2（内皮细胞特异性表达）等。在这类启动子的启动下，目标基因能以近似于启动子原基因的表达模式进行表达，从而允许研究者在一些特定的细胞类型、组织中分析目标基因的功能。此外，还有一类比较特殊的启动子——诱导性的启动子，在启动子区域包含特定的调控元件，如 Tet-on/off、Cre-ERT2、loxP-STOP 等。在正常情况下，诱导性的启动子所控制的基因处于沉默或表达状态，在给予外来的药物诱导或是与 Cre 结合后，能够启动或沉默相应基因的表达，从而通过诱导在特定的时间点启动或关闭表达。从实现的效果上细分，该类调控元件也能分为两类，一类如 Tet-on/off、Cre-ERT2，此种调控方式是可逆的，可以通过药物对表达进行开关，并且可以反复进行；另一类如 loxP-STOP，此类调控方式是不可逆的，经过 Cre 蛋白作用后，其改变是发生在 DNA 水平上的，调控是一次性的。

这些调控元件可以与组织特异性的启动子联合应用，进行更为精细的时间、空间上的表达调控。

（2）目的基因：目的基因可以为编码蛋白质的序列（coding sequence，CDS）；也可以是非编码序列，如 microRNA、siRNA 等。CDS 部分编码了转基因载体中表达的蛋白序列，一般情况下，会直接使用目标蛋白的 CDS；但也有比较多的特例，会根据具体的目的，对 CDS 进行一些修改，例如对基因本身蛋白序列进行修改，引入一些突变，产生突变蛋白；或是在 N 端或 C 端加入一些抗体识别位点或荧光标记等，以在后续实验中有更便捷的手段进行检测。另外，转基因所表达的目标基因编码蛋白并不一定是全长的，在某些特殊需求情况下，表达部分重要结构域即能达到实验的目的，例如表达一些蛋白的结合区序列，使表达出的结合域能够与原有的蛋白结合域进行竞争性的结合，从而阻断部分信号通路。

终止子（terminator）：起到终止转基因表达的作用。在大部分转基因载体中，通常使用 polyA 结构来实现，即多聚腺苷酸化的加尾信号，能够提供转录终止的信号并使多聚腺苷酸结合在表达出的 RNA 尾端，保护转录出的 mRNA，免受核酸外切酶攻击，从而对转基因的表达起到稳定的作用。

除上述必需元件外，转基因载体中还有一些可选的元件。

（3）Kozak 序列：Kozak 序列是位于真核生物 mRNA 5′端帽子结构后面的一段核酸序列，通常是 GCCACCAUGG，它可以与翻译起始因子结合而介导含有 5′帽子结构的 mRNA 翻译起始，在翻译起始中起重要作用，能增强真核基因的翻译效率。

（4）隔绝子（insulator）：其功能正如其名称所描述的，起到隔绝作用，在转基因载体随机插入到基因组中后，能够保护转基因载体的表达不受插入位点原有调控因子的影响，保证转基因的表达按设计的方式实现。在转基因载体中，隔绝子一般会成对出现，位于转基因载体的核心区域启动子–目的基因–终止子的外侧。

（5）线性化位点：在转基因载体进行原核注射时，可以选择环状 DNA 或者是线性 DNA 的形式。如果是环状的 DNA，在注射时转基因载体需要先经历随机的断裂，然后再整合进入染色体中，在此过程中可能会出现非预期的断裂，造成部分元件破坏，影响到转基因的表达。在转基因载体构建过程中加入预设的线性化位点，可以在一定程度上避免此问题，在注射前通过线性化位点酶切，将环状的 DNA 切开转变为线性的 DNA。线性化位点并非必须，并且随着转基因载体的长度增大，复杂度会不断提升，线性化位点会更难进行设计，可能并不能找到合适的位点作为线性化位点使用。

（6）筛选基因：在某些情况下，除了目的基因外，还会刻意地去表达额外的基因，如抗性基因、荧光蛋白、lacZ 等，在后续的实验过程中作为辅助筛选或者示踪的手段。这些基因的表达有以下三种方式：① 与原先表达的目的基因做成融合蛋白（fusion protein），这种方式需要对原有目的基因的 N 端或者 C 端进行修饰，加入额外表达基因的序列。② 额外表达基因仍然在原有目的基因的启动子驱动下表达，但不进行融合，通过加入核糖体结合位点（IRES），单独起始额外基因的翻译。③ 额外基因单独构成一个转基因载体的基本单元，有自己的启动子和 polyA 结构。前两种方式，额外表达基因的表达模式会与原有目的基因类似，大部分情况下起到示踪的作用，最后一种方式的额外基因表达与原有目的基因无关，通常情况下会使用遍在表达的强启动子，在筛选的过程中进行应用，若观测到额外基因的表达即可以有较高的预期，原有目的基因是正常转入的。

（7）BAC 转基因载体：除比较常见的转基因载体外，另外还有一类 BAC 转基因载体，即利用大肠杆菌人工染色体（bacterial artificial chromosome，BAC）作为基础骨架的一类转基因载体。BAC 转基因载体与常见转基因载体的最大区别在于 BAC 的大小通常在 100~300 kb，远大于常规载体，因此能够包含更多的基因表达调控序列，能够更好地在体内模拟目的基因的表达情况，获取的实验数据可能会更真实。但同样的，载体过大的序列长度，带来体外构建难度的提升，几乎无法使用常规的酶切-连接的手段对基因进行修饰，所以通常情况下，需要使用同源重组的方式，将所需修改的基因序列重组到 BAC 上。例如，可以使用 Red/ET 的重组系统，通过设计两侧的同源臂，通过 Red/ET 系统诱导的同源重组，将同源臂内侧的序列替换成目的序列（图 9-3）。

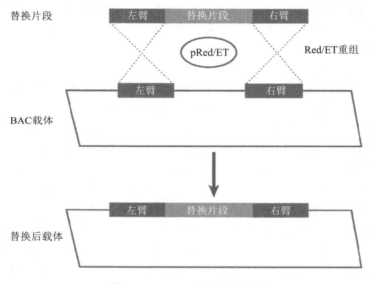

图 9-3　Red/ET 重组系统原理

Red/ET 重组系统通常在大肠杆菌的体系内进行，在大肠杆菌中诱导表达 Red/ET 重组系统所需的重组蛋白后，以电转的方式将带有同源臂的替换序列转入到大肠杆菌中，经过同源重组后，再通过抗性及 PCR 的筛选方式将正确重组的克隆筛选出来。由于在大肠杆菌中进行筛选时不可避免需要用到抗性筛选，所以在重组过程中需要引入额外的抗性基因，常用 Neo^R（卡那霉素）或者 Hyg^R（潮霉素），与目的片段共同进入目标重组区域。这些抗性基因可以选择保留在载体内或者通过 Cre-loxP/Flp-FRT 系统去除，但不可避免仍会有一些额外序列残留在构建完成的载体中（图 9-4）。

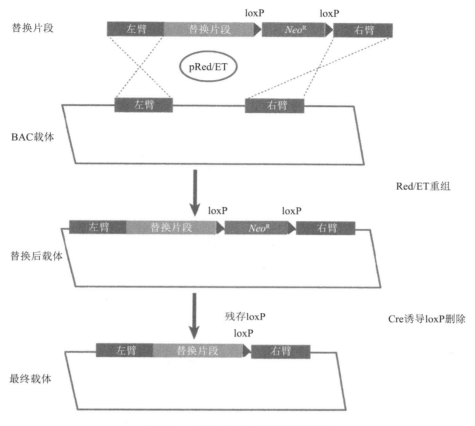

图 9-4　一步法 Red/ET 重组示意图

　　如果构建的目的是在目标基因中引入突变，那么这些额外序列的存在就会影响到目标基因，因此需要使用两步法：第一步先插入抗性筛选的标记；在第二步重组中将突变序列导入的同时将抗性筛选标记完整地去除，仅保留突变而不造成其他的序列改变。在此过程中我们需要使用到一种在分子克隆中并不太常用到的筛选方式，称为负筛。正筛的方式筛选存在抗性基因的克隆株，存在相应抗性基因的克隆能够存活或是解除生长抑制；负筛与正筛相反，是筛选出那些不存在对应抗性的基因的克隆株，即存在该抗性基因的克隆株会死亡或被抑制生长。通常使用链霉素敏感的 rpsL 基因来进行负筛，其基本原理为：野生型的 rpsL 基因对于链霉素敏感，能够被链霉素抑制；通过突变 rpsL 基因，能够让菌株获得对于链霉素的抗性，如构建 BAC 转基因载体中常用的菌株 DH10B 即携带突变的 rpsL 基因，本身对于链霉素是抵抗的；将野生型的 rpsL 基因重新导入菌株，就能造成菌株对链霉素的敏感性增加，从而抑制菌株生长，达到筛选的目的。因此在第一步重组时就需要将 rpsL-Neo^R 作为一个整体重组插入需要突变的位点，首先通过卡那霉素筛选获得抗性基因正确重组插入的克隆，随后在第二步重组中再使用包含突变的序列将抗性基因进行替换，使用链霉素进行筛选，替换成功的克隆能够被筛选出来，这样即能完成突变序列的导入，同时不带入额外的序列（图 9-5）。

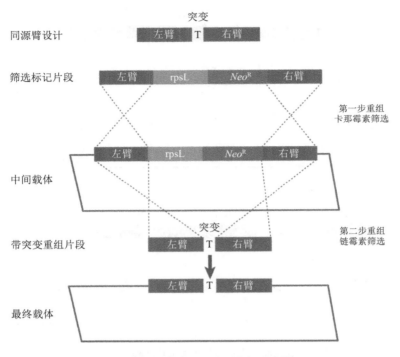

图 9-5 两步法 Red/ET 重组示意图

在构建 BAC 载体过程中，由于 BAC 载体的大容量，不可避免自身可能存在一些相似序列，而在重组过程中会诱导重组酶出现，就有可能会造成 BAC 自身的不稳定，以重组的方式丢失部分序列；而转基因的正确表达是需要完整的基因序列才能够实现的，因此在 BAC 转基因载体构建过程中，除了需要关注目标区域是否正确重组外，还需要重点关注 BAC 载体是否完整，是否有片段缺失或者是序列紊乱的现象。一般可以通过酶切的方式进行判断，比较经重组后的 BAC 载体与原始 BAC 载体的酶切条带变化是否符合预期，是否有明显可见的条带减少，来确认重组 BAC 载体中是否有片段缺失或者序列紊乱。有条件的可以通过脉冲场凝胶电泳对 BAC 载体进行电泳来分析。

BAC 载体的大小及低拷贝数，同样在纯化的过程中也会带来困难，需要培养更多的大肠杆菌宿主以提取到足够的用于注射的 DNA。BAC 载体不需要也无法找到线性化位点，经过纯化稀释到规定浓度（通常在 1 ng/μL）后即可直接用于原核注射。在注射过程中 BAC 会在发生随机断裂后整合入基因组 DNA。

3. **转基因动物的构建过程**

在体外，利用分子克隆的手段按照设计的图谱将载体各个部分克隆出来，再通过酶切-连接的方式将各部分组合成转基因载体。通过对核心部分进行测序，来确认载体正确被构建，并且没有突变。对于 BAC 载体，使用基于 Red/ET 的重组系统构建 BAC 转基因载体，在构建的整个过程中，除对重组区域进行测序验证外，也需要对 BAC 载体进行酶切验证以确保其完整性。

载体构建完成后，通过转化大肠杆菌进行扩增，获得足量的载体后，提取 DNA 并进行纯化，去除内毒素。一般使用专门的核酸抽提试剂盒来完成纯化会获得比较好的效果，如常规转基因载体可以使用 QIAGEN Plasmid Midi Kit 或同类型试剂盒完成纯化，BAC 转基因载体需要使用 NucleoBond BAC100 或同类型试剂盒来完成纯化。

利用线性化位点线性化转基因载体，纯化回收后进行定量。BAC 载体不存在线性化位点，通常直接用于注射，完成定量即可。

将经纯化定量后的 DNA 片段溶解到注射缓冲液中，通过显微注射的方式注射到受精卵的雄原核中。将注射后的胚胎移植到假孕动物体内，经体内发育后获得后代，即首建动物。

4. 转基因动物建系

由于外源 DNA 在整合进入动物体的基因组 DNA 时，大部分情况下是以随机整合的形式完成的，因此在首建动物中，可能出现外源 DNA 部分缺失、多拷贝插入、多位点插入等多种情况，会影响到目的基因的表达，所以在获得首建动物之后，需要经历一个称为"建系"的过程，通过回交-鉴定的手段，分离出一个或多个系（line），最终才能确立为转基因品系。

建系的过程通常从对首建动物中插入基因的完整性及拷贝数的鉴定开始。一般情况，针对较小的转基因载体（<10 kb），可以针对转基因载体中相对重要的区域，如启动子、CDS 区域设计 1~2 对引物，通过 PCR 的方式进行扩增，确认这些区域的正确插入。针对较大的转基因载体，比如 BAC 转基因载体，在整合进入基因组 DNA 时，可能存在随机断裂的情况，可以增加设计引物的对数，通常间隔约 10 kb 设计一对引物，覆盖整个基因表达的区域，包括编码基因的基因组区域及可能的上游启动子区域，通过各对引物 PCR 的结果来大致确认插入的部分是否完整。

在首建动物中通过 PCR 确认转基因载体的完整性后，可以先进行一次相对定量，分析插入片段阳性的首建动物中整合的转基因载体的相对拷贝数。在获得首建动物较多的情况下，可以根据相对拷贝数选择其中的一些动物进行后续的建系工作。测定相对拷贝数通常使用实时荧光定量 PCR（qPCR）的方式进行，针对转基因载体中的特定序列设计 qPCR 的引物，并尽量避免此引物在所在动物的基因组序列中有非特异性扩增。同时可以针对基因组上任一非重复区域设计 qPCR 引物作为基因组 DNA 扩增的内参。对首建动物同时使用转基因载体特异性引物和内参引物进行 qPCR，使用内参作为基因组 DNA 上样量校正去计算相对拷贝数，区分相对的高、低拷贝首建动物。也可以使用绝对定量的方式去测定首建动物的拷贝数，此方法需要根据转基因载体的大小计算稀释到单拷贝所需的量，以小鼠为例，计算方法为：所需转基因载体(μg) ≈ 稀释用基因组 DNA 量(μg)×转基因载体长度/($2×2.6×10^9$)（小鼠基因组总长度）。通过梯度稀释的方式建立不同拷贝数的转基因载体标准曲线，再通过 qPCR 或者 Southern blot 的方式测定首建动物的拷贝数。

在确认相对的高、低拷贝首建动物后，一般需要将首建动物与建立转基因模型的背景品系进行回交，以确认转基因的可遗传性，同时排除转基因多点插入的情况。一般情况下，如果转基因载体是单点插入的，在后代 F_1 中，转基因阳性的比例会接近 50%，后代中拷贝数、插入位点是一致的。在多点插入的情况下，后代 F_1 中转基因阳性的比例会远高于 50%，此情况要特别注意，有必要在后代中再次进行拷贝数的相对定量，以保证获得的后代拷贝数是一致的。

除了转基因载体的拷贝数外，转基因载体插入的位置也会在某些情况下影响到转基因的表达，因此，即使确定了相对的拷贝数，仍然需要对各自的表达进行检测，才能最终确认转基因品系的成功建立。表达的检测可以从 RNA 及蛋白水平进行。相对来说，RNA 的检测比较直接，通过提取特定组织的 RNA，进行逆转录后进行定量 PCR 即可获得相对的表达量。蛋白水平的检测相对复杂，特别是在体内，表达量不是特别高的情况下，过表达目的蛋白的抗体有可能无法识别或者识别比较弱，得不到定量的结果。此种情况下，可以考虑在构建转基因载体时，增加抗体标签，比如 3xHis、3xHA 等，通过检测此类抗体标签来表征转基因蛋白的表达量。

在确认最终的转基因蛋白表达后，才能正式确立转基因的不同品系。转基因动物最终的表型可能由于表达量的差异而产生差别，因此在后续的工作中，建议保留不同表达量的转基因动物分别建系，在分析表型的过程中，也可以参考表达量的高低，建立表型与表达量高低的相对关系，从而更好地分析基因功能或挑选更好的动物模型。

二、ES 细胞打靶技术

1. ES 细胞打靶技术简介

ES 细胞打靶技术的核心是对胚胎干细胞的应用。胚胎干细胞（embryonic stem cell，简称 ES 细胞）是从早期胚胎或原始性腺中分离出的一类细胞，其特点是具有无限增殖、自我更新、多能性，能够在体内或体外诱导分化成几乎所有的细胞类型。因此，在体外对 ES 细胞进行编辑后，再将其放回动物胚胎中，ES 细胞就有可能分化成生殖细胞，从而将引入的基因修饰传递到后代动物中，此就是 ES 细胞打靶技术的基本原理。在实际应用中，尽管各种动物都可能分离出 ES 细胞，但目前仅有小鼠有成熟的 ES 细胞体系，已经建立了多种不同品系背景来源的 ES 细胞系，可以用于建立基因打靶小鼠。ES 细胞打靶技术的基本路线是通过插入或者删除特定的序列，改变目的基因的序列，引起目的基因表达的异常，比如不表达、表达出缺失功能区域的蛋白，表达突变蛋白、表达的 RNA 中存在移码突变从而提前终止等。ES 细胞打靶技术从目的上可以分成两大类：一类是敲除（knockout），其主要目的是破坏目的基因的表达；还有一类是敲入（knockin），其目的是改变目标基因，引入突变或者是其他蛋白水平上的修饰。从具体实现的方式上，ES 细胞打靶技术也能分为两类：一类是传统的（conventional）打靶方式，其特征是打靶后基因的序列是不变的，无法进行诱导改变；另一类是条件性（conditional）的打靶方式，其特点是利用 Cre-loxP 的系统，可以对目标基因的序列在体进行修改，从而改变目标基因的表达。下面主要以小鼠为例，介绍如何利用 ES 细胞敲除技术建立基因工程小鼠以及不同技术路线在设计上的区别（图 9-6）。

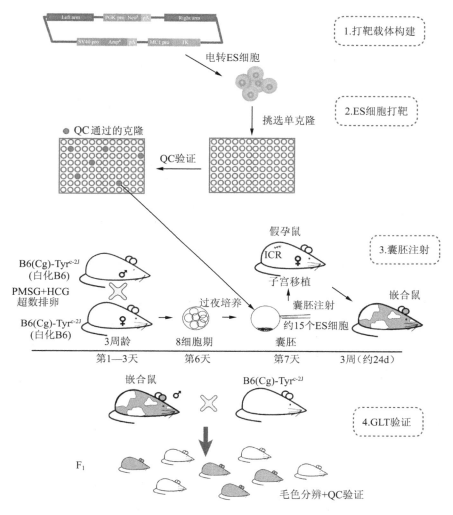

图 9-6　ES 细胞打靶技术流程图

2. 设计原则

ES 细胞敲除技术的核心在于同源重组，即针对目标基因需要修改的目的区域设计同源臂，将对目标基因进行修饰的序列定向导入对应区域，而非转基因所采用的随机插入方式。因此，ES 细胞敲除技术的靶向性更强，获得的敲除小鼠可以基本认定是一致的，可以免去复杂的建系过程，但同时带来的问题是打靶的效率较低，构建流程较为复杂，时间上较长，并且受到基因功能、胚胎干细胞干性影响，并非所有打靶的基因均能够获得后代小鼠。

设计上，ES 细胞敲除技术与转基因载体的最大区别在于，ES 细胞打靶的载体是基于目标基因的基因组 DNA 序列的，并且不要求打靶载体能够覆盖目标基因的全序列，仅部分序列即可。由于打靶载体的目的不同，可实现敲除或者是敲入，打靶载体的设计原则上也存在着差别。我们先从 ES 打靶载体的相同点开始描述打靶载体的构建。

（1）打靶载体骨架：ES 细胞打靶载体本质上仍然是质粒，只是载体大小相较于一般的质粒要大，一般会在 10~20 kb，作为载体骨架的质粒要能够承载这样大小的 DNA 片段。打靶载体同源重组一般采用线性的形式，因此打靶载体的骨架上需要预留有线性化的位点；此外 ES 细胞打靶过程中需要使用抗生素进行筛选，通常情况下为 G418（Neomycin），因此载体骨架一般情况下会推荐使用 Amp^R（Ampicillin），以避免在构建过程中产生麻烦。此外，为了尽量排除打靶载体在胚胎干细胞中随机插入，打靶载体骨架中还应包含单纯疱疹病毒胸苷激酶基因（HSV-TK），其功能是将无毒的丙氧鸟苷（ganciclovir，GCV）转变成毒性核苷酸。在打靶载体中，HVS-TK 标记位于同源臂外侧，Neo^R 标记位于同源臂内侧，在正确发生同源重组的克隆中，HSV-TK 不会整合进入基因组中，因而对 GCV 不敏感，Neo^R 会随打靶载体进入基因组，提供 G418 抗性。因此联用 GCV 和 G418 筛选能提高细胞克隆的筛选效率。

（2）同源臂：同源臂是打靶序列导入目标基因的媒介，是重要的组成元件。同源臂的长度在一定程度上能够影响到打靶的效率，同源臂越长打靶效率相对越高。但是随着同源臂长度的不断增加，打靶载体的大小不断增长，这会在构建过程中带来麻烦。一般情况下，同源臂长度设置在 5 kb 左右比较合适。

（3）长片段 PCR 引物（long range PCR primers）：主要用于筛选确认打靶载体是否正确地发生同源重组，而非随机插入。长片段 PCR 引物需要成对设计，一般内侧引物设计在插入序列部分，外侧引物设计在同源臂的外侧，仅当打靶载体是同源重组方式整合进入染色体时才能有扩增的条带。

（4）Southern 位点：一般会将 Southern 位点设计在构建打靶载体位点时插入的区域，可以是本身元件带有的酶切位点，也可能是刻意加入的。加入 Southern 位点的目的是在打靶载体与基因组序列进行正确重组后，能够改变该位点对应的酶切产物的大小，从而可以通过 Southern 印迹杂交（Southern blot）的方式进行检测。一般情况下，会优先选择在基因组中出现频率适中、切割效率较高、不易受甲基化影响的内切酶，如 EcoR I、Xho I、BamH I 等，作为 Southern 位点对应的内切酶。目标区域的酶切产物大小尽量能控制在正常凝胶电泳的最佳分辨范围内，通常<15 kb，并且在 Southern 位点加入后，能够经电泳产生足够的区分度，尽可能地分离野生型和正确打靶后的电泳条带。Southern 探针设计在有酶切条带大小改变的区域内，并且尽量避开基因组中的一些短重复序列，以避免在 Southern blot 实验中引入过高的背景，影响目标条带的检测。

3. 基因敲除的类型

设计上，敲除和敲入的实现存在着差异：

（1）敲除：主要通过元件的插入或对基因原有序列的替换，造成目标基因转录、翻译过程的破坏，无法正常地表达目标基因，达到敲除的目的。在传统和条件性敲除中，其设计策略也是不一样的。

（2）传统敲除方式：设计的重点是目标基因的外显子，通过破坏一个或多个外显子，来造成基因表达的缺失。因此，这种敲除方式设计时首先需要对目标基因的结构进行分析，其转录起始位点在哪里，有几种转录形式，各种转录形式的起始位点是否一致，最主要的转录形式是哪一种，有没有共有的外显子，外显子是否是 3 的整数倍，其蛋白功能的主要区域在哪里，等等。最终目的是能够找到一个或连续的几个外显子区域，在破坏这个区域后，能够造成该基因所有或主要的转录形式的 mRNA 序列产生改变，在翻译成蛋白时能够形成移码突变，提前终止蛋白翻译。在确定需要敲除的区域后，可以将此区域外侧的一段序列定义为左右同源臂，中间连接上 PGK-Neo 元件，在进行打靶时，PGK-Neo 元件将替换原先的目标区域，破坏目标基因的表达。

典型的传统敲除（conventional knockout）打靶载体见图 9-7。

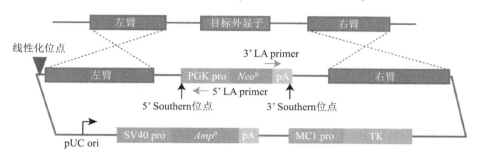

图 9-7　传统敲除打靶载体示意图

（3）条件性敲除方式：与传统敲除方式的最大区别在于条件性敲除并非是在打靶时完成敲除，而是在特定情况下诱导敲除的。条件性敲除主要是基于 Cre-loxP 系统的应用。

Cre-loxP 系统（图 9-8）：一种能够针对特异性位点的基因重组技术，在真核和原核系统中均能适用。Cre-loxP 系统是在噬菌体 P1 中发现的，其中 Cre（causes recombination）蛋白是一种重组酶，其识别位点称为 loxP（locus of x-over P1），是一个 34 bp 的序列，由两个 13 bp 的反向回文序列和 8 bp 的中间间隔序列构成，其中中间间隔序列的方向决定了 loxP 的方向。

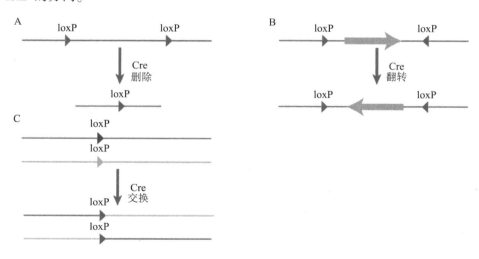

图 9-8　Cre-loxP 系统示意图

常见序列为 ATAACTTCGTATA–ATGTATGC–TATACGAAGTTAT。

当序列中存在两个 loxP 位点时，Cre 重组酶的存在能够诱导两个 loxP 位点间的序列发生重组。其重组方式由两个 loxP 位点的相对位置和方向决定，主要分为以下 3 种方式：

① 当两个 loxP 位点位于一条 DNA 上，并且方向相同时，Cre 能诱导 loxP 间序列的删除，最终仅保留下一个 loxP 位点。

② 当两个 loxP 位点位于一条 DNA 上，但方向相反时，Cre 能诱导 loxP 间序列发生翻转。

③ 当两个 loxP 位点位于两条不同的 DNA 链上时，Cre 能够诱导两条 DNA 链的交换。

Flp-FRT 系统：与 Cre-loxP 系统类似的，还有 Flp-FRT 系统，它也是由一个重组酶 Flp 与一个特殊序列 FRT（Flp recognition target）组成的。FRT 的结构与 loxP 非常类似，也是由两个 13 bp 的反向重复序列和一个长度为 8 bp 的核心序列组成的，核心序列的方向决定了 FRT 的方向。发生重组的方式也与 Cre-loxP 系统类似，FRT 序列存在的位置和方向决定了 DNA 序列产生删除、翻转或是交换。

常见序列为 GAAGTTCCTATTC-TCTAGAAA-GTATAGGAACTTC。

条件性敲除主要是利用 Cre-loxP 系统实现的，在设计时，与传统敲除方式的区别在于，条件性敲除不是去破坏选定的目标外显子，而是在选定的目标外显子两侧的内含子内插入成对的 loxP 序列，并且两个 loxP 位点方向相同，从而使其在 Cre 存在情况下，能够通过 loxP 位点间的重组删除目标外显子，从而达到敲除的目的。

典型的条件性敲除（conditional knockout）打靶载体见图 9-9。

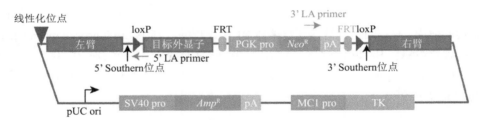

图 9-9　条件性敲除打靶载体示意图

除常见的 loxP 序列外，还存在一些 loxP 的变体，例如 lox2272（ATAACTTCGTAT A-AaGTATcC-TATACGAAGTTAT）、lox5171（ATAACTTCGTATA-ATGTATaC-TATACGAAGT-TAT）等，这些 loxP 位点也能够被 Cre 重组酶识别，但只有两个序列相同的 loxP 位点间才能产生重组。正因有这样不同的变体，才能够实现更为复杂的应用，如图 9-10 所示。

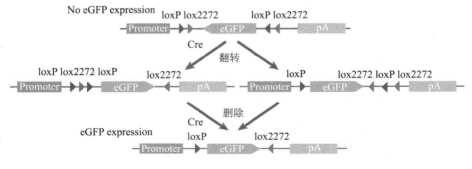

图 9-10　loxP 变体组合应用示例

原始载体中 eGFP 的序列是倒置的，两侧存在成对且反向的 loxP 和 lox2272 序列。在这种情况下，eGFP 由于方向问题，不能被正常转录，是不能表达的。在 Cre 诱导下，可以通过 loxP 或是 lox2272 介导 eGFP 序列发生翻转，将 eGFP 序列变换成正向。这种中间状态是不稳定的，可能再次发生翻转恢复原先的形式。此时由于序列翻转，loxP 位置会转变成同向，在 Cre 存在下会发生删除，删除后剩余的 loxP、lox2272 无法配对，从而形成稳定的形式。

与此种实现方式近似的还有 loxP-Stop-loxP 元件（图 9-11），Stop 序列的核心序列由 SV40 polyA 的 3~4 个重复序列组成，将其放置于目的基因上游时，转录在 Stop 处终止，可以实现基因表达的沉默。在 loxP-Stop-loxP 结合使用时，在 Cre 存在的情况下，loxP 位点间能够进行重组，删除 Stop 的部分，从而将基因的转录释放出来。

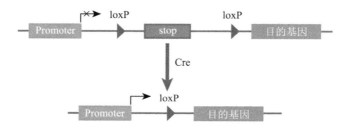

图 9-11　loxP-Stop-loxP 工作示意图

在载体设计的过程中，可以灵活地应用上述几种工具，在载体上实现不同的调控表达的目的。其中一个非常好的应用实例是在国际敲除小鼠联盟（International Knockout Mice Consortium，IKMC）建立敲除小鼠 ES 细胞库中使用的打靶策略，称为 knockout first，就是将 Cre-loxP 和 Flp-FRT 系统进行结合使用，能够更灵活地调控目标基因的表达，并实现敲除/示踪的目的（图 9-12）。

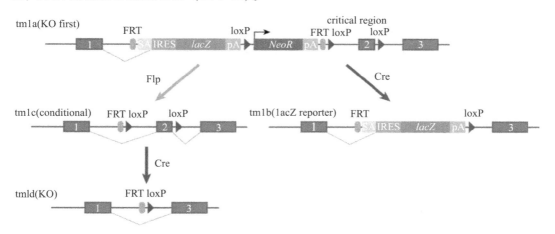

图 9-12　knockout first 示意图

knockout first 的最初形式 tm1a 是在目标区域（critical region）的两侧放置方向相同的 loxP 位点，同时在靶片段 5′端内含子中放置一个两侧带有 FRT 位点的 SA-IRES-*lacZ*

片段，含有剪接受体（splice acceptor，SA），核糖体结合位点 IRES，报告基因 *lacZ* 和抗性筛选标记 *Neo*^R。其基因转录会在 SA 的作用下改变，转录出 *lacZ* 的部分，并在 polyA 处终止。因此，其最初是不表达的状态，并且可以利用靶基因的启动子表达报告基因（*lacZ*），通过检测报告基因的表达（*lacZ* 染色）即可了解靶基因的表达情况。tm1a 形式的小鼠在与表达 Flp 的工具鼠交配后，可以通过 Flp-FRT 系统产生重组，删除原先包含的 SA-IRES-*lacZ* 片段，转变成 tm1c（conditional，flox）的形式，还原目标基因的表达，成为条件性敲除的小鼠，后续可以与不同组织特异性的 Cre 小鼠交配后获得组织特异性基因敲除的小鼠用于更精细的研究。tm1c 小鼠也可以再与全身性敲除小鼠交配，将目标区域删除，转变为 tm1d（KO）的形式，进一步降低 tm1a 形式下，基因表达终止可能不彻底，有部分泄漏的可能性。tm1a 小鼠也可以直接与全身性敲除小鼠交配，删除目标区域与抗性筛选标记 *Neo*^R 区域，转变成 tm1b 形式，达到基因敲除的目的同时仍能对目标基因的表达进行示踪。

4. 构建过程

基因敲除载体相对较大，并且构成载体的主要部分包含两侧的同源臂，因此构建的第一步就需要获取打靶区域的原始基因组序列。最原始的方式是直接从小鼠的基因组中通过 PCR 扩增的方式获得，但这种方式较难实现，并且在进行序列拼接时也会引发很多的困难，例如找不到合适的酶切位点、连接效率过低等。较优的选择是从包含所需全部 DNA 序列的 BAC 载体开始打靶载体的构建工作。首先我们需要根据设计的两侧同源臂的范围，先克隆两端同源臂最外侧的一段序列，一般控制在 500 bp 左右，再按左臂-线性化位点-右臂的顺序连接到打靶载体骨架中去，形成套取载体。

将套取载体通过线性化位点进行线性化并纯化后，通过电转方式将线性化后的载体转入已经诱导出 RecBCD 重组系统的 BAC 中，通过抗性筛选出正确的重组载体，将所需目标片段重组进入打靶载体骨架的克隆，经过酶切验证后作为构建打靶载体的基础。

对于常规的基因敲除，仅需一步重组即能构成最终的载体。只须额外再构建一个 mini 打靶载体，包含重组区域两侧同源臂，替换的片段，一般选择 PGK-Neo 原件。通过双酶切将 mini 打靶载体中左臂-Neo-右臂的区域切下并纯化，再与套取下的打靶载体进行重组，将目标外显子替换为 PGK-Neo 即能完成打靶载体的构建。

对于条件性敲除，后续的构建过程相对复杂一些，需要分步将两个 loxP 位点通过重组导入到设计的位置。方式也是通过构建 mini 打靶载体，第一处 loxP 通过左臂-loxP-Neo-loxP-右臂，第二处 loxP 通过左臂-FRT-Neo-FRT-loxP-右臂的 mini 载体重组后完成。每步重组均需要携带 Neo 以筛选正确重组的克隆，第一处 loxP 带入的 Neo 可以通过在大肠杆菌中诱导 Cre 重组的方式进行删除，仅保留一个 loxP。第二处 loxP 引入的 Neo 可以在后续 ES 细胞打靶中作为抗性筛选标记进行使用，在获得敲除小鼠后再在体内通过 Flp-FRT 重组方式删除。

在每一步的载体构建过程中，均需要通过酶切、PCR 测序的方式对载体中的关键区域进行确认，以保证打靶载体的正确性。在获得打靶载体后，需要经历 DNA 纯化（去除内毒素）、线性化，以及电转线性 DNA 进入 ES 细胞，然后通过抗性筛选挑选出单克隆，在 96 孔板扩增后对打靶后的克隆进行筛选。

筛选的过程一般称为 ES 细胞质控（ES Cell Quality Control），主要通过 short PCR、long range PCR 和 Southern blot 的方式进行，确保打靶载体中的关键性区域存在，并且载体是以同源重组而非随机插入的方式整合进入正确的位点。以 knockout first 载体（图 9-13）为例，需要检测如下的位点：

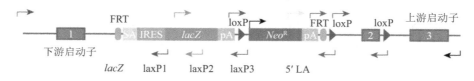

图 9-13　ES 细胞质控位点示意图

除了检测打靶的正确性外，ES 细胞的状态也是需要关注的点。其中，染色体的拷贝数异常在很大程度上会影响最终获得敲除小鼠的效率，是需要在注射前进行验证的，通常会选择 Chr1、Chr8、Chr11、ChrY 进行拷贝数的验证。

经过质控的 ES 细胞克隆才能用于后续的显微注射，注射阶段一般选择囊胚期。ES 细胞克隆经过扩增，消化后分散成单个细胞，优先选择其中体型较小、表面平滑的细胞用于注射，每个囊胚注入 10~15 个 ES 细胞。注射完成后，将注射后的胚胎移植到假孕母鼠的子宫内，在体内发育后获得首建鼠（Founder）。在此过程中，对于胚胎的供体品系需要根据 ES 细胞的来源进行选择，优先选择与 ES 细胞来源的背景品系毛色不同的品系作为供体品系，从而在首建鼠中，可以通过观察不同毛色的比例来大致地判断嵌合率的高低。例如较为常用的 E14 细胞（129 来源），其后代毛色为灰色，可以使用 C57BL/6J 作为胚胎的供体，在后代中，灰色部分为 E14 来源；又如 JM8 细胞（C57BL/6N 来源），其后代毛色为黑色，一般会使用 C57BL/6J-Tyr^{c-2J}（白化鼠）来作为胚胎的供体，在后代中，黑色部分为 JM8 来源。

获得嵌合鼠不代表一定能够获得基因打靶的小鼠，中间还需要经历一个生殖传递的过程（germline transmission，GLT）。这是由于 ES 细胞在进入囊胚后能够诱导分化成各种类型的细胞，但是只有诱导分化成生殖细胞的 ES 细胞，才能正常地传递下去。一般优先选择嵌合率较高的首建鼠个体，与 ES 细胞自身背景或是后续希望开展实验的背景品系进行交配，在获得的后代中通过 PCR 方式筛选遗传到正确打靶序列的小鼠。在验证 GLT 的过程中，毛色也可以作为辅助判断的标准，结合 ES 细胞、胚胎供体和回交品系背景，可以初步判定某种毛色后代的出现一定是 ES 细胞来源的。

5. 建系

不同于转基因技术，ES 细胞打靶技术中产生的小鼠，从本源上说来自于同一个 ES 细胞，因而并不存在建系的过程，获得的后代个体可以认为是遗传上一致的。但不排除在某些应用情况下，ES 细胞背景与回交品系背景不一致，例如在技术发展的早期，由于 129 来源的 ES 细胞效率较高，被比较多地应用，但在后续实验中，很多情况下仍然会回交到 C57BL/6J 的背景上进行相关的实验，后代个体的差异其实来自遗传背景上的差别，而非不同的品系，通常情况下会通过不断回交纯化品系背景，以获得相同遗传背景。

三、CRISPR/Cas9

1. CRISPR/Cas9 技术简介

（1）CRISPR 的发现。

CRISPR（clustered regularly interspaced short palindromic repeats）全称是指"成簇的、具有规律间隔的短回文重复序列"。早期的研究表明，微生物依靠不同的防御机制来抵御病毒的入侵，在许多细菌和古细菌中，存在 CRISPR 这样独特的遗传位点，这样的 CRISPR 序列的形成是在一种获得性免疫机制作用下的结果。当外源性的病毒对细菌进行攻击时，病毒的外源性 DNA 片段，也就是间隔序列（spacer）被引入到细菌的 CRISPR 重复序列中形成记忆片段储存到细菌的基因组中。当病毒再次入侵细菌时，细菌的 CRISPR 间隔序列转录出的 crRNA 就会识别出病毒的 DNA 并通过产生 RNAi 的方式将其降解，从而达到抵御病毒侵袭的目的。

在细菌中，CRISPR/Cas 系统是由 crRNA 和 Cas 共同构成的（图 9-14）。间隔序列的编码来自病毒的核酸序列，该序列被储存到细菌的基因组内，当病毒再次侵袭，Cas 与 crRNA 结合就可以识别并且切割特定的序列，阻断病毒复制。crRNA 与 tracrRNA（trans-activating CRISPR RNA）互补配对结合，tracrRNA 也可以与 Cas 识别并结合，三者形成复合物与再次入侵的外来目的 DNA 结合造成双链断裂，从而形成了免疫防护，整个过程类似于人类打疫苗的原理（图 9-15）。

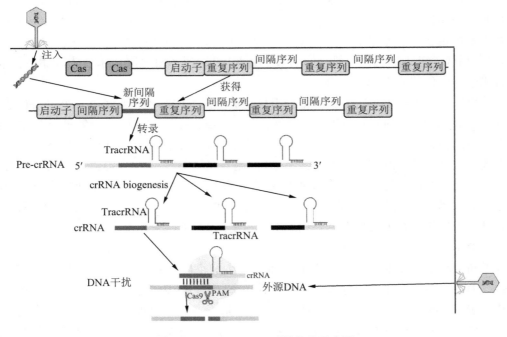

图 9-14　CRISPR/Cas 系统结构示意图

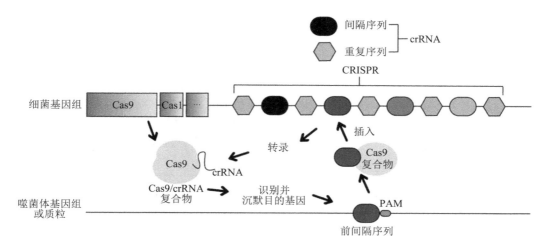

图 9-15　CRISPR/Cas 系统形成示意图

（2）DNA 损伤和修复。

DNA 双链断裂（double-strand break，DSB）是一种严重的 DNA 损伤，在 Cas9 介导下 DNA 会发生 DSB。通常情况下，脊椎动物可以通过以下修复途径来修复这样的 DNA 断裂末端，从而确保遗传的稳定性，避免死亡等严重后果。

三种修复 DSB 的机制：

① 非同源末端连接（non-homologous end-joining，NHEJ）。

NHEJ 是真核生物细胞在不依赖 DNA 同源性的情况下，为了避免 DNA 断裂造成严重后果，强行将断裂的 DNA 末端连接在一起的 DNA 双链断裂修复机制。NHEJ 通常利用短同源 DNA 序列来介导修复，这些短同源 DNA 连接在断裂 DNA 的一条链上，通常情况下，断裂末端产生 1~5 bp 的同源碱基延伸，通过在互补链之间使用碱基配对而重新连接。末端的连接产物可能有核苷酸的插入或者缺失。

② 微同源介导的末端连接（microhomology-mediated end-joining，MMEJ）。

MMEJ 是一种利用 5~25 bp 的微同源序列来介导易错配的末端连接的 DNA 双链断裂修复机制。在细胞周期中，MMEJ 修复在 G_1/早 S 期活跃，而同源重组则在晚 S/G_2 期活跃。

③ 同源重组定向修复（homologous-directed recombination，HDR）。

同源重组是指发生在非姐妹染色单体之间或同一染色体上含有同源序列的 DNA 分子之间或分子之内的重新组合。HDR 介导的修复是 knockin 的重要修复机制。在 Cas9 的作用下，DNA 发生 DSB，如果同时人为地添加修饰后的供体（dsDNA 或 ssDNA），当 HDR 启动时，即可有一定的概率进行定向修复，从而达到 knockin 的目的。

（3）Cas9。

基于 CRISPR/Cas 系统及 DNA 修复的原理，Cas9 成为近年来的闪亮新星，由于速度快，效率高，应用范围广，这项技术也飞速发展成为目前应用最为普遍的基因编辑工具之一。下面我们对这项技术中所用到的主要成分做简要介绍。

Cas9 是一种核酸内切酶，由 1 409 个氨基酸组成，含有两个核酸内切酶结构域：

HNH 核酸内切酶结构域，切割与 crRNA 互补的链；RuvC–like 核酸内切酶结构域（图 9-16）。

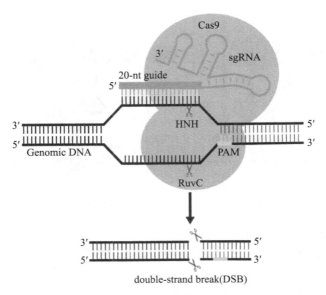

图 9-16　Cas9 的结构示意图

（资料来源：*CRISPR-Cas9 Structures and Mechanisms*。）

① 特异性。

特异性识别 PAM 位点，在 PAM 位点附近进行切割。一般来说，不同的 Cas 核酸内切酶会识别不同的 PAM 序列。例如，常规使用的来源于化脓性链球菌（*Streptococcus pyogenes*）的 Cas9（SpCas9）会识别 3′端的 NGG 序列。

② 核定位信号（NLS）。

Cas9 蛋白两端加入核定位信号，可使蛋白进入细胞核内进行基因编辑。

③ A 尾信号。

Cas9 发挥作用的并非 mRNA 而是蛋白，加 A 尾信号有助于提高 RNA 的稳定性。

④ 密码子优化。

由于不同物种对相同氨基酸所使用的密码子具有偏好性，这种偏好性是普遍存在的。因此，在不同物种里，为了提高 Cas9 的表达效率，一般会对其 CDS 区域做密码子优化处理，以提高 Cas9 的表达量。

⑤ Cas9 突变体。

为了调整其编辑性能，包括编辑窗口和脱靶效应等，研究人员对 Cas9 进行了不同类型的改造，获得了不同的 Cas9 突变体。有些突变体如 SpCas9–EQR 会识别不同的 PAM 序列，而 SpCas9–HF1（携带 N497A、R661A、Q695A 和 Q926A 四个位点突变）的脱靶编辑会比野生型 SpCas9 低很多。此外，因为 Cas9 中含有两个核酸内切酶结构域，如果将其中一个结构域突变（如 Cas9-D10A），就会使得 Cas9 失去双链切割活性，成为只能切开单链的切口酶（nickase），即 nCas9，这在很多基因编辑场景中也有广泛应用。

如果两个结构域都发生突变（D10A、H840A），Cas9 就会彻底失去内切酶活性，称为 dead Cas9（dCas9）。虽然失去酶切活性，dCas9 还是能够在 gRNA 的引导下与特定的 DNA 序列结合，研究人员也基于 dCas9 开发了很多方面的应用。

（4）gRNA 与 sgRNA。

gRNA（guide RNA）是 CRISPR/Cas9 系统中重要的组成部分，由两部分组成，分别为 tracrRNA 和 crRNA。crRNA 可以与目的 DNA 互补从而引导 Cas9 的定位，它其中一段序列与 tracrRNA 是互补的，二者可以结合。而 tracrRNA 会形成一个发卡结构与 Cas9 蛋白结合。

利用 tracrRNA 与 crRNA 的特征，研究人员将二者融合成为 sgRNA（single guide RNA），从这个结构可以看出，在设计 sgRNA 时只需要确定与目的基因同源的 PAM 位点前的 20 bp 序列即可，从整个基因组来看，PAM 位点分布十分广泛，因此 CRIPR/Cas9 系统的使用条件就比较宽泛，应用范围也比较广。CRISPR 系统的靶向特异性需要两点：一是 RNA 与目的 DNA 特异性结合；二是 Cas9 蛋白所识别的 DNA 区域，一般为 NGG，这个 DNA 区域就是 PAM（protospacer adjacent motif），Cas9 发挥核酸酶的切割作用就发生在 PAM 结构域的附近（图 9-17）。

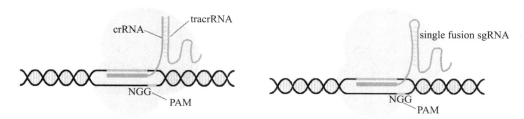

图 9-17 gRNA（左）与 sgRNA（右）

需要注意的是，尽管 DNA 的断裂发生在 PAM 位点的附近，但是 gRNA 上是没有 PAM 位点的，它可以与正义链或者反义链相同，为 5'-NGG-3'（PAM）往前的 20 bp 即可。sgRNA 的序列组成如图 9-18 所示。

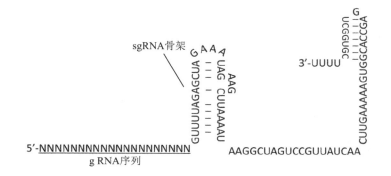

图 9-18 sgRNA 的序列组成

（10）供体。

利用 CRISPR/Cas9 技术还可以实现基因敲入的目的，这是指在 Cas9 和 sgRNA 的基础上增加了供体 DNA 组分，供体可以是 dsDNA 或者 ssDNA，是具有与目标 DNA 序列同源区域的 DNA 片段，利用同源重组的原理，在供体 DNA 的参与下修复发生 DSB 的基因片段，从而达到用供体 DNA 替换原始 DNA 片段的目的。

2. 设计原则

利用 CRISPR/Cas9 系统可以实现基因的敲除、敲入及条件性敲除。

（1）基因敲除。

利用 CRISPR/Cas9 系统可以达到基因敲除的目的，其分为以下三步。

① sgRNA 引导 Cas9 识别目的基因。

sgRNA 的 guide 区域是根据目的基因的序列设计的，与目的基因同源，而 sgRNA 的骨架区域可以与 Cas9 蛋白相结合，可以引导 Cas9 至目的基因。

② Cas9 切割目的基因形成 DSB。

Cas9 是一种核酸内切酶，在 sgRNA 的引导下，Cas9、sgRNA 与目的基因结合形成复合物，Cas9 识别 PAM 位点，对目的基因切割从而形成 DSB。

③ DNA 修复。

DSB 的形成可以说诱导了 DNA 的修复，而 DNA 的修复过程中，会形成 DNA 的片段缺失或者碱基的插入，造成移码突变，而达到基因敲除的目的。

（2）基因敲入。

如果在引入 Cas9 和 sgRNA 的同时，引入了一段供体 DNA，供体 DNA 与目的 DNA 同源，同时这段 DNA 又做了相应的突变或者插入，在 DNA 修复过程中利用同源重组修复的原理，供体会在 DSB 附近发生同源重组，替换目的 DNA，从而达到基因敲入的目的（图 9-19）。

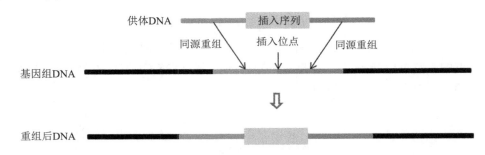

图 9-19 基因敲入的原理示意图

（3）条件性敲除。

既然这个方法可以在目的 DNA 插入 DNA 片段，即基因敲入，那么如果将供体 DNA 做成条件性敲除的工具 DNA 位点，就可以实现条件性敲除。如图 9-20 所示，通过基因敲入的方式将 loxP 位点引入基因组中，然后利用 Cre 重组酶控制 loxP 之间的序列删除，从而实现条件性敲除的目的。

（4）设计流程。

CRISPR/Cas9 的打靶方案设计，实际上就是 sgRNA 识别位点的设计，即寻找目的 DNA 上的间隔序列，在设计时遵循以下原则。

① 寻找 PAM。

gRNA 在目的 DNA 上的识别位点必须在 PAM 位点前，如果没有 PAM 则不能发生 DNA 的切割。

② sgRNA 序列。

gRNA：20 nt，通过与目的基因 DNA 序列互补，特异性识别目的基因。

sgRNA 骨架：82 nt（83 nt，末端多 1 个 U），用于稳定 sgRNA、Cas9 和基因组 DNA 复合物，引导 Cas9 与目的 DNA 结合，保证 sgRNA 识别目的基因。

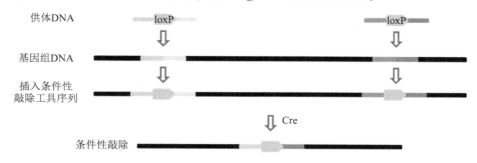

图 9-20　条件性敲除的原理示意图

③ sgRNA 的数量。

对于基因敲除，一般设计 1~2 条 sgRNA；长片段敲除，一般设计 2 条 sgRNA；而点突变设计 1~2 条 sgRNA。但是为了提高工作效率，可根据需求同时使用多个 sgRNA。

④ 目的基因的分析。

a. 编码蛋白质的基因。

关键功能结构域：编码蛋白质的基因由外显子和内含子间隔组成，由于外显子负责蛋白质的编码，蛋白质的关键结构域的破坏对基因的沉默非常关键，因此设计 gRNA 时，应针对外显子设计，并且寻找关键功能结构域。

起始密码子：基因序列上只有一个对应起始密码子的序列时，将突变位置设计在第一个甲硫氨酸之后 10 个氨基酸左右对应的外显子区域；具有多个对应起始密码子的序列时，设计在关键保守功能结构域对应的外显子区域；对于无保守功能结构域的基因，设计在大约 1/3 全长附近对应的外显子区域。

外显子敲除：一般选择靠前的外显子（位于对应起始密码子的序列之后），分析外显子的大小（不能过长，一般 200 bp 以内）和碱基数目（非 3 的整数倍），通过设计两条 gRNA（位于外显子的两侧），可以获得长片段缺失敲除整个外显子区域。

不同转录本同时敲除：一个基因一般存在不止一个转录本，我们通常会选择靠近 5′ 端的共用区域来设计 sgRNA，这样就能针对所有转录本进行敲除。

基因敲入时供体 DNA 突变设计：供体 DNA 双侧同源臂可根据需要确定长度，可为单链或者双链 DNA，通常双链供体较长。为了防止供体 DNA 被切割，一般会对供体 DNA 的 PAM 附近碱基做同义突变。

b. 非编码 RNA。

microRNA：一般在成熟的 microRNA 的两侧，设计两个 sgRNA，可删除整个成熟

microRNA 对应的基因序列。

lncRNA：设计在保守的序列对应的基因组 DNA 序列上。

3．构建过程

（1）gRNA 的设计。

遵循 gRNA 设计原则设计 sgRNA，实际就是寻找 CRISPR 序列（图 9-21）。在基因组目的基因序列中找到 CRISPR 序列，正义链和反义链都可以设计 CRISPR。此项工作的在线设计已经非常成熟，可以线上根据基因序列预测脱靶位点从而进行打分，挑选出较高分的靶点，在理论上降低脱靶效应（图 9-22、图 9-23）。

5'-NNNNNNNNNNNNNNNNNNNN(NGG)-3'
CRISPR 序列

3'-(CCN)NNNNNNNNNNNNNNNNNNNN-5'
CRISPR 序列

图 9-21　CRISPR 序列示意图

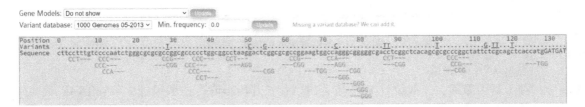

图 9-22　目标序列可供选择的 PAM 位点示例

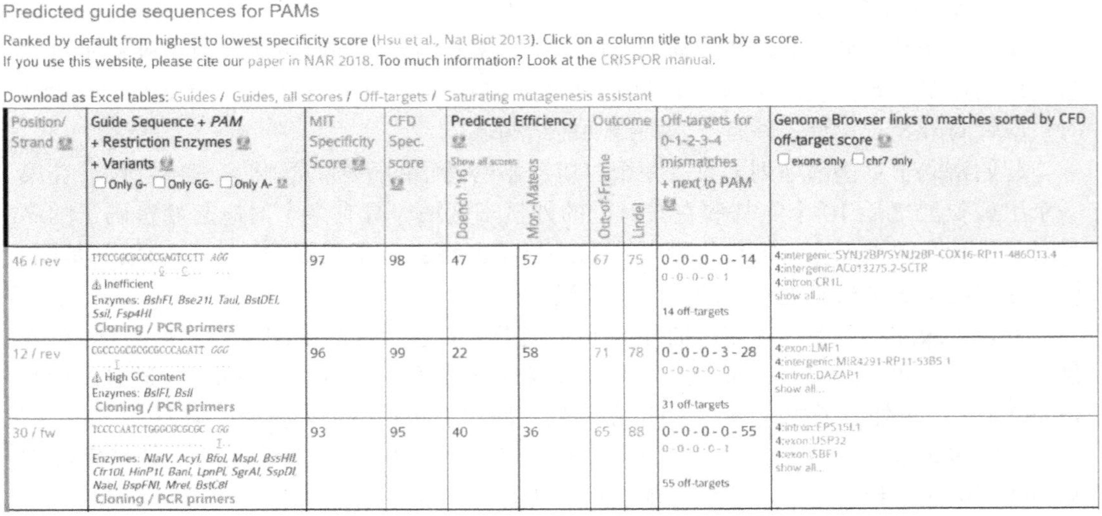

Predicted guide sequences for PAMs

Ranked by default from highest to lowest specificity score (Hsu et al., Nat Biot 2013). Click on a column title to rank by a score.
If you use this website, please cite our paper in NAR 2018. Too much information? Look at the CRISPOR manual.

Download as Excel tables: Guides / Guides, all scores / Off-targets / Saturating mutagenesis assistant

Position/ Strand	Guide Sequence + PAM + Restriction Enzymes + Variants ☐ Only G- ☐ Only GG- ☐ Only A-	MIT Specificity Score	CFD Spec. score	Predicted Efficiency		Outcome		Off-targets for 0-1-2-3-4 mismatches + next to PAM	Genome Browser links to matches sorted by CFD off-target score ☐ exons only ☐ chr7 only
				Doench '16	Mor.-Mateos	Out-of-Frame	Lindel		
46 / rev	TTCCGGCGGCGCGAGTCCTT *AGG* ⚠ Inefficient Enzymes: BshFI, Bse21I, TauI, BstDEI, SsiI, Fsp4HI Cloning / PCR primers	97	98	47	57	67	75	0 - 0 - 0 - 0 - 14 0 - 0 - 0 - 0 - 1 14 off-targets	4:intergenic:SYNJ2BP/SYNJ2BP-COX16-RP11-486O13.4 4:intergenic: AC013275.2-SCTR 4:intron:CR1L show all...
12 / rev	CGCCGGCGCGCGCCCAGATT *GGG* ⚠ High GC content Enzymes: BslFI, BsII Cloning / PCR primers	96	99	22	58	71	78	0 - 0 - 0 - 3 - 28 31 off-targets	4:exon:LMF1 4:intergenic:MIR4291-RP11-53B5.1 4:intron:DAZAP1 show all...
30 / fw	TCCCCAATCTGGGCGCGCGC *CGG* Enzymes: NlaIV, AcyI, BfoI, MspI, BssHII, Cfr10I, HinP1I, BanI, LpnPI, SgrAI, SspDI, NaeI, BspFNI, MreI, BstC8I Cloning / PCR primers	93	95	40	36	65	88	0 - 0 - 0 - 0 - 55 0 - 0 - 0 - 0 - 1 55 off-targets	4:intron:FP515L1 4:exon:USP32 4:exon:SBF1 show all...

图 9-23　线上 Guide 位点分析示例

（2）制备 sgRNA。

① sgRNA 的 DNA 模板制备。

sgRNA 是 CRISPR/Cas9 系统中的重要组分，它是通过 sgRNA 的 DNA 模板经过体外转录而获得。因此，在体外转录之前，必须先获得 sgRNA 的 DNA 模板，获得 sgRNA 的 DNA 模板的方式一般有两种。

a. 直接 PCR 法。

sgRNA 骨架序列已有成熟的商业化载体，因此 sgRNA 的 DNA 模板可通过 PCR 的方式用高保真酶进行扩增。此方法中，启动子和 CRISPR 序列通过上游引物引入。上游引物为 60 nt 左右，由三部分组成，T7 启动子+CRISPR 序列（不含 PAM 位点）+sgRNA 骨架模板。引物序列为：

```
5'-TAATACGACTCACTATAGGNNNNNNNNNNNNNNNNNNNNGTTTTAGAGCTAGAAATAGC-3'
        T7启动子              CRISPR 序列                    sgRNA骨架模板
```

下游为通用引物，结合 3′端骨架序列。引物序列为：5′-AAAAGCACCGACTCGGTGCC-3′。

具体的 DNA 模板和扩增后产物如图 9-24、图 9-25 所示。

```
                        上游引物结合位点
        5'-GTTTTAGAGCTAGAAATAGCAAGTTAAAATAAGGCTAGTC
        CGTTATCAACTTGAAAAAGTGGCACCGAGTCGGTGCTTTT-3'
                                    下游引物结合位点
```

图 9-24 sgRNA 的 DNA 模板

```
        T7启动子                  CRISPR 序列                  上游引物结合位点
5'-TAATACGACTCACTATAGGNNNNNNNNNNNNNNNNNNNNGTTTTAGAGCTAGAAATAGCAAGTT
        AAAATAAGGCTAGTCCGTTATCAACTTGAAAAAGTGGCACCGAGTCGGTGCTTTT-3'
                                                下游引物结合位点
```

图 9-25 PCR 扩增产物序列

b. 质粒重组法。

PCR 的方式在一般情况下都能够有效扩增出目的条带，但也有例外，因此质粒重组法也可以作为一种选择，方法如下。

设计好 CRISPR 序列后，通过引物合成的方式合成 CRISPR 的正义链和反义链（注意不合成 PAM 位点）（图 9-26）。

```
        5'-NNNNNNNNNNNNNNNNNNNN(NGG)-3'
              CRISPR 序列


        3'-(CCN)NNNNNNNNNNNNNNNNNNNN-5'
              CRISPR 序列
```

图 9-26 CRISPR 的正义链和反义链

将正、反向引物进行退火、连接、转化，然后鉴定转化子，获得携带 CRISPR 序列的载体，再通过 PCR 的方式将 sgRNA 的模板 DNA 扩增出来。

② sgRNA 的体外转录。

sgRNA 体外转录 DNA 模板为 T7 启动子+CRISPR 序列+sgRNA 骨架模板 = 120 nt，在

上文已做详细介绍。sgRNA 的体外转录可从商业公司购买体外转录试剂盒，参照说明书步骤进行试验；在这里不做赘述，只提以下注意事项：全程须注意无 RNA 酶操作，避免 RNA 酶污染；合成好的 sgRNA 测好浓度后及时按量分装并冻存于-80 ℃，应尽量避免反复冻融；转录后的 sgRNA 纯化后方可使用，可购买试剂盒或者用酚氯仿抽提的方法进行纯化；由于在细胞中发挥作用的是 RNA 而非蛋白质，因此体外转录的 sgRNA 无需加帽和加尾等操作（图 9-27）。

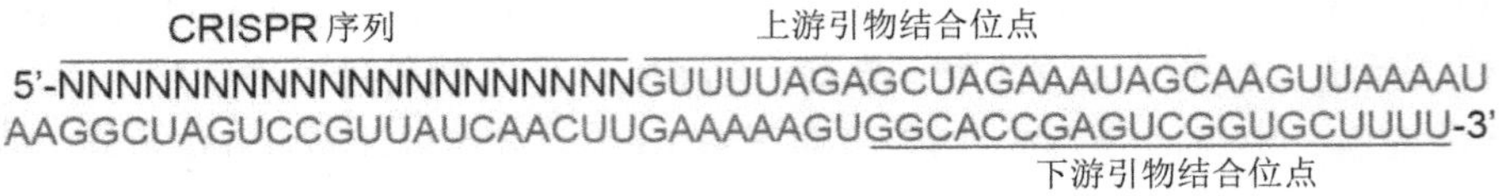

CRISPR 序列　　　　　　　　　　上游引物结合位点

5'-NNNNNNNNNNNNNNNNNNNNNGUUUUAGAGCUAGAAAUAGCAAGUUAAAAU
AAGGCUAGUCCGUUAUCAACUUGAAAAAGUGGCACCGAGUCGGUGCUUUU-3'
　　　　　　　　　　　　　　　　　　　　下游引物结合位点

图 9-27　sgRNA 序列

（3）制备 Cas9。

递送到细胞内的 Cas9 是 mRNA 或者蛋白的形式，一般蛋白形式的 Cas9 可向商业公司购买，下面主要介绍 mRNA 形式的 Cas9 制备。

Cas9 的 mRNA 是由 Cas9 的 DNA 模板经过体外转录而获得的，而 Cas9 在细胞内发挥作用的形式是蛋白质，因此需要加帽加尾。Cas9 的 mRNA 的体外转录，可从商业公司购买体外转录试剂盒，参照说明书步骤进行试验。

Cas9 目前已有成熟的商业或非商业化载体，许多实验室也会储存，获得方式比较简单。Cas9 的 DNA 模板可通过 PCR 的方式用高保真酶进行扩增后纯化获得。此方法中，启动子可通过上游引物引入，上游引物为 40 nt 左右。上游引物由两部分组成，T7 启动子+Cas9 编码序列 5′端 20 nt：

TAATACGACTCACTATAGGGAGAatgggacctaagaaaaagagg。

下游引物为 Cas9 编码序列 3′端 20 nt：ggcttaccttcgaagggccc。

通常情况，在脊椎动物中，可在上游引物中添加 Kozak 序列。Kozak 序列加在启动子和 Cas9 编码序列之间，因此正向引物为：

T7 启动子+Kozak 序列+Cas9 编码序列 5′端 20 nt。

与 sgRNA 转录一样，Cas9 转录过程仍然需要全程无 RNA 酶，以避免 RNA 酶污染；合成好的 Cas9 mRNA 测好浓度后及时按量分装并冻存于-80 ℃，应尽量避免反复冻融；转录后的 mRNA 纯化后方可使用，可购买试剂盒或者用酚氯仿抽提的方法进行纯化。

（4）基因敲入的供体 DNA 的制备。

与基因敲除相比，基因敲入还需要一个重要的组分，就是供体 DNA，其与目的序列高度同源，却又有插入或者突变。供体 DNA 一般为单链或者双链的 DNA，当基因组 DNA 发生 DSB 时，DSB 的修复在供体 DNA 的帮助下发生同源重组，将插入或者突变引入到目的片段中。

需要注意的是在设计供体时，由于供体与目的基因的同源性，我们不仅需要考虑其功能，同时还要考虑其被 Cas9 切割的风险。因此在设计时，有必要在 PAM 位点及其附近进行人为突变设计，避免其被 gRNA 识别发生切割。如果需要突变的位点在外显子上，则需要根据密码子规则进行同义突变。

　　基因敲入对于制备 Cas9 和 sgRNA 的方法与基因敲除是一致的，但是由于供体 DNA 一般与基因组 DNA 不同，因此不能直接从基因组获得，可通过以下方法获得。

　　① 基因合成。

　　许多公司都可以进行基因合成，通过基因合成得到的供体 DNA 有很多的优势：省去自己构建载体的麻烦，成本低，速度快。考量成本和效率后可自行选择合成 DNA 的大小。合成好的 DNA 是搭建在某载体当中的 DNA 双链，可以通过 PCR 复制，PCR 引物为同源臂的两端 20 nt，或者通过菌体进行复制后用合适的限制性内切酶进行酶切，纯化后即可使用。需要注意的是，由于供体 DNA 会与 Cas9 和 sgRNA 混合后使用，因此供体 DNA 到最后溶解时也需要用无酶的水进行溶解，可以用注射用的缓冲液进行溶解稀释，测好浓度后分装冻存于−20 ℃备用。

　　② 引物合成。

　　引物合成可合成较短的 ssDNA，此方法普遍适用于点突变供体的制备。

　　③ 载体构建。

　　由于各个实验方案的复杂性，实验者对于供体 DNA 的需求也比较复杂，因此可根据需求设计载体构建方案，这里不做赘述。

　　（5）sgRNA 的有效性检测。

　　为了降低 CRISPR/Cas9 方法构建基因编辑动物的较高实验成本，在将 sgRNA 直接用于受精卵之前，通常会先进行体外有效性的检测。一种是将目的 DNA 片段直接加入 Cas9 和 sgRNA 混合物，然后检测 DNA 是否发生断裂。另一种是用转染等方法将 Cas9 和 sgRNA 转入细胞内，提取细胞基因组 DNA，检测目的基因是否断裂。

　　在 sgRNA 设计之前，需要先验证鉴定引物是否可有效扩增目标动物的基因组 DNA，同时检测目的序列是否存在突变。扩增产物可以用产物直接测序和产物亚克隆后测序进行分析。

　　（6）编辑工具的递送。

　　无论编辑工具是 RNA 还是 RNP，都需要通过原核注射或者电转的方式将其导入到受精卵内。受精卵的获得可以通过自然受精或者体外授精。通过体外授精的方式获得的受精卵，与自然受精相比，发育时间更为接近，均一性较高。

　　下面以小鼠为例简单介绍体外获得受精卵的实验步骤。

　　第 1 天：下午约 17:00，成年雌鼠通过腹腔注射 PMSG，可根据体重选择注射量。

　　第 3 天：下午 17:00~19:00，通过腹腔注射 HCG，可根据体重选择注射量。用结扎雄鼠配普通雌鼠，获得假孕鼠。

　　第 4 天：上午 9:00 左右，检栓，选择见栓的雌鼠作为代孕鼠。

　　第 4 天：取上述注射过激素的雌鼠准备取卵。解剖小鼠，剪下输卵管，撕开膨大部位，卵丘卵母细胞会自然流出。将卵丘卵母细胞移动到受精液滴中，然后加入适量精子。

　　第 4 天：下午 15:30 左右，选择有极体的受精卵转进行显微注射。移植到代孕鼠的子宫内。

　　除了可以通过显微注射的方式递送 RNA 或者 RNP 之外，还可以通过电转的方式进行，具体操作以不同的仪器设备而定。

4. 建系（F_0 的鉴定）

（1）indel 突变的鉴定。

用扩增含有 sgRNA 识别位点的 PCR 引物对基因组 DNA 模板进行 PCR 扩增（图 9-28），获得基因组扩增产物，产物大小推荐设计在 500 bp 左右。

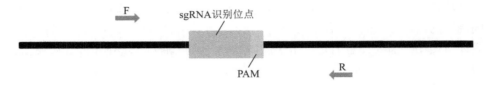

图 9-28　indel 突变鉴定方案设计

① 产物直接测序。

将 PCR 产物直接测序（图 9-29），如果有 indel 突变，测序结果会先出现单峰后出现套峰。可根据野生型序列对突变序列进行读取，但是同一动物内的突变可能并不单一，因此产物直接测序只能大概了解动物体内是否有突变产生。

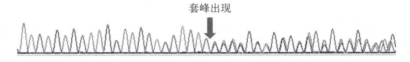

图 9-29　PCR 产物直接测序图

② 产物亚克隆测序。

将 PCR 产物亚克隆到 pGEM-T Easy 载体中，挑选 10 个左右克隆（可适当增加），酶切验证后，菌液克隆可直接送测序，测序引物为目的基因的扩增引物。

一般可以先对扩增产物进行直接测序，筛选有套峰的子代，将其 PCR 产物进行亚克隆后再测序即可判定初代动物携带突变的种类及突变后的序列信息。

（2）长片段缺失的鉴定。

与 indel 突变鉴定一致，首先用扩增含有 sgRNA 识别位点的 PCR 引物对基因组 DNA 模板进行 PCR 扩增，扩增产物如出现多个条带（一般有 2~3 条）（图 9-30），与 WT 条带相比，较短条带可能是片段缺失而造成。然后再用产物直接测序和产物亚克隆测序进行确认。通常亚克隆测序比较能够正确和全面地反映出小鼠基因型。

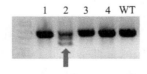

图 9-30　长片段缺失琼脂糖凝胶电泳图（2 号泳道出现比野生型条带短的条带）

（3）较长片段基因敲入的鉴定。

较长片段的插入可以在插入片段的 5′端（F1R1）和 3′端（F2R2）分别设计两对引物进行扩增，引物设计位点示意图见图 9-31。

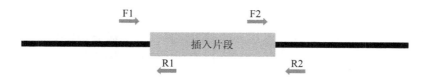

图 9-31　鉴定引物位点示意图（较长片段插入）

这样的引物设计为后续鉴定提供了便利，但是对于 F_0 来说，除了需要这两对引物的鉴定之外，还需要将插入片段包含同源臂在内的碱基从基因组扩增出来进行测序，检查是否有突变等。

（4）点突变的鉴定。

一般点突变的同源臂会比较短，因此，引物可以放在同源臂的外侧，将整个供体 DNA 包含在内，将扩增产物测序，如果有套峰，则将产物亚克隆后测序。

点突变还可以通过设计特异性点突变引物来鉴定，方法是将上游或者下游引物设计为突变位点特异性引物，这样的鉴定方法如果有效，子代鉴定则无需测序，为后续鉴定提供了便利。但如果引物的特异性不高，该方法可能会无效，因此最保险的方法还是产物亚克隆测序。

需要注意的是，在建立基因编辑动物过程中，无论何种基因编辑方式，测序都是鉴定其突变的金标准，一旦测序结果明确，突变的形式也就确定了。建立品系的基础就是对 F_0 的鉴定，保留携带突变的 F_0 动物繁育获得 F_1 代，然后才能逐渐建立起基因编辑动物突变品系。

四、单碱基编辑

1. 单碱基编辑技术简介

单碱基编辑（base editing）是指能够在基因组上实现单个碱基改变的基因编辑技术。人类的很多遗传疾病都是由基因组上的单碱基突变（点突变，point mutation）引起的，相关研究需要便捷的工具来制作点突变模型，进行发病机制的深入研究或开展药物测试，甚至是尝试通过纠正突变来实现疾病治疗。因此，单碱基编辑工具的开发实际上很早就在需求列表上，而在 CRISPR/Cas9 技术能够便捷地实现靶向基因编辑的基础上，这一需求最终得以实现。

如前所述，CRISPR/Cas9 介导的基因组编辑主要通过双链 DNA 断裂（DSB）后细胞内非同源性末端连接（NHEJ）或同源重组定向修复（HDR）的 DNA 修复机制来实现。NHEJ 的修复方式常规用于删除靶向片段，但其编辑结果并非完全一致，会产生嵌合结果（chimerism）和意外的毒性。为了在靶向位点实现单碱基突变的编辑结果，一般需要通过 HDR 来实现，在编辑过程中提供含突变位点的寡核苷酸片段（oligonuleotide）用于重组替换。然而，这一编辑过程无法避免 NHEJ 造成的片段缺失，同时还存在编辑效率太低的缺点，仅为 0.5%。

为了实现高效的单碱基编辑，研究人员一直在对编辑工具系统进行多方面的优化和改造，例如尝试改进 HDR 的编辑效率等。美国博德研究所（Broad Institute）刘如谦（David Liu）实验室则尝试了其他途径，通过对 CRISPR/Cas9 系统进行改造构建了全新的编辑工具。2016年，该实验室成功开发出融合了多个蛋白模块的单碱基编辑器（base editor），能够便捷高效地实现单碱基尺度的基因编辑，这是基于CRISPR/Cas9基因编辑工具的一个重大创新，可以在动物、植物和微生物中实现基因组靶向位点的点突变，该工具被迅速应用于生物医学研究的各个方面。

实现碱基编辑的基础在于自然界存在天然的核苷酸转换的工具。例如，来源于大鼠的胞苷脱氨酶（cytidine deaminase）APOBEC1能够将胞嘧啶（cytosine，C）脱氨转换为尿嘧啶（uracil，U），通过后续DNA复制过程中的修复能够进一步将碱基转换为胸腺嘧啶（thymine，T）（图9-32）；同样的，来源于海鳗的活化诱导性胞苷脱氨酶（activation-induced cytidine deaminase，简称AID，也属于APOBEC家族）也能实现类似的碱基转换。在这些脱氨酶存在的基础上，构建单碱基编辑工具的基本设想就是构建一个融合的工具蛋白，可以兼有基因组定位功能和脱氨酶活性（碱基转换的能力）。

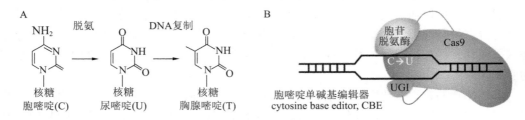

图 9-32 基于胞苷脱氨酶的胞嘧啶单碱基编辑器

最早开发出来的第一代单碱基编辑器 BE1，是融合了 dCas9 和大鼠的胞苷脱氨酶 APOBEC1 的复合蛋白。BE1 可以利用 dCas9 联合 gRNA 进行基因序列定位，然后使用胞苷脱氨酶将靶位点上的 C 转换为 U，通过后续 DNA 复制过程中的修复最终实现 C·G 到 T·A 的碱基转换，其编辑窗口为从第 4 位到第 8 位约 5 个核苷酸。然而，真正应用于细胞水平实验时，BE1 的编辑效率较低，其主要原因可能是内源的尿嘧啶-N-糖基化酶（uracil N-glycosylase，UNG 或 uracil DNA glycosylase，UDG）会参与切除修复碱基转换生成的尿嘧啶。因此，后续第二代单碱基编辑器 BE2 在融合蛋白上增加了尿嘧啶糖基化酶抑制剂（uracil glycosylase inhibitor，UGI），可以避免碱基转换后的 U 被修复，使得编辑效率提高了 3 倍，最高达 20%。与此同时，由于 dCas9 没有内切酶活性，并不会介导 DNA 的直接切割，因此 BE1 和 BE2 编辑所产生的插入缺失也很低（<0.1%）。

碱基编辑的完整实现需要将转换好的碱基复制到 DNA 的另一条链上，这在细胞中受到细胞分裂等条件的限制。只有更高效地完成这一过程才能进一步提高编辑效率，为此，研究人员又尝试将单碱基编辑工具中的 dCas9 模块替换为 Cas9 切口酶（nickase），形成了第三代单碱基编辑器 BE3。BE3 可以在未发生碱基转换的 DNA 链上制造切口来激活错配修复，让细胞以含有尿嘧啶的链作为模板来修复 DNA，完成碱基编辑的整个流程。BE3 系统对于各种靶点的编辑效率均能达到 30% 以上，且造成插入缺失的频率也较低（1.1%），由此单碱基编辑器才真正成为实用性的工具。当然，由于 Cas9 本身的脱靶，该系统仍然会存在一定的脱靶效应。此外，以 BE3 为基础的系统除了会产生 C 到 T 的编辑，也会有一定概率产生 C 到 G 或 C 到 A 的碱基转换，这些副产物可能仍是由于 UNG 切除尿嘧啶而产生的。于是，进一步的改进是在 BE3 的基础上融合了第二个拷贝的 UNG 抑制剂，以提高编辑产物的纯度，由此产生了第四代单碱基编辑器 BE4。

　　以上描述的单碱基编辑系统因为仅能实现 C·G 到 T·A 的碱基转换，也被称为胞嘧啶碱基编辑器（cytosine base editor，CBE）。然而，致病性的遗传突变显然不止 C·G 到 T·A 一种，仅仅实现一种碱基编辑也无法满足所有的建模和治疗需求，因此研究人员又进一步对单碱基编辑工具进行改造，试图实现其他形式的碱基转换，如从 A·T 到 G·C。由于自然界并不存在针对 DNA 的腺苷脱氨酶（adenosine deaminase），刘如谦实验室就基于 RNA 的腺苷脱氨酶 TadA 使用定向进化（directed evolution）实验系统获得了针对 DNA 的腺苷脱氨酶，将其与 Cas9 切口酶融合创造出了腺嘌呤碱基编辑器（adenine base editor，ABE）。ABE 能够将 DNA 靶位点的腺嘌呤（adenine，A）脱氨转换为次黄嘌呤（inosine，I），进一步在 DNA 复制修复过程中转换为鸟嘌呤（guanine，G）（图 9-33）。与 CBE 不同的是，ABE 不会在目标位点出现 A 到其他碱基的转换，有研究对单碱基编辑工具开展系统分析后也指出，ABE 在全基因组上的脱靶率要比 CBE 更低。

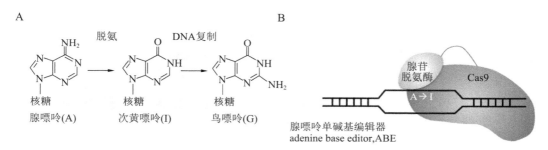

图 9-33　基于腺苷脱氨酶的腺嘌呤单碱基编辑器

　　CBE 和 ABE 虽然能实现特定的碱基编辑，但也仍然存在一定的限制，此后研究人员也不断地对单碱基编辑工具进行了多种多样的开发，通过优化 Cas9 和脱氨酶组件，实现了 PAM 位点依赖性、编辑窗口、编辑效率及脱靶效应等方面的改进，甚至获得了能够同时实现 C 到 T 和 A 到 G 转化的双碱基编辑工具。此外，与依赖脱氨酶的碱基编辑器不同，也有研究人员将逆转录酶与 Cas9 切口酶融合，开发了一种新的碱基编辑方式——引导编辑（prime editing，PE），它可以利用改造的向导 RNA（pegRNA），采用一种"搜索和替换"的策略介导靶向的插入、缺失及所有的碱基替换。

　　除了核基因组的单碱基编辑，最近又有研究团队将单碱基编辑工具拓展到了线粒体基因组（mitochondrial genome，mtDNA）的编辑上。利用一种能够催化双链 DNA 中胞苷脱氨的细菌间毒素 DddA$_{tox}$，研究人员构建了可用于线粒体 DNA 单碱基编辑的胞嘧啶单碱基编辑器 DdCBE（DddA$_{tox}$-derived cytosine base editor），能够在线粒体 DNA 上实现高效的 C 到 T 碱基转换，目前已有报道可以用于线粒体 DNA 突变小鼠模型的构建，但该工具的相关研究还有待于进一步丰富。

　　2. 设计原则

　　单碱基编辑工具是基于 CRISPR/Cas9 系统改进的，在实验动物模型构建中的实际应用有多种方式，包括最直接的点突变，以及通过突变造成基因敲除或基因表达形式改变等。

（1）点突变。

实现点突变是单碱基编辑工具开发的初始目的，利用 CBE 和 ABE 可以分别在实验动物中实现 C·G 到 T·A 和 A·T 到 G·C 的点突变，达成模型构建或突变修复的目的（表 9-1，图 9-34A）。

表 9-1　利用单碱基编辑工具开展模型构建和突变修复的选择

突变类型	建模（modeling）	修复（correction）
C→T G→A	CBE	ABE
A→G T→C	ABE	CBE

可以看出，CBE 和 ABE 两者可以反向应用于建模和修复，即 CBE 可以模拟人类遗传疾病中的 C·G 到 T·A 的突变，同时这一类型的致病突变可以用 ABE 来实现修复；同样地，也可以用 ABE 突变，CBE 来修复。这意味着使用现有工具，我们就可以同时开展模型构建和突变修复的研究工作，在成功建模后可以进一步利用模型开展基因治疗方法的可行性评价，测试利用碱基编辑工具修复突变的有效性和安全性。

（2）基因敲除或基因表达形式改变。

基因敲除可以利用 CRISPR/Cas9 原生系统通过插入缺失（indel）或外显子删除（exon deletion）便捷地实现，这本身并不是单碱基编辑工具开发的主要目的。然而，我们也可以利用单碱基编辑产生的点突变来实现基因的沉默（图 9-34B 和 C），达到敲除靶基因的目的。同样的，通过点突变也可以影响基因的转录形式，实现对基因表达形式的改变。相关的应用方式主要包括以下几种。

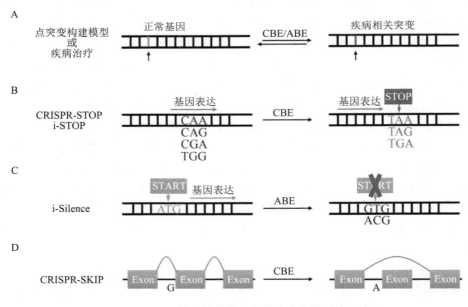

图 9-34　利用单碱基编辑工具构建动物模型的设计

① 诱导产生对应终止密码子的序列提前终止基因表达。

通过插入缺失或外显子删除实现基因敲除的主要原理是编辑造成的碱基增加或缺失非 3 的整倍数，可以引起移码突变（frameshift）进而提前产生对应终止密码子的序列（TAA、TGA，TAG）中断基因表达。同样地，我们也可以使用单碱基编辑工具直接诱导产生对应终止密码子的序列，例如将 CAA 突变为 TAA，同样可以使基因表达提前终止，这种策略被称为 CRISPR-STOP 或 i-STOP。需要注意的是，与常规构建基因敲除类似，诱导产生对应终止密码子的序列的位置最好在基因前段，一般推荐是在基因的前 20% 序列，这样可以避免表达序列残留过多产生不完整的蛋白产物（truncated protein），给后续研究造成难以预测的结果。

② 使对应起始密码子的序列突变造成基因沉默。

与诱导产生对应终止密码子的序列相反，使用单碱基编辑工具还可以对对应起始密码子的序列（ATG）进行编辑，例如使用 ABE 将 ATG 突变为 GTG 或 ACG，直接阻断基因表达的起始而实现基因沉默（i-Silence）。当然，运用这一策略进行基因敲除时也需要注意一些细节，例如在下游基因表达序列中存在的 ATG 序列可能会成为转录后新的起始密码子，启动基因表达后会产生蛋白变异体（variant），这需要针对性地进行分析确认。

③ 改变转录剪接信号跳过特定外显子。

基因的表达序列中一般包含多个外显子，由内含子间隔，内含子与外显子连接的位置有对应的剪接供体（splice donor）和受体（splice acceptor）序列引导正确的剪接。利用 CBE 将特定剪接受体序列中的 G 改变为 A，会破坏剪接信号，使得该外显子被跳读，从而改变基因的表达形式（CRISPR-SKIP）（图 9-34D）。在这种策略中，如果被跳过的外显子所包含的碱基数为 3 的整倍数，一般会产生缺少特定片段的蛋白变体；否则也可能会造成终止密码子的提前出现而导致基因敲除。

以上只是列举了目前常用的一些利用单碱基编辑工具构建实验动物模型的方式，基于碱基编辑的便捷性和精确性，它已经被广泛应用于小鼠、大鼠及斑马鱼等实验动物，成为构建疾病动物模型的有效工具。

3. 构建过程

由于单碱基编辑工具是基于 CRISPR/Cas9 系统改进的，利用其构建实验动物模型的流程与 CRISPR/Cas9 系统基本一致。以小鼠为例，应用单碱基编辑技术构建遗传改造小鼠模型主要包括靶点的适用性分析、设计验证及显微注射的模型制作等步骤。

（1）靶点的适用性分析。

与 CRISPR/Cas9 技术的局限性类似，使用单碱基编辑工具开展打靶也需要考虑靶向位点的适用性，主要是对原间隔序列邻近基序（protospacer adjacent motif，PAM）的要求、单碱基编辑窗口的限制及邻近序列的干扰等。

① PAM 的要求。

类似于 CRISPR/Cas9 系统的工作机制，单碱基编辑工具发挥作用也需要一个特定的 PAM 序列，一般与 Cas9 基因所来源的细菌种类相关，常用的来自化脓性链球菌的 Cas9 可以识别 NGG 的 PAM 序列。不同的单碱基编辑工具由于所融合的 Cas9 不同，对

PAM 序列的需求也不尽相同。最近又有研究团队设计了对 PAM 序列需求很低的 Cas9 蛋白变体，命名为 SpG 和 SpRY，仅需一个 G 或 R/Y 碱基即可介导 Cas9 结合和切割，这两者融入单碱基编辑系统之后也同样能够进行更广泛位点的打靶，但同时也有可能产生更多的脱靶。

② 单碱基编辑窗口的限制。

CBE 初始版本的编辑窗口是第 4 位到第 8 位的 5 个碱基，而 ABE 则是第 4 位到第 7 位的 4 个碱基，但在后续的改进过程中，不同版本和变体的单碱基编辑工具对应的编辑窗口也有一些变化。使用特定版本单碱基编辑工具开展模型构建工作，在设计方案时需要将目标位点置于其对应的编辑窗口中，才能让单碱基编辑工具发挥最佳的碱基转换效率，这也在一定程度上限制了单碱基编辑工具的应用。

③ 邻近序列的干扰。

如果在单碱基编辑窗口内的其他位置还有相同碱基，如使用 CBE 编辑靶位点的 C 时编辑窗口还有另外的 C，BE 实现碱基转换时会使邻近位点的碱基也受到编辑，导致编辑结果偏离预期。在这种情况下，可以在综合考虑 PAM 后改变 sgRNA 的位置使编辑窗口移动，避开邻近的可编辑碱基。

总之，利用单碱基编辑工具构建突变模型时，应综合考虑包含以上几点在内的多种因素，充分评估位点的适用性。如果有因素限制无法使用单碱基编辑工具，则应该考虑使用其他方式（如基于 CRISPR/Cas9 的 HDR 策略）开展点突变模型的构建。

（2）设计验证。

应用核酸内切酶系统进行实验动物模型构建时，一般都会在体外对编辑系统进行测试，单碱基编辑工具也不例外。在设计好编辑方案包括选定 sgRNA 序列之后，一般可以选用对应实验动物来源的细胞系进行基因编辑效率的测试。例如，构建小鼠模型一般可以选择来源于小鼠的 Neuro-2A（N2A）细胞作为体外测试体系，细胞同时转染单碱基编辑的表达质粒和 sgRNA 表达质粒，最后收集细胞 DNA 进行测序鉴定，确认整套编辑系统在小鼠细胞系中的碱基转换效率。当然，如果有多种编辑方案可选，细胞水平的测试还可以帮助选择效率最高的策略。

对于使用单碱基编辑工具诱导产生对应终止密码子的序列从而实现基因敲除的策略，也有报道可以使用多条 sgRNA 联用的方式来提高效率，即针对表达序列中多个位点设计 sgRNA，同时导入细胞后同时在多处诱导终止密码子的产生。这种策略能够显著提高最终的敲除效率，但同时也会引入更多的遗传复杂性（嵌合），在后代鉴定时需要注意。

（3）显微注射的模型制作。

在确认编辑策略的有效性或选择好最佳的编辑策略后，下一步可以通过体外转录系统获得单碱基编辑的 mRNA 和 sgRNA，分装后冻存于 -80 ℃。用于显微注射时，RNA 可以使用商品化的注射缓冲液或注射用水进行稀释。对于小鼠模型制作来说，常规的注射样本包含终浓度为 50 ng/μL 单碱基编辑的 mRNA 和 25 ng/μL sgRNA。更高的注射浓度可能有助于获得较高的编辑比例，但同时样品对胚胎的潜在毒性也会增加，会影响获得的后代小鼠数量。

对于小鼠模型的构建，一般对小鼠进行超数排卵处理后收集卵母细胞，在体外人工授精后对受精卵进行胞浆注射，也有文献报道注射 2 细胞甚至更晚阶段的胚胎也能成功获得阳性后代。完成显微注射后一般选择存活的胚胎当天移植入假孕母鼠的输卵管（输卵管移植）；在实际工作中也有在体外培养一段时间，待胚胎发育至 4 细胞或 8 细胞阶段再进行移植的情况，但可能会降低后代小鼠的出生数量。

4. 建系

单碱基编辑应用于实验动物时，由于预期结果仅为单碱基的变化，所以一般需要对构建所产生的动物进行细致的基因鉴定来确认品系。以小鼠为例，在首建鼠（F_0）中需要详细鉴定编辑结果，确定突变和脱靶效应，之后通过与野生型小鼠回交确认阳性突变的生殖传递（germ-line transmission，GLT），获得阳性 F_1 小鼠才能稳定建系。

（1）首建鼠的鉴定。

与 CRISPR/Cas9 系统构建遗传改造小鼠模型类似，通过显微注射单碱基编辑系统来构建点突变的小鼠模型也会造成一定程度的嵌合，主要受单碱基编辑系统在胚胎发育过程中实际起作用的时间点影响。因此对于点突变品系对应遗传位点进行鉴定时，一般需要测序分析位点的实际情况，判定是否存在不同的序列。

谨慎起见，可以对首建鼠也进行脱靶效应的检测，但一般不需要进行全基因组测序（WGS），作为替代可以对预测可能产生脱靶效应的位点开展鉴定，排除脱靶的可能（尤其是邻近位点）。如有脱靶存在，则需要在后续回交过程中进一步进行排除和纯化。虽然直接回交也可以在一定程度上纯化特定的遗传位点，但在首建鼠中分析确认脱靶位点可以减少后续分析的复杂性，排除脱靶对小鼠表型可能造成的影响。

（2）生殖传递确认。

在确认获得阳性的 F_0 之后，无论是嵌合还是纯合的，都需要与野生型小鼠进行回交以确认生殖传递，能够获得阳性 F_1 后代表明 F_0 小鼠的生殖细胞也被成功编辑，则品系可以进行后续的稳定传代。由于单碱基编辑工具介导的碱基编辑常规发生在注射后的胚胎发育早期，制作出的小鼠一般都能够实现生殖传递。

对于嵌合基因型的 F_0，回交的意义也在于能够实现基因型的分离，因此回交获得的 F_1 代小鼠一般也使用测序鉴定，详细分析靶向位点的基因型，同时也排除之前所确定的脱靶位点，最终选定基因型完全匹配的小鼠向下稳定传代。

（3）稳定传代。

选定小鼠开始稳定传代建系，后续小鼠的鉴定一般也是使用测序鉴定。当然也有一种特殊情况，就是点突变恰好干扰了原位点的酶切位点，或者是点突变之后产生了新的酶切位点，这种情况下可以在位点两侧合适位置设计鉴定引物，获得 PCR 产物后通过酶切来判定小鼠基因型。

第二节　遗传工程动物的繁育保种及基因鉴定方法

一、影响繁育策略的因素

在获得遗传工程动物模型后，需要对其进行繁育，以保证品系的延续，并能提供足够的动物模型用于相关的研究。动物的繁育不是简单地将动物进行交配，获得后代的过

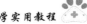

程，需要制定繁育的策略，才能保证获得的后代是符合实验需求的。建立繁育策略过程中，需要考虑以下几点。

1. 遗传背景

不同的遗传背景会造成动物不同的表型，直接影响后续实验中获得的数据的稳定性和可重复性。特别是在近交系中建立的遗传工程动物，遗传背景的影响会更为显著。因此在繁育的过程中，需要明确进行繁育的动物的遗传背景是怎样的，一般会选择将其与相同遗传背景的品系进行交配，以保证遗传背景的一致性。当然，也有特例的存在，例如某些研究项目，需要在特定的遗传背景下进行，而获得的遗传工程动物并非所需的遗传背景，那就需要通过与特定遗传背景的动物进行回交，来做遗传背景的转换，通常这一过程需要至少 5 代才能完成。

2. 存活率

遗传工程动物改变了内源性的基因，可能会引起动物产生一定的生理变化，特别是纯合情况下，可能会导致死亡或者是部分死亡，因此在繁育策略的制定上，首先需要确认纯合动物的存活状态。一般做法是先通过杂合动物进行自交，获得后代后，通过后代中纯合、杂合、野生型个体的比例来判断纯合动物是否死亡。按照遗传定律，如果改变的基因不影响存活，那么在后代中，纯合、杂合、野生型的比例会接近 1：2：1。如果纯合动物的比例明显偏低甚至无法获得纯合动物，那就需要考虑纯合部分致死或纯合致死的可能性了。在此过程中，也需要将性别纳入考虑的范围内，可能会有性别差异的存在。

确认纯合存活状态后，就需要根据纯合是否存活来制定相应的繁育策略。

纯合存活：推荐使用杂合配杂合的方式进行，后代中纯合的比例约为 25%，可以通过此数据计算得出合理的繁殖笼数量。通过杂合配纯合的方式可以获得约 50% 的纯合个体，减少一半的繁殖笼数量，但是无法获得同窝的野生型对照组动物，在实验设计对照时需要考虑此法是否合适。纯合配纯合的方式可以最大量地获得纯合的动物，主要缺点在于无法获得对照组动物，并且一味地自交会有更大的概率产生遗传的漂变，影响到实验结果的一致性。

纯合致死或部分致死：纯合致死的动物如果是以保存品系为目的，一般会采取杂合配野生型的方式进行繁育保种。如果实验目的需要获得纯合动物（处于胚胎时期），则只能用杂合配杂合的方式进行。对于部分致死的动物，如果致死比例较高，不易获得纯合，可以考虑按纯合致死的繁育策略进行；如果致死比例较低，还是能获得一定数量的纯合动物，可以考虑按纯合存活的繁育策略进行。

3. 生殖力

除影响到存活外，部分基因的改变可能造成生殖系统或行为上的改变，产生雄性不育或者雌性不育的现象。此时需要通过试交配的方式，确认杂合的雄性、雌性，以及纯合的雄性、雌性各自的生殖力是否受到影响，在建立繁育策略时将其考虑进来，避免使用生殖力受到影响的动物。

二、不同类别遗传工程动物的繁育策略

1. 转基因动物

如先前章节内容所述，由于转基因大部分是以随机插入的形式引入外源的 DNA 序列，在鉴定时比较难通过简单的 PCR 方式分辨插入是在一条染色体上还是姐妹染色单体上都有插入，因此在转基因动物后续品系传代的过程中，基本上严格禁止同一个品系的转基因阳性的动物，或者不同品系的转基因阳性的动物互相交配获得后代，仅能将转基因动物各个品系不断地与背景品系进行杂交，获得稳定的杂合的转基因动物（图 9-35）。由于姐妹染色单体会以相同的概率遗传到后代，因此在后代中，获得转基因阳性的概率约为 50%。在后续实验中，可以大体根据后代的平均出生数量，后代中 50% 的阳性率，加上雌雄各 50% 的概率去计算得出合理的繁殖笼数量。

针对某些特殊目的，如需要通过提高拷贝数造成高表达，可以进行自交，获得纯合的转基因动物。在这种情况下，获得的后代需要通过拷贝数的鉴定，区分纯合或者杂合后，再对具体动物的表型进行分类、比较、分析。

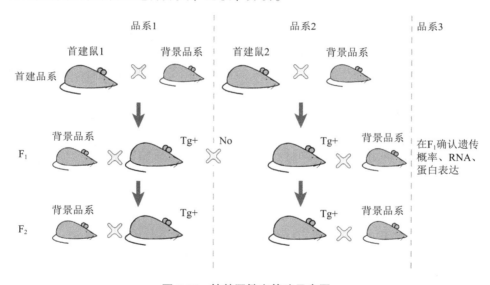

图 9-35　转基因繁育策略示意图

2. 突变、敲除/敲入动物

尽管构建的方式上存在差异，但从基因层面，突变、敲除/敲入都是对原有的基因进行了改造，可以通过与基因原始序列的比对，确认差异区域，设计鉴定的方案来区分是纯合或是杂合动物。因而在繁育策略上，是允许杂合配杂合，杂合配纯合甚至是纯合配纯合的。

一般情况下，会使用杂合品系与自身的背景品系先进行交配，在获得足够数量的杂合的雄性、雌性动物后，再将杂合的雌雄动物交配，获得纯合的动物，同时获取野生型的对照（图 9-36）。如所需的杂合动物数量较多，可以通过增加杂合与背景品系交配的代数来进行。

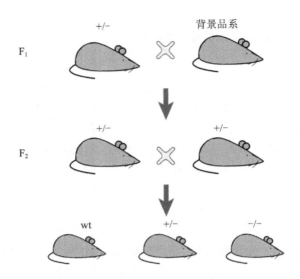

图 9-36　突变、敲除/敲入繁育策略示意图

3. 条件性敲除动物

条件性敲除需要两个品系互相交配才能得以实现，一个是条件性敲除 Flox 品系，另一个是组织特异性的 Cre。一般情况下，Cre 为转基因或是基因敲入的形式，从功能实现的角度，杂合的转基因已经能达到敲除的目的，因此大部分情况下，条件性敲除动物中只需获得杂合的 Cre。

Flox 品系自身的繁育与突变、敲除/敲入等一致，可以通过自交获得纯合的 Flox/Flox。在与 Cre 进行交配时，需要按照 Cre 的不同类型进行策略的调整。

组织特异性的 Cre 不涉及生殖细胞：此类条件性敲除仅会发生在体细胞内，将原先 Flox 的等位基因转变为敲除形式，达到组织特异性敲除的目的。由于不涉及生殖细胞，所以这些敲除动物的后代中，Flox 和 Cre 均能正常地遗传下去，因此交配路线可以按图 9-37 进行。有些情况下，由于 Cre 的效率不够，Flox/Flox、Cre+ 可能并不能达到预想的敲除效率，可以考虑在最后一步交配中，将 Flox/Flox 用 +/- 或是 -/- 进行替代，获得 Flox/-、Cre+ 的动物，其一条染色体上已经是敲除的形式，仅需通过条件性敲除再控制另一条染色体上的敲除情况，以获得更高的敲除效率。

组织特异性的 Cre 涉及生殖细胞：这种情况下，需要考虑在精子或卵细胞中传递的基因可能为敲除形式而非 Flox 的形式，这会导致后代的其中一条染色体已经是敲除形式。如果这种 Cre 在雌雄中表达有差异，在交配策略制定时，可以通过选择仅用雌性或雄性带 Cre 的动物进行交配。

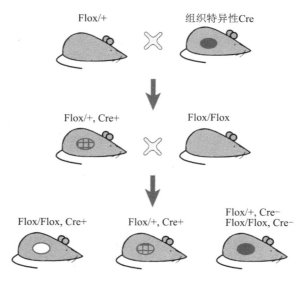

Flox/+ 组织特异性Cre

Flox/+, Cre+ Flox/Flox

Flox/Flox, Cre+ Flox/+, Cre+ Flox/+, Cre−
Flox/Flox, Cre−

图 9-37 条件性敲除繁育策略示意图

三、保种方式

精子、卵母细胞和早期胚胎冷冻是一种维持小鼠种质资源替代传统活体保种的有效手段，可达到保存重要有价值的遗传及突变模型而无须再饲养不必要的活体动物的目的。满足实验动物 3R（替换、减少和细化）原则，并降低劳动力和运营成本。冷冻保存的生殖细胞与早期胚胎可以在管理良好的−196 ℃液氮超低温系统中长时间保存，并通过后期体外授精/胚胎移植的方式快速复苏重建活体。近年来，辅助生殖技术的进步显著提高了利用冷冻资源恢复和重建小鼠品系的效率。冷冻管理系统的建立将大幅度提高小鼠种质资源的综合利用和学术交流。本部分简要概述最新的胚胎冻存和精子冻存技术。

1. 胚胎冻存

冷冻保存的关键是防止在降温或解冻的过程中产生过多冰晶，因为生成的冰晶会对细胞质和胞膜造成极大损伤，从而导致细胞死亡。早期胚胎由旺盛发育中的细胞组成，胞内含水量超过80%，冷冻过程中会有90%左右的水分形成游离水进而形成冰晶。为了减少胚胎在冷冻过程中的损伤，冷冻保护剂应运而生。常用的冻存保护剂分为渗透性冷冻保护剂和非渗透冷冻保护剂。渗透性冷冻保护剂通常采用小分子易于穿透胞膜的物质，如甘油、乙二醇（EG）、丙二醇（PG）、二甲基亚砜（DMSO）等，上述物质与胞内水分结合，使水的冰点下降，减少冰晶的产生。非渗透性冷冻保护剂通常分子量较大，常采用蔗糖、聚蔗糖、海藻糖以及棉子糖等多元醇类，通过提高细胞外液的渗透压，在不进入细胞内的同时使细胞内的水分充分外流，达到减少冰晶生成的保护目的。

随着转基因、基因敲除/敲入技术的飞速发展，各种遗传修饰小鼠制作的数量与日俱增，长期稳定安全保存这些珍贵的品系是一项复杂而重大的工程。1972 年，惠廷厄姆（Whittingham）等和威尔穆特（Wilmut）分别在超低温条件下冻存小鼠胚胎获得成功，建立了缓慢冷冻法。此后数十年时间，先后有慢速冷冻法、快速冷冻法和玻璃化冷冻法被提出，已有十数种动物胚胎的冻存获得成功。目前普遍认为，玻璃化冷冻技术无论在速度、操作难度及复苏后胚胎的存活率方面都更为领先。1985 年，拉尔（Rail）和法伊（Fahy）用高浓度的二甲基亚砜、乙酰胺（AC）、丙二醇和聚乙二醇（PEG）混合组成玻璃化液，对 8 细胞期小鼠胚胎进行一步冷冻获得成功，胚胎解冻后培养发育率达87.5%。1989 年，中泄直己（Nakagata）使用 1 mol/L 二甲基亚砜和 DAP213（2 mol/L DMSO、1 mol/L 乙酰胺和 3 mol/L 丙二醇）混合成冷冻保护剂，简称 DAP213 法。1990年，卡赛（Kasai）等利用乙二醇代替二甲基亚砜，加上聚蔗糖（Ficoll 70）和蔗糖制备了 EFS40 冷冻保护剂冷冻胚胎，取得了很好的效果，随后发展的 EFS20/40 冷冻胚胎，效果更佳，称为 EFS 方法。2011 年，日本理化学研究所 Ogura 实验室对卡赛的 EFS 方法做了优化改进，他们将法式麦管替换成 1 mL 冻存管，先将少量 EFS40 溶液加入冻存管中，然后在室温下将胚胎置于 EFS20 中平衡 2 min，之后将脱水的胚胎吹入冻存管中，投入液氮中保存。这种方法冻存复苏操作方便，胚胎复苏存活率能达到 95% 以上，囊胚发育率在 90% 左右，移植生仔率在 50%~60% 之间。

目前，通常在人绒毛膜促性腺激素（hCG）给药前 48 h 联合注射抑制素抗血清（IAS）和马绒毛膜促性腺激素（eCG），可提高体外授精用卵母细胞的产量。此外，卵母细胞可以超数排卵后收集在使用前冷冻保存。体外授精后，二细胞胚胎可通过胚胎冷冻保存或通过胚胎移植产生活体。在胚胎移植中，将二细胞胚胎移植到预先配上的假孕雌鼠输卵管膨大壶腹部内，可在胚胎移植 19.5 d 后产下后代。

这些方法和改良技术的出现极大地推动了冷冻生物学及生殖生物学的发展。胚胎冷冻保存现已成为实验动物长期保种的重要手段之一，应用冷冻胚胎技术建立实验动物胚胎库（embryo banking）可有效地防止种群的遗传漂变等遗传资源丢失和污染。

2. 精子冻存

与胚胎冷冻相比，精子冻存在保种实现方式上更加便捷，无须通过架设大量繁殖笼繁育、鉴定较多的雌鼠用以超数排卵，省去了体外授精及之后胚胎冻存的步骤，周期大为缩短，只需要少量成年性成熟的雄鼠就可以实现。自从 1949 年波热（Polge）和史密斯（Smith）等偶然发现低温保存的精子具有活力以来，精子冻存技术已经广泛地运用于多种哺乳动物，对于经济家畜的育种繁育、濒危野生动物的保护、人类的不孕症治疗及实验动物的繁育产生了深远影响。然而小鼠精子冷冻直到 20 世纪 90 年代才报道首次获得成功。小鼠精子膜结构具有低水渗透性和相较其他哺乳动物具有较长尾部结构的特点，以及头部高度浓缩有遗传物质，缺少胞外物质保护造成小鼠精子对低温冷冻损伤尤为敏感，但不影响小鼠精子冷冻是快速保存小鼠品系资源的高效首选方法。

目前，全球各大实验室广泛采用以日本熊本大学中泄直己（Nakagata）教授 R18S3为基础的改良配方，从成年雄性小鼠附睾尾收集的精子混合悬浮在以棉子糖和脱脂奶为基础的非渗透冻存保护剂中，精子样本被装载入冻精细管后保存在−196 ℃超低温储存环境中。随着技术的不断优化发展，后续利用改进的体外授精与胚胎移植（IVF-ET）系统，冷冻保存的精子样本可以用于高效受精重建活体，该系统目前主要添加了甲基-β-环糊精（MBCD）和还原型谷胱甘肽（GSH），较大幅度提高了精子复苏的成功效率，为建立遗传工程小鼠精子库提供了技术基础。

四、基因鉴定方法

在对遗传工程动物模型开展鉴定工作前，首先需要说明的是，无论使用何种方法对实验动物品系开展基因型鉴定，都推荐同时包含阳性对照和阴性对照样本，以确保可以对鉴定结果进行准确判定。阳性对照可以是构建该遗传工程动物所使用的载体或是之前已经确定为阳性个体的样本；阴性对照一般包括单纯的空白对照及野生型对照样本。

1. 转基因

转基因动物的鉴定仅需要针对转基因的区域用 PCR 的方法进行，可以使用建系时使用的引物，一般产物长度控制在 300~500 bp，在基因组的背景上没有非特异性扩增即可。在后代中鉴定时，有阳性扩增的即为转基因阳性的动物。

2. 突变

突变与原有基因序列上的差异很小，可能只是一个碱基的区别，在设计鉴定方案时有很大的技巧性，通常有以下几种方式。

（1）测序方式。

最简单、最直接的鉴定方式是测序，仅需要设计 1 对引物扩增目标区域，产物大小在 300~500 bp，让突变尽量位于中间部分。扩增后进行测序，通过突变位置的测序结果即可判定基因型。杂合突变会以双峰的形式出现，纯合或野生型为单峰，序列则可以直接读出。但此方法鉴定的成本相对较高，一般不作为首选方案。

（2）PCR 方式。

PCR 的方式是通过针对突变位置的引物设计，来实现区分突变与野生型的目的。此方案需要设计 3 条引物：1 条用于扩增野生型，1 条扩增突变型，1 条为公用引物。设计方法如图 9-38 所示。

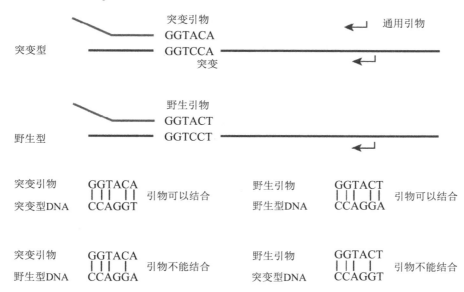

图 9-38 PCR 方式鉴定突变

其主要原理是通过在引物中引入额外的突变，通常在 3′ 端第 3 位，使引物在结合到模板时，在结合的末端产生额外的不匹配，使突变引物不能结合野生型 DNA，野生型引物不能结合突变型 DNA，从而区分野生型和突变型。

（3）酶切方式。

有些突变位点能够造成酶切位点的改变，这样通过 PCR 扩增目标区域，再用对应的内切酶消化，通过电泳后的条带即能区分野生型和突变型（图 9-39）。

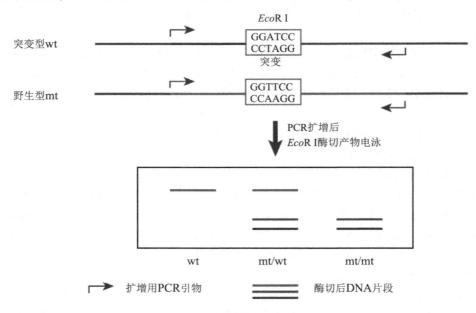

图 9-39　酶切方式鉴定突变

（4）SSCP。

单碱基的改变也能通过 SSCP（single strand conformation polymorphism，单链构象多态性）检测（图 9-40）。仅需要设计 1 对引物，产物长度控制在 100~200 bp，突变包括在扩增产物范围内。对扩增产物进行高温变性后快速冷却，解开 DNA 双链形成单链后，用 PAGE 电泳进行分离，经染色后即可进行分析。由于 SSCP 产物位置未知，所以每次鉴定中最好能加入已知的野生型和突变型 DNA 样品进行平行比较。

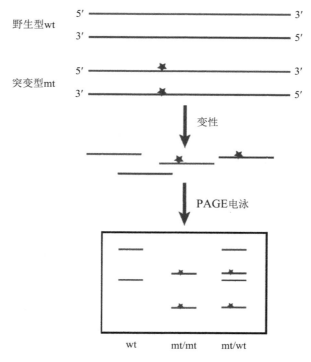

图 9-40　SSCP 鉴定突变

3. 基因敲除/敲入

基因敲除/敲入区域相对于原始目标基因的序列改变相对较大，可以比较方便地设计引物来进行区分，一般会使用 3 条引物的方案：1 条为公用；1 条位于序列改变区域，与基因敲除/敲入区域特异性结合；还有 1 条与野生型结合，在基因敲除/敲入区域上不发生特异性结合，或者发生结合，但与野生型扩增条带大小不同，能够区分（此种情况下，仅这条引物就可以区分基因敲除/敲入型与野生型）（图 9-41）。所有扩增产物的大小尽量控制在 500 bp 以内，以缩短扩增总时间。

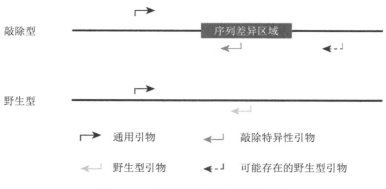

图 9-41　敲除引物设计区域示意图

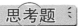

1. 基因功能研究中，需要对 A 基因进行敲除，在进行基因结构分析后，发现其 7 个外显子中，ATG 位于第 1 个外显子，第 2~6 个外显子长度均为 3 的整数倍。请设计两种以上的技术路线，完成 A 基因敲除。

2. 已知 A 基因有 10 个外显子，其中第 4 个外显子有 137 个碱基，第 5 个外显子有 91 个碱基。某种人类遗传疾病是 A 基因的第 4 个外显子缺失，使得该基因后续编码区域提前出现了对应终止密码子的序列，导致基因表达异常。你可以用什么方法来构建实验动物模型模拟该致病机制呢？如果已经获得该动物模型，你可以用什么方式来进行疾病治疗呢？

3. 寻找感兴趣的小鼠基因，设计 sgRNA 用于敲除该基因，并写明设计思路。

4. 简述通过 CRISPR/Cas9 技术所获得的首建动物应如何鉴定？

参 考 文 献

［1］周光兴. 医学实验动物学［M］. 上海：复旦大学出版社，2012.

［2］刘钰. 转基因作物生产应用安全审批制度研究［D］. 武汉：华中农业大学，2013.

［3］魏强. 动物实验中的生物安全问题［J］. 中国比较医学杂志，2015，25（6）：75-78.

［4］韩志刚，张倩，韩文莉，等. 医药院校实验动物生物安全危害及防控［J］. 中国比较医学杂志，2017，27（10）：120-122.

［5］李秀，黎宁，杨寿清，等. 屏障系统内实验动物饲养管理中的生物安全、动物福利与伦理［J］. 上海畜牧兽医通信，2013（5）：46-47.

［6］实验动物 哺乳类实验动物的遗传质量控制：GB 14923—2010［S］. 北京：中国标准出版社，2011.

［7］实验动物 微生物学等级及监测：GB 14922.2—2011［S］. 北京：中国标准出版社，2011.

［8］实验动物寄生虫学等级及监测：GB 14922.1—2001［S］. 北京：中国标准出版社，2002.

［9］实验动物 环境及设施：GB 14925—2010［S］. 北京：中国标准出版社，2011.

［10］实验动物 饲料生产：GB/T 34240—2017［S］. 北京：中国标准出版社，2017.

［11］实验动物 配合饲料 常规营养成分的测定：GB/T 14924.9—2001［S］. 北京：中国标准出版社，2002.

［12］实验动物 配合饲料营养成分：GB 14924.3—2010［S］. 北京：中国标准出版社，2011

［13］实验动物 配合饲料通用质量标准：GB 14924.1—2001［S］. 北京：中国标准出版社，2002.

［14］实验动物 配合饲料卫生标准：GB 14924.2—2001［S］. 北京：中国标准出版社，2002

［15］肖杭，恽时锋，陆建玲，等. 实验动物科学知识解析［M］. 南京：江苏凤凰科学技术出版社，2016.

［16］王长文，张岚，马洪波. 分子营养学及其在营养科学研究中的应用［J］. 吉林医药学院学报，2010，31（2）：105-108.

［17］冯焱，佟建明. 21世纪营养学研究的新课题：免疫营养学的研究［J］. 中国农业科技导报，2004，6（1）：44-48.

［18］潘宝海，孙冬岩，孙笑非，等．浅议动物微生态营养理论的发展［J］．饲料研究，2012，4（1）：36-38.

［19］计成．动物营养学［M］．北京：高等教育出版社，2008.

［20］邵义祥．医学实验动物学教程［M］．2版．南京：东南大学出版社，2009.

［21］秦川，谭毅．医学实验动物学［M］．3版．北京：人民卫生出版社，2020.

［22］秦川，魏泓．实验动物学［M］．2版．北京：人民卫生出版社，2015.

［23］邵义祥．实验动物学基础［M］．南京：东南大学出版社，2018.

［24］陈洪岩，夏长友，韩凌霞．实验动物学概论［M］．长春：吉林人民出版社，2016.

［25］河南大学药理教研室．常用实验动物的特点及应用［A/OL］．（2020-11-23）［2022-08-23］．https：//yaoli.henu.edu.cn/info/1158/1503.htm.

［26］石兴勇，王吉，陈斌．我国实验小型猪的发展现状及展望［J］．中国实验动物学报，2019，27（1）：104-109.

［27］苟春天，应方园，王野．小型猪的饲养管理及人类疾病动物模型应用［J］．畜牧兽医科技信息，2022（3）：20-22.

［28］吴华莉，涂尾龙，曹建国，等．小型猪在人类疾病模型方面的研究进展［J］．养猪，2021（4）：63-67.

［29］常凯，高继萍，刘茂林，等．中国地鼠资源开发利用的研究进展［J］．中国比较医学杂志，2018，28（5）：109-113.

［30］王文广，匡德宣，仝品芬，等．树鼩的标准化研究与应用进展［J］．实验动物科学，2020，37（1）：74-78.

［31］张学英，迟庆生，刘伟，等．长爪沙鼠的行为和生理生态学研究进展［J］．中国科学：生命科学，2016，46（1）：120-128.

［32］何滋林，姚敏桦，韦涛，等．实验用雪貂的饲养管理探析［J］．实验动物科学，2021，38（5）：59-62.

［33］潘璇，米玛旺堆．高原鼠兔生态学研究进展［J］．生态学杂志，2016，35（9）：2537-2543.

［34］秦川．实验动物学［M］．北京：人民卫生出版社，2010.

［35］邵义祥．医学实验动物学教程［M］．南京：东南大学出版社，2016.

［36］杨斐，胡樱．实验动物学基础与技术［M］．2版．上海：复旦大学出版社，2019.

［37］秦川．实验动物学［M］．北京：中国协和医科大学出版社，2016.

［38］李厚达．实验动物学［M］．北京：中国农业出版社，2003.

［39］周正宇．实验动物与比较医学基础教程［M］．苏州：苏州大学出版社，2012.

［40］曾顺，熊悦，买文菊，等．链脲佐菌素诱导2型糖尿病大鼠年龄和剂量的相关性［J］．西部医学，2021，33（5）：665-669.

［41］何诚．实验动物学［M］．2版．北京：中国农业大学出版社，2013.

［42］ LESLEY A C，MEGAN H. Clinical laboratory animal medicine：an introduction ［M］. 5th ed. Hoboken，NJ：Wiley-Blackwell，2020.

［43］ 李云雁，胡传荣. 试验设计与数据处理［M］. 2 版. 北京：化学工业出版社，2008.

［44］ 高虹，邓巍. 动物实验操作技术手册［M］. 北京：科学出版社，2019.

［45］ 王静龙，梁小筠，王黎明. 属性数据分析［M］. 北京：高等教育出版社，2013.

［46］ 马敏娜，王静敏. 统计学［M］. 2 版. 北京：高等教育出版社，2016.

［47］ 曾五一，肖红叶. 统计学导论［M］. 3 版. 北京：科学出版社，2022.

［48］ 李伊为，张延英. 实验动物学［M］. 3 版. 北京：科学出版社，2022.

［49］ 王春田. 医学实验动物操作基本技术［M］. 北京：科学出版社，2018.

［50］ 高虹. 实验动物医学管理［M］. 北京：科学出版社，2022.

［51］ WIEDENHEFT B，STERNBERG S H，DOUDNA J A. RNA-guided genetic silencing systems in bacteria and archaea［J］. Nature，2012，482（7385）：331-338.

［52］ 牛煦然，尹树明，陈曦，等. 基因编辑技术及其在疾病治疗中的研究进展［J］. 遗传，2019，41（7）：582-598.

［53］ 陈旭，张炳，王天明. 生殖细胞及胚胎冻存技术发展及展望［J］. 浙江海洋大学学报（自然科学版），2020，39（1）：88-96.

［54］ KIM Y B，KOMOR A C，LEVY J M，et al. Increasing the genome-targeting scope and precision of base editing with engineered Cas9-cytidine deaminase fusions［J］. Nature biotechnology，2017，35（4）：371-376.

［55］ KIM K，RYU S M，KIM S T，et al. Highly efficient RNA-guided base editing in mouse embryos［J］. Nature biotechnology，2017，35（5）：435-437.

［56］ HU J H，MILLER S M，GEURTS M H，et al. Evolved Cas9 variants with broad PAM compatibility and high DNA specificity［J］. Nature，2018，556（7699）：57-63.

［57］ WALTON R T，CHRISTIE K A，WHITTAKER M N，et al. Unconstrained genome targeting with near-PAMless engineered CRISPR-Cas9 variants［J］. Science，2020，368（6488）：290-296.

［58］ ZUO E，SUN Y，YUAN T，et al. A rationally engineered cytosine base editor retains high on-target activity while reducing both DNA and RNA off-target effects［J］. Nature methods，2020，17（6）：600-604.

［59］ GRUNEWALD J，ZHOU R，LAREAU C A，et al. A dual-deaminase CRISPR base editor enables concurrent adenine and cytosine editing［J］. Nature biotechnology，2020，38（7）：861-864.

［60］ WIENERT B，WYMAN S K，RICHARDSON C D，et al. Unbiased detection of CRISPR off-targets in vivo using DISCOVER-Seq［J］. Science，2019，364（6437）：286-289.

附　录

附表1　不同品种动物的安乐死药剂和方法

动物类别	可接受	条件性接受（辅助方法）
水生无脊椎动物	浸入麻醉溶剂中（镁盐，丁香油，丁子香酚，乙醇）	辅助方法（第二步）包括70%乙醇，10%中性福尔马林，脑脊髓刺毁法，冷冻，煮沸
两栖动物	视动物种类而定：按说明注射巴比妥类药物、分离型麻醉药和麻醉剂；外用磺酸三卡因或者盐酸苯佐卡因缓冲液	视动物种类而定：按说明使用吸入麻醉剂、CO_2、系簧枪穿透或枪击，手动钝力击伤头部，快速冷冻
禽类（同家禽）	静脉注射巴比妥类药物	吸入麻醉剂、CO_2、CO、N_2或Ar，颈椎脱位（小型鸟和家禽），断头（小型鸟），枪击（自由放养的鸟）
猫	静脉注射巴比妥类药物，过量注射麻醉剂、Tributame及T-61	巴比妥类药物（更换给药途径），吸入过量麻醉剂、CO*或CO_2*，枪击*
牛	静脉注射巴比妥类药物	枪击，系簧枪穿透
犬	静脉注射巴比妥类药物，过量注射麻醉剂、Tributame及T-61	巴比妥类药物（更换给药途径），吸入过量麻醉剂、CO*或CO_2*，枪击*
有鳍鱼	浸泡在苯佐卡因或盐酸苯佐卡因缓冲液中，或异氟烷、七氟烷、硫酸喹那啶、甲磺酸三卡因缓冲液、2-苯氧乙醇，注射戊巴比妥，快速冷冻（适合斑马鱼/研究设施）	丁香子酚，异丁香酚，丁香油，饱和CO_2水（水族馆设施/渔场），断头/断劲钝力击晕后刺毁脑脊髓，快速冷冻后应用辅助方法（水族馆设施），浸泡（研究设施）
马科动物	静脉注射巴比妥类药物	系簧枪穿透，枪击
海洋哺乳动物	圈养：注射巴比妥类药物；散养：过量注射巴比妥类药物或麻醉剂	圈养：吸入麻醉剂；散养：枪击，钝力击伤，内爆去脑
非人灵长类动物	过量注射巴比妥类药物或麻醉剂	视动物种类而定：吸入麻醉剂、CO、CO_2
家禽	过量注射巴比妥类药物或麻醉剂	吸入CO_2、CO、N_2或Ar，颈椎脱位（视解剖结构而定），断头，钝力击伤，电击，枪击，系簧枪穿透
家兔	静脉注射巴比妥类药物	过量吸入麻醉剂、CO_2，颈椎脱位（视解剖结构而定），系簧枪穿透

续表

动物类别	可接受	条件性接受（辅助方法）
爬行动物	视动物种类而定：按说明注射巴比妥类药物、分离型麻醉药、麻醉剂	视动物种类而定：按说明吸入麻醉剂、CO_2，系簧枪穿透或枪击，手动钝力击伤头部，小于 4 g 的动物可快速冷冻
啮齿动物	注射巴比妥类药物或巴比妥类药物组合、分离型麻醉药组合	吸入麻醉剂、CO_2、CO、三溴乙醇或乙醇，颈椎脱位，断头，聚焦束微波辐射
小反刍兽	注射巴比妥类药物	枪击，系簧枪穿透
猪	注射巴比妥类药物	吸入 CO_2、CO、N_2 或 Ar，枪击，电击，系簧枪枪击，钝力击伤

注：* 不推荐作为常规方式使用。

附表 2　可接受*的安乐死药剂和方法（节选）

药剂/方法	类别	作用方式	起效速度※	可操作性	人员安全	适宜物种	效果和评价	限制条件
巴比妥类	由中枢神经系统抑制导致心搏骤停和组织缺氧	下行性地抑制中枢神经系统，由失去意识进展到麻醉，窒息和心搏骤停	麻醉起效快速	为取得最佳效果，需要训练有素的人员进行静脉注射，并对动物进行适当保定	安全，但有人员滥用风险，属于管制药品	除水生无脊椎动物外的大部分物种	操作恰当的时候高效，当因动物体型小而导致静脉注射痛苦、危险或操作困难时可以腹腔注射或体腔注射(苯巴比妥类复合物只被批准用于静脉或心内给药)	适用于使用非静脉注射途径
盐酸苯佐卡因	生命中枢抑制导致缺氧	抑制中枢神经系统和心脏	快速，依剂量而定	使用方便	安全	小型有鳍鱼和两栖动物	有效，但是昂贵	—
二氧化碳	呼吸性酸中毒和产生可逆麻醉状态，随后因生命中枢抑制而缺氧	直接抑制大脑皮质、皮质下结构、生命中枢，直接抑制心肌	起效速度适中，依方案而定	在有合适设备、密闭容器、气体源和既定方案的情况下使用方便	足够通风的情况下危害很小	大部分鸟类和哺乳动物，伴侣动物除外	有效，但幼龄动物或新生动物需要时间较长	只可用于能将厌恶和痛苦最小化的动物；必须使用逐步充气的方法；提供的气体必须可精确调节且无污染物或掺杂物，通常来自商品化的气瓶或罐；必须使用合适的减压调节器和流量计或等效设备

药剂/方法	类别	作用方式	起效速度※	可操作性	人员安全	适宜物种	效果和评价	限制条件
一氧化碳	血氧不足	与血红蛋白结合阻断氧气摄取	起效时间中等,但是无明显迹象,因此大部分动物不会察觉	需要适当的维护设备	极其有害,有毒,高浓度易爆且不易察觉	大部分小型动物,伴侣动物除外	有效	只有在设备设计和操作得当的情况下
颈椎脱位	缺氧	直接抑制大脑和心脏纤维颤动	不同的动物起效速度有所不同	操作人员必须训练有素	安全	小型鸟,家禽,小鼠,未成年大鼠(<200 g),家兔	可变,效果不定	必须符合颈椎脱位的操作标准,无脊柱和脊髓的原位破坏迅速导致无意识
断头	生命中枢破坏导致缺氧	直接抑制大脑	快速	需要培训和技巧	闸刀可致人员伤害	啮齿类实验动物,家兔,家禽,鸟类,某些有鳍鱼,两栖动物和爬行动物	不可逆,断头后可出现强烈肌肉抽搐	如果可能的话,应使用市售的与动物种属相匹配的闸刀;如没有,必须使用锋利的刀并且断头部位放置精确
电击	缺氧	直接抑制大脑和心脏纤维颤动	可快速	不是所有情况下都容易实施,需要专业设备和人员熟练应用	可能伤害到工作人员	主要用于羊、猪、反刍动物和其他大于5 kg的动物		电流必须通过大脑,在动物无意识之前不能发生心脏纤颤;不可用电击来保定动物;不可使用家庭电线
枪击	大脑物理性损伤	直接冲击脑组织	立即	需要技巧和熟练使用枪支	可能有危险,很多人看到枪击场面时会感到不舒服	大型驯养动物和选用的非驯养动物	瞬间失去意识,但肌肉活动可能持续	工作人员必须在使用枪械方面得到培训,只能在允许合法使用枪支的区域内使用,需要适当考虑邻近的工作人员、公众和其他动物的安全。
吸入麻醉药	生命中枢抑制导致缺氧	直接抑制大脑皮质、皮质下结构、生命中枢	麻醉起效速度适中,诱导过程中可产生兴奋	用密闭容器方可方便进行(包括依动物种类而定的局部暴露或全部浸入),通过佩戴面罩可应用于大型动物	应建立有效程序,以减少动物工作人员在麻醉剂蒸汽中的暴露	除家畜、有鳍鱼和某些两栖类,爬行类外的大多数动物	倘若充分暴露于麻醉剂中,高效	—

药剂/方法	类别	作用方式	起效速度※	可操作性	人员安全	适宜物种	效果和评价	限制条件
浸解法	物理性损伤大脑	直接冲击脑组织	立即	通过合理的设计、商业化设备和训练有素的人员很容易实施	一般来说是安全的,浸渍组织可能带来生物安全风险	仅用于新孵化的雏鸟和幼禽,及刚破壳的鸟类	有效	必须使用工作状态良好的专门设备
聚焦束微波辐射	脑酶失活	通过快速加热脑组织直接灭活脑中酶类	迅速	需要训练和高度专业的设备	安全	小鼠和大鼠	对特殊需求来说高效	只能使用那些为此用途设计的、具有合适功率和微波分布的仪器
氮气、氩气	缺氧	降低血中氧分压	快速	在能快速充盈的封闭室内使用	如果使用通风设备可保障安全	鸡、火鸡和猪	除幼儿和新生儿之外有效:一种有效的药剂,但如果观察到动物厌恶,最好改用其他方法	提供的气体必须可精确调节和无污染物或掺杂物;必须使用合适的减压调节器、流量计或等效设备
氯化钾	心脏毒性	直接抑制大脑皮质、皮质下结构、生命中枢,继发于心脏停搏	快速	需要训练和能够静脉注射氯化钾	人员意外接触麻醉剂有危险	大多数动物	高效,部分动物可能发生阵发性肌肉痉挛	仅在动物无意识或全麻状态下进行心脏注射或静脉注射;不可应用于清醒状态的脊椎动物
系簧枪穿透	物理性损伤大脑	直接冲击脑组织	立即	需要技巧,充分地保定动物,系簧枪枪击位置须正确,不美观	安全	马,反刍动物,猪和合适的非驯养动物	立即失去意识,但肌动活动可能持续	动物需要立即放血或刺毁脑脊髓,除非使用了设计用于安乐死的强大的系簧枪;应用于大型动物的系簧枪需要有一个延长的栓
甲磺酸三卡因	神经和心血管功能降低导致缺氧	抑制中枢神经系统	快速,依剂量而定	使用方便	对人有视网膜毒性	有鳍鱼,某些爬行类,两栖类和冷血水生动物	有效,但是昂贵	该溶液需要使用碳酸氢钠缓冲,建议对某些有鳍鱼和两栖动物加用辅助安乐死方法

续表

药剂/方法	类别	作用方式	起效速度※	可操作性	人员安全	适宜物种	效果和评价	限制条件
2-苯氧乙醇	生命中枢抑制导致缺氧	抑制中枢神经系统	快速、依剂量而定	使用方便	安全	有鳍鱼	可能有更有效的浸泡剂可用	动物安乐死需要的剂量和暴露时间因物种不同而会有不同。有鳍鱼类在鳃盖运动停止之后应继续浸泡在2-苯氧乙醇溶液中至少10 min

注：* 可接受、条件性接受、辅助方法都被列入此附录中，包括其相应的限制条件。
※ 起效速度分为：立即，一旦使用立即起效；迅速，通常在几秒之内起效；快速，通常在几分钟之内起效。

附表3 不可接受的安乐死主要药剂和方式（节选）

药剂或方法	评论
空气栓塞	空气栓塞可能伴有抽搐、角弓反张和尖叫。如果要用，也只能用于麻醉后动物
燃烧	化学或热焚烧动物是不可接受的安乐死方法
水合氯醛	不可接受
氯仿	氯仿具有肝细胞毒性和疑似致癌性，因此对工作人员极具危险
氰化物	氰化物对人员极度危险，而且这种死亡方式极不美观
降压（不包括证明可实现安乐死的低气压晕厥）	降压作为安乐死方法不被接受，原因如下：① 许多容器设计的降压速率是动物推荐最适速率的15~60倍，因此体腔内气体膨胀导致动物痛苦；② 幼龄动物对缺氧耐受，呼吸停止前需要较长降压时间；③ 可能会意外发生压力恢复和受伤动物的恢复；④ 无意识的动物可能会出血、呕吐、抽搐、排尿、排便，而且不美观
乙醚	乙醚具有刺激性，易燃易爆。使用乙醚进行安乐死的动物，如果放于非防爆冰箱或装袋放于焚烧炉内会发生爆炸
溺死	溺死不是一种安乐死的方法，而且是不人道的
放血	因为极端低血容量伴随的焦虑，放血作为单独的处死方式仅用于无意识动物
甲醛	除海绵动物外，直接把动物浸泡于福尔马林中处死是不人道的
日用品和日用溶剂	丙酮、清洁剂、四元化合物（包括四氯化碳）、泻药、杀虫剂、二甲基酮、季铵产品、抗酸剂，和其他没有明确设计用于治疗或安乐死的有毒物质是不可接受的
低温	低温是一种不合适的安乐死方法
硫酸镁、氯化钾和神经肌肉阻断剂	不可用于清醒脊椎动物的安乐死药剂
钝力击头	除仔猪和小型实验动物外，一般不被接受，尽可能用其他方法替代钝力击头

药剂或方法	评论
非穿透性系簧枪	不接受，用于乳猪、新生反刍动物、火鸡的特制气动非穿透性系簧枪除外
神经肌肉阻断剂（尼古丁、硫酸镁、氯化钾和所有的类箭毒药物）	这些药物单独使用时都会在动物失去意识前导致呼吸停止，因此动物在不动之后仍能感受到疼痛和痛苦
快速冷冻	快速冷冻作为单独的安乐死方式是不人道的，爬行动物、两栖动物和小于 5 日龄的晚熟啮齿类动物除外。其他情况下，应处死动物或使动物无意识再冷冻（有鳍鱼的速冷不属于快速冷冻）
窒息	不可将雏鸡或幼禽装入袋中或容器中窒息
士的宁	士的宁会造成剧烈的抽搐和痛苦的肌肉收缩
胸廓压迫	不可用于清醒动物

附表 4 常用实验小鼠突变基因数据

MGI 基因名	全名	染色体位置	NCBI 基因 ID	研究应用领域
Abcg2	ATP-binding cassette, sub-family G（WHITE）, member 2	6 B3l6 27.82 cM	26357	免疫系统;皮肤,脂肪组织;糖代谢;肝脏/胆道系统;肾和泌尿系统
Abi3 bp	ABI gene family, member 3（NESH）binding protein	16l16 C1.1	320712	肿瘤和干细胞研究
Acot7	acyl-CoA thioesterase 7	4l4 E2	70025	神经系统;脂肪组织;糖代谢
Adgra1	adhesion G protein-coupled receptor A1	7 F4l7 84.89 cM	52389	神经系统;突触功能研究
Adgrd1	adhesion G protein-coupled receptor D1	5l5 G1.3	243277	神经系统;信号转导
Adgrf1	adhesion G protein-coupled receptor F1	17l17 B3	77596	发育生物学;心血管系统;信号转导;DNA 转录
Adgrf4	adhesion G protein-coupled receptor F4	17l17 B3	78249	发育生物学;心血管系统;信号转导
Adgrf5	adhesion G protein-coupled receptor F5	17l17 B3	224792	发育生物学;心血管系统;信号转导
Adgrg3	adhesion G protein-coupled receptor G3	8l8 D1	54672	发育生物学;心血管系统;信号转导
Adgrg6	adhesion G protein-coupled receptor G6	10l10 A2	215798	发育生物学;心血管系统;信号转导
Adgrg7	adhesion G protein-coupled receptor G7	16l16 C1.1	239853	信号转导;消化系统
Adipoq	adiponectin, C1Q and collagen domain containing	16 B3-B4l16 13.96 cM	11450	发育生物学;免疫系统;心血管系统;脂肪代谢

MGI 基因名	全名	染色体位置	NCBI 基因 ID	研究应用领域
Agk	acylglycerol kinase	6|6 B1	69923	生殖系统;内/外分泌腺;细胞组成;细胞定位
Ahi1	Abelson helper integration site 1	10 A3|10 9.75 cM	52906	发育生物学;免疫系统;神经系统;信号转导;视力/眼睛;细胞死亡
Ahr	aryl-hydrocarbon receptor	12 A3|12 15.78 cM	11622	发育生物学;免疫系统;皮肤;心血管系统;肿瘤;神经系统;信号转导
Aimp1	aminoacyl tRNA synthetase complex-interacting multifunctional protein 1	3|3 H2	13722	发育生物学;免疫系统;呼吸系统;细胞增殖;细胞死亡;蛋白质代谢
ALB	albumin	5 E1|5 44.7 cM	11657	Cre 工具鼠;肝脏特异性表达 Cre
Anp32b	acidic (leucine-rich) nuclear phosphoprotein 32 family, member B	4|4 B2	67628	染色质修饰;细胞凋亡;癌症等相关研究
Apln	apelin	X|X A3.2	30878	Cre 工具鼠;发育生物学;心血管系统;信号转导
Aplnr	apelin receptor	2|2 E1	23796	Cre 工具鼠
Apoe	apolipoprotein E	7 A3|7 9.94 cM	11816	免疫系统;心血管系统;神经系统;信号转导
Appl2	adaptor protein, phosphotyrosine interaction, PH domain and leucine zipper containing 2	10|10 C1	216190	细胞增殖;内稳态/代谢;细胞功能研究
Ar	androgen receptor	X C3|X 42.82 cM	11835	内分泌系统;糖代谢;神经系统;生殖系统;心血管系统
Asap3	ArfGAP with SH3 domain, ankyrin repeat and PH domain 3	4|4 D3	230837	死亡/衰老;肿瘤研究
Atg5	autophagy related 5	10 B2|10 23.24 cM	11793	自噬
Atg7	autophagy related 7	6|6 E3	74244	自噬
Becn1	beclin 1, autophagy related	11|11 D	56208	自噬
Bnipl	BCL2/adenovirus E1B 19 kD interacting protein like	3|3 F2.1	171388	细胞增殖;细胞死亡;死亡/衰老
Bpifa1	BPI fold containing family A, member 1	2|2 H1	18843	免疫系统相关研究
Brca1	breast cancer 1, early onset	11 65.18 cM|11 D	12189	肿瘤研究
Brd7	bromodomain containing 7	8|8 C4	26992	细胞周期;细胞生长;癌症相关研究;葡萄糖代谢;胰岛素信号传导
Cbs	cystathionine beta-synthase	17 16.93 cM|17 A-C	12411	代谢相关研究
Cbx7	chromobox 7	15 E1|15 37.85 cM	52609	肿瘤研究
Ccdc3	coiled-coil domain containing 3	2|2 A1	74186	脂肪代谢

MGI 基因名	全名	染色体位置	NCBI 基因 ID	研究应用领域
Ccny	cyclin Y	18|18 A1	67974	信号转导;脂肪组织;蛋白质代谢;肝脏/胆道系统;内稳态/代谢
Cd19	CD19 antigen	7 69.01 cM|7 F3-F4	12478	发育生物学;免疫系统;皮肤;神经系统;信号转导;细胞增殖;内稳态/代谢
Cd27	CD27 antigen	6 F3|6 59.32 cM	21940	免疫治疗;肿瘤研究;药物筛选
Cd274	CD274 antigen	19|19 C2	60533	免疫治疗;肿瘤研究;药物筛选
Cd276	CD276 antigen	9|9 B	102657	免疫治疗;肿瘤研究;药物筛选
Cd36	CD36 antigen	5 A3|5 8.11 cM	12491	免疫治疗;肿瘤研究;药物筛选
Cd3e	CD3 antigen, epsilon polypeptide	9 A5.2|9 24.84 cM	12501	免疫治疗;肿瘤研究;药物筛选
Cd4	CD4 antigen	6 F2|6 59.17 cM	12504	免疫治疗;肿瘤研究;药物筛选
Cd40	CD40 antigen	2 H3|2 85.38 cM	21939	免疫治疗;肿瘤研究;药物筛选
Cd47	CD47 antigen	16|16 B5	16423	免疫治疗;肿瘤研究;药物筛选
Cd80	CD80 antigen	16 26.86 cM|16 B5	12519	免疫治疗;肿瘤研究;药物筛选
Cd86	CD86 antigen	16 25.72 cM|16 B5	12524	免疫治疗;肿瘤研究;药物筛选
Cdh5	cadherin 5	8 D3|8 53.04 cM	12562	Cre 工具鼠
Cdkn2a	cyclin-dependent kinase inhibitor 2A	4 42.15 cM|4 C3-C6	12578	肿瘤免疫;荧光示踪
Ceacaml	carcinoembryonic antigen related cell adhesion molecule 1	7 A3|7 13.84 cM	26365	免疫治疗;肿瘤研究;药物筛选
Chd3	chromodomain helicase DNA binding protein 3	11|11 B3	216848	染色质重建;核小体
Clec18a	C-typelectin domain family 18, member A	8|8 E1	353287	内稳态/代谢;造血系统
Col1a1	collagen, type I, alpha 1	11 59.01 cM|11 D	12842	Cre 工具鼠;基因编辑
Cth	cystathionase(cystathionine gamma-lyase)	3|3 H4	107869	代谢;肝功能、肾功能等相关研究
Ctla4	cytotoxic T-lymphocyte-associated protein 4	Cd152; Ctla-4; Ly-56	12477	人源化模型;肿瘤免疫
Dhtkd1	dehydrogenase E1 and transketolase domain containing 1	2|2 A1	209692	发育生物学;免疫系统;皮肤;神经系统
Dpp6	dipeptidyl peptidase 6	5 B1|5 12.92 cM	13483	神经系统;信号转导;蛋白质代谢;细胞定位
Dppa3	developmental pluripotency-associated 3	6|6 F2	73708	生殖系统;细胞组成;胚胎
Egfr	epidermal growth factor re-ceptor	11 9.41 cM|11 A1-A4	13649	肿瘤研究;EGFR 功能研究
Ern1	endoplasmic reticulum (ER) to nucleus signalling 1	11|11 E1	78943	老年痴呆症;肝功能研究

MGI 基因名	全名	染色体位置	NCBI 基因 ID	研究应用领域
F8	coagulation factor Ⅷ	X 38. 17 cM｜X A7-B	14069	造血系统
Fbln7	fibulin 7	2｜2 F3	70370	生殖系统;内/外分泌腺;细胞组成
Fcgrt	Fc receptor, IgG, alpha chain transporter	7 B4｜7 29. 12 cM	14132	免疫系统;人源化模型
Havcr2	hepatitis A virus cellular receptor 2	11｜11 B1. 1	171285	免疫治疗;肿瘤研究;药物筛选
Hdac11	histonedeacetylase 11	6｜6 D1	232232	免疫相关研究;肿瘤研究
Hdac4	histonedeacetylase 4	1｜1 D	208727	抗肿瘤研究;Hdac 基因功能研究;表观遗传研究
Hdac5	histonedeacetylase 5	11｜11 D	15184	Hdac 基因功能研究
Hdac6	histonedeacetylase 6	X A1. 1｜X 3. 58 cM	15185	Hdac 基因功能研究
Hdac7	histonedeacetylase 9	12｜12 A3	79221	抗肿瘤研究;Hdac 功能研究;表观遗传研究
Hspa13	heat shock protein 70 family, member 13	16 C3. 2｜16 43. 36 cM	110920	免疫系统;信号转导;蛋白质代谢;造血系统
Icos	inducibile T cell co-stimulator	1 C2｜1 30. 6 cM	54167	发育生物学;免疫系统;骨骼系统;消化系统;内/外分泌腺
Icosl	icos ligand	10｜10 C1	50723	发育生物学;免疫系统;骨骼系统;消化系统;内/外分泌腺
Ido1	indoleamine 2, 3-dioxygenase 1	8｜8 A2	15930	发育生物学;免疫系统;心血管系统;肌肉;细胞增殖;细胞死亡;生殖系统
Il10	interleukin 10	1 E4｜1 56. 89 cM	16153	代谢;免疫系统;造血功能研究
Il11	interleukin 11	7 A1｜7 2. 76 cM	16156	免疫系统;细胞增殖;蛋白质代谢;内稳态/代谢;造血系统
Il12a	interleukin 12a	3 E1｜3 31. 92 cM	16159	免疫系统;细胞增殖;蛋白质代谢;内稳态/代谢;造血系统
Il12b	interleukin 12b	11 25. 94 cM｜11 A5-B2	16160	免疫系统;细胞增殖;蛋白质代谢;内稳态/代谢;造血系统
Il13	interleukin 13	11 B1. 3｜11 31. 98 cM	16163	免疫系统;细胞增殖;蛋白质代谢;内稳态/代谢;造血系统
Il15	interleukin 15	8 C2｜8 39. 33 cM	16168	免疫系统;细胞增殖;蛋白质代谢;内稳态/代谢;造血系统
Il17a	interleukin 17A	1｜1 A	16171	自身免疫性疾病;人源化模型
Il17b	interleukin 17B	18｜18 D3	56069	免疫系统;消化系统;造血系统
Il17c	interleukin 17C	8｜8 E1	234836	免疫系统;细胞增殖;蛋白质代谢;内稳态/代谢;造血系统
Il17f	interleukin 17F	1｜1 A4	257630	免疫系统;细胞增殖;蛋白质代谢;内稳态/代谢;造血系统

MGI 基因名	全名	染色体位置	NCBI 基因 ID	研究应用领域
Il18	interleukin 18	9 A5.3|9 27.75 cM	16173	免疫系统;细胞增殖;蛋白质代谢;内稳态/代谢;造血系统
Il19	interleukin 19	1|1 E4	329244	免疫系统;细胞增殖;蛋白质代谢;内稳态/代谢;造血系统
Il1a	interleukin 1 alpha	2 62.9 cM|2 F	16175	免疫系统;细胞增殖;蛋白质代谢;内稳态/代谢;造血系统
Il1b	interleukin 1 beta	2 62.97 cM|2 F	16176	免疫系统;细胞增殖;蛋白质代谢;内稳态/代谢;造血系统
Il1f6	interleukin 1 family, member 6	2 A3|2 16.26 cM	54448	免疫系统
Il1f9	interleukin 1 family, member 9	2 A3|2 16.24 cM	215257	炎症与免疫;示踪
Il2	interleukin 2	3 18.3 cM|3 B-C	16183	代谢;免疫系统;造血系统
Il20	interleukin 20	1|1 E4	58181	炎症与免疫;示踪
Il23a	interleukin 23, alpha subunit p19	10|10 D3	83430	炎症与免疫;示踪
Il25	interleukin 25	14|14 C3	140806	免疫相关研究
Il2rg	interleukin 2 receptor, gamma chain	10|10 D3	83430	炎症与免疫;示踪
Il3	interleukin 3	11 32.13 cM|11 B1	16187	炎症与免疫;示踪
Il33	interleukin 33	19|19 C2	77125	免疫系统
Il34	interleukin 34	8|8 E1	76527	炎症与免疫;示踪
Il4	interleukin 4	11 B1.3|11 31.97 cM	16189	炎症与免疫;示踪
Il5	interleukin 5	11 31.99 cM|11 A5/B1	16191	炎症与免疫;示踪
Il6	interleukin 6	5 B1|5 15.7 cM	16193	炎症与免疫;示踪
Il6ra	interleukin 6 receptor, alpha	3 F1|3 39.19 cM	16194	免疫治疗;肿瘤研究;药物筛选
Il7	interleukin 7	3 A1|3 2.02 cM	16196	免疫系统
Il9	interleukin 9	13 B1|13 30.06 cM	16198	免疫系统
Kit	kit oncogene	5 C3.3|5 39.55 cM	16590	发育生物学;免疫缺陷;免疫系统;皮肤;心血管系统;肿瘤;神经系统;信号转导;骨骼系统
Krt14	keratin 14	11 63.43 cM|11 D	16664	Cre 工具鼠
Lag3	lymphocyte-activation gene 3	6|6 F2	16768	免疫系统;肿瘤;神经系统;人源化模型
Ldlr	low density lipoprotein receptor	9 A3|9 7.87 cM	16835	心血管系统;血脂代谢
Lep	leptin	6 A3.3|6 12.3 cM	16846	代谢研究;糖尿病研究
Lepr	leptin receptor	4 C6|4 46.96 cM	16847	代谢研究;糖尿病研究

MGI 基因名	全名	染色体位置	NCBI 基因 ID	研究应用领域
Ltf	lactotransferrin	9 60. 79 cM|9 F	17002	免疫系统;肿瘤;炎症;细胞增殖;DNA 转录;蛋白质代谢
Mal	myelin and lymphocyte protein, T cell differentiation protein	2|2 F1	17153	神经系统
Map2	microtubule-associated protein 2	1 C3|1 33. 49 cM	17756	发育生物学;神经系统;生殖系统
Mbd5	methyl-CpG binding domain protein 5	2|2 C1. 1	109241	糖代谢;铁代谢;神经系统
Mt1	metallothionein 1	8 C5|8 46. 34 cM	17748	抗氧化;细胞内稳态
Myh6	myosin, heavy polypeptide 6, cardiac muscle, alpha	14 C3|14 28. 01 cM	17888	Cre 工具鼠
Nlrc5	NLR family, CARD domain containing 5	8|8 C5	434341	免疫系统;信号转导;DNA 转录;造血系统
Nppa	natriuretic peptide type A	4 E2|4 78. 66 cM	230899	四环素调控
Palld	palladin, cytoskeletal associated protein	8|8 B3. 3	72333	胚胎发育;神经系统;造血系统
Pdcd1	programmed cell death 1	1|1 D	18566	肿瘤免疫;人源化模型
Pnpla3	patatin-like phospholipase domain containing 3	15|15 E3	116939	脂肪组织;肝脏/胆道系统;内稳态/代谢;脂代谢
Prkdc	protein kinase, DNA activated, catalytic polypeptide	16 10. 09 cM|16 B1	19090	免疫缺陷;肿瘤
Prss37	protease, serine 37	6|6 B2	67690	生殖系统;不孕不育;蛋白质代谢
Prss54	protease, serine 54	8|8 C5	70993	蛋白质代谢;内/外分泌腺;内稳态/代谢
Pten	phosphatase andtensin homolog	19 C1|19 28. 14 cM	19211	肿瘤
Rag1	recombination activating gene 1	2 E2|2 53. 88 cM	19373	免疫系统;炎症;肿瘤
Rag2	recombination activating gene 2	2 E2|2 53. 87 cM	19374	免疫系统;炎症;肿瘤
Rest	RE1-silencing transcription factor	5|5 C3. 3	19712	神经系统
Setd2	SET domain containing 2	9|9 F2	235626	肿瘤研究;免疫系统;心血管系统;骨骼肌肉系统
Sidt2	SID1 transmembrane family, member 2	9|9 A5. 2	214597	糖代谢
Sirpa	signal-regulatory protein alpha	2 63. 19 cM|2 F3	19261	肿瘤免疫;人源化模型
Slco2a1	solute carrier organic anion transporter family, member 2a1	9 F1|9 54. 72 cM	24059	心血管系统;肾和泌尿系统;内稳态/代谢;死亡/衰老;细胞定位

续表

MGI 基因名	全名	染色体位置	NCBI 基因 ID	研究应用领域
Slc39a7	solute carrier family 39 (zinc transporter) , member 7	17 B1|17 17. 98 cM	14977	消化系统;内/外分泌腺;内稳态/代谢;细胞组成;死亡/衰老;细胞定位
Slc6a4	solute carrier family 6 (neurotransmitter transporter, serotonin) , member 4	11 B5|11 46. 18 cM	15567	神经系统;生殖系统;消化系统;肝脏/胆道系统
Snap25	synaptosomal-associated protein 25	2 F3|2 67. 56 cM	20614	神经系统;内分泌系统
Snx4	sortingnexin 4	16|16B3	69150	免疫系统;心血管系统;骨骼系统;内分泌系统
Snx10	sortingnexin 10	6|6 B3	71982	免疫系统;骨骼系统;消化系统;内分泌系统
Srsf10	serine/arginine-richsplicing factor 10	4|4 D3	14105	RNA 剪接;蛋白质代谢
Stk38l	serine/threonine kinase 38 like	6|6 G3	232533	神经系统;信号转导;蛋白质代谢
Sumf2	sulfatase modifying factor 2	5|5 F	67902	脂肪、蛋白质代谢
Tacr2	tachykinin receptor 2	10|10 B4	21337	神经系统;信号转导;细胞组成
Tbcb	tubulin folding cofactor B	7|7 B1	66411	蛋白质代谢;神经系统
Tdrp	testis development related protein	8|8 A1. 1	72148	神经系统;生殖系统;内/外分泌腺
Tespa1	thymocyte expressed, positive selection associated 1	10|10 D3	67596	免疫系统;造血系统
Tet1	tet methylcytosine dioxygenase 1	10 B4|10 32. 48 cM	52463	表观遗传;神经系统
Tet2	tet methylcytosine dioxygenase 2	3|3 G3	214133	造血系统;肿瘤研究
Tet3	tet methylcytosine dioxygenase 3	6|6 C3	194388	DNA 转录;生殖系统;蛋白质代谢;糖代谢
Tex101	testis expressed gene 101	7|7 A3	56746	免疫系统;生殖系统;不孕不育
Tfpi	tissue factor pathway inhibitor	2|2 D	21788	肿瘤
Tgfb1	transforming growth factor, beta 1	7 A3|7 13. 98 cM	21803	肿瘤;消化系统;内分泌系统
Tigit	T cellimmunoreceptor with Ig and ITIM domains	16|16 B4	100043314	人源化模型;肿瘤免疫
Tmed4	transmembrane emp24 protein transport domain containing 4	11|11 A1	103694	人源化模型;肿瘤免疫
Tmem 173	transmembrane protein 173	18|18 B3	72512	免疫系统;信号转导;细胞死亡;DNA 转录
Tnf	tumor necrosis factor	17 B1|17 18. 59 cM	21926	免疫系统;肿瘤研究

续表

MGI 基因名	全名	染色体位置	NCBI 基因 ID	研究应用领域
Tnfrsf11b	tumor necrosis factor receptor superfamily, member 11b (osteoprotegerin)	15|15 D1	18383	发育生物学;免疫系统;心血管系统;信号转导;骨骼系统
Tnfrsf4	tumor necrosis factor receptor superfamily, member 4	4 E2|4 87.68 cM	22163	免疫系统;肿瘤;信号转导;细胞增殖;细胞死亡
Tnfrsf9	tumor necrosis factor receptor superfamily, member 9	4 E2|4 81.52 cM	21942	人源化模型;肿瘤免疫
Tnfsf15	tumor necrosis factor (ligand) superfamily, member 15	4|4 C1	326623	免疫治疗;肿瘤;药物筛选
Trp53	transformation related protein 53	11 42.83 cM|11 B2-C	22059	肿瘤免疫;DNA 转录;自噬;蛋白质代谢
Txlna	taxilin alpha	4 D2.2|4 63.26 cM	109658	免疫系统;示踪
Tyr	tyrosinase	7 D3-E1|7 49.01 cM	22173	发育生物学;工具鼠;免疫系统;皮肤
Ube2s	ubiquitin-conjugating enzyme E2S	7|7 A1	77891	免疫系统;蛋白质代谢;内稳态/代谢;行为/神经;造血系统
Ucp2	uncoupling protein 2 (mito-chondrial, proton carrier)	7 E3|7 54.36 cM	22228	造血系统;免疫系统;神经系统
Uhrf1	ubiquitin-like, containing PHD and RING finger domains, 1	17|17 D-E1	18140	免疫系统;神经系统;骨骼系统
Vps53	VPS53 GARP complex subunit	11|11 B4	68299	神经系统疾病
Vsir	V-set immunoregulatory receptor	10|10 B4	74048	人源化模型;肿瘤免疫;药物筛选
Vstm2a	V-set and transmembrane domain containing 2A	11|11 A2	211739	脂肪细胞分泌相关研究
Wdr47	WD repeat domain 47	3|3 F3	99512	代谢;神经系统
Wls	wntless homolog (Drosophila)	3|3 H4	68151	Wnt 信号通路
Wwp2	WW domain containing E2 ubiquitin protein ligase 1	8|8 D3	66894	免疫系统;骨骼系统;DNA 转录;蛋白质代谢;细胞分化;细胞组成
Yap1	yes-associated protein 1	9|9 A1	22601	发育生物学;免疫系统
Zfp24	zinc finger protein 24	18|18 B1	59057	神经系统;衰老
Zfp42	Zfp42	8 A4|8 23.89 cM	22702	生殖系统
Zp3	zona pellucida glycoprotein 3	5 G2|5 75.62 cM	22788	Cre 工具鼠

附表 5　啮齿类动物的麻醉和镇痛

药物	物种	用途	除特殊标注外剂量/（mg/kg）	使用方法	参考文献
对乙酰氨基酚（Tylenol©）	大鼠	镇痛	50	SC，IP[①]	Abbott and Hellemans（2000）
	大鼠	镇痛	100	PO	Millecamps et al（2005）
	啮齿类动物	镇痛	110～305	PO	Flecknell（1984）
	啮齿类动物	镇痛	110～305	IP	—
α-氯醛糖	小鼠	麻醉	5%浓液，114	IP	Field and Lang（1988），Rieg et al.（2004）
	大鼠	麻醉	31～65	IP	White and Field（1987）
阿法沙龙-阿法多龙（Saffan©，Althesin©）	小鼠	麻醉	60～150	IM	Child et al.（1971），Glen（1980），Green et al.（1978），Rank and Jensen（1989）
	小鼠	麻醉	60～120	IP	—
	大鼠	麻醉	10～25	IV	—
	大鼠	麻醉	25～30	IP	—
阿司匹林	大鼠	镇痛	100	PO	Jablonski and Howden（2002）
	啮齿类动物	镇痛	20	SC	Flecknell（1984）
	啮齿类动物	镇痛	100～120	IP	—
阿替美唑（Antisedan©）	大鼠	麻醉逆转	0.5	SC	Hahn et al.（2005），Hedenqvist et al.（2000），MacDonald et al.（1989）
阿曲库铵（Tracurium©）/芬太尼	大鼠	神经肌肉阻滞	15 mg/（kg·h）阿曲库铵（CRI）/1.25 mg/（kg·h）芬太尼	IV	Bohrer et al.（1994）
阿曲库铵/异氟烷	大鼠	神经肌肉阻滞	360 μg/kg 阿曲库铵/1.25 MAC[②]异氟烷	IV	Shin et al.（1992）
阿曲库铵/七氟烷	大鼠	神经肌肉阻滞	311 μg/kg 阿曲库铵/1.25 MAC 异氟烷	IV	Shin et al.（1992）
布比卡因（Marcaine©）	啮齿类动物	局部麻醉	局部渗透	SC	Hassan et al.（1993），Hayes and Flecknell（1999）
丁丙诺啡（Buprenex©）	小鼠	镇痛	2	SC	Gades et al.（2000）
	小鼠	镇痛	1.1 mmol/L in DMSO	局部注射	Kolesnikov et al.（2000）
	啮齿类动物	镇痛	0.002～0.055	IV	Christoph et al.（2005）
	啮齿类动物	镇痛	0.04～0.13	IP	—
	大鼠	镇痛	0.05～0.5	SC，IP	Abbott and Bonder（1997），Gades et al.（2000），Stewart and Martin（2003a），Roughan and Flecknell（2004）
	大鼠	镇痛	0.4	PO	Roughan and Flecknell（2004）

续表

药物	物种	用途	除特殊标注外剂量/(mg/kg)	使用方法	参考文献
布托啡诺（Torbugesic©，Torbutrol©，Stadol©）	小鼠	镇痛	5	SC	Gades et al.（2000）
	大鼠	镇痛	2	SC	—
二氧化碳	豚鼠	麻醉	80%，60 s	吸入	Kohler et al.（1999）
	小鼠	麻醉	80%，120 s	吸入	—
	大鼠	麻醉	80%，60 s	吸入	—
卡洛芬（Rimadyl©）	大鼠	镇痛	5~15	SC	Roughan and Flecknell（2001）
塞来昔布（Celebra©）	大鼠	镇痛	10~20	PO	Millecamps et al.（2005），Whiteside et al.（2004）
水合氯醛（Noctec©）	小鼠	麻醉	370~400	P	Field（1988），White and Field（1987）
	大鼠	麻醉	300~450	IP	Field et al.（1993），Silverman and Muir（1993）
	大鼠	麻醉	400~600	SC	—
可乐定（Catapres©，Combipres©）	小鼠	镇痛	0.25~0.5	PO	Jain et al.（2002）
	小鼠	镇痛	0.001~0.1	IP	Sluka and Chandran（2002），Sabetkasaie et al.（2004）
可乐定/吗啡	大鼠	镇痛	0.025 可乐定/0.5 吗啡	IP	Gurtu et al.（1994）
双氯芬酸（Voltaren©）	小鼠	镇痛	9.0~28	IP	Santos et al.（1998）
安乃近（Metamizol©）	大鼠	镇痛	50~600	SC，IP，IV	Abbott and Bonder（1997），Abbott and Hellemans（2000），Hernandez-Delgadillo and Cruz（2006），Hernandez-Delgadillo et al.（2003），Laird and Cervero（1996），Laird et al.（1998）
安乃近/吗啡	大鼠	镇痛	177~600 安乃近/3.1~3.2 吗啡	SC，IV	Hernandez-Delgadillo and Cruz（2006），Hernandez-Delgadillo et al.（2002，2003）
氨基甲酸乙酯	大鼠	麻醉	1 000~1 500	IP	Field（1988），Severs et al.（1981）
氨基甲酸乙酯/α-氯醛糖	大鼠	麻醉	250~400 氨基甲酸乙酯（在 α-氯醛糖 114 mg/kg 使用前 30 min 使用）	IP	Dalkara et al.（1995），Hughes et al.（1982）

续表

药物	物种	用途	除特殊标注外 剂量/(mg/kg)	使用方法	参考文献
芬太尼 (Sublimaze©)	小鼠	镇痛	0.025~0.6	SC	El Mouedden and Meert(2005)
	小鼠	镇痛	0.032	SC	Schmidt et al. (1985)
	大鼠	镇痛	0.01~1.0	SC	Colpaert et al. (2001), Meert and Vermeirsch (2005), Stewart and Martin(2003a,2003b)
	大鼠	镇痛	2.0~4.0 g/d	PO	Colpaert et al. (2001)
芬太尼/ 氟阿尼酮 (Hypnorm©)/ 安定	小鼠	麻醉	每 30 g 小鼠 0.1~0.3 mL 按 1:10 比例稀释的 Hypnorm©:5 安定	IP, SC	Green(1975), Flecknell(1993)
芬太尼/ 氟阿尼酮/ 咪达唑仑	小鼠	麻醉	每千克小鼠 3.313 mg 芬太尼, 104.8 mg 氟阿尼酮, 52.42 mg 咪达唑仑	SC, IP	Flecknell (1996, 1993), Flecknell and Mitchell (1984), Jong et al. (2002)
氟马西尼 (Romazicon©)	啮齿类动物	麻醉逆转	10 nmol	IP	Sarlis and Kaniaris(1991), Stackman and Walsh(1992)
氟尼辛葡甲胺 (Banamine©, Flunazine©)	小鼠	镇痛	4.0~11	IV	Herrero and Headley(1996)
加拉明/ 戊巴比妥	大鼠	神经肌肉阻滞	4~10 加拉明/60 戊巴比妥 IP, 然后 2~6 mg/(kg·h) IV(CRI)	IP,IV	Gourine et al. (2003), Mishra and Ramzan(1993c)
加拉明/ 氨基甲酸乙酯	大鼠	神经肌肉阻滞	4.0 加拉明推注, 3 mg/(kg·h) 加拉明 (CRI)/1.2 g/kg 氨基甲酸乙酯再次推注给药	IV	Mishra and Ramzan(1992a, 1993c)
布洛芬 (Advil©, Motrin©, Nuprin©)	小鼠	镇痛	40	PO	Hayes et al. (2000)
布洛芬/ 氢可酮	大鼠	镇痛	200/2.3	SC	Zelcer et al. (2005)
布洛芬/ 美沙酮	大鼠	镇痛	200/1.7	SC	Zelcer et al. (2005)
布洛芬/ 羟考酮	大鼠	镇痛	200/0.5	SC	Zelcer et al. (2005)
仲丁硫巴比妥(ETMU)	小鼠	麻醉	80	IP	Buelke-Sam et al. (1978)

续表

药物	物种	用途	除特殊标注外剂量/(mg/kg)	使用方法	参考文献
异氟烷 （Forane©）	小鼠	诱导剂	0.04	吸入	Szczensy et al.（2004）
	小鼠	麻醉	0.08%～1.5%	吸入	—
	新生鼠	诱导剂	4%	吸入	Drobac et al.（2004）
	新生鼠	诱导剂	2%	吸入	Gotoh et al.（2004）
	新生鼠	麻醉	0.25%～2.5%	吸入	—
	大鼠	诱导剂	5%	吸入	Smith et al.（2004）
	大鼠	麻醉	0.25%～2.5%	吸入	Vaillancourt et al.（1999），Wood et al.（2001）
异氟烷/吗啡	大鼠	麻醉	2%异氟烷/5 吗啡	吸入，IP	Smith et al.（2004）
氯胺酮 （Ketaset©）/ 安定	小鼠	麻醉	100 氯胺酮：5 安定	IP	Flecknell（1993）
	大鼠	麻醉	40 氯胺酮：5 安定	IP	Wixson et al.（1987a）
氯胺酮/ 美托咪啶	小鼠	麻醉	50～75 氯胺酮/1～10 美托咪啶	IP	Cruz et al.（1998），Flecknell（1993），Hahn et al.（2005），Hedenqvist et al.（2000a），Taylor et al.（2000）
	大鼠	麻醉	60 氯胺酮/0.4 美托咪啶	IP	Hedenqvist et al.（2000a）
氯胺酮/ 甲苯噻嗪	小鼠	麻醉前用药	37.5 氯胺酮/2.5 甲苯噻嗪（伴异氟烷使用）	IP	Hoff et al.（2006）
	小鼠	麻醉	90～150 氯胺酮/7.5～16 甲苯噻嗪	IP	Clifford（1984），Flecknell（1993），Furukawa et al.（1998），Hahn et al.（2005），Zeller et al.（1998）
	大鼠	麻醉	40～80 氯胺酮/5～10 甲苯噻嗪	IM，IP	Hsu et al.（1986），Stringer and Seligmann（1996），Wixson et al.（1987a）
氯胺酮/ 甲苯噻嗪/ 乙酰丙嗪	小鼠	麻醉	100 氯胺酮/2.5 甲苯噻嗪/2.5 乙酰丙嗪	IM	Flecknell（1996）
	大鼠	麻醉	40 氯胺酮/8.0 甲苯噻嗪/4.0 乙酰丙嗪	IM	Lawson et al.（2001）
酪洛芬 （Ketofen©）	大鼠	镇痛	5%～15%	SC	Roughan and Flecknell（2001）
	大鼠	镇痛	10%～20%	IP	Prado and Pontes（2002）
酒石酸 左洛啡烷 （Lorfan©）	啮齿类动物	麻醉逆转	0.89	SC	Notarnicola et al.（1983）
利多卡因 （Xylocaine©）	大鼠	镇痛	0.67～1.3 mg/(kg·h)（CRI）	SC-pump	Smith et al.（2002）
利多卡因/ 丁丙诺啡	小鼠	镇痛	0.44 mmol/L 利多卡因/0.18 mmol/L 丁丙诺啡 in DMSO	局部	Kolesnikov et al.（2000）

续表

药物	物种	用途	除特殊标注外剂量/（mg/kg）	使用方法	参考文献
利多卡因/吗啡	小鼠	局部麻醉	0.85 mmol/L 利多卡因/1.7 mmol/L 吗啡 in DMSO	局部	Kolesnikov et al.（2000）
利多卡因/丙胺卡因霜（EMLA Cream©）	大鼠	局部麻醉	局部涂抹应用	表面	Arevalo et al.（2004），Flecknell et al.（1990），Sintov and Shapiro（2004）
美托咪啶/芬太尼	大鼠	麻醉	200~300 μg/kg 美托咪啶/300 μg/kg 芬太尼	IP	Hu et al.（1992）
美托咪啶/舒芬太尼	大鼠	麻醉	150 μg/kg 美托咪啶/40~50 μg/kg	SC	Hedenqvist（2000b）
美洛昔康（Metacam©）	小鼠	镇痛	1.0~10	IP	Santos et al.（1998）
	大鼠	镇痛	1.0~4.0	SC，IP	Laird et al.（1997），Roughan and Flecknell（2003）
美洛昔康/替扎尼定或可乐定	小鼠	镇痛	0.5 美洛昔康/0.25 替扎尼定或可乐定	PO	Jain et al.（2002）
哌替啶（Demerol©）	小鼠	镇痛	20	IP	Paris et al.（2005）
美沙酮（Dolophine©）	大鼠	镇痛	0.5~3	SC	Erichsen et al.（2005）
吗啡（Duramorph©）	小鼠	镇痛	10	SC	Gades et al.（2000）
	小鼠	镇痛	6.1 mmol/L in DMSO	局部	Kolesnikov et al.（2000）
	大鼠	镇痛	2.0~10	SC	Davis and Perkins（1993），Erichsen et al.（2005），Gades et al.（2000）
	大鼠	镇痛	2.8	SC-L	Smith et al.（2003）
盐酸纳洛酮（Narcan©）	啮齿类动物	麻醉逆转	20	IP	Gross（2001），Levine et al.（1986）
萘普生/氢可酮	大鼠	镇痛	200 萘普生/1.3 氢可酮	SC	Zelcer et al.（2005）
羟吗啡酮（Numorphan©）	小鼠	镇痛	4	SC-L	Clark et al.（2004）
	大鼠	镇痛	0.03 mg/（kg·h）（CRI）	IV	Gillingham et al.（2001）
	大鼠	镇痛	0.1	IV	Briggs et al.（1995）
	大鼠	镇痛	1.2~1.6	SC-L	Krugner-Higby et al.（2003），Smith et al.（2003）
毒扁豆碱（Antilirium©）	大鼠	镇痛	50~200 μg/kg	SC	Poyhia et al.（1999）

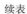
续表

药物	物种	用途	除特殊标注外剂量/（mg/kg）	使用方法	参考文献
丙泊酚（Rapinovet©）	小鼠	诱导剂	26	IV	Cantwell（2001），Flecknell（1993）
	大鼠	诱导剂	10	IV	Cantwell（2001）
罗库溴铵/戊巴比妥/氨基甲酸乙酯	大鼠	神经肌肉阻滞	12~19 nmol/（kg·min）罗库溴铵（CRI）/30 戊巴比妥/900 氨基甲酸乙酯	IV	Epemolu et al.（2003）
七氟烷（Ultane©）	大鼠	麻醉	2%~2.4%	吸入	Pape et al.（2006），Payne et al.（2005）
戊巴比妥钠（Nembutal©）	小鼠	麻醉	30~90	IP	Flecknell（1993），Gardner et al.（1995）
	大鼠	麻醉	30~60	IP	Rao（1990），Wixson et al.（1987a-d）
琥珀酰胆碱（Anectine©）/氨基甲酸乙酯	大鼠	神经肌肉阻滞	1.0 琥珀酰胆碱推注/1.2 g/kg 氨基甲酸乙酯再次推注	IV	Mishra and Ramzan（1992b，1993c）
	大鼠	神经肌肉阻滞	10~50 μg/（kg·min）琥珀酰胆碱（CRI）/1.2 g/kg 氨基甲酸乙酯推注	IV	Mishra and Ramzan（1992b，1993c），Rana and Ramzan（1995）
替来他明/唑拉西泮（Telazol©）	大鼠	麻醉	20~40	IP	Ferrari et al.（2005），Silverman et al.（1983），Wilson et al.（1992）
硫巴比妥（仲丁硫巴比妥©）	小鼠	麻醉	80	IP	Buelke-Sam et al.（1978）
替扎尼定（Zanaflex©）	小鼠	镇痛	0.25~1.0	PO	Jain et al.（2002）
替扎尼定或可乐定/尼美舒利	小鼠	镇痛	0.25 替扎尼定或可乐定/1.0 尼美舒利	PO	Jain et al.（2002）
曲马朵（Zydol©，Ultram©）	小鼠	镇痛	20~40	IP	Erhan et al.（2005）
三溴乙醇（Avertin©）	小鼠	麻醉	每克体重 0.015~0.017 mL 的 0.5% 三溴乙醇	IP	Bagis et al.（2004），Chu et al.（2006），Kiatchoosakun et al.（2001），Papaioannou and Fox（1993），Weiss and Zimmermann（1999）
	小鼠	麻醉	125~300	IP	Flecknell（1993）

续表

药物	物种	用途	除特殊标注外剂量/(mg/kg)	使用方法	参考文献
三溴乙醇/美托咪啶	大鼠	麻醉	150 三溴乙醇/0.5 美托咪啶（使用 2.5 mg/kg 阿替美唑逆转）	IP	Gopalan et al. (2005)
维库溴胺/芬太尼	大鼠	神经肌肉阻滞	1.5 维库溴胺推注/7.5 mg/(kg·h) 芬太尼(CRI)	IV	Bohrer et al. (1994)
维库溴胺/异氟烷	大鼠	神经肌肉阻滞	0.15~0.19 维库溴胺推注，然后 5.0 mg/(kg·h) 维库溴胺(CRI)/1.25 MAC 异氟烷	IV	Shin et al. (1992)
维库溴胺/戊巴比妥/氨基甲酸乙酯	大鼠	神经肌肉阻滞	0.3 或 2.25 维库溴胺/40 戊巴比妥/500 氨基甲酸乙酯	IV, IM	Sunaga et al. (2006)

注:1. SC 为皮下注射,IP 为腹腔注射,PO 为口服,IM 为肌肉注射,IV 为静脉注射,CRI 为恒速输注,SC-L 为一次性使用鼻氧管。

2. MAC 为最低肺泡有效浓度。

附表 6　家兔临床用抗胆碱能类药物、镇静剂和麻醉剂的报告剂量

药物	剂量	途径	参考文献
抗胆碱能类			
阿托品	0.04~2.0 mg/kg（通常推荐 0.5 mg/kg）	IM, SC	Hall and Clarke(1991)
格隆溴铵	0.1 mg/kg	IM, SC	Olson et al. (1994)
镇静/镇定			
安定	5~10 mg/kg	IM	Green et al. (1981); Sedgwick (1986)
	1~2 mg/kg	IM, IV	Flecknell et al. (1983)
咪达唑仑	2 mg/kg	IP, IV	Flecknell and Mitchell(1984)
乙酰丙嗪	0.75~10.0 mg/kg	IM	McCormick and Ashworth(1971)
	0.75~1.0 mg/kg 最常用	—	Freeman et al. (1972)
盐酸氯丙嗪	25~100 mg/kg	IM	Bivin and Timmons(1974); Dolowy and Hesse(1959)
甲苯噻嗪	3~9 mg/kg	IM, IV	Green (1975); Sanford and Colby (1980)
美托咪啶	0.25 mg/kg	IM	Ko et al. (1992)
	6 mg/kg	IV(1.25% 溶液以进行气管插管)	Green(1982)

药物	剂量	途径	参考文献
巴比妥类			
硫喷妥	15～30 mg/kg	IV（1%溶液）GTE*	Clifford（1984）；Sedgwick（1986）
	50 mg/kg	IV（2.5%溶液）GTE	Lumb and Jones（1984）
硫喷妥钠	15 mg/kg	IV（1%溶液）GTE	Clifford（1984）；Sedgwick（1986）
	29 mg/kg	IV（2%溶液）GTE	Gardner（1964）
EMTU	47.5 mg/kg	IV	Hobbs et al.（1991）
美索比妥	5～10 mg/kg	IV（1%溶液）GTE	Antal（1985）；Green（1975）
戊巴比妥	20～60 mg/kg	IV	Borkowski et al.（1990）；Conn and Langer（1978）；Flecknell et al.（1983）；Green（1975）；Jacobs and Krohn（1975）；Koch and Dwyer（1988）；Marston et al.（1965）；Peeters et al.（1988）；Zhou et al.（1981）
	30 mg/kg	IM	Krogh（1975）
		肝内给药	Jacobs and Krohn（1975）
戊巴比妥+愈创木酚甘油醚	20 mg/kg	IV	Olson et al.（1987）
	200 mg/kg	IV	—
戊巴比妥+盐酸氯丙嗪	20～30 mg/kg	IV	Green（1975）
	2 mg/kg	戊巴比妥给药前 IM	—
戊巴比妥+甲苯噻嗪	11.8～28.4 mg/kg	IV	Hobbs et al.（1991）
	5 mg/kg	SC（10 min 后戊巴比妥给药）	—
戊巴比妥+氯胺酮	30 mg/kg	IV	Raman et al.（1989）
	10 mg/kg	IM（10 min 后戊巴比妥给药）	—
1%盐酸利多卡因	手术切口局部浸润	SC	—
解离剂			
氯胺酮	20～60 mg/kg	IM	Clifford（1984）；Green（1975, 1982）；Sedgwick（1986）
氯胺酮+甲苯噻嗪	10 mg/kg	IV	Flecknell（1987）
	3 mg/kg	IV	—

续表

药物	剂量	途径	参考文献
氯胺酮+ 甲苯噻嗪	22~50 mg/kg	IM	Beyers et al.（1991）；Koch and Dwyer（1988）；Lipman et al.（1990）；Peeters et al.（1988）；Popilskis et al.（1991）；Rich et al.（1990）
	2.5~10 mg/kg	—	—
氯胺酮+ 甲苯噻嗪+ 乙酰丙嗪 （外科手术前 使用阿托品 0.04 mg/kg IM）	35~40 mg/kg	IM	Hobbs et al.（1991）
	3~5 mg/kg	—	Lipman et al.（1990）
	0.75~1.0 mg/kg	SC	Ludders et al.（1987）
氯胺酮+ 乙酰丙嗪	75 mg/kg	IM	Clifford（1984）
	5 mg/kg	IM（30 min 后氯胺酮给药）	—
氯胺酮+ 乙酰丙嗪+ 丁丙诺啡	35 mg/kg	IM	Difilippo et al.（2004）
	5 mg/kg	—	—
	0.03 mg/kg	—	—
氯胺酮+安定	60~80 mg/kg	IM	Sedgwick（1986）
	5~10 mg/kg	IM（30 min 后氯胺酮给药）	—
氯胺酮+ 美托咪啶+ 安定	20 mg/kg	SC	Mero et al.（1989）
	0.3 mg/kg	—	—
	0.75~1.5 mg/kg	—	—
氯胺酮+EMTU （仲丁硫巴比妥）	35 mg/kg	IM	Hobbs et al.（1991）
	25~55 mg/kg	IV	—
氯胺酮+ 戊巴比妥	50 mg/kg	IM	Krogh（1975）
	30 mg/kg	IM	—
氯胺酮+ 水合氯醛	20 mg/kg	IV	Chen and Bohner（1968）
	250 mg/kg	IV	Hobbs et al.（1991）
氯胺酮+ 美托咪啶	15~25 mg/kg	IM，SC	Nevalainen et al.（1989）
	0.25~0.5 mg/kg	IM，SC	Orr et al.（2005）

续表

药物	剂量	途径	参考文献
氯胺酮+ 美托咪啶+ 丁丙诺啡	35 mg/kg	IM	Difilippo et al. (2004)
	0.5 mg/kg	IM	—
	0.03 mg/kg	IM	—
氯胺酮+ 美托咪啶+ 布托啡诺	15 mg/kg	IM, SC	Hedenqvist et al. (2002)
	0.25~0.5 mg/kg	IM, SC	—
	0.4 mg/kg	SC	—
替来他明[b] 唑拉西泮	32~64 mg/kg	IM	Brammer et al. (1991)
替来他明[b]+ 唑拉西泮+ 甲苯噻嗪	15 mg/kg	IM(同时注射,但使用 单独的注射器)	Popilskis et al. (1991)
	5 mg/kg	—	—
精神安定镇痛剂			
芬太尼– 氟哌利多	0.125 mg/kg	SC	Tillman and Norman(1983)
	0.15~0.44 mL/kg(最 佳剂量0.22 mL/kg)	IM	Bivin and Timmons(1974);Lewis and Jennings (1972);Strack and Kaplan(1968);Walden(1978)
芬太尼– 氟阿尼酮	0.2~0.6 mL/kg	IM, SC	Alberius et al. (1989);Flecknell (1987);Flecknell et al. (1989); Green(1975)
安定+芬太尼– 氟阿尼酮	1.5~5 mg/kg	IM, IV, IP	Green(1975)
	0.2~0.5 mL/kg(在使 用芬太尼–氟阿尼酮前 5 min 口服安定)	IM, SC	Flecknell(1987);Flecknell et al. (1983);Mero et al. (1987)
咪达唑仑+ 芬太尼– 氟阿尼酮	2 mg/kg	IP, IV	Flecknell and Mitchell(1984)
	0.3 mL/kg(在使用芬太 尼–氟阿尼酮前 5 min 口服咪达唑仑)	IM	Flecknell(1987)
羟戊甲吗啡+ 左美丙嗪	0.025~0.05 mL/kg	IM	Flecknell(1987);Flecknell et al. (1983)
安定+ 羟戊甲吗啡+ 左美丙嗪	1.0 mg/kg	IV, IP	Flecknell(1987)
	0.25 mL/kg	IM	Flecknell et al. (1983)

续表

药物	剂量	途径	参考文献
其他			
阿法沙龙+ 阿法多龙	6~20 mg/kg	IV	Green(1975)
	最优剂量 12 mg/kg	—	Green et al. (1978)
水合氯醛	250 mg/kg	IV	Harvey and Walberg(1987)
水合氯醛+ 硫酸镁+ 戊巴比妥+ 丙二醇 (Equi-Thesin)	0.5~3.0 mL/kg (以 0.5 mL 为增量)	经直肠给药	Hodesson et al. (1965)
Equi-Thesin	至生效	IV	Bivin and Timmons(1974); Hodesson et al. (1965)
氯胺酮+ 水合氯醛	20 mg/kg	IM	Bivin and Timmons(1974)
	250 mg/kg	IV	Hobbs et al. (1991)
α-氯醛糖	100 mg/kg	IV	Chakrabarty et al. (1991);Harvey and Walberg(1987)
丙泊酚	7.5~15 mg/kg	IV	Adam et al. (1980)
愈创木酚 甘油醚	使用5%葡萄糖溶液配制成 5% 浓度,按 200 mg/kg 给药	IV	Olson et al. (1987)
美托咪啶+ 丙泊酚	0.25~0.35 mg/kg	IM	Ko et al. (1992)
	3~4 mg/kg	IV	Hellebrekers et al. (1997)
美托咪啶+ 咪达唑仑+ 丙泊酚	0.25 mg/kg	IM	Ko et al. (1992)
	0.5 mg/kg	IM	—
	2 mg/kg	IV	—
愈创木酚 甘油醚+ 氯胺酮	200 mg/kg	IV	Olson et al. (1987)
	50 mg/kg	IM	—
α-氯醛糖+ 氨基甲酸乙酯	32 mmol(10 g)/L	IV(缓慢)	Korner et al. (1968)
	使用 2.81 mol/L 的盐水配制,含 α-氯醛糖 258 μmol(80 mg)/kg,含氨基甲酸乙酯 400~500 mg/kg(5.61 mmol/kg)	—	Warren and Ledingham(1978)

药物	剂量	途径	参考文献
氨基甲酸乙酯	1~1.6 g/kg	IP	Bree and Cohen(1965)
	1.5 g/kg	IV	—
氨基甲酸乙酯+乙酰丙嗪	1~1.30 g/kg	IV	Moore et al. (1987)
	1 mg/0.46 kg *	IM	—
三聚乙醛	1 mL/kg	IM,IP,口服	Green (1982a); Hodesson et al. (1965); Pandeya and Lemon(1965)
连续静脉输注方案			
芬太尼+氟哌利多	0.05 mg/kg	IM	Guerreiro and Page(1987)
	2.5 mg/kg	—	—
芬太尼+氟哌利多	2.4 mg	IV	
	40 mg 加入 100 mL 5% 葡萄糖溶液中,速率为 15~20 滴(体积为每滴 17 μL)/min;保持 15 滴/min		
芬太尼(Hypnorm©) 按 1:10 稀释	1~3 mL/(kg·h)	IV	Flecknell(1987)
咪达唑仑+甲苯噻嗪+阿芬太尼	1 mg/kg	IV	Borkowski et al. (1990)
	0.1 mg/kg	—	—
α-氯醛糖+氨基甲酸乙酯	60 mg/kg	IV	Jenkins(1987)
	氨基甲酸乙酯 400 mg/kg,随后每 30~50 min 1% α-氯醛糖给药 1~3 mL	—	—
α-氯醛糖+氨基甲酸乙酯	40~60 mg/kg	IV	Dorward et al. (1987)
	氨基甲酸乙酯 800 mg/kg,然后 1% α-氯醛糖 3~4 mL/h	—	—
	35 mg/kg	IM	Wyatt et al. (1989)
	5 mg/kg	—	—
氯胺酮+甲苯噻嗪	1 mg/min	持续给药	Wyatt et al. (1989)
	0.1 mg/min	静脉滴注	—

续表

药物	剂量	途径	参考文献
氯胺酮+ 甲苯噻嗪	25 mg/kg	IV	Borkowski et al. (1990)
	5 mg/kg	剂量的 1/3 推注时间在 1 min 以上,剩余剂量在 4 min 以上	—
戊巴比妥	40 mg/kg	IV,剂量的 1/3 推注时间在 1 min 以上,剩余剂量在 4 min 以上	Borkowski et al. (1990)
丙泊酚	1.5 mg/kg,0.2~0.6 mg/(kg·min)维持麻醉	IV 推注,连续静脉输注	Blake et al. (1988)
	维持长时间麻醉需 1.55 mg/(kg·min)	IV	Glen(1980)
阿法沙龙+ 阿法多龙	1 mg/kg,0.1 mg/(kg·min)维持麻醉	IV 推注,连续静脉输注	Blake et al. (1988)

注：* GTE, given to effect,生效。

　　a. 经 Wixson(1994)许可后修改。

　　b. 可能导致严重的肾毒性。

附表 7　非人灵长类动物的麻醉和镇痛

药物	猕猴属	狒狒属	松鼠猴	普通狨
抗胆碱能类				
阿托品	0.02~0.05 mg/kg IM	0.02~0.05 mg/kg IM	—	0.04 mg/kg SQ 或 IM
格隆溴铵	0.005~0.01 mg/kg IM	0.005~0.01 mg/kg IM	—	—
解离剂				
氯胺酮	5.0~20 mg/kg IM,15~30 min	5~10 mg/kg IM,15~30 min	10~30 mg/kg IM,15~30 min	15~20 mg/kg IM,15~30 min
氯胺酮+ 美托咪啶	3.0 mg/kg IM	—	—	—
	0.15 mg/kg IM			
氯胺酮+安定	—	10 mg/kg IM	15~20 mg/kg IM	15 mg/kg IM
		0.2~0.35 mg/kg IM	1.0 mg/kg IM	1.0 mg/kg IM
氯胺酮+ 甲苯噻嗪	7 mg/kg IM	—	10~30 mg/kg IM	15~22 mg/kg IM
	0.6 mg/kg IM		3.0 mg/kg IM,最多 30 min	1.0~1.5 mg/kg IM,最多 30 min
氯胺酮+ 甲苯噻嗪	10 mg/kg IM	—	—	—
	0.25~2 mg/kg IM,45~138 min			

药物	猕猴属	狒狒属	松鼠猴	普通狨
氯胺酮+ 咪达唑仑	15 mg/kg IM 然后 0.05~0.15 mg IV 然后氯胺酮 12 mg/(kg·h)输液	5 mg/kg IM 0.100 mg/kg IM	—	
替来他明+ 唑拉西泮	4.0~6.0 mg/kg IM, 45~60 min	4.0~6.0 mg/kg IM, 45~60 min	10 mg/kg IM	5.0 mg/kg IM,15 min
镇静/镇定				
美托咪啶	0.15 mg/kg	0.1 mg/kg IM, 5.0 mg/kg 氯胺酮 IM	0.1 mg/kg IM 或 SQ	—
α-2 拮抗剂				
阿替美唑+ 育亨宾碱	0.25 mg/kg IV, IM 0.5 mg/kg IV 或 1.0 mg/kg IM	0.15 mg/kg IV, IM	0.2 mg IV	
其他注射麻醉剂				
阿法沙龙- 阿法多龙 (Saffan)	120 mg/kg IM 推注, 18 mg/kg IM,随后 6~ 12 mg/kg IV	在使用 4 mg/kg 氯胺 酮 IM 之前 0.2 ~ 0.25 mg/(kg · min) 输液,最多 6 h	11.5~15.5 mg/kg IM, 最多 1 h	15~19 mg/kg IM,最多 1 h
丙泊酚	2.5 ~ 5.0 mg/kg IV 推注 2.5~5.0 mg/kg IV,随 后 0.3~0.4 mg/(kg· min)输液	2.0~4.0 mg/kg IV 诱 导麻醉,根据需要重复	—	—
巴比妥类药物				
戊巴比妥	20~30 mg/kg IV,30~ 60 min 11 mg/kg IV 氯胺酮 20 mg/kg IM	25 mg/kg 缓慢 IV 以起 效(成年),15 mg/kg 缓慢 IV 以起效(未成 年)	15 mg/kg 缓慢 IV 以 起效	—
硫喷妥	5~7 mg/kg IV 输注或 诱导	15 ~ 17 mg/(kg · h) IV 输液	—	—
阿片类药物				
芬太尼	5~10 μg/kg IV 推注或 者以 10~25 μg/(kg· h)持续输注并结合低 MAC 异氟烷 0.05~0.15 μg/kg IM 异氟烷 0.05~0.15 μg/kg IM	5~10 μg/kg IV 推注或 者以 10~25 μg/(kg· h)持续输注并结合低 MAC 异氟烷 异氟烷 0.05~0.15 μg/kg IM	—	—

续表

药物	猕猴属	狒狒属	松鼠猴	普通狨
肌松药				
溴化双哌雄双酯	0.04~0.1 mg/kg IV	0.04~0.1 mg/kg IV	—	—
维库溴铵	0.04~0.06 mg/kg IV	0.04~0.06 mg/kg IV	—	—
吸入麻醉				
一氧化二氮	添加30%可将三氟溴氯乙烷MAC从1.15%降低到0.75%,将安氟醚从1.84%降低到1.46%	0.5%~1.0%辅以2:1比例的一氧化二氮与氧气用于麻醉维持	—	—
三氟溴氯乙烷	1 MAC=0.89%~1.15%	0.5%~1.0%辅以2:1比例的一氧化二氮与氧气用于麻醉维持	—	—
异氟烷	1 MAC=1.28%	100%纯氧浓度1.5%~2.0%;0.8%~1.25%辅以2:1比例的一氧化二氮与氧气用于麻醉维持	—	1.0%~3.0%以维持麻醉
七氟烷	1 MAC=2.00%	—	—	—
镇痛药				
非甾体抗炎药				
阿司匹林	325 mg PO, 125 mg/5 kg 直肠栓塞	325 mg PO, 125 mg/5 kg 直肠栓塞	—	—
卡洛芬	2~4 mg/kg, SC, IV	—	—	—
布洛芬	7 mg/kg, PO	—	7 mg/kg, PO	—
酮咯酸氨丁三醇	0.5~1.0 mg/kg	15~30 mg IM	—	—
美洛昔康	0.2~0.2 mg/kg, PO	—	—	—
阿片类药物				
吗啡	1~2 mg/kg IM, SQ, 4 h	1~2 mg/kg IM, SQ, 4 h;0.15 mg/kg 硬膜外,最多24 h	1~2 mg/kg IM, SQ, 4 h	—
羟吗啡酮	0.15 mg/kg IM,4~6 h	0.15 mg/kg IM,4~6 h	0.075 mg/kg IM,4~6 h	0.075 mg/kg IM,4~6 h
哌替啶	2 mg/kg IM,4 h	2~4 mg/kg IM	—	—
丁丙诺啡	0.01 mg/kg IM,6~8 h	0.01~0.03 mg/kg IM bid	0.015 mg/kg IM,6~8 h	0.02 mg/kg SQ,6 h
布托啡诺	0.05 mg/kg IM tid	—	0.02 mg/kg SC qid	—
阿片类拮抗剂				
纳洛酮	0.1~0.2 mg 按需	0.1~0.2 mg 按需	0.1~0.2 mg 按需	0.1~0.2 mg 按需

注:猕猴属(Flecknell, 2005;Hayama et al., 2006;Naccarato and Hunter, 1979;Reutlinger et al., 1980;Soma et al., 1995;Steffey et al., 1974a;Sun Alan, 2000),黑猩猩(Lee et al., 2005)。

附表 8　用于犬和猫的镇静剂组合

镇静剂	途径	注释
犬		
布托啡诺 0.2 mg/kg+美托咪啶 10~15 μg/kg	IM 或 IV(用药量减少 50%)	深度镇静,固定。显著的心血管作用
乙酰丙嗪 0.02~0.05 mg/kg+布托啡诺 0.2 mg/kg 或吗啡 0.5 mg/kg	IM 或 IV(用药量减少 50%并且不使用吗啡)	中度镇静(乙酰丙嗪使用剂量为 0.02 mg/kg 引起中度镇静)
猫		
氯胺酮 10 mg/kg 咪达唑仑 0.2 mg/kg	IM	深度镇静,极小的心血管和呼吸效应影响
氯胺酮 5 mg/kg 美托咪啶 15~20 μg/kg	IM	深度镇静,显著的心血管作用。IM 阿替美唑以拮抗(美托咪啶 2.5 倍剂量)
氯胺酮 5 mg/kg 布托啡诺 0.2 mg/kg 乙酰丙嗪 0.05 mg/kg	IM	中度镇静
羟吗啡酮 0.1 mg/kg+乙酰丙嗪 0.05 mg/kg	IM	轻度镇静

附表 9　犬和猫的镇痛选择

药物	剂量及注释
吗啡、美沙酮	美沙酮每 4 h 0.2~0.5 mg/kg,SQ/IV/IM;口服吗啡缓释片 0.5 mg/(kg·d)
氢吗啡酮、羟吗啡酮	每 4 h 0.05~0.1 mg/kg,SQ/IV/IM;中度至重度疼痛须结合额外的镇痛剂使用
丁丙诺啡	每 6 h 0.02 mg/kg,SQ/IV/IM;适用于轻度、中度疼痛,如微创手术,或开腹/开胸术后 24~48 h
芬太尼	体重<10 kg: 25 μg/h;体重 10~25 kg: 50 μg/h;体重>25 kg: 2×50 μg/h;猫需要用药 6~12 h,犬需要用药 24 h 才能达到最大效果,镇痛效果 3 d
硬膜外镇痛	不含防腐剂的吗啡:0.1~0.2 mg/kg,用无菌水或 0.9%生理盐水稀释至 0.1 mL/kg,注入腰骶部硬膜外腔。提供 12~18 h 镇痛效果
非甾体抗炎药	与阿片类药物具有出色的协同作用。卡洛芬(犬)4 mg/(kg·d)PO 或 IV。美洛昔康(犬)0.3 mg/kg 一次 PO 或 SQ。0.1 mg/(kg·d),使用天数>1 d
局部麻醉	经胸插管(开胸手术疼痛)或伤口插管:每 8 h 1.5 mg/kg 布比卡因或罗哌卡因。关节内手术结束时使用 0.1~0.2 mL/kg 布比卡因或罗哌卡因。与阿片类药物联合使用时镇痛效果极佳
氯胺酮	10~20 μg/(kg·min),联合阿片类镇痛剂使用。60~120 mg 氯胺酮至 1 L 乳酸林格液中,静注 10 mL/(kg·h)以维持麻醉。300~600 mg 氯胺酮添加到 1 L 乳酸林格液中,静注 2 mL/(kg·h)以术后维持

注:本表剂量基于作者的临床使用,可能与其他公布的剂量范围不同。

附表 10　雪貂各种麻醉剂组合的镇痛持续时间

药物组合(IM)	捏脚趾/min	皮肤夹/min	尾夹/min
美托咪啶(80 μg/kg)	10±8	20±19	16±14
美托咪啶(80 μg/kg)+布托啡诺(0.2 mg/kg)	90±4	92±4	91±8
美托咪啶(80 μg/kg)+布托啡诺(0.2 mg/kg)	93±4	91±5	95±0
氯胺酮(5 mg/kg)	40±27	32±18	35±17
甲苯噻嗪(2 mg/kg)+甲苯噻嗪(2 mg/kg)+布托啡诺(0.2 mg/kg)	54±11	43±10	69±5
甲苯噻嗪(2 mg/kg)+布托啡诺(0.2 mg/kg)+氯胺酮(15 mg/kg)	69±12	63±15	81±19
安定(3 mg/kg)	0	0	0
安定(3 mg/kg)+布托啡诺(0.2 mg/kg)	0	0	4±9
安定(3 mg/kg)+布托啡诺(0.2 mg/kg)+氯胺酮(15 mg/kg)	16±23	10±18	20±25
乙酰丙嗪(0.1 mg/kg)	0	0	0
乙酰丙嗪(0.1 mg/kg)+布托啡诺(0.2 mg/kg)	7±14	2±5	16±19
乙酰丙嗪(0.1 mg/kg)+布托啡诺(0.2 mg/kg)+氯胺酮(15 mg/kg)	8±10	7±10	30±26

附表 11　雪貂各种注射麻醉剂组合镇静和麻醉特性

药物组合(IM)	注射到侧卧时间/min	背卧时间/min	气管插管持续时间/min	从注射到完全苏醒的时间/min
美托咪啶(80 μg/kg)	3±1	>120	16±14	>120
美托咪啶(80 μg/kg)+布托啡诺(0.1 mg/kg)	3±1	>120	91±8	>120
美托咪啶(80 μg/kg)+布托啡诺(0.1 mg/kg)+氯胺酮(5 mg/kg)	2±0.5	>180	95±0	>180
甲苯噻嗪(2 mg/kg)	2±0.9	68±20	35±17	71±19
甲苯噻嗪(2 mg/kg)+布托啡诺(0.2 mg/kg)	2±0.6	82±4	69±5	86±9
甲苯噻嗪(2 mg/kg)+布托啡诺(0.2 mg/kg)+氯胺酮(15 mg/kg)	1±1	94±13	81±19	106±13
安定(3 mg/kg)	3±1	43±8	0	51±12
安定(3 mg/kg)+布托啡诺(0.2 mg/kg)	3±1	79±11	4±9	85±12
安定(3 mg/kg)+布托啡诺(0.2 mg/kg)+氯胺酮(15 mg/kg)	4±5	75±34	20±25	95±48
乙酰丙嗪(0.1 mg/kg)	5±3	49±11	0	56±12
乙酰丙嗪(0.1 mg/kg)+布托啡诺(0.2 mg/kg)	5±1	79±11	16±19	85±12
乙酰丙嗪(0.1 mg/kg)+布托啡诺(0.2 mg/kg)+氯胺酮(15 mg/kg)	1±0.6	75±34	30±26	95±48

医学实验动物学实用教程

附表 12　雪貂的镇痛药剂量

药物	剂量+给药方式	作用	持续时间	适应证
阿片类药物				
布托啡诺	0.2~0.8 mg/kg, SC、IM 或 IV	镇痛/镇静	1~2 h	轻度至中度疼痛
吗啡	0.25~1 mg/kg, SC、IM 或 IV	镇痛/镇静,剂量高于 0.5 mg/kg 时可能会呕吐、心动过缓	3~4 h	中度至重度疼痛
氢吗啡酮	0.025~0.1 mg/kg, SC、IM 或 IV	镇痛/镇静,偶尔会出现呕吐、心动过缓和呼吸抑制	1~2 h	轻度至重度疼痛
芬太尼	4~10 μg/kg, IM 或 IV	镇痛,可能出现心动过缓和呼吸抑制	30 min	立即缓解重度疼痛
丁丙诺啡	0.01~0.02 mg/kg, SC、IM 或 IV	起效缓慢	6~8 h	—
α-2 拮抗剂				
美托咪啶	0.02~0.04 mg/kg, SC、IM 或 IV	镇痛+中度镇静	30~60 min	需要镇静和镇痛
右旋美托咪啶	0.01~0.03 mg/kg, 0.01~0.03 mg/kg	—	—	—
甲苯噻嗪	1~2 mg/kg	镇痛+中度镇静	30~50 min	需要镇静和镇痛
非甾体抗炎药				
Ketoprefen	1~2 mg/kg, SC、IM、IV 或 PO	镇痛+抗炎	24 h	与阿片类药物联用以对抗持久剧烈疼痛
Caprofen	2~4 mg/kg, SC、IM、IV 或 PO	镇痛+抗炎	24 h	与阿片类药物联用以对抗持久剧烈疼痛
美洛昔康	0.2 mg/kg, SC、IM、IV 或 PO	镇痛+抗炎	24 h	与阿片类药物联用以对抗持久剧烈疼痛
局部麻醉剂				
利多卡因	2 mg/kg,局部浸润	局部镇痛	60 min	局部缓解疼痛
布比卡因	1 mg/kg,局部浸润	局部浸润	4~6 h	局部缓解疼痛
甲哌卡因	2 mg/kg,局部浸润	局部浸润	2~3 h	局部缓解疼痛